国家出版基金项目
NATIONAL PUBLICATION FOUNDATION

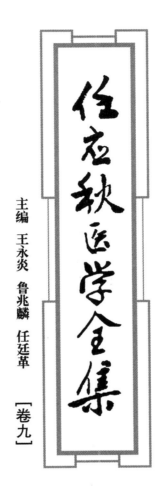

任应秋医学全集

主编　王永炎　鲁兆麟　任廷革

【卷九】

中国中医药出版社
·北京·

图书在版编目（CIP）数据

任应秋医学全集/王永炎，鲁兆麟，任廷革主编．—北京：中国中医药出版社，2015.1

ISBN 978-7-5132-2115-3

Ⅰ.①任…　Ⅱ.①王…　②鲁…　③任…　Ⅲ.①中国医药学-文集　Ⅳ.①R2-53

中国版本图书馆CIP数据核字（2014）第253130号

中国中医药出版社出版
北京市朝阳区北三环东路28号易亨大厦16层
邮政编码　100013
传真　010 64405750
北京天宇万达印刷有限公司印刷
各地新华书店经销

*

开本 710×1000　1/16　印张 456.75　字数 7600 千字
2015年1月第1版　2015年1月第1次印刷
书号　ISBN 978-7-5132-2115-3

*

定价　1980.00元（全12册）
网址　www.cptcm.com

社长热线　010 64405720
购书热线　010 64065415　010 64065413
微信服务号　zgzyycbs
书店网址　csln.net/qksd/
官方微博　http://e.weibo.com/cptcm
淘宝天猫网址　http://zgzyycbs.tmall.com

总目录

卷一

《内经》研究

黄帝内经讲稿·素问

卷二

《内经》研究

黄帝内经讲稿·灵枢经

内经十讲

阴阳五行

运气学说

卷三

仲景学说研究

伤寒论语译

金匮要略语译

卷四

仲景学说研究

伤寒论证治类诠

中国医学史研究

中国医学史略

通俗中国医学史讲话

通俗中国医学史话

文献校勘

医学启源

濒湖脉学白话解

卷五

中医各家学说研究

中医各家学说及医案选讲义·宋元明清

中医各家学说及医案选·中级讲义

中医各家学说讲义

卷六

中医各家学说研究

中医各家学说·中医专业用

卷七

中医各家学说研究

中医各家学说讲稿

卷八

临床医学著作

任氏传染病学·上卷

中医各科精华·内科学

中医各科精华·内科治疗学

中国小儿传染病学

卷九

临床医学著作

病机临证分析

经验小方选集

任应秋医案实录

中医诊断学研究

脉学研究十讲

中医病理学概论

中医舌诊（1960年）

中医舌诊（1976年）

卷十

医论文集

医学小议

教育学习

医学史论

卷十一

医论文集

医理讨论

典籍研究

医学流派

卷十二

医论文集

方药琐言

争鸣碎语

证治撷英

序言评语

诊余诗文

卷九
目录

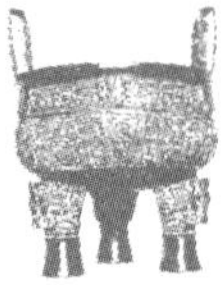

临床医学著作

病机临证分析

序 …………………………………………………………… 4767

经文节录 …………………………………………………… 4769

一、病机十九条的阅读要点 ……………………………… 4769

（一）发　病 ……………………………………………… 4769

（二）病　因 ……………………………………………… 4770

（三）辨　证 ……………………………………………… 4771

二、病机临证分析具体内容 ……………………………… 4772

（一）形体诸病 …………………………………………… 4772

1. 眩晕、瞀冒 …………………………………………… 4772

2. 项　强 ………………………………………………… 4778

3. 口　噤 ………………………………………………… 4780

4. 振　掉 ………………………………………………… 4782

5. 瘛　疭 ………………………………………………… 4785

6. 厥　逆 ………………………………………………… 4786

7. 痿　躄 ………………………………………………… 4790

8. 鼓　栗 ………………………………………………… 4793

9. 痉　病 ………………………………………………… 4795

10. 强　直 ………………………………………………… 4797

11. 收　引 ………………………………………………… 4799

12. 转　戾 …… 4802
13. 胕　肿 …… 4803
14. 胀　满 …… 4807
15. 疮　疡 …… 4813
16. 瘈　疭 …… 4816
（二）脏气诸病 …… 4820
17. 喘　膹 …… 4820
18. 膹　郁 …… 4824
19. 冲　逆 …… 4828
20. 呕　吐 …… 4832
21. 吐　酸 …… 4838
22. 下　迫 …… 4839
（三）二阴诸病 …… 4842
23. 大便固秘 …… 4842
24. 癃　闭 …… 4845
25. 泄　泻 …… 4846
26. 小便浑浊 …… 4852
（四）神志诸病 …… 4855
27. 狂　症 …… 4855
28. 躁　症 …… 4858
29. 惊　骇 …… 4859
三、王、刘、张三家分析病机的比较观 …… 4862

经验小方选集

写在前面 …… 4867
分类方目 …… 4870
头面诸病 …… 4880
头　痛 …… 4880

1. 选奇方 …… 4880
2. 芎归汤 …… 4880
3. 清震汤 …… 4880
4. 牛脑丹 …… 4881
5. 大川芎丸 …… 4881
6. 玉真丸 …… 4881
7. 石膏散 …… 4882
8. 芎辛汤 …… 4882
9. 脑风散（原名“神圣散”） …… 4883
10. 荆芥散 …… 4883
眼　病 …… 4883
11. 蛤粉丸 …… 4883
12. 阿魏嗅鼻法 …… 4884
13. 决明夜光散 …… 4884
14. 煮肝散 …… 4885
15. 黄连膏 …… 4885
耳　病 …… 4885
16. 烧肾散 …… 4885
17. 黄芪丸 …… 4886
18. 姜蝎散 …… 4886
19. 蜡弹丸 …… 4887
鼻　病 …… 4887
20. 地黄煎 …… 4887
口舌病 …… 4888
21. 玄参散 …… 4888
22. 绿袍散 …… 4888
23. 必效散 …… 4888
24. 胡黄连散 …… 4889
25. 薏苡仁汤 …… 4889

26. 冰柏丸 …… 4889
咽喉病 …… 4890
27. 甘桔汤 …… 4890
28. 启关散 …… 4890
29. 烧盐散 …… 4891
30. 矾精散 …… 4891
31. 金　丹 …… 4891
32. 半夏桂甘汤 …… 4892
形体诸病 …… 4892
疠风病 …… 4892
33. 通天再造散 …… 4892
肩臂痛 …… 4893
34. 指迷茯苓丸 …… 4893
35. 附子汤 …… 4893
胸胁病 …… 4894
36. 瓜蒌薤白白酒汤 …… 4894
37. 大建中汤 …… 4894
38. 芍药汤 …… 4894
39. 推气散 …… 4895
40. 颠倒木金散 …… 4895
项背痛 …… 4896
41. 椒附散 …… 4896
腰　痛 …… 4896
42. 肾着汤 …… 4896
43. 苍术汤 …… 4897
44. 烧羊肾 …… 4897
45. 青娥丸 …… 4897
46. 大地黄丸 …… 4898
47. 姜附汤 …… 4898

腹　痛 …………………………………………………………… 4899
48. 小建中汤 ……………………………………………………… 4899
49. 回令丸 ………………………………………………………… 4899
50. 当归生姜羊肉汤 ……………………………………………… 4899
51. 厚朴三物汤 …………………………………………………… 4900
四肢筋骨病 ……………………………………………………… 4900
52. 夺命丹（乙） ………………………………………………… 4900
53. 金刚丸 ………………………………………………………… 4901
54. 牛蒡子散 ……………………………………………………… 4901
55. 麻黄加术汤 …………………………………………………… 4901
56. 续断丹 ………………………………………………………… 4902
57. 二妙散 ………………………………………………………… 4902
58. 地黄汤 ………………………………………………………… 4902
59. 煨肾散 ………………………………………………………… 4903
60. 杉木汤 ………………………………………………………… 4903
61. 薏苡仁散 ……………………………………………………… 4904
62. 火龙膏 ………………………………………………………… 4904
63. 酒浸牛膝丸 …………………………………………………… 4904
64. 潜行散 ………………………………………………………… 4905
精神气血诸病 ………………………………………………… 4905
健　忘 …………………………………………………………… 4905
65. 孔圣枕中丹 …………………………………………………… 4905
66. 引神归舍丹 …………………………………………………… 4906
67. 朱雀丸 ………………………………………………………… 4906
癫狂痫病 ………………………………………………………… 4907
68. 灵苑方 ………………………………………………………… 4907
69. 宁志膏 ………………………………………………………… 4907
70. 天地膏 ………………………………………………………… 4907
71. 定志丸 ………………………………………………………… 4908

72. 大黄一物汤 …… 4908
73. 牛黄泻心丸 …… 4909
74. 粉代散 …… 4909
75. 苦参丸 …… 4909
76. 灵苑神砂散 …… 4910
77. 白金丸 …… 4910
78. 矾石丸 …… 4910
79. 三痫丸 …… 4911
80. 镇心丹 …… 4911
81. 神应丹 …… 4911
不　寐 …… 4912
82. 半夏秫米汤 …… 4912
83. 朱砂安神丸 …… 4912
84. 清心丸（乙） …… 4913
郁　病 …… 4913
85. 正气天香散 …… 4913
86. 生韭饮 …… 4914
87. 栀子解郁汤 …… 4914
88. 沉香化气丸 …… 4914
诸　衄 …… 4915
89. 四物汤 …… 4915
90. 当归汤 …… 4915
91. 黄芩清肺饮 …… 4916
92. 黑膏汤 …… 4916
吐　血 …… 4916
93. 千金当归汤 …… 4916
94. 泻心汤（甲） …… 4917
95. 四生丸 …… 4917
96. 花蕊石散 …… 4917

尿　血 …………………………………………………………………… 4918
97. 杜牛膝散 ……………………………………………………………… 4918
98. 固下丸 ………………………………………………………………… 4918
99. 鹿角胶丸 ……………………………………………………………… 4919
100. 如神散（甲） ………………………………………………………… 4919
101. 车前子丸 …………………………………………………………… 4919
便　血 …………………………………………………………………… 4920
102. 黄连阿胶丸 ………………………………………………………… 4920
103. 棕灰散 ……………………………………………………………… 4920
104. 举元煎 ……………………………………………………………… 4921
105. 柏叶散 ……………………………………………………………… 4921
106. 脏连丸（甲） ………………………………………………………… 4921
107. 六汁饮 ……………………………………………………………… 4922
108. 黑地黄丸 …………………………………………………………… 4922
109. 赤豆当归散 ………………………………………………………… 4922
110. 黄连汤 ……………………………………………………………… 4923
111. 香梅丸 ……………………………………………………………… 4923
112. 脏连丸（乙） ………………………………………………………… 4924
外感诸病 ……………………………………………………………… 4924
伤　风 …………………………………………………………………… 4924
113. 葱豉汤 ……………………………………………………………… 4924
114. 归柴饮 ……………………………………………………………… 4924
115. 桂枝汤 ……………………………………………………………… 4925
116. 冲和汤 ……………………………………………………………… 4925
暑　热 …………………………………………………………………… 4926
117. 生脉散 ……………………………………………………………… 4926
118. 犀角地黄汤 ………………………………………………………… 4926
119. 连理汤 ……………………………………………………………… 4926
120. 天水散 ……………………………………………………………… 4927

121. 三才汤 …… 4927
122. 玉女煎 …… 4927
123. 大顺散 …… 4928
124. 回生散 …… 4928
125. 白虎汤 …… 4928
126. 冷香饮子 …… 4929
127. 来复丹 …… 4929
128. 香薷饮 …… 4930
129. 消暑丸 …… 4930
130. 苍术白虎汤 …… 4930
疟 疾 …… 4931
131. 何人饮 …… 4931
132. 柴胡养阴汤 …… 4931
133. 黄芪鳖甲汤 …… 4932
134. 胆汁二姜丸 …… 4932
135. 露姜饮 …… 4932
136. 蜀漆散 …… 4933
风 痉 …… 4933
137. 芎活汤 …… 4933
138. 防风当归汤 …… 4934
139. 举卿古拜散 …… 4934
140. 羌活酒 …… 4934
141. 抱龙丸 …… 4935

任应秋医案实录

支气管扩张治验 …… 4939
心绞痛治验 …… 4944
慢性胆囊炎治验 …… 4946

十二指肠球部溃疡治验 …………………………………………………… 4948
胃溃疡治验Ⅰ ………………………………………………………………… 4950
胃溃疡治验Ⅱ ………………………………………………………………… 4951
胃炎治验 ………………………………………………………………………… 4953
再生障碍性贫血治验 ………………………………………………………… 4956
脑血栓形成治验 ……………………………………………………………… 4958
神经衰弱治验 ………………………………………………………………… 4961
高血压病治验 ………………………………………………………………… 4962
病毒性肝炎治验 ……………………………………………………………… 4964
风湿性关节炎治验 …………………………………………………………… 4966
慢性肝炎治验 ………………………………………………………………… 4968
慢性风湿性心脏病治验 ……………………………………………………… 4970
支气管哮喘治验 ……………………………………………………………… 4972
坐骨神经炎治验 ……………………………………………………………… 4974
慢性风湿性关节炎治验 ……………………………………………………… 4976
慢性支气管炎治验 …………………………………………………………… 4979
急性支气管炎治验 …………………………………………………………… 4981
胃肠神经官能症治验 ………………………………………………………… 4983
长期高热治验 ………………………………………………………………… 4985
术后腹泻治验 ………………………………………………………………… 4987
高热后尿频治验 ……………………………………………………………… 4988
中风辨治及创制新方 ………………………………………………………… 4988
无黄疸型肝炎 54 例临证笔记 ……………………………………………… 4991

中医诊断学研究

脉学研究十讲

序 ………………………………………………………………………………… 5011

第一讲　脉学溯源 …………………………………………………… 5015
第二讲　脉搏生理 …………………………………………………… 5019
第三讲　三部脉法与桡骨动脉 ……………………………………… 5022
第四讲　质疑寸口脉分主脏腑 ……………………………………… 5027
第五讲　机械脉法论 ………………………………………………… 5031
第六讲　脉搏的性类 ………………………………………………… 5036
第七讲　切脉的方法 ………………………………………………… 5039
第八讲　脉法的意义 ………………………………………………… 5042
（一）病机转变的窥测 ……………………………………………… 5043
（二）治疗方法的确定 ……………………………………………… 5044
（三）用于预后的推测 ……………………………………………… 5045
第九讲　张仲景脉法 ………………………………………………… 5046
1. 数　脉……………………………………………………………… 5046
2. 数急脉……………………………………………………………… 5048
3. 迟　脉……………………………………………………………… 5049
4. 迟浮弱脉…………………………………………………………… 5050
5. 迟紧脉……………………………………………………………… 5050
6. 迟滑脉……………………………………………………………… 5050
7. 迟涩脉……………………………………………………………… 5051
8. 迟缓脉……………………………………………………………… 5051
9. 促　脉……………………………………………………………… 5051
10. 缓　脉 …………………………………………………………… 5052
11. 结　脉 …………………………………………………………… 5052
12. 代　脉 …………………………………………………………… 5052
13. 结代脉 …………………………………………………………… 5053
14. 大　脉 …………………………………………………………… 5053
15. 大紧脉 …………………………………………………………… 5054
16. 洪大脉 …………………………………………………………… 5054
17. 洪数脉 …………………………………………………………… 5054

18. 浮　脉 …… 5055
19. 浮紧脉 …… 5058
20. 浮缓脉 …… 5059
21. 浮数脉 …… 5060
22. 浮弱脉 …… 5061
23. 浮细脉 …… 5061
24. 浮大脉 …… 5062
25. 浮滑脉 …… 5063
26. 浮迟脉 …… 5063
27. 浮虚脉 …… 5063
28. 浮芤脉 …… 5064
29. 浮涩脉 …… 5064
30. 浮洪脉 …… 5064
31. 浮动数脉 …… 5065
32. 浮虚涩脉 …… 5065
33. 浮弱涩脉 …… 5065
34. 浮微涩脉 …… 5066
35. 浮细滑脉 …… 5066
36. 细　脉 …… 5066
37. 细数脉 …… 5066
38. 细沉数脉 …… 5067
39. 沉　脉 …… 5067
40. 沉紧脉 …… 5068
41. 沉迟脉 …… 5069
42. 沉微脉 …… 5070
43. 沉结脉 …… 5070
44. 沉滑脉 …… 5070
45. 沉弦脉 …… 5071
46. 沉实脉 …… 5071

47. 沉小脉 …… 5071
48. 沉大滑脉 …… 5072
49. 沉小迟脉 …… 5072
50. 沉弱脉 …… 5072
51. 沉细脉 …… 5072
52. 沉迟小紧数脉 …… 5073
53. 伏　脉 …… 5073
54. 伏弦脉 …… 5073
55. 芤动微紧脉 …… 5074
56. 弦　脉 …… 5074
57. 弦细脉 …… 5075
58. 弦迟脉 …… 5075
59. 弦小紧脉 …… 5076
60. 弦紧脉 …… 5076
61. 弦数脉 …… 5076
62. 弦浮大脉 …… 5077
63. 弦细芤迟脉 …… 5077
64. 紧　脉 …… 5077
65. 紧弦脉 …… 5079
66. 紧沉脉 …… 5079
67. 紧数脉 …… 5079
68. 紧大迟脉 …… 5079
69. 革　脉 …… 5080
70. 弱　脉 …… 5080
71. 弱涩脉 …… 5081
72. 微　脉 …… 5081
73. 微缓脉 …… 5083
74. 微弱脉 …… 5083
75. 微数脉 …… 5084

76. 微沉脉 …………………………………………………… 5084
77. 微涩脉 …………………………………………………… 5085
78. 微细脉 …………………………………………………… 5085
79. 微浮脉 …………………………………………………… 5086
80. 微实脉 …………………………………………………… 5086
81. 微弦脉 …………………………………………………… 5086
82. 微迟脉 …………………………………………………… 5087
83. 微大迟脉 ………………………………………………… 5087
84. 微弱数脉 ………………………………………………… 5087
85. 微细沉脉 ………………………………………………… 5087
86. 微涩长脉 ………………………………………………… 5088
87. 虚　脉 …………………………………………………… 5088
88. 虚沉弦脉 ………………………………………………… 5088
89. 虚芤迟脉 ………………………………………………… 5089
90. 虚弱细微脉 ……………………………………………… 5089
91. 实　脉 …………………………………………………… 5089
92. 实大数脉 ………………………………………………… 5089
93. 滑　脉 …………………………………………………… 5090
94. 滑数脉 …………………………………………………… 5090
95. 滑疾脉 …………………………………………………… 5090
96. 动弱脉 …………………………………………………… 5091
97. 涩　脉 …………………………………………………… 5091
98. 涩弦脉 …………………………………………………… 5091
99. 涩小脉 …………………………………………………… 5092
100. 急　脉 …………………………………………………… 5092
101. 急紧脉 …………………………………………………… 5092
102. 小　脉 …………………………………………………… 5092
103. 小紧脉 …………………………………………………… 5093
104. 小弱脉 …………………………………………………… 5093

小　结 ································· 5093
第十讲　切脉的临床应用 ································· 5094
（一）关于脉象的至数 ································· 5094
1. 数　脉 ································· 5095
2. 迟　脉 ································· 5095
（二）关于脉象的节律 ································· 5096
（三）关于脉象的性状 ································· 5096
1. 大　脉 ································· 5097
2. 小　脉 ································· 5097
3. 硬脉（紧张脉） ································· 5097
4. 软　脉 ································· 5097
5. 疾　脉 ································· 5098
6. 徐　脉 ································· 5098
小　结 ································· 5098
参考文献 ································· 5098

中医病理学概论

序　言 ································· 5103
第一章　病理学概念 ································· 5105
第二章　疾病与环境 ································· 5106
第三章　疾病的原因 ································· 5109
第一节　外界的原因 ································· 5110
第二节　内在的原因 ································· 5124
第四章　发病的机制 ································· 5129
第五章　辨证论治体系 ································· 5131
第一节　阴阳的含义 ································· 5133
第二节　表里的含义 ································· 5134
第三节　寒热的含义 ································· 5137

第四节　虚实的含义 …………………………………………………… 5139
第五节　六经的界说 …………………………………………………… 5142
第六章　症状的审辨 …………………………………………………… 5147
第一节　辨　热 ………………………………………………………… 5147
第二节　辨恶风恶寒 …………………………………………………… 5150
第三节　辨　汗 ………………………………………………………… 5151
第四节　辨头痛、头眩 ………………………………………………… 5153
第五节　辨项强、身痛、骨节疼痛 …………………………………… 5154
第六节　辨胸胁满、心下满、腹满、少腹满 ………………………… 5154
第七节　辨虚烦、烦躁、懊侬 ………………………………………… 5155
第八节　辨咳、喘 ……………………………………………………… 5156
第九节　辨呕吐、哕 …………………………………………………… 5157
第十节　辨干、渴 ……………………………………………………… 5158
第十一节　辨厥逆 ……………………………………………………… 5159
第十二节　辨谵语、郑声 ……………………………………………… 5159
第十三节　辨直视 ……………………………………………………… 5160
第十四节　辨心悸 ……………………………………………………… 5160
第十五节　辨　痰 ……………………………………………………… 5161
第十六节　辨腹痛 ……………………………………………………… 5162

中医舌诊（1960 年）

前　　言 ………………………………………………………………… 5169
第一章　舌诊概说 …………………………………………………… 5170
第一节　舌诊的发展概况 ……………………………………………… 5170
第二节　舌苔诊察的意义 ……………………………………………… 5171
第三节　怎样诊察舌与苔 ……………………………………………… 5173
1. 舌苔诊察方法 ……………………………………………………… 5173
2. 察舌苔注意点 ……………………………………………………… 5174

3. 学习舌诊要求 …… 5174
第二章　舌的诊断 …… 5175
第一节　舌色的诊断 …… 5175
1. 淡白舌 …… 5175
2. 淡白湿润舌 …… 5176
3. 淡白少津舌 …… 5176
4. 淡白光莹舌 …… 5176
5. 淡红舌 …… 5177
6. 红（绛）舌 …… 5177
7. 淡白夹红舌 …… 5178
8. 红（绛）湿润舌 …… 5178
9. 红（绛）少津舌 …… 5179
10. 红（绛）光莹舌 …… 5179
11. 红舌红点 …… 5179
12. 红舌白点 …… 5180
13. 红舌红（紫）斑 …… 5180
14. 红（绛）芒刺舌 …… 5180
15. 绛紫舌 …… 5181
16. 青紫舌 …… 5181
17. 暗紫舌 …… 5181
18. 青色舌 …… 5182
第二节　舌质的诊断 …… 5184
1. 肿胀舌 …… 5184
2. 瘦瘪舌 …… 5185
3. 短缩舌 …… 5185
4. 强硬舌 …… 5186
5. 痿软舌 …… 5186
6. 舌　纵 …… 5186
7. 偏歪舌 …… 5187

8. 麻痹舌 …… 5187
9. 弄　舌 …… 5188
10. 颤抖舌 …… 5188
11. 重　舌 …… 5188
12. 舌下痰胞 …… 5189
13. 舌　衄 …… 5189
14. 舌　痈 …… 5189
15. 舌　疔 …… 5190
16. 舌　疮 …… 5190
17. 舌　菌 …… 5190
第三章　苔的诊断 …… 5192
第一节　苔质的诊断 …… 5192
1. 苔的分布 …… 5192
2. 苔的有根与无根 …… 5193
3. 苔的增长和消退 …… 5193
4. 苔的润滑和干涩 …… 5194
5. 裂纹苔 …… 5194
6. 腐　苔 …… 5195
7. 腻　苔 …… 5195
8. 黏　苔 …… 5195
第二节　苔色的诊断 …… 5195
一、白色苔 …… 5195
1. 薄白苔 …… 5196
2. 薄白滑苔 …… 5196
3. 薄白干苔 …… 5197
4. 白润略厚苔 …… 5197
5. 白厚腻苔 …… 5198
6. 白厚腻滑苔 …… 5198
7. 白厚腻干苔 …… 5198

8. 白糙或裂苔 …… 5199
9. 白黏腻苔 …… 5199
10. 白如积粉苔 …… 5199
11. 雪花苔 …… 5200
12. 霉　苔 …… 5200
13. 偏白苔 …… 5200
14. 半截白苔 …… 5201
二、黄色苔 …… 5202
1. 淡黄苔 …… 5203
2. 黄滑苔 …… 5203
3. 黄浊苔 …… 5203
4. 黄黏腻苔 …… 5204
5. 黄干苔 …… 5204
6. 根黄尖白苔 …… 5204
7. 边黄中白苔 …… 5205
8. 双黄苔 …… 5205
9. 半黄半白苔 …… 5205
三、黑（灰）色苔类 …… 5206
1. 薄灰黑苔 …… 5207
2. 黑灰滑腻苔 …… 5207
3. 白苔双黑 …… 5207
4. 白苔黑点（斑） …… 5208
5. 白苔黑刺 …… 5208
6. 中黑边白苔 …… 5209
7. 半白滑半黄黑苔 …… 5209
8. 黄边黑腻苔 …… 5209
9. 霉酱苔 …… 5209
第四章　舌合苔的诊断 …… 5210
第一节　淡白舌合苔的诊断 …… 5211

1. 淡白舌透明苔 …… 5211
2. 淡白舌薄白苔 …… 5211
3. 淡白舌熟白苔 …… 5211
4. 淡白舌白干苔 …… 5212
5. 淡白舌白腻苔 …… 5212
6. 舌中淡红边白苔 …… 5212
7. 淡白舌黄裂苔 …… 5213
8. 淡白舌黄滑苔 …… 5213
9. 淡白舌黄黏苔 …… 5213
10. 淡白舌黄腻苔 …… 5213
11. 淡白舌黑滑苔 …… 5214
12. 淡白舌边白中黑苔 …… 5214
13. 淡白舌黑燥苔 …… 5214
第二节　红（绛）舌合苔的诊断 …… 5215
1. 红（绛）舌薄白苔 …… 5216
2. 红舌白滑苔 …… 5216
3. 红舌浮垢苔 …… 5216
4. 红（绛）舌白黏苔 …… 5217
5. 红（绛）舌白腻苔 …… 5217
6. 红（绛）舌粉白苔 …… 5218
7. 红（绛）舌白干苔 …… 5218
8. 红（绛）舌类干苔 …… 5218
9. 舌边红苔白中干 …… 5219
10. 舌尖红苔白 …… 5219
11. 舌边红苔白 …… 5220
12. 舌根红尖白苔 …… 5220
13. 舌中红绛边白苔 …… 5221
14. 半红舌半白苔 …… 5221
15. 红（绛）舌白苔红点 …… 5221

16. 红（绛）舌黄白苔 …… 5222
17. 红（绛）舌黄润苔 …… 5222
18. 红（绛）舌黄黏苔 …… 5223
19. 红（绛）舌黄腻苔 …… 5223
20. 红（绛）舌焦黄糙裂苔 …… 5224
21. 舌尖红黄苔 …… 5224
22. 舌边红黄苔中干 …… 5225
23. 红（绛）舌黄瓣苔 …… 5225
24. 红（绛）舌黄黑苔 …… 5225
25. 红（绛）舌苔黄黑生刺 …… 5225
26. 红（绛）舌苔黄黑生斑（点） …… 5225
27. 红（绛）舌灰夹黑苔 …… 5225
28. 红舌黑（灰）滑苔 …… 5226
29. 舌边红中黑（灰）润苔 …… 5226
30. 舌边红中黑（灰）干苔 …… 5227
31. 舌尖红根黑苔 …… 5227
32. 舌根红尖黑苔 …… 5227
33. 红瘦舌黑苔 …… 5228
第三节 紫青舌合苔的诊断 …… 5231
1. 紫舌薄白苔 …… 5231
2. 紫舌白腻苔 …… 5231
3. 青紫舌黄滑苔 …… 5231
4. 紫舌黄燥苔 …… 5232
5. 淡紫舌灰苔 …… 5232
6. 紫舌焦苔 …… 5232
7. 青舌白厚苔 …… 5233
8. 青舌黄苔 …… 5233
9. 青舌黑苔 …… 5233
10. 葡萄疫舌 …… 5234

结　　语 …………………………………………………………………… 5234

中医舌诊（1976 年）

前　言 ………………………………………………………………………… 5239
再版修订说明 ………………………………………………………………… 5240
第一章　舌诊的发展概况 ………………………………………………… 5241
第二章　舌的构造及其与脏腑的联系 …………………………………… 5244
第三章　舌诊的临床意义 ………………………………………………… 5246
一、表证和里证的舌苔分辨 ……………………………………………… 5247
二、寒证和热证的舌苔分辨 ……………………………………………… 5247
三、虚证和实证的舌苔分辨 ……………………………………………… 5248
第四章　舌苔的诊察方法 ………………………………………………… 5250
一、注意光线 ……………………………………………………………… 5251
二、注意饮食 ……………………………………………………………… 5251
三、注意染苔 ……………………………………………………………… 5251
四、注意伸舌姿势 ………………………………………………………… 5252
第五章　舌质的诊察 ……………………………………………………… 5252
第一节　诊察舌色 ………………………………………………………… 5252
一、淡红舌（即正常舌） ………………………………………………… 5254
二、淡白舌 ………………………………………………………………… 5255
三、淡白湿润舌 …………………………………………………………… 5255
四、淡白少津舌 …………………………………………………………… 5255
五、淡白光莹舌 …………………………………………………………… 5256
六、红（绛）舌 …………………………………………………………… 5256
七、淡白夹红舌 …………………………………………………………… 5257
八、红（绛）湿润舌 ……………………………………………………… 5257
九、红（绛）少津舌 ……………………………………………………… 5257
十、红（绛）光莹舌 ……………………………………………………… 5258

十一、红舌红点 …………………………………………………… 5258
十二、红舌白点 …………………………………………………… 5259
十三、红舌红（紫）斑 ………………………………………… 5259
十四、红（绛）芒刺舌 ………………………………………… 5259
十五、绛紫舌 ……………………………………………………… 5260
十六、青紫舌 ……………………………………………………… 5260
十七、暗紫舌 ……………………………………………………… 5260
十八、青色舌 ……………………………………………………… 5261
第二节　诊察舌体 ………………………………………………… 5261
一、肿胀舌 ………………………………………………………… 5263
二、瘦瘪舌 ………………………………………………………… 5264
三、短缩舌 ………………………………………………………… 5264
四、强硬舌 ………………………………………………………… 5265
五、痿软舌 ………………………………………………………… 5265
六、裂纹舌 ………………………………………………………… 5266
七、舌　纵 ………………………………………………………… 5266
八、偏歪舌 ………………………………………………………… 5266
九、麻痹舌 ………………………………………………………… 5267
十、弄　舌 ………………………………………………………… 5267
十一、舌颤抖 ……………………………………………………… 5268
十二、重　舌 ……………………………………………………… 5268
十三、舌　衄 ……………………………………………………… 5268
十四、舌　痈 ……………………………………………………… 5269
十五、舌　疔 ……………………………………………………… 5269
十六、舌　疮 ……………………………………………………… 5269
十七、舌　菌 ……………………………………………………… 5270
第六章　舌苔的诊察 ………………………………………… 5270
第一节　诊察苔质 ………………………………………………… 5271
一、苔的分布 ……………………………………………………… 5271

二、苔的有根与无根 …… 5272
三、苔的润滑与干涩 …… 5273
四、苔的腐腻 …… 5274
五、苔的消长 …… 5275
第二节 诊察苔色 …… 5275
一、白色苔类 …… 5276
1. 薄白苔 …… 5277
2. 薄白滑苔 …… 5278
3. 薄白干苔 …… 5278
4. 白润略厚苔 …… 5278
5. 白厚腻苔 …… 5279
6. 白厚腻滑苔 …… 5279
7. 白厚腻干苔 …… 5280
8. 白糙、裂苔 …… 5280
9. 白黏腻苔 …… 5281
10. 白如积粉苔 …… 5281
11. 雪花苔 …… 5282
12. 霉 苔 …… 5282
13. 偏白滑苔 …… 5282
14. 半截白滑苔 …… 5283
二、黄色苔类 …… 5283
1. 淡黄苔 …… 5284
2. 黄滑苔 …… 5285
3. 黄浊苔 …… 5285
4. 黄黏腻苔 …… 5285
5. 黄干苔 …… 5286
6. 根黄尖白苔 …… 5286
7. 尖黄根白苔 …… 5286
8. 双黄苔 …… 5287

9. 半黄半白苔 …… 5287
三、黑（灰）色苔类 …… 5287
1. 薄灰黑苔 …… 5288
2. 黑灰滑腻苔 …… 5289
3. 白苔双黑 …… 5289
4. 白苔黑点（斑） …… 5289
5. 白苔黑刺 …… 5290
6. 中黑边白滑苔 …… 5290
7. 半白滑半黄黑苔 …… 5291
8. 黄边黑腻苔 …… 5291
9. 霉酱苔 …… 5291
第七章　舌合苔的诊察 …… 5292
第一节　淡白舌合苔的诊察 …… 5293
1. 淡白舌透明苔 …… 5293
2. 淡白舌熟白苔 …… 5294
3. 淡白舌白干苔 …… 5294
4. 淡白舌黄裂苔 …… 5294
5. 淡白舌黄滑苔 …… 5295
6. 淡白舌黑滑苔 …… 5295
7. 淡白舌边白中黑苔 …… 5296
8. 淡白舌黑燥苔 …… 5296
第二节　红（绛）舌合苔的诊察 …… 5296
1. 红（绛）舌薄白苔 …… 5299
2. 红舌白滑苔 …… 5299
3. 红舌浮垢苔 …… 5300
4. 红（绛）舌白黏苔 …… 5300
5. 红（绛）舌白腻苔 …… 5300
6. 红（绛）舌粉白苔 …… 5301
7. 红（绛）舌白干苔 …… 5301

8. 红（绛）舌类干苔 …… 5302
9. 舌边红苔白中干 …… 5302
10. 舌尖红苔白 …… 5302
11. 舌边红苔白 …… 5303
12. 舌根红尖白苔 …… 5303
13. 舌中红绛边白苔 …… 5303
14. 半红舌半白苔 …… 5304
15. 红（绛）舌白苔红点 …… 5304
16. 红（绛）舌黄白苔 …… 5304
17. 红（绛）舌黄润苔 …… 5305
18. 红（绛）舌黄黏苔 …… 5305
19. 红（绛）舌黄腻苔 …… 5306
20. 红（绛）舌焦黄糙裂苔 …… 5306
21. 舌尖红黄苔 …… 5306
22. 舌边红黄苔中干 …… 5307
23. 红（绛）舌黄瓣苔 …… 5307
24. 红（绛）舌灰夹黑苔 …… 5307
25. 红舌黑（灰）滑苔 …… 5308
26. 舌边红中黑（灰）润苔 …… 5308
27. 舌边红中黑（灰）干苔 …… 5308
28. 舌尖红根黑苔 …… 5309
29. 舌根红尖黑苔 …… 5309
30. 红瘦舌黑苔 …… 5309
第三节　紫青舌合苔的诊察 …… 5310
一、紫舌薄白苔 …… 5311
二、紫舌白腻苔 …… 5311
三、青紫舌黄滑苔 …… 5311
四、紫舌黄燥苔 …… 5312
五、淡紫舌灰苔 …… 5312

六、紫舌焦苔 …… 5312
七、青舌白厚苔 …… 5313
八、青舌黄苔 …… 5313
九、青舌黑苔 …… 5313
十、葡萄疫舌 …… 5313

临床医学著作

任应秋

医学全集

病机临证分析

1962年

序

壬寅（1962）之夏，我执教北京中医学院，全院师生在党的“百家争鸣”学术方针的号召下，院里的学术活动异常热烈。学生会要我就《素问·至真要大论》中“病机十九条”做临证分析的报告。我本着共同学习、相互提高的精神，虽于“病机十九条”本无所心得，但亦可以借此机会来一次突击性地学习。

白天课务、医务两忙，只有继晷灯下。翻开《素问·至真要大论》，就“十九条”文献反复思索揣摩，于各家的注解，亦拿来次第研习。大约经过了十来天的夜战，于条文精神始略有体会，随即写出报告提纲。写好了先行检查一遍，自知不符合同学们的要求，未敢遽做报告。同学们的要求是：不仅对条文应有较深入的理解，并须充分结合临证来分析，就是要把“十九条”辨证的精神完全贯穿到临证中去。这样对帮助同学们如何运用中医基础理论于临证，才能起到一定的作用。因之便抛开各随文释义的注解，把“十九条”里所包括的病症凡三十种，如“眩晕”“瞀冒”“项强”“口噤”等，一一提出来，分列于“形体”“脏气”“二阴”“神志”四类。形体类，计十七症；脏气类，计六症；二阴类，计四症；神志类，计三症。每一病症以其于“十九条”之所属为基础，从而分析其盛、衰、虚、实之所在，并各具施治之法。这样便把“十九条”纯理论的文献，一变而为理论结合实际临证指南，能于临证时起到一定的“绳墨”作用。思路既定，便据此重写报告提纲，按照分列四类三十病症的次第编写，边编写，边报告。经过一个多月的黾勉从事，终于写成了这本小册子。

“病机十九条”，出于《素问·至真要大论》中。由于《素问》的七篇大论补自李唐王太仆，内容主要是讨论“运气”，反对“运气”的人常以浅陋视之，惟于“十九条”则都珍视而不怠。自从刘河间阐发之而成《素问玄机原病式》后，益引起大家的研究。第研究的虽不乏人，而能尽合人意者则不多觏。他无论矣，即以研究最有代表性的王太仆、刘河间、张介宾三大家而言：王太仆发挥“十九条”求责有无虚实之大旨，固卓越不群，而于各条病症则未作具体的分析；刘河间以“五运六气”概括“十九条”，并以“六气皆从火化”立说，反复“兼化鬼贼”之义，于理固然深化一层，究不免失之片面；张介宾已能领悟王太仆之全，亦觉察到刘河间之偏，并列举《大论》诸篇之“淫胜”“反胜”“客胜”“主胜”各种变化的有关病症，互为印证各条之虚、实、盛、衰所在，但未结合临证，不能为中人说法。浅薄如我，何敢与诸公相比拟，但我既知其各具不同的特点，把他们之长吸收过来，充分贯注到我临证分析的内容中去，则王、刘、张诸公于我，实有很大的启发作用了。

这一从纯理论的原条文，一变而为理论结合实际的辨证方法，是我学习中的一种尝试。同时，我也想用这种方法来研究祖国医学的其他理论，尤其是《素问》《灵枢》这两部古典著作中的基础理论，更应该大加发掘，由此来丰富我们的临证研究资料，不能停留在训诂、注疏的阶段。当然，未经训诂、注疏的古典著作，仍不能放弃这种方法，而且是必须的。

我经常接到各地的中医同志来信，尤其是在乡县里的中医同志，由于临证时理论知识不够，都感到必须加强学习基础理论，惟苦无门径，亦没有太多能结合临证来阐发基础理论的著作，我是和他们深具同感的。

现在，我们国家重要的一项光荣任务，是调动一切力量来支援农业。在农村里的中医，仍是绝对多数，他们直接负担着保护广大农民健康的保健任务。为了充实他们临证的辨证理论，借此授予他们逐渐掌握理解古典医籍中理论的方法，用以提高其临床疗效，那么我的这本小册子，也算是支援农业间接又间接地出了一点力吧！

1962年12月

任应秋识于北京济群医舍

经文节录

“帝曰：善。夫百病之生也，皆生于风寒暑湿燥火，以之化、之变也。《经》言‘盛者泻之，虚者补之’。余锡以方士，而方士用之，尚未能十全。余欲令要道必行，桴鼓相应，犹拔刺雪污，工巧神圣，可得闻乎？岐伯曰：审察病机，无失气宜，此之谓也。帝曰：愿闻病机何如？岐伯曰：诸风掉眩，皆属于肝；诸寒收引，皆属于肾；诸气膹郁，皆属于肺；诸湿肿满，皆属于脾；诸热瞀瘛，皆属于火；诸痛痒疮，皆属于心；诸厥固泄，皆属于下；诸痿喘呕，皆属于上；诸禁鼓栗，如丧神守，皆属于火；诸痉项强，皆属于湿；诸逆冲上，皆属于火；诸胀腹大，皆属于热；诸躁狂越，皆属于火；诸暴强直，皆属于风；诸病有声，鼓之如鼓，皆属于热；诸病胕肿，疼酸惊骇，皆属于火；诸转反戾，水液浑浊，皆属于热；诸病水液，澄彻清冷，皆属于寒；诸呕吐酸，暴注下迫，皆属于热。故《大要》曰：谨守病机，各司其属，有者求之，无者求之，盛者责之，虚者责之，必先五胜，疏其血气，令其调达，而致和平。此之谓也。”（《素问·至真要大论》）

下凡言“病机十九条”或“十九条”者，均指此段经文。

一、病机十九条的阅读要点

凡导致疾病的原因，以及疾病的内在变化、外现症候等，都属于疾病变化的机制问题，这也就是《素问》所说的“病机”。张景岳说：“机者，要也，变也，病变所由出也。”张氏的解释，基本是正确的。那么，疾病的机变多端，究竟如何才能把握其机要呢？略而言之，不外有三个方面：发病、病因、辨证。

（一）发　病

疾病的发生和变化，是极其错综复杂的，但概括言之，总不外乎“体质强弱”和“致病因素”两个方面，正如《灵枢·百病始生》所说：“风雨寒热，不得虚邪，不能独伤人。卒然逢疾风暴雨而不病者，盖无虚，故邪不能独伤人。此必因虚邪之风，与其身形，两虚相得，乃客其形。”

所谓“虚邪”或“虚邪之风”，都是指不正常的气候而言。“无虚”，是指人体尚有抵抗力，正气不虚。意思即是说：正常的气候，很难致人于病；即使气候不正常，而人体的正气健好，亦不会招致疾病；如果气候既不正常，而人体正气又极虚弱的时候，这样“两虚相得”，便构成了疾病发生的条件。因此说，疾病发生的过程，也就是“正气”和“邪气”相互斗争的过程。在“正”“邪”斗争过程中，并不决定于外来邪气，而是取决于人体内在的正气。正由于人体的“正气”是疾病发生的决定因素，所以“体质”既各有不同，“发病”亦大有出入。例如，同样遭受病邪侵袭，有即刻发病的，有当时不发病的，有潜伏待机而发的，有再次感受而引发旧邪的。凡此种种，都说明了外因必须通过内因才能致病的道理。

“十九条”的开端说：“审察病机，无失气宜。”凡一病之成，不由于邪气之实，便由于正气之虚；实者，即当知其为实而议泻之之法，虚者，即当辨其为虚而议补之之方，是谓之“无失气宜”。因而，认识到发病的“邪”“正”关系，是掌握病机的首要之图。

（二）病　　因

导致疾病的原因固是多种多样的，但约而言之不外三端：第一，为六淫，即风、寒、暑、湿、燥、火；“病机十九条”中大部分都在阐发这方面的机制问题。第二，为七情，即喜、怒、忧、思、悲、恐、惊七种情志的影响；情志变化首先要影响脏气，如喜则伤心而使气耗，怒惊伤肝而使气逆，忧悲伤肺而使气郁，思则伤脾而使气滞，恐则伤肾而使气却，凡此脏气诸变，也能引起风、火、湿、燥、寒等病；故“十九条”中，除肝心脾肺肾诸条应包括情志病变外，诸风、诸火、诸热各条亦不完全是外淫。第三，为饮食劳伤；饮食不节常能损害肠胃，这是人所共知；至“劳伤”即劳损伤害之意，凡一切不适当的起居动定、劳心劳力等都属之，如《素问·宣明五气》篇说的“五劳所伤”（久视伤血，久卧伤气，久坐伤肉，久立伤骨，久行伤筋）是也，“十九条”中的五脏诸病，也包括这方面的病变。

（三）辨　　证

将病人所出现的各种症状，以及一切与疾病有关的因素加以综合分析，探求其病变的性质和机制所在，从而了解疾病的本质，这就叫作“辨证”，是中医认识疾病的基本方法。其内容包括阴、阳、表、里、寒、热、虚、实八个方面。尽管疾病的变化是错综复杂的，反映出的症状是多种多样的，但是病理变化的机制总不超越这八个范围之外，一般所说的“八纲辨证”，义即指此。

“十九条”的最后说：“有者求之，无者求之，盛者责之，虚者责之。”这就是辨证的要点所在。有阳证则求之于阳，有阴证则求之于阴，有表证则求之于表，有里证则求之于里，有寒证则求之于寒，有热证则求之于热；而阴阳表里寒热诸证，又当进而责其为虚为实。能如此，辨证之能事毕矣。

“病机”的含义既如上述矣，而阅读“病机十九条”时，有两个问题亦必须明确，才可能得到比较正确的理解。

第一，“十九条”之首一则曰“风寒暑湿燥火，以之化之变……谨察病机，无失气宜”，十九条之尾再则曰“谨守病机，各司其属，有者求之，无者求之，盛者责之，虚者责之，必先五胜，疏其血气，令其调达，而致和平”，最是“十九条”的主要精神所在。如舍此而不顾，则“十九条”毫无辨证的价值可言了。正如张景岳所说：“凡或有或无，皆谓之机，有者言其实，无者言其虚。求之者，求有无之本也。……泻其盛气，责其有也；培其衰气，责其无也。求得所本而直探其赜，则排难解纷，如拾芥也。设不明逆顺盈虚之道，立言之意，而凿执不移，所谓面东者不见西墙，面南者不睹北方；察一曲者不可与言化，察一时者不可与言大，未免实实虚虚，遗人害矣。”（《类经·疾病类》之“一、病机”注）这段话的意思是说，“十九条”中的诸病，一一都应该用辨证的方法来分析。例如，其言属于热、属于寒也，而寒热均有虚实表里之分，不能“热”仅谓之热、“寒”直指为寒。

第二，对“十九条”中的“诸”“皆”“属”三字，要灵活地理解，不能理解得太死煞了。“诸”，众也，仅表示不定的多数，不能释为“凡”字；

“凡”者，为统计及总指一切之词，以此释之，未免失之太泛。“皆”，乃“同”之义，与“诸”字正成相对之词。“属”，近也，犹言“有关”，不必释解为“隶属”之意。如“诸风掉眩，皆属于肝”，即是说，有多种“振掉”“眩晕”的风病，同样是有关于“肝”。第必须辨其为肝虚、肝实、肝寒、肝热而治之。假使简单地解释为：一切振掉、眩晕的风病，都是肝病。这便毫无辨证的余地，徒见其以词害意而已。

二、病机临证分析具体内容

（一）形体诸病

1. 眩晕、瞀冒

【眩晕瞀冒分析】

《经》云：诸风掉眩，皆属于肝；诸热瞀瘛，皆属于火。

目视物发黑，叫作“眩”；目视物旋转，叫作“晕”。这两种症状往往同时存在，兼而有之，所以“眩晕”一般都是并称的。不过有的“眩”多于“晕”，有的“晕”多于“眩”，而不是绝对的刚刚两平。眩晕甚而经常昏闷不爽，便叫作“瞀”，一般称“瞀冒”，又叫作“郁冒”，具有如物冒首、昏闷不堪之义，故常常可见瞀冒甚而良久始醒者。可以这样说，“瞀冒”是不同程度的“眩晕”。

眩晕、瞀冒，总由肝风胆火上逆，冲于头目所致。因“目”既为肝窍，而肝的经脉又上通巅顶，胆的经脉亦起于目锐眦，上抵头角；所以肝胆二经的风火之气上冒，扰乱清阳，必然发生为眩、为瞀的病变。盖“风”为肝之本气，“火”为胆之本气也；“风”性动摇，“火”性炎上，动则必“眩”，炎则必“瞀”；物性固如此，则“眩”的属于肝，“瞀”的属于火，可得而解了。

眩晕、瞀冒于临床辨证，则有虚实两类。虚证者，有阴、阳、上、下之分；实证者，有痰、涎、风、火之辨。

阳虚证，多由饥饱劳倦、大吐大下、汗多亡阳而来。“头”为清阳之府，如阳气不足于上，清府空虚者，宜用“四君子汤”（方 1）、“补中益气汤”（方 2）之类，以升举其清阳；症见晨起眩晕，须臾即定，日以为常者，有头面喜暖，手按之晕即渐定者；总宜用参、芪之类以大补清阳。如属下元亏损者，还与之“崔氏八味丸”（方 3）、“右归丸”（方 4）等，以峻补元阳为是。阴虚证，凡房劳过度、妇人产后、金疮失血过多等常有之。如日晡眩晕，得卧稍可者，尤为阴虚之征；“地黄丸”（方 5）、“四物汤”（方 6）等，以补肝肾之阴在所必需。阴阳虚甚，症见抬头则屋转、眼常黑花、如见物飞动或歧视者，尤宜用“秘旨正元散”（方 7）加“鹿茸”以治之。盖鹿之为物，头上清阳最足，故以之治阳虚眩冒，常获捷效。

实证而风淫盛者，则有因火、因虚的不同。因于虚者，宜补虚以熄风；因于火者，宜清火以熄风。熄风之品虽多，要以“天麻”“钩藤”“菊花”之属为最。属火证：若火在营分，宜“逍遥散”（方 8）加“丹”“栀”以两清内外之热；若火在气分，宜“戊己丸”（方 9）以泻火平肝；实火，宜“泻心汤”（方 10），折其炎上之势；虚火，宜“甘露饮”（方 11），平其化燥之机。属痰证：脾痰，宜“半夏白术天麻汤”（方 12），以燥太阴之湿；热痰，宜“二陈汤”（方 13）加“黄芩”“栀子”，以泄太阴之热；风痰或寒痰，宜“青州白丸子”（方 14），以弭其生痰之由；湿痰，宜“甘草干姜茯苓白术汤”（方 15），以散脾土之湿；若痰盛气虚，尤宜“六君子”（方 16）加“姜汁”“竹沥”以澄本清源；如有气实于上者，可用“黑锡丹”（方 17），以重坠之。

总之，据临床所见，“眩晕”一症实证少而虚证多，下虚上实者亦屡见不鲜。下虚者总属气与血，上实者无非风、火、痰；“下虚”是病本，“上实”是病标；必须以治本为主，辅以治标。明乎此，则临证施治，绰有余裕了。

现代临床，内耳性眩晕、脑动脉硬化、高血压、贫血、神经衰弱，以及某些脑部疾患等，均可见到“眩晕”“瞀冒”的表现。

【眩晕瞀冒附方】

方 1，四君子汤（《太平惠民和剂局方·卷三·治一切气》）：人参一至三钱，白术一至二钱，茯苓一至钱半，甘草六分至一钱。此为补气之主方，补气必从脾胃着手，故以参、苓、术、草为主。“人参”滋胃，“白术”健脾，“茯苓”渗湿以扶脾，“甘草”和中以养胃。四味均为甘温之品，以扶助中宫，展布津液，使消化之机能健全，水谷之精微敷布，则体气自然强壮矣。

方2，补中益气汤（《内外伤惑辨·卷中·饮食劳倦论》）：黄芪一钱，人参三分，甘草五分，当归身一钱，橘皮五分，升麻二分，柴胡二分，白术三分。此为劳倦伤脾，谷气不胜，阳气下陷之良剂。方以“黄芪”护皮毛而固腠理，“人参”培中宫而补元气，“白术”健脾，“当归”调血，“陈皮”通之，“甘草”和之；清气陷于下者，“柴胡”“升麻”遂其生阳之气而升之。凡脾胃不足，喜甘恶苦，喜补恶攻，喜温恶寒，喜通恶滞，喜升恶降，喜燥恶湿者，此方最宜。

方3，崔氏八味丸（《金匮要略·中风历节病脉证并治第五·附方》）：熟地黄八两，干山药、山茱萸肉各四两，白茯苓、牡丹皮、泽泻各三两，肉桂、附子各一两；炼蜜为丸。方以“附子”“肉桂”壮命门之火，“熟地”“山萸肉”以增血益精，“茯苓”“山药”以健脾渗湿，“丹皮”“泽泻”以润燥制亢。元阳壮而精血充，脾湿去而阳气健，即虚火之外浮者，亦可归于本原，诚为内伤要剂。

方4，右归丸（《类经附翼·求正录·真阴论》）：大熟地八两，山药、山萸肉、枸杞、菟丝、杜仲、鹿角胶各四两，当归三两，附子、肉桂各二两。方以专培右肾之元阳为主，在“八味丸”益火之源的基础上，去其“茯苓”“丹皮”“泽泻”下渗之药，而益以“枸杞”“菟丝”“杜仲”“当归”“鹿角胶”等性温味厚、大补精血、大益元气之品，则温补之力，尤在“八味丸”之上矣。

方5，地黄丸（《小儿药证直诀·卷下·诸方》）：熟地黄八两，山萸肉、干山药各四两，牡丹皮、白茯苓、泽泻各三两；蜜丸。方脱胎于“八味丸”而注重填补。“地黄”“山萸”补血益精，以壮水之主；“山药”“茯苓”健脾渗湿，以培水之源；“丹皮”“泽泻”，一以伏相火之亢，一以养肾精之清，以遂其阳生阴长之妙，洵为伏火益水之良剂。

方6，四物汤（《太平惠民和剂局方·卷九·治妇人诸疾》）：熟地黄、当归身各三钱，白芍二钱，川芎钱半。此为补血之主方。以“熟地”之甘温厚味为君，增补新血；虑其滞而难行也，则臣以“当归”温养而行之；血虚者肝必旺，泄以“芍药”之苦酸，则血液无耗；散以“川芎”之辛窜，则血畅肝平，经络通行，无所阻滞矣。

方7，正元散（《张氏医通·卷十四·眩晕》引虞天益《制药秘旨》方）：人参三两（用附子一两煮汁收入，去附子），黄芪一两五钱（用川芎一两酒煮收入，去川芎），山药一两（用干姜三钱煮汁收入，去干姜），白术二两（用陈皮五钱煮汁收入，去陈皮），甘草一两半（用乌药一两煮汁收入，去乌药），茯苓二两（用玉桂六钱酒煮汁收入晒干，勿见火，去桂）；除茯苓，余均用文武火缓缓焙干，杵为散。此为补火生土、降浊升清之方。“人参”济以附子汁，假火以生土也；“黄芪”济以川芎汁，助脾以升散之力也；“山药”济以干姜汁，资土以阳和之气也；“白术”济以陈皮汁，渗湿以化浊也；“甘草”济以乌药汁，缓中以降逆也；“茯苓”济以玉桂汁，借阳以消阴也。全方益火正元之力，妙在温而不燥。

方8，逍遥散（《太平惠民和剂局方·卷九·治妇人诸疾》）：柴胡七分，白术、茯苓、当归各一钱，白芍钱半，甘草八分，薄荷叶五分，煨姜三片。此为治肝气抑郁、火旺血虚之方。方用“白术”“茯苓”，助土德以升木；“当归”“芍药”，益营血以养肝；“薄荷”解热，“甘草”和中；“柴胡”既为厥阴之报使，复有升发诸阳之用，所谓木郁达之，以遂其曲直之性也；若内外热俱盛者，加“丹皮”以解肌热，加“栀子”以清内热，名“丹栀逍遥散”。

方9，戊己丸（《太平惠民和剂局方·卷六·治泻痢》）：川黄连、吴茱萸、白芍药各等分；研末，米煮面糊和丸。此为泻肝保土之方，故名戊己（土）。火为木之子，实则泻其子，故以“黄连”泻心清火为君，使火不克金，金能制木，则肝平矣；“吴萸”辛热，入厥阴行气解郁，又能引热下行以反佐之；“芍药”苦酸，泄营热而伐肝泻木，土益不受克矣。丹溪之“左金丸”本此。

方10，泻心汤（《金匮要略·惊悸吐衄下血胸满瘀血病脉证治第十六》）：大黄二两，黄连、黄芩各一两。此为泻心火要方。“黄芩”“黄连”苦寒，入心清火；“大黄”更能涤火热而泄于外，用于心火上炎而致诸血症最宜。

方11，甘露饮（《太平惠民和剂局方·卷六·治积热》）：生地、熟地、天冬、麦冬、石斛、茵陈、黄芩、枳壳、甘草、枇杷叶各等分。此为养阴滋燥之剂。“二地”“二冬”“石斛”“甘草”之甘，所以清胃肾之虚热，泻而兼补者也；“茵陈”“黄芩”之苦寒，所以折热而祛湿；“枇杷叶”“枳壳”足以抑降炎上之气。故此方用于虚热上行者最宜。

方12，半夏白术天麻汤（《脾胃论·卷下·调理脾胃治验》）：姜半夏、麦芽各钱半，神曲、白术各一钱，苍术、人参、黄芪、陈皮、茯苓、泽泻、天麻各五分，干姜三分，黄柏二分。此方主燥太阴脾湿。“半夏”领“陈皮”“神曲”“苍术”“茯苓”以燥湿痰，“白术”领“干姜”“人参”“黄芪”“麦芽”以建脾阳；“天麻”领“泽泻”“黄柏”以清风热。建脾阳为化痰之源，清风热为弭痰之势，亦“二陈”“四君子”加味者也。

方13，二陈汤（《太平惠民和剂局方·卷四·治痰饮》）：陈皮、姜半夏、茯苓各二钱，甘草一钱。此为降气渗湿祛痰之方也。“半夏”辛温，体滑性燥，行水利痰为君；气顺则痰降，故辅以“陈皮”；湿利则痰消，故臣以“茯苓”；中土和则痰涎不聚，故佐以“甘草”也。

方14，青州白丸子（《太平惠民和剂局方·卷一·治诸风》）：生白附子、生南星各二两，生半夏七两，生川乌五钱；为末，绢袋盛，水摆出粉为丸。痰之生也，由风、由寒、由湿；“半夏”“南星”辛温燥湿以散寒；“川乌”“白附”辛热以温经逐风。故本方为治风痰、寒痰之上品；水摆出粉，尤得其气味之纯而不燥烈也。

方15，甘草干姜茯苓白术汤（《金匮要略·五脏风寒积聚病脉证并治第十一》）：甘草、白术各二两，干姜、茯苓各四两。此为燠土以胜水之方。方中四品均以温补脾土见长，脾土气壮，则制水有权，肾水下流，无从痹著矣，故亦名之曰“肾着汤”。

方16，六君子汤（《证治准绳·类方第二册·痰饮》）：即“四君子汤”加“陈皮”“半夏”。“四君”本为补气之方，再加“陈皮”以理气散逆，加“半夏”以燥湿除痰，用于脾虚而痰湿滞者最宜。

方17，黑锡丹（《太平惠民和剂局方·卷五·治痼冷》引丹阳慈济大师传方）：黑铅（熔去渣）、硫黄各二两，沉香、附子、胡芦巴、阳起石（研水飞）、破故纸、舶上茴香、肉豆蔻、金铃子、木香各一两，肉桂五钱；酒曲糊丸。方以火热之“硫黄”和“黑锡”所结成之砂子为君，诸纯阳香燥之药为臣，以一味苦寒之“金铃”为反佐，用“沉香”引入至阴之分为使。凡阴火逆冲、真阳暴脱、气喘痰鸣之急证，用以镇固其阳，则坎离可交于顷刻。

【眩晕瞀冒表解】

表1　眩晕瞀冒表解

- 眩晕瞀冒辨治
  - 鉴别
    - 眩：目视物发黑
    - 晕：目视物旋转
    - 瞀冒：眩晕甚而昏闷不爽
  - 病机：肝风、胆火上逆，冲于头目所致
  - 证治
    - 虚证
      - 阳虚
        - 阳虚于上
          - 症状：晨起眩晕，须臾即定，或头面喜暖，手按晕即定
          - 治法：升举清阳
          - 方例：四君子汤、补中益气汤
        - 下元虚损
          - 治法：峻补元阳
          - 方例：八味丸、右归丸
      - 阴虚
        - 症状：日晡眩晕，得卧稍可
        - 治法：补肝肾之阴
        - 方例：地黄丸、四物汤
      - 阴阳两虚
        - 症状：抬头屋转，眼发黑花，见物飞动或视歧
        - 治法：阴阳两补
        - 方药：秘旨正元散加鹿茸
    - 实证
      - 风
        - 风火：清火熄风
        - 虚风：补虚熄风
      - 火
        - 热在营分：逍遥散加丹皮、栀子
        - 热在气分：戊己丸
        - 实火：三黄泻心汤
        - 虚火：甘露饮
      - 痰火
        - 脾痰：半夏白术天麻汤
        - 热痰：二陈汤加黄芩、栀子
        - 风痰：青州白丸子
        - 寒痰：青州白丸子
        - 湿痰：甘草干姜茯苓白术汤
        - 痰盛气虚：六君子汤加姜汁、竹沥
        - 痰盛气实于上：黑锡丹

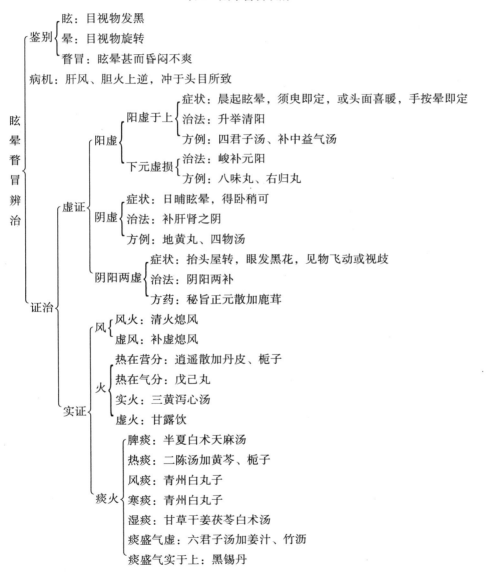

2. 项　强

【项强分析】

《经》云：诸痉项强，皆属于湿。

“颈项”为三阳经脉所过之处，如果颈项现强直，总属邪客三阳经所致。凡寒湿搏于经脉，筋肉必因之拘急而强；风湿搏于经脉，筋肉必因之弛张而强；左多属血，右多属痰。这是辨“项强”的大要。

《伤寒论》中说：“太阳病，项背强几几，反汗出恶风者，桂枝加葛根汤主之。”这是风湿循太阳之经自上而下，经气不舒使然，故用“桂枝汤”以解太阳肌中之邪，加“葛根”宣通经脉之气。《伤寒论》又说：“太阳病，项背强，无汗恶风，葛根汤主之。”这个“项强”的病变与“桂枝加葛根汤证”同，不过彼为表虚证，此为表实证而已，故多用“麻黄”三两以伐其寒湿邪气。

如项强而伴有发热、恶寒、脉浮紧，乃风寒湿气客于三阳经也，宜“驱邪汤”（方 1），以辛散之；项强而动则微痛，脉弦数，右侧为甚，乃湿热客于三阳经也，甚或有痰，宜“消风豁痰汤”（方 2），以清涤之；项强而动则微痛，脉弦涩，左侧为甚，乃先因血虚而风湿客于太阳、阳明也，宜“疏风滋血汤”（方 3），以养血熄风；项强而伴有寒热往来、或呕吐、或胁痛，乃湿热稽留于少阳经也，宜“小柴胡汤”（方 4），以疏表清里；项强如拔，腰痛如折者，乃风湿滞于经脉也，宜“加味胜湿汤”（方 5），以通畅经络；项强而伴有精神短少、筋肿难伸而不能睡者，乃气虚火盛、湿热滞于经也，宜“养神汤”（方 6），以调气泻热；虚寒甚而项背不能转侧者，往往为肾中寒湿上攻所致，宜“椒附散”（方 7），以温阳散寒。

可见，所谓“属于湿”者，既有在表、在里之分，复有风湿、寒湿、热湿、痰湿以及气虚、血虚之辨，未可认一“湿”字而简单视之。

【项强附方】

方 1，驱邪汤（《证治准绳·类方第四册·颈项强痛》引《会编》方）：麻黄、桂枝、葛根、生姜、甘草、杏仁、羌活、防风、川芎、独活、藁本、柴胡、白芷、升麻、薄荷、紫金藤。此乃由“葛根汤”“九味羌活汤”等组成之大方。诸药总以驱风、祛湿、散寒见长，独“紫金藤”一味，所以行经络之滞，善于驱风活络也。

方2，消风豁痰汤（《证治准绳·类方第四册·颈项强痛》）：羌活、独活、防风、白芷、葛根、柴胡、升麻、生姜、紫金藤、黄芩、红花、半夏、陈皮、茯苓、甘草。此乃“柴葛解肌汤”“二陈汤”等组合之大方。柴胡、葛根、羌活、白芷、升麻、黄芩、生姜、甘草，此乃柴葛解肌汤（缺“石膏”“芍药”“桔梗”）也，能消散太阳、阳明之风热；“陈皮”“半夏”“茯苓”“甘草”，二陈汤也，能燥湿痰；“紫金”“红花”，所以行经脉之滞欤。

方3，疏风滋血汤（《证治准绳·类方第四册·颈项强痛》）：当归、川芎、白芍、熟地、羌活、独活、红花、牛膝、防风、白芷、葛根、升麻、甘草、柴胡、桃仁、生姜、紫金藤。此乃“四物汤”“九味羌活汤”等组合之大方。“九味羌活汤”（缺“苍术”“细辛”“黄芩”）所以胜风；“四物汤”所以滋血；“独活”“升麻”“柴胡”“葛根”，亦所以伍羌活汤胜风；“紫金藤”“桃仁”“牛膝”，亦所以伍四物汤和血也。

方4，小柴胡汤（《伤寒论·辨太阳病脉证并治中》）：柴胡八两，黄芩、人参、甘草、生姜各三两，半夏五合，大枣十二枚；清水煮，去滓再煎，温服。此为和解半表半里之方。方以“柴胡”疏散少阳经络，使半表里之邪从此外达；“半夏”和胃，“黄芩”清热，使半表里之邪，从此内彻；再以“人参”补虚，助生发之气；“甘草”佐柴、芩调和内外；“生姜”“大枣”佐参、夏以通营卫；皆有其相须相济之妙。

方5，加味胜湿汤（《证治准绳·类方第四册·颈项强痛》）：羌活、独活、藁本、防风、蔓荆子、川芎、苍术、黄柏、荆芥、甘草、生姜、紫金藤。此乃东垣“羌活胜湿汤”合“二妙散”加味而成之复方也。“羌活胜湿汤”所以祛风湿；“二妙散”所以除热湿；加“荆芥”“生姜”，亦所以祛风胜湿；“紫金藤”以宣通经络也。

方6，养神汤（《兰室秘藏·卷中·头痛门》）：黄芪、人参、甘草、苍术、柴胡、橘皮、升麻、木香、黄柏、当归、黄芩、半夏、黄连、川芎、麦芽、白术。本方除“川芎”“麦芽”“白术”外，余药即东垣“调中益气汤”原方及其加味法，重在泻火燥湿，并培养脾胃以升举其清阳之气也。

方7，椒附散（《普济本事方·卷二》）：附子为末，每二钱以川椒二十粒，白面填满，生姜七片，煎成去椒，入盐少许，空心服。“附子”温肾，

“川椒”“生姜”逐寒而降逆气，所以治下元虚而寒气攻冲者之方也。

【项强表解】

表2　项强表解

- 项强辨治
  - 病机：风、寒、湿邪气客于三阳经脉所致
  - 风寒湿
    - 症状：项强，发热，恶寒，脉浮紧
    - 治法：辛散法
    - 方例：驱邪汤
  - 湿热
    - 症状：项强而动则微痛，脉弦数尤右为甚
    - 治法：清涤法
    - 方例：消风豁痰汤
  - 血虚风湿
    - 症状：项强而动则微痛，脉弦涩左侧为甚
    - 治法：养血疏风
    - 方例：疏风滋血汤
  - 少阳湿热
    - 症状：项强而往来寒热，呕吐，胁痛
    - 治法：疏表清里
    - 方例：小柴胡汤
  - 风湿
    - 症状：项强如拔，腰痛如折
    - 治法：祛湿通脉
    - 方例：加味胜湿汤
  - 气虚湿热
    - 症状：项强而精神短少，筋肿难伸，不能安睡
    - 治法：调气泄热
    - 方例：养神汤
  - 水寒上攻
    - 症状：虚寒甚而项背不能转侧
    - 治法：温阳散寒
    - 方例：椒附散

3. 口　　噤

【口噤分析】

《经》云：诸禁鼓栗，如丧神守，皆属于火。

“口噤”，即牙关紧急，《千金方》叫作“风懿”。口噤，多为三阳经的病变，因三阳之经并络入于颔颊，尤其是足阳明胃之经，环于口唇，于口噤的关系更为密切。凡邪气入于三阳经，因筋脉拘急而势必口噤不开、牙关紧急。风、寒、痰、火诸因，都可以导致本症。

因于风者，恒见痉挛、抽搐诸症，宜《千金》“独活汤”（方1），以祛风和营；因于寒者，常见脸青面黑、筋脉拘强，宜“乌犀丸”（方2），以散寒通窍；因于湿者，往往身重、色晦、四肢沉滞，宜“石南汤”（方3），以

和营胜湿；因于痰者，喉中痰声辘辘，吞吐不得，宜“十味导痰汤”（方4），以豁痰开窍；因于火者，则身热、面赤、气粗，宜“凉膈散”（方5）加“黄连”“犀角”，以涤热清窍；如果属虚证，还宜用“地黄饮子”（方6），以温通少阴。

可见“口噤”属火不过为诸证中之一，未可以“火”证而概其余。口噤甚不得入药者，用“南星”“半夏”研末擦牙，用“郁金”“藜芦”碾细搐鼻诸法，亦宜权用，以启其闭。总之，辨治口噤，无论其为何因，要以缓急、开窍二者，最为当务之急。

【口噤附方】

方1，独活汤（《千金要方·卷八·风懿第六》）：独活、桂心、芍药、生姜、甘草、栝蒌根。方即“栝蒌桂枝汤”去“大枣”易“桂心”加“独活”而成。“栝蒌桂枝汤”本为和营弭风、养筋脉而治痉之方；所以易“桂心”者，欲其入包络而开心窍也；加“独活”者，所以胜风邪也。

方2，乌犀丸（《普济方·卷九十二·风口噤附论》）：犀角屑、天麻、白附子、僵蚕、乌蛇、半夏、天南星、独活、麻黄、当归、晚蚕砂、麝香、干蝎。本方之“南星”“干蝎”“白附子”“僵蚕”“天麻”“麝香”，即“牛黄丸”（缺“牛黄”“防风”“蝉蜕”）也，为治风痫惊痰之要药；而“白附”“僵蚕”“干蝎”三者，又为《直指方》的“牵正散”，为入经熄风而正口眼之专剂；“乌蛇”祛风湿，“犀角”解风热，一入于肝，一通于心，火静风平，故为方中之主药；“半夏”“独活”“麻黄”“当归”“晚蚕砂”，亦所以助其祛风痰之用而已。

方3，石南汤（《千金要方·卷八·风懿第六》）：石南、干姜、黄芩、细辛、人参各一两，桂心、麻黄、当归、川芎各一两半，甘草二两，干地黄十八铢，吴茱萸三十铢；水六酒三煎服。此为温散湿邪之方。“石南”胜阴复阳，专治风痹痿弱；“麻黄”“桂枝”“细辛”，祛风散邪；“生姜”“吴茱萸”“人参”“甘草”，实脾杜湿；“川芎”“当归”“地黄”，养血荣筋；“黄芩”一味，开发郁闭之风热，以风能胜湿也。

方4，十味导痰汤（《张氏医通·卷十六·二陈汤祖方》）：半夏、陈皮、茯苓、甘草、枳实、胆星、羌活、天麻、蝎尾、雄黄末。方中“二陈汤”加“南星”“枳实”名“导痰汤”，所以除湿痰之壅盛也；再加“羌活”“天麻”

“蝎尾”“雄黄”，则能平风木之威。湿渗风停，痰无再作之余地焉。

方5，凉膈散（《太平惠民和剂局方·卷六·治积热》）：连翘四两，大黄、芒硝、甘草各二两，栀子、黄芩、薄荷各一两；共为末，每服三钱，加竹叶、生蜜煎。此泻上中二焦火热之剂也。“连翘”“栀子”“黄芩”“竹叶”“薄荷”，以凉散上焦之热；“大黄”“芒硝”荡涤中焦之火；“甘草”“蜂蜜”又从而清解之。上清下泻，膈中自清利矣。

方6，地黄饮子（《宣明论方·卷二·喑痱证》）：熟地黄、巴戟、山茱萸、肉苁蓉、附子、官桂、石斛、茯苓、石菖蒲、远志、麦冬、五味子等分；为末，每服五钱，入薄荷（少许）、姜、枣煎服。此为温养心肾之方。“熟地”以滋根本之阴；“巴戟”“苁蓉”“官桂”“附子”以返真元之火；“石斛”安脾而秘气；“山萸”温肝而固精；“菖蒲”“远志”“茯苓”补心而通肾脏；“麦冬”“五味”，保肺以滋水源。使水火相交，精气渐旺，而风火自熄，乃寓攻于补之剂也。

【口噤表解】

表3　口噤表解

- 口噤辨治
  - 症状：牙关紧急（风懿）
  - 病机：邪入三阳经，尤其是足阳明经，筋脉拘急所致
  - 治疗大法：缓急、开窍
  - 证治
    - 急救
      - 擦牙：南星、半夏为末，擦牙上
      - 嗃鼻：郁金、藜芦为末，纳鼻中
    - 辨治
      - 风邪虚
        - 症状：痉挛、抽搐、口噤
        - 治法：祛风合营通窍
        - 方例：独活汤
      - 寒邪
        - 症状：脸青面黑，筋脉拘强
        - 治法：散寒通窍
        - 方例：乌犀丸
      - 湿邪
        - 症状：身重，色晦，四肢沉滞
        - 治法：和营胜湿
        - 方例：石南汤
      - 痰饮
        - 症状：喉中痰声辘辘，吞吐不得
        - 治法：豁痰开窍
        - 方例：十味导痰汤
      - 火热
        - 症状：身热，面赤，气粗
        - 治法：涤热清窍
        - 方药：凉膈散加黄连、犀角
      - 虚寒
        - 症状：肢厥、身冷，甚或痉挛
        - 治法：温通少阴
        - 方例：地黄饮子

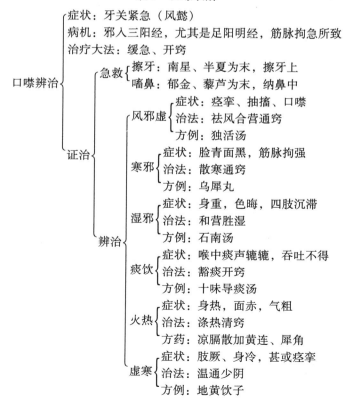

4. 振　　掉

【振掉分析】

《经》云：诸风掉眩，皆属于肝。

“振掉”，又叫作“颤振”，为筋脉约束不住，不能任持之象。“振掉”虽与“瘛疭”类似，但“瘛疭”为手足牵引而或伸、或屈，“振掉”只是振颤动摇不已，正如《伤寒论》“真武汤证”所云“身瞤动，振振欲擗地者”是也。

为什么“振掉”属于肝风的病变呢？肝主筋膜之气，风为阳邪，阳主动，肝木的风阳太盛，势必克制脾土；脾主四肢，为诸阳之本，风阳亢，脾土的津液不能营运于四肢，以致筋膜大伤，随风而动，《左传》所谓“风淫末疾”者，即此之谓。惟亦有独头振掉，而手足不动的，因头为诸阳之会，风阳上冲，阳动愈甚，所以独头动摇而无休止也。

如因肝木实热盛而生风者，宜“泻青丸”（方1），以泻木宁风；如因肝经虚热而风动者，宜“地黄丸”（方2）加熄风药，以养木熄风；脾胃虚弱，则宜“六君子汤”（方3）加归、芎、钩藤之类，以定风培土；因于痰者，宜“导痰汤”（方4）加竹沥，以燥湿涤痰；阴血虚衰水亏不能制火者，宜“秘方定振丸”（方5），以养阴平木；心气虚不足以营筋者，宜“秘方补心丸”（方6），以养之；肾阳虚不能充沛于肢体者，宜“真武汤”（方7），以温之。

【振掉附方】

方1，泻青丸（《小儿药证真诀·卷下·诸方》）：龙脑、山栀、大黄、川芎、当归、羌活、防风各等分；蜜丸，竹叶汤下。此为两泻肝风胆火之方。龙脑、大黄直入厥阴，折而使之下；羌活、防风，祛而使之散。栀子泻少阳之郁热，川芎、当归养肝以润燥。一泻一散一补，同为平肝之剂，此所以名泻青也。

方2，地黄丸：参见眩晕（方5）。

方3，六君子汤：参见眩晕（方16）。

方4，导痰汤（《证治准绳·类方第二册·痰饮》引《济生方》）：半夏四两，天南星、橘红、枳实、赤茯苓各一两，甘草五钱。方中“二陈汤”所以祛湿痰，加“南星”“枳实”，其导痰下行之力尤剧，二者皆苦温善降之品也。

方5，秘方定振丸（《证治准绳·类方第五册·颤振》）：天麻、秦艽、全蝎、细辛各一两，熟地、生地、当归、川芎、芍药各二两，防风、荆芥各七钱，白术、黄芪各一两五钱，威灵仙五钱；研末，酒煮米糊为丸。方以“四物汤”为主，盖疏风必先养血之道也；次臣以“黄芪”“白术”之益脾，脾健则营能统而风不能侮之；余皆为疏风之药，风去则振定矣。

方6，秘方补心丸（《证治准绳·类方第五册·颤振》）：川芎、当归、生地各一两五钱，人参、甘草各一两，远志二两五钱，酸枣仁、柏子仁各三两，金箔二十片，麝香一钱，琥珀三钱，茯神七钱，朱砂、牛胆、南星各五钱，石菖蒲六钱；研细，蒸饼糊为丸。方用“人参”以补心气，“川芎”“当归”“生地”以补心血，“茯神”“远志”“柏仁”“酸枣”“琥珀”以补心神，“甘草”补土以实其母，凡此均为补心之正药；再以“麝香”“牛胆”“南星”“菖蒲”以清其窍；并以“金箔”“朱砂”镇以宁之；则凡扰心之痰火邪气，均无虑矣。

方7，真武汤（《伤寒论·辨太阳病脉证并治中》）：附子一枚，白术二两，茯苓三两，白芍三两，生姜三两。此补火胜寒之方也。“附子”“生姜”回阳益卫，能壮真火而逐虚寒；“茯苓”“白术”补土养心，能伐肾邪而止心悸；“芍药”和营以养阳，则水火相济而为用也。

【振掉表解】

表4　振掉表解

- 振掉辨治
  - 症状：肢体或头项振颤、动摇不已，又名“颤振”
  - 病机：肝木风阳亢盛，脾津不营于肢节，筋膜不能约束而成
  - 证治
    - 肝
      - 实
        - 病机：木实热盛而生风
        - 治法：泻木熄风
        - 方例：泻青丸
      - 虚
        - 病机：虚热风动
        - 治法：养木熄风
        - 方药：地黄丸加熄风药
    - 脾
      - 虚
        - 病机：中土虚弱
        - 治法：定风培土
        - 方药：六君子汤加当归、芍药、钩藤之类
      - 实
        - 病机：湿盛生痰
        - 治法：燥湿涤痰
        - 方药：导痰汤加竹沥
    - 心
      - 血虚
        - 病机：阴血虚衰，水亏不能制火
        - 治法：养阴平木
        - 方例：定振丸
      - 气虚
        - 病机：心气虚不足以营筋
        - 治法：补养心气
        - 方例：补心丸
    - 肾
      - 病机：元阳虚衰，不能充沛于肢体
      - 治法：暖肾温阳
      - 方例：真武汤

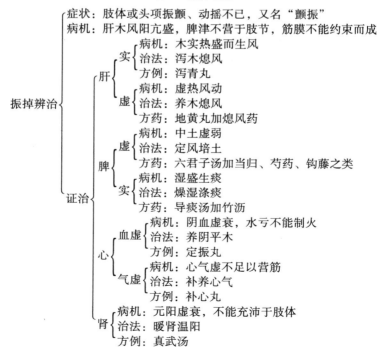

5. 瘛　　疭

【瘛疭分析】

《经》曰：诸热瞀瘛，皆属于火。

“瘛”，筋脉拘急也；“疭”，筋脉弛纵也。在暴病得之，为风痰及肝火郁于经络之象，其证多实；若于汗后、病后得之，尤其是失血后、产后、痈疽溃后得之，多为气血津液过伤，不能营养筋脉而然，其证多虚。“瘛疭”的病变，多关于心、脾、肝三经。

如自汗少气，脉急而按之弱小者，心气虚也，宜“辰砂妙香散”（方1），以温养之；若气盛神昏，筋挛脉大者，心火旺也，宜“导赤散”（方2）加“黄芩”“黄连”“山栀”“犀角”“茯神”之类，养水以泻火；若体倦，脉迟缓，神昏不语，四肢欠温者，脾虚生风也，宜“归脾汤”（方3）加“钩藤”，以养脾柔肝；若寒热往来，上视头摇，脉弦急者，肝热生风也，宜“加味逍遥散”（方4），以泻热熄风；瘛疭而目瞤、口动、面肿者，风水两甚也，可用“秦艽升麻汤”（方5），以胜湿祛风；病暑风（暑温身热，卒然痉厥）而瘛疭者，肝风内动也，宜“香薷散”（方6）加“防风”“羚羊角”，以清暑止痉。

可见“瘛疭”之属于火，尤不能不辨虚实也。

【瘛疭附方】

方1，辰砂妙香散（《太平惠民和剂局方·卷五·治诸虚》）：山药、茯苓、茯神、黄芪各一两，人参、桔梗、甘草各五钱，木香二钱五分，辰砂三钱，麝香一钱；研细，每服二三钱，莲肉煎汤调下。此乃固气涩精之方也。“山药”益阴涩精以为君；“人参”“黄芪”固气，“茯苓”“茯神”宁神，神宁气固，则精自守矣；“丹砂”镇心安魂，“二香”开郁通窍，“桔梗”载诸心药久留膈上，“甘草”调和诸药交和于中，不从泻火固涩立法，但安神固气而精自秘；调以“莲肉”汤，尤有交心肾而扶元气之妙用焉。

方2，导赤散（《小儿药证直诀·卷下·诸方》）：生干地黄五钱，木通、生甘草梢各一钱；研末，每服三钱，淡竹叶煎汤送下。此益水以降虚火之方也。“生地”滋肾以凉心，“木通”通利小肠，佐“甘草梢”以泻最下之热，送以“竹叶汤”助其淡渗下降之势，则心经虚火可导而下也；利水而不伤阴，泻火而不伐胃，洵为釜底抽薪之良法。

方3，归脾汤（《济生方·卷四·健忘》）：当归身一钱，人参、白茯苓、黄芪、白术、龙眼肉、酸枣仁各二钱，青木香、甘草各五分，生姜三五片，红枣一二枚。“人参”“茯苓”“黄芪”“白术”“炙甘草”，温以补脾；“龙眼”“枣仁”“归身”，濡润以养心；佐“木香”一味，借以宣畅三焦之气机，则气调而脾舒；平抑肝气以实脾，则血而得归矣，故命之曰“归脾”。

方4，逍遥散：参见眩晕（方8）。

方5，秦艽升麻汤（《卫生宝鉴·卷八·风中血脉治验》）：秦艽三钱，升麻、葛根、甘草、芍药、人参各五钱，白芷、防风、桂枝各三钱，葱白三茎。此培土以胜风之方也。“升麻”“白芷”皆阳明本经之药；故用为直入之兵；“桂枝”“芍药”和其营卫；“防风”“秦艽”驱散风邪；“葱白”佐风药以达于表，又借“人参”“甘草”补而和之；则大气周流，外邪解散矣。

方6，香薷散（《太平惠民和剂局方·卷二·治伤寒》）：香薷二钱，厚朴一钱，白扁豆一钱五分，甘草一钱。此祛暑渗湿之方也。“香薷”芳香，发越阳气，有彻上彻下之功，故治暑者君之，以解表利小便；佐“厚朴”以除湿；“扁豆”“甘草”以和中；则内外之暑湿悉除矣。

【瘛疭表解】

表5　瘛疭表解

- 瘛疭辨治
  - 症状：筋脉拘急曰“瘛”，筋脉弛缓曰“疭”
  - 病机：风痰肝火郁于筋脉，或气血津液亏损不能营养筋脉所致
  - 证治
    - 心
      - 气虚
        - 症状：自汗，少气，脉急而按之弱小
        - 治法：温养心气
        - 方例：辰砂妙香散
      - 火旺
        - 症状：神昏，筋挛，脉大
        - 治法：养水济火
        - 方药：导赤散加味
    - 脾虚生风
      - 症状：体倦，神昏不语，四肢欠温，脉迟缓
      - 治法：养脾柔肝
      - 方药：归脾汤加钩藤之类
    - 肝
      - 热盛动风
        - 症状：寒热往来，上视，摇头，脉弦急
        - 治法：泄热熄风
        - 方例：加味逍遥散
      - 暑风内动
        - 症状：身热，卒然痉厥
        - 治法：清暑止痉
        - 方药：香薷饮加防风、羚羊角类
    - 风水两甚
      - 症状：目瞤，口动，睑肿
      - 治法：胜湿祛风
      - 方例：秦艽升麻汤

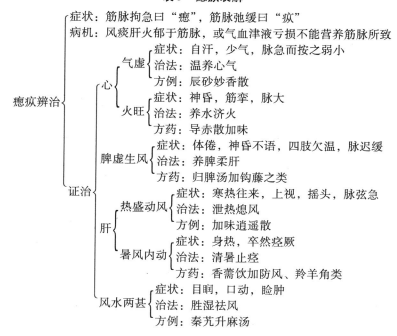

6. 厥　　逆

【厥逆分析】

《经》云：诸厥固泄，皆属于下。

“厥逆”一症大别之有二：一为阴阳气不相顺接的手足逆冷症；另一为气血败乱，卒然昏冒，不省人事的暴仆症。

前者，以足三阴、三阳经均起于足趾之端（足阳明胃井“厉兑”，在足次趾端；足太阳膀胱井“至阴”，在足小趾外侧；足少阳胆井“窍阴”，在足四趾外侧；足太阴脾井“隐白”，在足大趾内侧；足少阴肾井始于足小趾下，而“涌泉”在足心；足厥阴肝井“大敦”，在足大趾之端）。若阳经邪盛，阴经气虚，阳乘阴位而为热厥，往往从足下始；而阴虚之病，足下亦常潮热也。如果阴经邪盛，阳经气虚，阳不胜阴而为寒厥，亦必起于足五趾而上行于膝。所以阳虚之病，四肢多不温也；至手经之厥，亦多由足经而渐及之，以足为元气之根结也。

后者，由于脏精先伤，气血暴乱冲逆而上，尤以肝肾两脏为多。如《素问·生气通天论》中说：“大怒则形气绝，而血菀于上，使人薄厥。”是病之发于肝者，因肝为风木之脏性最喜升，精血足则肝阳有所依附，虽怒不至大厥；惟精血衰少时，则肝阳失于涵养，怒则勃然而上，通身的气血便随之上逆而厥。又《素问·脉解》中说：“内夺而厥，则为瘖俳，此肾虚也。”肾主藏精，真阴真阳寓焉；阳喜升浮，借阴涵吸。若内夺其精，则阳气无依，升浮于上而成厥也。于此，诸厥“属于下”之理，不辨自明。

手足逆冷症，有寒热阴阳之分。阳气衰于下，则为寒厥，症必肢冷，脉沉而微数，或虽数无力，常呈似热而实非热之证，宜“附子理中汤”（方1），以益火之源；阴气衰于下，则为热厥，多先见热证，脉沉滑而数，畏热喜冷，或烦躁便秘，时时昏冒，每为肾水日涸，阳气独盛所致，宜“地黄丸”（方2），以壮水之主；阳厥者，因于外感六淫，初起头疼、身热、口干、脉数，继则四肢乍冷乍凉，有似阴证，但寒不过肘膝，冷不过一时，伴有大便秘结、目溺俱赤，此热邪入里，气血不得宣通，所谓阳极似阴，火极似水也，宜用清凉攻里之剂，不可误作阴证治，凡“四逆散”（方3）“白虎汤”

（方4）“承气汤”（方5、方6、方7）之类，都可随证酌用；阴厥者，素有内寒，或食凉物，或中寒威，或因病后自利自汗，变见身寒厥冷，倦卧不渴，面青溺白，脉沉细迟，忽然烦躁不宁，欲坐卧泥水井中，此寒极而躁，阴盛似阳也，宜“四逆汤”（方8）之类，以温经散寒。

暴仆厥逆症，则有气、血、痰、食之不同。“气厥”有虚实之分：实者，则形气愤然，卒倒肢冷，口无涎沫，其脉沉弦或伏，又名为中气，治宜“四磨汤”（方9）或“乌药顺气散”（方10），以顺气调肝（这与中风身温、多痰涎者大异；与中气之身冷、牙关紧闭亦异；与中寒之身冷，但出冷气，气不相续也异）；虚者，则形气索然，色青脉弱，肢体微冷，惟宜大补元气。“血厥”则分血逆、血脱两证：血逆，则因经行、产后，适有恚怒而见者，血上行积于心胸，昏闷不省人事，血从气逆，必先调气，气调则血亦调矣；血脱，则如大吐、大崩，或产后恶露过多不止，而气随血散，卒仆无知，宜急服“独参汤”（方11）大剂，这是血脱益气的方法，紧急时可先掐人中，或烧醋炭以收其气，则气不尽脱，必能渐苏。“痰厥”，便不必因于恚怒，忽然气闷痰鸣、吐涎、肢冷，脉见沉滑，宜“四君子汤”（方12）加“竹沥”“姜汁”，以温脾祛痰，或用“导痰汤”（方13），以燥湿豁痰，亦甚合拍。“食厥”，则因食填胸中，胃气不行所致，多见于小儿，症见昏迷不醒、肢不能举，脉形急大或沉伏，宜先用盐汤探吐，后以平胃消导治之，亦可转危为安。

【厥逆附方】

方1，附子理中汤（《太平惠民和剂局方·卷五·治痼冷》）：附子二钱，干姜、白术、人参、甘草各二钱五分。此补火生土之方也。“附子”益少火，“干姜”暖中州，“人参”“白术”“甘草”补气，火足气旺则脾土自能健运矣。

方2，地黄丸：参见眩晕（方5）。

方3，四逆散（《伤寒论·辨少阴病脉证并治》）：甘草、枳实、柴胡、芍药各一钱；捣筛，白饮和服。此为和脾通气之方。方以“枳实”之通，“芍药”之疏，“甘草”之和，“柴胡”之输转，则内陷之清气借脾之输运而外达也。

方4，白虎汤（《伤寒论·辨太阳病脉证并治下》）：石膏一斤，知母六两，甘草二两，粳米六合。此泻热养胃之方也。“石膏”辛寒，擅两解内外邪热之能，故以为君；“知母”苦润，以泻火滋燥为臣；“甘草”“粳米”调中，且能于土中泻火，寒剂得之缓其寒，苦药得之化其苦，俾无伤于胃，故以为佐使；名曰“白虎”者，取其具“庚金”清肃之气也。

方5，小承气汤（《伤寒论·辨阳明病脉证并治》）：大黄四两，厚朴二两，枳实三枚。此攻里而不犯下焦之方也。“枳实”去上焦之痞满，“大黄”祛胃中之实热，“厚朴”快气以速其行；实而未至于坚，故不用“芒硝”以攻其下也。

方6，大承气汤（《伤寒论·辨阳明病脉证并治》）：大黄四两，芒硝三合，厚朴半斤，枳实五枚。此攻里热闭结之方也。“大黄”以泻热下结，“芒硝”以润燥软坚，“枳实”“厚朴”苦降以去实满；热泻结除，气得以顺，故曰“承气”。

方7，调胃承气汤（《伤寒论·辨太阳病脉证并治上》）：大黄、芒硝各一两，炙甘草五钱。此攻里而不犯上焦之方也。“大黄”除热荡实，“芒硝”润燥软坚；二物下行甚速，故用“甘草”缓之，不致伤胃，是曰“调胃”；以其邪热不在上焦，斯不用“枳实”“厚朴”。

方8，四逆汤（《伤寒论·辨太阳病脉证并治上》）：炙甘草二两，干姜一两五钱，附子一枚。此为温经救阳之峻剂。方以“炙甘草”为君，外温营卫，内补中焦；臣以“干姜”“附子”之辛温，上行头顶，外彻肌表，通行十二经；“甘草”得姜、附子，以鼓肾阳、温中寒，有水中暖土之功；“干姜”“附子”得甘草，以通关节、走四肢，有逐阴回阳之力；真阳得振，沉阴消退，故为少阴经之主方。

方9，四磨汤（《济生方·卷二·喘》）：人参、槟榔、沉香、乌药；清水浓磨，煎三五沸，温服。此为气分攻补兼施之剂。方以“人参”先补正气，“沉香”纳之于肾，而后以“槟榔”“乌药”导之，所谓实必顾虚，泻必先补也。“浓磨”，取其气味俱足之义也。用于七情感伤，胸膈不快，上气喘急者最宜。

方10，乌药顺气散（《太平惠民和剂局方·卷一·治诸风》）：乌药、橘红各二钱，麻黄、川芎、白芷、桔梗、枳壳各一钱，僵蚕、炮姜、炙甘草各五分；加姜、葱煎服。此乃解表顺里之方。“麻黄”“桔梗”，肺家之药，发汗以祛寒；“川芎”“白芷”，头面之药，散风而活血；“枳壳”“橘红”，利气行痰；“僵蚕”清化散结；“炮姜”温经通阳；“甘草”和中泻火；“乌药”能通行邪滞诸气，故独任以为君也。

方11，独参汤（《景岳全书·卷五十三·补阵》）：人参，分量随人随证定之。“人参”得土中清阳之气，禀少阳之令而生，为大益元气之品，故独任之而专，常获续绝扶危之奇效。

方 12，四君子汤：参见眩晕（方 1）。

方 13，导痰汤：参见振掉（方 4）。

【厥逆表解】

表 6　厥逆表解

- 厥逆辨治
  - 类别
    - 手足厥冷
    - 暴仆厥逆
  - 手足厥冷
    - 病机
      - 热厥：阳经邪盛，阴经气虚，阳乘阴位所致
      - 寒厥：阴经邪盛，阳经气虚，阳气不胜阴邪而成
    - 证治
      - 寒厥
        - 症状：肢冷，脉沉而微数，数而无力
        - 病机：阳气衰于下
        - 治法：益火之源（附子理中汤）
      - 热厥
        - 症状：脉沉滑而数，畏热喜冷，烦躁，便秘，时昏冒
        - 病机：阴衰于下，肾水日涸，阳邪独盛
        - 治法：壮水之主（六味地黄丸）
      - 阳厥
        - 症状：身热，脉数，四肢乍冷，寒不过肘膝，冷不过一时，大便秘结，目溺俱赤
        - 病机：外感六淫，邪热渐入于里，气血不得宣通
        - 治法：清热攻里（四逆散、白虎汤、承气汤）
      - 阴厥
        - 病机：内素虚寒，再伤寒湿，或大汗大利后，寒极而燥，阴盛似阳
        - 治法：温经散寒（四逆汤类）
  - 暴仆厥逆
    - 病机：肝肾精伤，气血暴乱，阳气失所涵养，遽冲逆而上使然
    - 证治
      - 气厥
        - 实
          - 症状：形气愤然，卒倒，肢冷，口无涎沫，脉沉弦或伏
          - 病机：邪中气分
          - 治法：顺气调肝（四磨汤，或乌药顺气散）
        - 虚
          - 症状：形气索然，色清，脉弱，肢体厥冷
          - 病机：元气大虚
          - 治法：大补元气
      - 血厥
        - 逆
          - 症状：昏闷，不省人事
          - 病机：经行、产后，适有恚怒，血从气逆
          - 治法：调气和血
        - 脱
          - 症状：大吐大崩，或产后恶露不止，卒仆无知
          - 病机：气随血散
          - 治法：益气固血（独参汤）
      - 痰厥
        - 症状：忽然气闷，痰鸣，吐涎，肢冷，脉沉滑
        - 治法：温脾祛痰，或燥湿豁痰
        - 处方：四君子汤加竹沥、姜汁，或局方导痰汤
      - 食厥
        - 症状：昏迷不醒，肢不能举，脉急大或沉伏
        - 病机：食填胸中，胃气不行
        - 治法：先探吐，再平胃消导

7. 痿　　躄

【痿躄分析】

《经》云：诸痿喘呕，皆属于上。

“痿”乃痿弱无力，周身四肢不能举动；“躄”则仅指足弱不能行而言。《素问·痿论》既言“五脏因肺热叶焦发为痿”，又说“治痿独取阳明”，这就指出了“痿”的根本原因。肺体燥，居上而主气，最是畏火；阳明胃土湿（也可以包括脾），居中央而主肌肉四肢，最是畏木。如果嗜欲无节，精水亏耗，火寡于畏，而侮所胜，肺被火刑而燥热，则金气不肃；木寡于畏，而强制于土，脾胃受木克而伤矣。肺热气耗，不能行治节之权而管摄一身，脾胃伤则四肢不为人用而痿之症作。则所谓“属于上”者，基本是指肺金、胃土之气而言。

因于肺热者，宜甘寒以清金，可用“清燥救肺汤”（方1）加“天冬”“石斛”“犀角”之类，滋土以润肺金；中气虚者，宜用“四君子汤”（方2）“黄芪汤”（方3）之类，以补气培元；湿热下注者，宜用“二妙丸”（方4）加“当归”“牛膝”“防己”“萆薢”“龟板”之类，以清渗之，李东垣“清燥汤”（方5）亦得；肾虚者，宜“虎潜丸”（方6），以润养之；因于湿痰者，脉必沉滑，宜“二陈汤”（方7）加“竹沥”“姜汁”，以燥脾行痰。

总之，泻火清肺金，而使东方不实以养脾；补水降心火，而使肺金不虚以化燥。这是治痿之大要，值得临证三思。

现代临床，多发性神经炎、急性脊髓炎、进行性肌萎缩、重症肌无力、周期性麻痹、肌营养不良、癔病性瘫痪，以及表现为软瘫的中枢神经系统感染后遗症等，均可见到“痿躄”的表现。

【痿躄附方】

方1，清燥救肺汤（《医门法律·卷四·秋燥门》）：桑叶三钱，石膏二钱五分，甘草、胡麻仁各一钱，阿胶八分，麦门冬一钱二分，杏仁、人参各七分，枇杷叶一片。此乃养胃以润肺燥之方。方用“人参”“甘草”甘温以补胃气，气壮火自消；佐以“石膏”“麦冬”“桑叶”“阿胶”“胡麻仁”辈，使清肃令行，而壮火亦退；又佐以“杏仁”“枇杷叶”之苦以降气，气降火亦降，而制节有权也。

方2，四君子汤：参见眩晕（方1）。

方3，黄芪汤（《兰室秘藏·卷下·小儿门》）：炙黄芪二钱，人参一钱，炙甘草五分；加“白芍”尤妙。方用“黄芪”保在外一切之气，“甘草”保在内一切之气，“人参”保上下内外一切之气，诸气治而元气自足；如阳虚而营不通者，“白芍药”足以通之；元气壮而营气行，则经脉为用，而痿愈矣。

方4，二妙丸（《证治准绳·类方第四册·痛痹》引丹溪方）：黄柏、苍术各等分。此为除湿热之方。“苍术”所以胜湿，“黄柏”所以清热，寒温相济，湿热自除。

方5，清燥汤（《兰室秘藏·卷下·自汗门》）：黄芪钱半，苍术一钱，白术、陈皮、泽泻各五分，人参、茯苓、升麻各三分，当归、生地黄、麦冬、炙甘草、神曲、黄柏、猪苓各二分，柴胡、黄连各一分，五味子九粒；锉，每服五钱。此乃益气化水、运土生金之方也。“黄芪”益元气而实皮毛，故以为君；“二术”“人参”“茯苓”“甘草”“陈皮”“神曲”，健脾燥湿，理气化滞，所以运动其土，土者金之母也；“麦冬”“五味”，保肺以生津；“当归”“生地”，滋阴而养血；“黄柏”“黄连”，燥湿而清热；“升麻”“柴胡”，所以升清；“猪苓”“泽泻”，所以降浊；气壮水化，土旺金生，则燥气清肃，水出高原矣。

方6，虎潜丸（《证治准绳·类方第四册·痿》引丹溪方）：败龟板、黄柏各四两，知母、熟地黄各二两，牛膝三两五钱，白芍药一两五钱，锁阳、虎胫骨、当归各一两，陈皮七钱五分，干姜五钱；研细末，羯羊肉二斤，酒煮捣膏为丸，每服三钱。此为益精血、壮筋骨之方。方以“黄柏”清阴中有余之火，燥骨间流注之湿，且苦能坚肾而强壮足膝，“龟性”禀阴精最厚，首常向腹善通任脉，大补真阴，故用二者为君，一以固本一以治标；再以“熟地”填肾精，“知母”清肺气，“牛膝”入肝舒筋，“当归”“白芍”佐之，“陈皮”疏之；又虑热则生风，逗留关节，则用“虎骨”以驱之；纯阴无阳，不能发生，则用“锁阳”“干姜”以温之；“羊肉”为丸，亦精不足者，补之以味之意也。

方7，二陈汤：参见眩晕（方13）。

【痿躄表解】

表7　痿躄表解

- 痿躄辨治
  - 症状鉴别
    - 痿：全身或四肢不能举动
    - 躄：仅指足弱不能行
  - 病机：肺气燥热不能肃降而制木，木克脾胃而精气大伤，不能濡养肌肉而成
  - 治疗大法：泻火清肺金，使肝木不实以养脾；补水降心火，使肺金不因虚而化燥
  - 证治
    - 肺热
      - 治法：甘寒清金
      - 方药：清燥救肺汤加天冬、石斛、犀角之类
    - 脾胃
      - 气虚
        - 治法：调补中气
        - 方例：四君子汤、黄芪汤
      - 湿热
        - 治法：清热渗湿
        - 方药：二妙丸加味、清燥汤
      - 湿痰
        - 治法：燥脾行痰
        - 方药：二陈汤加竹沥、姜汁
    - 肾虚
      - 病机：精枯而燥，湿热下注
      - 治法：养肾精，渗湿热
      - 方例：虎潜丸

8. 鼓　　栗

【鼓栗分析】

《经》云：诸禁鼓栗，如丧神守，皆属于火。

“鼓栗”，就是“鼓战寒栗”，故又叫“战栗”，也称“寒战”。鼓战，是由于外寒甚而全身战摇不已；寒栗，是内寒甚而心栗不能自禁。外在的邪气与正气争，往往发为“鼓战”；内在的邪气与正气争，往往发为“寒栗”。

《伤寒论·辨脉法》中说：“以其人本虚，是以发战。”因而“鼓栗”往往见于阳气素虚的人。《素问·疟论》中亦说：“阳虚而阴盛，外无气，故先寒栗。”如此而曰“属于火”，实谓火之不足而非火之有余。

凡此“鼓栗”而因真火衰微者，其症必兼见足冷、自汗，两尺脉形沉细，宜用“参附汤”（方1）或“芪附汤”（方2），以振其阳。若劳倦过度，中气内伤，土为金母，母令子虚，而致气耗不收者，症见倦怠而手心独热、脉形缓弱或气口虚大无力，总宜用“补中益气汤”（方3），以升举之。至于或冒风寒，必兼发热、头疼，当审其时令而发散之；寒重宜“九味羌活汤”（方4），以辛散之；风盛宜“败毒散”（方5）加“荆芥”“防风”，以疏利

之；亦有确因火郁清道，抑遏阳气于脾土而不得外越，热极生寒的鼓栗，即所谓火极似水；或宜开发上焦以伸泄阳气，如李东垣的“升阳散火汤”（方6）之类；或宜通泻中焦以伸泄阳气，如“三承气汤”（方7）之类；刘河间《素问玄机原病式》说的“战栗动摇，火之象也”，则近似之。

【鼓栗附方】

方1，参附汤（《济生方·卷一·补益》）：人参一两，附子五钱；每服五钱，加生姜、大枣煎。此为先后天并救之方。肾不足者，先天虚也，补先天之气者，无如“附子”；脾不足者，后天虚也，补后天之气者，无如“人参”；此“参附汤”之所由立也。

方2，芪附汤（《济生方·卷一·补益》）：炙黄芪一两，附子五钱；每服四钱，加生姜、大枣煎。此为兼救表里阳虚之方。卫气虚者，表阳必不固，惟“黄芪”足以实表；伍以“附子”之温守于内，则阳气内而有根外而无耗矣。

方3，补中益气汤：参见眩晕（方2）。

方4，九味羌活汤（《此事难知·太阳证》引张元素方）：羌活、防风、苍术各钱半，细辛五分，川芎、白芷、生地黄、黄芩、甘草各一钱；加生姜、葱白煎。此乃诸经解表之剂。“羌活”解足太阳之邪，“白芷”解足阳明之邪，“苍术”解足太阴之邪，“细辛”解足少阴之邪，“川芎”解足厥阴之邪，以上皆为辛药，最善于散风寒湿邪；“防风”固为风药走卒，无所不至；再以“黄芩”泄气中之热，“生地”泄血中之热，助诸药以除标热也；“甘草”甘平，协和诸药之用耳。

方5，败毒散（《活人书·卷十七·三十三方》）：羌活、独活、柴胡、前胡、枳壳、桔梗、赤茯苓、川芎各一钱，人参、甘草各五分；锉细，加薄荷五叶煎服。此疏利四时风湿浊毒之方也。“羌活”入太阳而理游风，“独活”入少阴而理伏风，均兼能祛湿除痛；“柴胡”散热升清，协“川芎”和血平肝，以治头痛目昏；“前胡”“枳壳”降气行痰，协“桔梗”“茯苓”以泄肺热而除湿消肿；“甘草”和里，“人参”扶正；全方能疏导经络，解散邪滞，故曰“败毒”。

方6，升阳散火汤（《脾胃论·卷下·调理脾胃治验》）：柴胡八钱，防风二钱五分，葛根、升麻、羌活、独活、人参、白芍各五钱，炙甘草三钱，生甘草二钱；每服五钱，加姜、枣煎。此为治阳虚火郁之方。“柴胡”发少阳之火为君；“升麻”“葛根”发阳明之火，“羌活”“防风”发太阳之火，“独活”发少阴之火等为臣，此皆味薄气轻上行之药，所以升举其阳，使三焦畅遂，而火邪皆散矣；“人参”“甘草”（生甘草泻火，炙甘草扶脾，故兼用之）益脾土而泻热，“芍药”泻脾火以通营，不致有损阴气，故为佐使也。

方7，承气汤：参见厥逆（方5、方6、方7）。

【鼓栗表解】

表8　鼓栗表解

- 鼓栗辨治
  - 症状：全身发寒战栗
  - 病机：卫阳不足，寒邪凑之；或火衰于内，真阳不布；或火郁清道，遏而不发
  - 证治
    - 火衰
      - 症状：足冷，自汗，尺脉沉细
      - 治法：峻补真阳
      - 方例：参附汤、芪附汤
    - 中虚
      - 症状：倦怠，手心独热，脉形缓弱
      - 病机：劳倦过度，中气内伤，而致气耗不收
      - 治法：升举中气
      - 方例：补中益气汤
    - 外感
      - 症状：发热、头疼等诸表症
      - 病机：卫阳不实，风寒凑之
      - 治法：发表
      - 方药
        - 风邪：治以疏利，方用荆防败毒散
        - 寒邪：治以辛散，方用九味羌活汤
    - 火郁
      - 病机：火郁清道，阳气被阻，不得发越
      - 治法
        - 升散
          - 治法：开发上焦，伸泄阳气
          - 方例：升阳散火汤
        - 下泄
          - 治法：通泻中焦，以泄阳热
          - 方例：三承气汤

9. 痉　　病

【痉病分析】

《经》云：诸痉项强，皆属于湿。

“痉病”，身体劲直而背反张，摇头、戴眼，口噤、肢挛，是其主要表现。致痉的原因虽多，而最根本的总为阴虚血少不能营养筋脉，以致筋脉拘急而然。张仲景于痉病概以“汗”“下”为言，如云“太阳病，发汗太多因

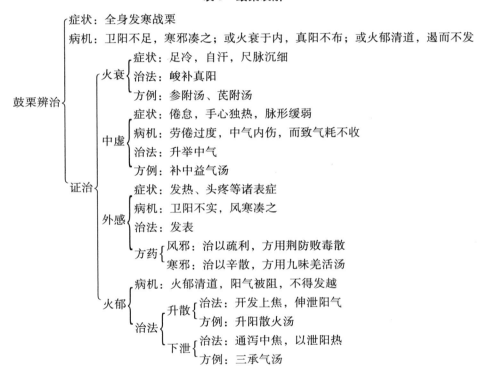

致痉”“风病下之则痉”“疮家发汗则痉”等，亦无非意在说明发汗太过必伤血液，误下亦必亏损真阴，阴血伤则筋失所滋，痉由斯而作。其病机，以之“属于湿”者，仅指湿热、风湿之证而言。如《素问》中说：“湿热不攘，大筋緛短，小筋弛长，緛短为拘，弛长为痿。”《金匮》中说：“太阳病，其证备，身体强，几几然，脉反沉迟，此为痉，瓜蒌桂枝汤主之。”前者为湿热，后者为风湿。但究不能认为这是痉病的根本原因，如果精血不亏，虽有风湿或湿热，未必便成痉病。徐忠可说：“痉之湿，乃即汗余之气，搏寒为病也，故仲景知有湿而不专治湿。”此说颇具深义。

痉病的辨治，须分其有邪无邪。有邪者分“刚”“柔”两证：痉而伴有发热、无汗、恶寒为刚痉，宜用“葛根汤”（方1），起阴气以祛邪；痉而伴有发热、汗出、不恶寒为柔痉，宜“瓜蒌桂枝汤”（方2），养津液以和营卫。无邪者则有“虚”“实”之分：痉而伴有肢厥、脉沉细，为阴痉，属虚证，宜“八物汤”（方3），振气血以柔筋；痉而伴有身热、咳痰、脉洪数，为阳痉，属实证，宜“羚羊角散”（方4），清阳热以熄风。

惟痉病颇似于“痫”，不可不辨。“痫”则身软时苏，“痉”则强直反张不时苏，甚有昏冒而致死者，此其大较。

现代临床，流行性脑脊髓膜炎、流行性乙型脑炎、继发于各种传染病的脑膜炎、脑肿瘤，以及各种原因引起的高热性厥等，均可见到“痉病”的表现。

【痉病附方】

方1，葛根汤（《伤寒论·辨太阳病脉证并治中》）：葛根四两，麻黄三两，桂枝、芍药、甘草各二两，生姜三两，大枣十二枚。此即“桂枝汤”加“麻黄”“葛根”也。方以“葛根”疏阳明而升津液，“麻黄”疏肺气而通肌腠，伍以和营卫之“桂枝汤”，则气畅津通，邪热可除，刚痉可缓矣。

方2，瓜蒌桂枝汤（《金匮要略·痉湿暍病脉证第二》）：瓜蒌根、桂枝、生姜、芍药各三两，甘草二两，大枣十二枚。此亦生津以祛邪之方。方以“瓜蒌”清气分之热，擅生津液之长者为君；加“桂枝”和营卫，养筋脉而祛风，则经气流通，风邪自解，湿气自行，筋不燥而痉愈矣；至“生姜”“桂枝”合“甘草”“大枣”则辛甘化阳，“芍药”合“甘草”“大枣”则苦甘化阴，阴阳和调，邪气自解。

方3，八物汤（《证治准绳·类方第一册·虚劳》）：人参、当归、川芎、白芍、熟地、白术、茯苓各一钱，黄芪二钱，生姜三片，红枣肉二枚；清水煎服。此即“四君子汤”“四物汤”复方去“甘草”加“黄芪”而成。“四君”所以益气，“四物”所以补血，以“黄芪”易“甘草”其培中益气、扶元养血之力尤倍之也。

方4，羚羊角散（《证治准绳·类方第五册·痉》）：羚羊角、犀角、防风、茯神、柴胡、麦门冬、人参、葛根、枳壳、甘草、石膏、龙齿。此乃清风热以止痉之方也。“羚羊角”清热熄风，通神明，故以为君；臣以“犀角”“石膏”，抽薪以熄其炎；“防风”“柴胡”“葛根”，通解三阳之风热；“麦冬”“人参”“茯神”“龙齿”，滋化三阴之燥气；“枳壳”“甘草”，一疏一缓，疏则热无所滞，缓则筋解其急；热退风平，燥滋急解，则“痉”自不能作矣。

【痉病表解】

表9　痉病表解

- 痉病辨治
  - 症状：身体强直，项背反张，摇头，戴眼，口噤，肢挛
  - 病机：阴血虚少，不能营养筋脉，以至筋脉拘急使然
  - 证治
    - 有邪
      - 刚痉
        - 症状：发热、无汗、恶寒
        - 治法：起阴气以祛邪
        - 方例：葛根汤
      - 柔痉
        - 症状：发热、汗出、不恶寒
        - 治法：养津液，和营卫
        - 方例：瓜蒌桂枝汤
    - 无邪
      - 虚证
        - 症状：痉而肢厥，脉沉细（阴痉）
        - 治法：振气血以柔筋
        - 方例：八物汤
      - 实证
        - 症状：痉而身热、无汗，脉洪数（火痉）
        - 治法：清热熄风以止痉
        - 方例：羚羊角散

10. 强　　直

【强直分析】

《经》云：诸暴强直，皆属于风。

刘河间在《素问玄机原病式》中说：“强，强劲有力而不柔和也。直，

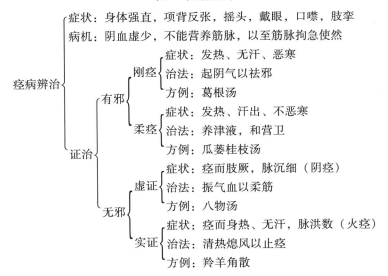

筋劲强也。”可见“强直”是筋膜的病变。筋膜在人体主利关节，强直不柔，即为关节不利的表现。前所言“项强”，虽也属强直的范畴，但只局限于项部；这里所说的“强直”，或在手足，或在肩背，或在腰股，大而“八虚”（出自《灵枢·邪客》），小而诸节，在这些部位都可以出现。

“强直”既为筋病，为什么又说“属于风”呢？因为，肝主筋，其化风，也就是说“风”乃肝之气。肝气不足以营于筋膜，则强直之病作矣。以六淫言，风、寒、暑、湿、燥、火均足以令人强直，固不必限于风；惟肝气不伤，筋膜得其所养，淫邪虽客于身，未必便病强直。

因此治“强直”之法，除六淫、六经之形证当辨别清楚外，治本之图，总不外乎“气”“血”两个方面。如肝先伤，血枯不能养筋者，多兼燥化之证，宜“四物汤”（方1）加“人参”“半夏”“黄芪”，以温养之；或用“滋血通经汤”（方2），以濡润之。如肝先伤，气虚不能缓筋者，多兼麻痹之证，宜“两利汤”（方3），壮气以胜风；或用“至仁汤”（方4），培土以渗湿。则和柔强直之法大体已备。

【强直附方】

方1，四物汤：参见眩晕（方6）。

方2，滋血通经汤（《辨证录·卷二·中风》）：当归、熟地、黄芩、麦冬、北五味、天花粉、秦艽。“当归”“熟地”所以益血也；血中火盛则燥、津足则润，故用“黄芩”以清燥，“麦冬”“北五味”“天花粉”添其津；“秦艽”功专宣通经络，故以之为使。

方3，两利汤（《辨证录·卷二·中风》）：白术、茯苓、人参、甘草、白芍、当归、肉桂、苡仁、半夏、防风。此益气祛风之方也。“茯苓”“白术”“人参”“甘草”以补气；“当归”“白芍”“肉桂”以养肝；“苡仁”助“四君”以益脾；“防风”“半夏”助当归、白芍以熄风也。

方4，至仁汤（《辨证录·卷二·中风》）：茯苓、白术、甘草、益智仁、黄芪、白芍、花粉、肉桂、车前子、防风。此为培土胜湿之方。“茯苓”“白术”“黄芪”“甘草”，大补脾阳；犹虑其不足，复用“肉桂”“益智仁”温养命火以生养之，培土之法至矣；“车前”“花粉”相伍，祛湿而不伤津；使以“防风”“白芍”，既取风能胜湿之义，亦所以通营柔筋也。

【强直表解】

表 10　强直表解

- 强直辨治
  - 症状：筋膜劲强不柔碍于运动
  - 病机：肝气不足以营于筋膜
  - 证治
    - 血虚
      - 症状：多兼燥化之症
      - 病机：肝先伤，血枯不能养筋
      - 治法
        - 温养：四物汤加味
        - 濡润：滋血通经汤
    - 气虚
      - 症状：多兼麻痹之症
      - 病机：肝先伤，气虚不能缓筋
      - 治法
        - 壮气胜风：两利汤
        - 培土胜湿：至仁汤

11. 收　　引

【收引分析】

《经》云：诸寒收引，皆属于肾。

张景岳云："收，敛也。引，急也。""收引"是形体拘挛一类的症状。拘挛，仍为肝筋的病变，仲景以"芍药甘草汤"治脚挛急，可以概见。辨"收引"，其证虽有热、有寒、有虚、有实之分，但总以血虚者居多，朱丹溪治挛急多以"四物汤"加减不无理由。但这里何以说"属于肾"呢？肾藏精，血为精所养，《素问·上古天真论》所云"肾气盛……任脉通，太冲脉盛"其义可知。如果肾经虚寒而血涩、血燥，其为收引拘急宜矣。

"收引"因于热而筋膜干燥挛急者，宜用"当归""生地""桑叶""丹皮""羚羊""钩藤"之类以清润之；因外寒而致拳挛骨痛者，宜"五积散"（方 1），以散表和营；因于风湿者，宜"羌活胜湿汤"（方 2）或"薏苡仁散"（方 3），以祛风渗湿；亦有风寒湿三气合邪者，宜"续断丹"（方 4），以温散之；因于湿热下注，郁于经脉者，常为痛风之前驱，宜"煨肾散"（方 5），以清利之；如中风，则用"地黄汤"（方 6），以养血弭风；挛甚，可用"养血地黄丸"（方 7），以柔润化燥熄风。

大抵拘挛掣痛，上下相引，肥白人责之湿痰流沮，瘦黑人责之血枯液涸，寒则胫逆而痛，热则胫热而枯，此辨证之大要也。

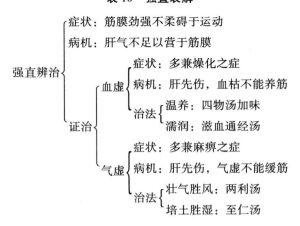

【收引附方】

方1，五积散（《太平惠民和剂局方·卷二·治伤寒》）：苍术八钱，桔梗六钱，麻黄、枳壳、陈皮各五钱，厚朴、干姜各四钱，半夏、茯苓、甘草、白芷、当归身、白芍药、川芎、肉桂各三钱；研末，每服四五钱，生姜三片，葱白三茎，清水煎服。此方以“平胃散”为主，参以“二陈汤”，专治内伤生冷；又合“麻黄汤”“桂枝汤”方意（但少“杏仁”），故兼治外感寒邪；加以“四物汤”去“地黄”而合“甘草干姜汤”，为治血分受寒之圣剂。“枳壳”“陈皮”“甘草”，并为清气治嗽之首；“白芷”专走阳明，治风热头痛；“茯苓”“桂枝”“苍术”“甘草”（“苓桂甘术汤”换白术为苍术），以涤饮散邪，使饮半从表散；内犹藏“小半夏加茯苓汤”，令未尽之饮驱之从小便而出。此虽类集十余方，而不嫌冗杂者，得辛温散邪之大旨也。

方2，羌活胜湿汤（《脾胃论·卷上·分经随病制方》）：羌活、独活各一钱，川芎、藁本、防风、甘草各五分，蔓荆子三分。此乃治风湿在表之方。风能胜湿，“羌活”“独活”“防风”“藁本”“川芎”“蔓荆子”，六者皆风药也，又皆解表之药，湿气在表，辛温升散，使湿从汗出，则诸邪散矣；“甘草”所以调和诸药耳。

方3，薏苡仁散（《证治准绳·类方第五册·挛》引《心印》方）：薏苡仁，捣碎作粥食之。“苡仁”入阳明胃经，味甘淡，性微寒；甘能益胃，淡能渗湿，土健湿去，则能生金，故又能润肺清热；作粥食之，其养胃清肺之作用可知矣。

方4，续断丹（《证治准绳·类方第五册·挛》）：续断、萆薢、牛膝、杜仲、干木瓜各二两；研细，炼蜜和丸，每两作四丸，每服一丸。此为温散风、寒、湿气之方，以诸药无一不祛三邪也；其中尤以“续断”祛寒，“杜仲”“萆薢”除风，“牛膝”“木瓜”渗湿，并皆从肾治，利于下焦诸疾也。

方5，煨肾散（《证治准绳·类方第五册·挛》）：甘遂末三钱，用猪腰子细批破，稍加盐、椒腌透，掺药末在内，荷叶包裹，烧熟，温酒嚼服。“甘遂”入肺、脾、肾三经，直达水气所结之处，用“猪肾”伍之，泻肾经隧道水湿，其功尤捷。

方6，地黄汤（《证治准绳·类方第五册·挛》）：干地黄、炙甘草、麻黄各一两；黄酒三升，清水七升煎服。此治血虚而风湿盛之方也。“麻黄”

"甘草"所以伐肌表之风湿，"地黄"所以补少阴之精血。与仲景"麻黄附子甘草汤"之治阳虚表实证同为一法，而病有阴阳之异也。

方7，养血地黄丸（《普济本事方·卷一》）：熟地黄、蔓荆子各二钱五分，山茱萸五钱，黑狗脊、地肤子、白术、干漆、蛴螬、天雄、车前子各七钱五分，萆薢、山药、泽泻、牛膝各一两；研细，炼蜜为丸，如梧子大，每服五十丸。此润燥柔筋之方也。"地黄""蔓荆子"，补血搜风，故以为君；生血之源惟赖阳生阴长，"天雄"以壮肾阳，"白术"以健脾阴，则中焦受气取汁，血源源而生也；"地黄""山萸""山药""泽泻"，六味丸之泰半，所以充血之精汁也；欲求新血之生，必先祛其所瘀，此"干漆""蛴螬"之不可无；"狗脊""地肤""萆薢""车前""牛膝"，皆为除湿利筋之品，湿去则筋柔，虽非主药，亦大有助于筋膜之柔顺焉。

【收引表解】

表11　收引表解

- 收引辨治
  - 症状：筋脉拘挛
  - 病机：肾精虚寒，血涩而燥，筋脉挛缩使然
  - 辨证大要：肥人多湿痰流沮，瘦人多血枯液涸，寒甚则经逆而痛，热甚则胫热而枯
  - 热证
    - 症状：筋膜干燥而挛急
    - 治法：清润
    - 方药：当归、地黄、桑皮、丹皮、羚羊角、钩藤之类
  - 寒证
    - 症状：筋脉蜷挛，骨痛
    - 治法：散表和营
    - 方例：五积散
  - 风寒湿合邪
    - 治法：温散
    - 方例：续断丹
  - 湿热
    - 症状：痛风之前驱
    - 治法：清利
    - 方例：煨肾散
  - 中风
    - 治法：养血弭风
    - 方例：地黄汤、养血地黄丸
  - 风湿
    - 治法：祛风除湿
    - 方例：羌活胜湿汤、薏苡仁散

12. 转　　戾

【转戾分析】

《经》云：诸转反戾，水液浑浊，皆属于热。

“转反戾”即“转筋”，多发于下肢，所以常叫作“脚转筋”。“转戾”之变，颇同于拘挛，不过拘挛之症多缓，转筋之症多急，拘挛不必限于足，而转筋之症多在两足也。

《金匮》中云：“转筋之为病，其人臂脚直，脉上下行，微弦，转筋入腹者，鸡屎白散主之。”“鸡屎白”为除热润燥之品。朱丹溪谓转筋皆属血热，用“四物汤”加“黄芩”“红花”等，可见血热能导致转筋，早为前人的经验所证明。因此“诸转反戾，水液浑浊，皆属于热”的说法，是确有论据的。不过，以转筋仅为热证，总嫌片面，如《灵枢·阴阳二十五人》中的“血气皆少，则善转筋”，是转筋仍有虚寒证。

总之，“转戾”无论为寒、为热，属于血燥者多见，因而于施治时，或清热或散寒，切忌化燥之品，斯得之也。清热之法，宜以“地黄煎”（方 1）为主；散寒，宜以“乌头汤”（方 2）为主；太阴虚寒而转筋入腹者，宜仲景“理中汤”（方 3）加“白芍”；另有外治法二，《外台》以故棉浸醋蒸热裹脚，丹溪用盐汤于糟中暖浸，血滞不行者宜前方，血涩不营者宜后方，均有足取，以酸能泄，咸能润也。

【转戾附方】

方 1，地黄煎（《千金要方·卷十一·筋极第四》）：生地黄汁三升，生葛汁、生元参汁各一升，大黄、升麻各二两，麻黄、栀子仁、犀角各三两，石膏五两，芍药四两。此为活血柔筋之方。方以“麻黄”“升麻”外通经气之结，“芍药”“大黄”内破蓄血之瘀，“生地”“生葛”“元参”所以养其血，“栀子”“犀角”“石膏”所以泻其燔，则热退津生，血和气畅，筋膜无从挛急矣。

方 2，乌头汤（《千金要方·卷七·风毒》）：乌头、细辛、蜀椒各一两，甘草、秦艽、附子、桂心、芍药各二两，干姜、茯苓、防风、当归各三两，独活四两，大枣二十枚。此由“四逆汤”“乌头桂枝汤”加味而成。“四逆汤”“乌头桂枝汤”所以救心肾之阳也；再加“细辛”“蜀椒”“防风”“独活”以祛风；“秦艽”“茯苓”以渗湿；“当归”以和营；则阴平阳秘，筋转柔矣。

方3，理中汤（《伤寒论·辨霍乱病脉证并治》）：人参、炙甘草、白术各三两，干姜二两。此大振脾阳之方也。“人参”补胃，“白术”扶脾，再以“甘草”和之，“干姜”温之，则中气冲和、中阳健运，故名“理中”。

【转戾表解】

表12　转戾表解

- 转戾辨治
  - 症状：脚转筋
  - 病机：津伤血燥，或热或寒所引发
  - 证治
    - 内治法
      - 清热：地黄煎
      - 散寒：乌头汤
      - 温中：理中汤加白芍
    - 外治法
      - 棉浸醋中，蒸热裹脚，治血滞者
      - 盐汤暖浸足下，治血涩不营者

13. 胕　　肿

【胕肿分析】

《经》云：诸病胕肿，疼酸惊骇，皆属于火；诸湿肿满，皆属于脾。

“胕肿”，即是浮肿，属水肿病范畴。水肿病诸经皆有，主要关系于脾、肺、肾三脏的功能，以脾主运行、肺主气化、肾主五液之故。凡五气所化之液，悉属于肾；五液所行之气，悉属于肺；转输肺、肾而发生制水生金者，悉属于脾。因于肺需辨其虚实，凡郁结太甚则肺气实而气化不行，损伤过度则肺气虚而气化不及，均足以发生水肿。因于脾亦须辨其虚实，膏粱太过则脾气壅而湿热内生，藜藿不充则脾气弱而运行失职，亦足以发生水肿。独有肾脏的病水，当分别阴阳，因为肾一脏而兼具水火，水失其位则不能分泌清浊而湿热内留，火失其位则无从制化阴邪而水道泛溢。凡湿热淤积而成之水肿，即所谓“属于火”者，则知以水肿属火、属脾，均不能概水肿的病机全貌。

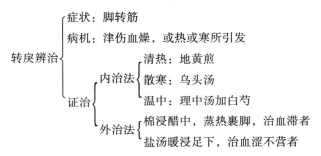

治水肿的方法虽然多，但撮其要不外虚、实两途。虚肿之成也渐，其脉多虚，其症必倦怠泄泻，声怯色悴。肺虚者温其上，脾虚者益其中，肾虚者暖其下。治上焦阳虚，不能输布，水留于上，心下逆满，气上冲胸者，用“苓桂术甘汤”（方1），以通阳化阴，输利水道；治中焦阳虚，不能蒸化，水渍于中，外泛为肿，二便通利者，宜“实脾饮”（方2），以培土温中，祛其寒湿；治下焦阳虚，不能行水，小便不利，肢体浮肿，喘急、腹胀者，宜“崔氏八味丸”（方3），以温阳行水。

实肿之来也暴，其脉必盛，其症必二便不通。治法须分轻重：轻则宜“五皮散”（方4），上肿加“紫苏”“防风”“杏仁”，下肿加“木通”“防己”“泽泻”“赤小豆”，在气分加“白术”“黄芪”“肉桂”，在血分加“当归”“川芎”“桃仁”“五灵脂”，里寒加“附子”“肉桂”“小茴香”“干姜”，里热加“黄柏”“山栀”“黄芩”“黄连”，脾虚合“四君”（方5），实则合“三子养亲”（方6）“五苓散”（方7）以分消之，重则宜“舟车神佑丸”（方8）“十枣汤”（方9），以荡涤之，上肿多宜汗，下肿多宜利，内热逼水气溢于外者宜“大青龙汤”（方10）汗之，里寒甚而水气不能敷化者宜“小青龙汤”（方11）汗之，水寒不化气于下者宜“瓜蒌瞿麦丸”（方12）温以利之，湿甚热郁于下者宜“蒲灰散”（方13）清以利之，兼郁积与热者清利而攻之。《内经》所谓开鬼门、洁净府，祛菀陈莝法也。

要之，“水”之与“气”虽为同类，阳旺则气化而水即为精，阳衰则气不化而精变邪水，故水之不化由气之虚也。《素问·灵兰秘典论》中说：“膀胱者，州都之官，津液藏焉，气化则能出矣。”气化者，肾中之气，阴中之火。阴中无阳，则气不能化，所以水道不通，溢而为肿。故治肿必先治水，治水必先治气。若气不能化，则水必不利。惟下焦之真气得行，始能传化；下焦之真水得位，始能分清。这是治水肿病的关键所在。

现代临床，急慢性肾炎、某些心脏病、肝硬化以及营养障碍等疾患，可出现水肿。

【胕肿附方】

方1，苓桂术甘汤（《伤寒论·辨太阳病脉证中》）：茯苓四两，桂枝三两，白术、炙甘草各二两。此治肝实脾之方也。“桂枝”一味以治肝，“白术”“茯苓”“甘草”均补脾；“白术”补中土，“甘草”助脾气转输，“茯苓”以行脾肺之水；脾气治化有权，肝则不能制之矣。

方2，实脾饮（《证治准绳·类方第二册·水肿》引《济生方》）：白术、茯苓、甘草、厚朴、木瓜、大腹皮、草豆蔻、木香、附子、黑姜；加姜、枣煎。此补土制水之方也。脾虚，故以“白术”“茯苓”“甘草”补之；脾寒，故以“生姜”“附子”“草豆蔻”温之；脾湿，故以“大腹皮”“茯苓”利之；脾满，故以“木香”“厚朴”导之；然土之不足，常由木之有余，“木瓜”酸温能于土中泻木，兼能行水，与“木香”同为平肝之品；使木不克土而肝和，则土能制水而脾实矣。

方3，崔氏八味丸：参见眩晕（方3）。

方4，五皮散（《中藏经·卷下·附方》）：桑白皮、茯苓皮、生姜皮、大腹皮、陈皮各等分；加灯心十二茎煎服。此为消水肿之通剂。水肿之来，肺、脾、肾也，“桑白皮”“大腹皮”消肺水，“陈皮”“生姜”消脾水，“茯苓”消肾水，而五药均以气胜，气行则水行也。

方5，四君子汤：参见眩晕（方1）。

方6，三子养亲汤（《韩氏医通·卷下·方诀无隐章》）：紫苏子、白芥子、莱菔子，各微炒研，煎服。此理气行痰之法也。“白芥子”除痰，“紫苏子”行气，“莱菔子”消食，然皆行气豁痰之药，气行则火降而痰消矣。

方7，五苓散（《伤寒论·辨太阳病脉证并治中》）：茯苓、猪苓、白术各十八铢，泽泻一两，桂枝五钱；为散，白饮和服。此为治水热小便不利之主方。君“泽泻”之咸寒，走水府而泻邪热；臣“二苓”之淡渗，通水道而泻水热；佐“白术”之苦燥，健运脾土以输水；使“桂枝”之辛温，蒸化三焦以行水；“泽泻”得“二苓”则下降利水之力足；“白术”得“桂枝”，则上升通阳之效捷，此为治热不远热之法也。

方8，舟车神佑丸（《证治准绳·类方第二册·痰饮》引河间方）：黑牵牛四两，大黄二两，甘遂、大戟、芫花、青皮、橘红各一两，木香、槟榔各五钱，轻粉一钱；研细，水泛和丸。此治形气俱实的水肿主方。凡“大黄”“牵牛”“芫花”“大戟”“甘遂”，皆为泻水之峻药，导之从大小便而出；并以“青皮”“木香”，疏肝泄肺而健脾，与“橘红”“槟榔”均为导气燥湿之品；少加“轻粉”，则行气攻水；盖肺泄则肝疏，肝疏则脾运，脾运则水消，诸药奏效尤捷也。

方9，十枣汤（《金匮要略·痰饮咳嗽病脉证并治第十二》）：大枣十枚，芫花、甘遂、大戟各等分，各另捣为散，煎大枣汤成，纳药末一钱匕服。“芫花”“甘遂”“大戟”，辛、苦、寒、毒，能荡涤诸经积水；复以“大枣”培元固土，壮其行水之气。河间“舟车丸”即师此方而成。

方10，大青龙汤（《伤寒论·辨太阳病脉证并治中》）：麻黄六两去节，桂枝二两去皮，甘草二两炙，杏仁四十枚去皮尖，生姜三两切，大枣十枚擘，石膏如鸡子大碎。此乃“麻黄汤”“桂枝汤”“越婢汤”之复方，功专从卫分泄邪，为两解表里郁热之剂。“麻黄”“桂枝”“杏仁”“生姜”，皆所以辛散解表；“大枣”“甘草”，所以护汗液之源；“石膏”一味，两泄表里之郁热，变化辛热之剂而为辛凉，此其所以为“龙”也。

方11，小青龙汤（《伤寒论·辨太阳病脉证并治中》）：麻黄、桂枝、芍药、细辛、干姜、甘草各三两，半夏、五味子各半升。此为外散寒邪、内疏水饮之方。“桂枝”“麻黄”以解外，佐“干姜”“细辛”温散，使寒邪水饮俱从汗而解；用“半夏”逐痰，以清不尽之饮；遣“五味子”肃肺，以收耗伤之气。如此，则水流归壑，不若“大青龙”之兴云致雨，故以“小”别之。

方12，瓜蒌瞿麦丸（《金匮要略·消渴小便不利淋病脉证并治第十三》）：薯蓣三两，茯苓三两，瓜蒌根二两，附子一枚炮，瞿麦一两。此治水寒不行之方也。“瓜蒌根”降肺气以行水，是以治水之上源；“瞿麦”导膀胱而利小便，是为疏水之下流；“薯蓣”“茯苓”，扶脾阳而抑水气；尤赖“附子”一枚，壮火以生土，扶阳以化阴；则寒邪散而水自行矣。

方13，蒲灰散（《金匮要略·消渴小便不利淋病脉证并治第十三》）：蒲灰半分，滑石三分；二味杵为散，饮服方寸匕，日三服。此治湿胜热郁之方也。“蒲灰”咸寒泄水，“滑石”淡渗清热，一泄一清，则水去而热亦除。“蒲灰”，即蒲席草烧而成灰也。

【胕肿表解】

表 13 胕肿表解

- 胕肿辨治
  - 症状：皮下水肿
  - 病机：凡肺气实而气化不行，脾气壅而湿热内生，肾阳虚而阴水泛溢，统为水肿之所由
  - 证治
    - 治水大法：气能帅水，气行水利，气衰水蓄，故利水必以扶阳化气为主
    - 虚证
      - 症状：其成也渐，其脉多虚，倦怠，泄泻，声怯，色悴
      - 肺虚
        - 主症：心下逆满，气上冲胸
        - 病机：上焦阳虚，水留于上，不能输布
        - 治法：通阳化阴，输利水道
        - 方例：苓桂术甘汤
      - 脾虚
        - 病机：中焦阳虚，不能蒸化，水渍于中，外泛为肿
        - 治法：培土温中，祛其寒湿
        - 方例：实脾饮
      - 肾虚
        - 主症：小便不利，肢体浮肿，喘急，腹胀
        - 病机：下焦阳虚不能行水
        - 治法：温阳行水
        - 方例：崔氏八味丸
    - 实证
      - 症状：其来也暴，其脉必盛，二便常不通
      - 轻证
        - 方例：五皮散、五苓散
        - 加味
          - 上肿：加紫苏、防风、杏仁
          - 下肿：加木通、防己、泽泻、赤小豆
          - 气分：加黄芪、白术、肉桂
          - 血分：加当归、川芎、桃仁、五灵脂
          - 里寒：加附子、肉桂、小茴、干姜
          - 里热：加黄柏、山栀、黄芩、黄连
          - 脾虚：合四君子汤
          - 里实：合三子养亲汤、五苓散
      - 重证
        - 方例：舟车神佑丸、十枣汤
        - 治法
          - 上肿宜汗，大青龙汤、小青龙汤
          - 下肿宜利，瓜蒌瞿麦丸
          - 湿盛热郁，蒲灰散

14. 胀　　满

【胀满分析】

《经》云：诸湿肿满，皆属于脾；诸胀腹大，皆属于热；诸病有声，鼓之如鼓，皆属于热。

“满”于中者谓之“胀”，所以“胀”和“满”往往并称；“肿”则未必现“胀”，而“胀”可以现“肿”，这是大较。“胀满”是怎样发生的呢？

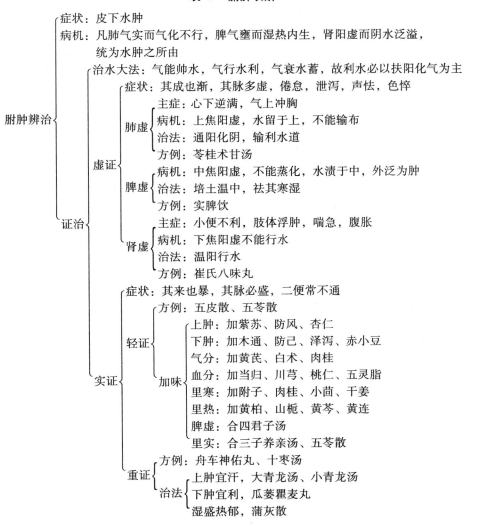

《灵枢·胀论》中说：“厥气在下，营卫留止，寒气逆上，真邪相攻，两气相搏，乃合为胀。”人体上下阳布阴生，肺行而肾纳，本没有什么“厥气”；如果肺不行而肾不纳，此“厥气”之所由生，气已厥逆，势必影响营卫的运行而留止，于是无根的阴气逆上而与真气相搏结而不行，这是“胀满”的基本病机。并由此而知“胀满”总是偏于气分的多。

“胀满”证之辨，首先在能识脏腑形证的分布与乎邪气之所自来，即使是通腹胀满，卒难究竟，亦必有其胀甚的部位及病之先起处，便可以辨识其属于何脏何腑之气受邪，切不可含糊混称。例如，膈下脐上为“腹”，脾胃所居，水谷的病变居多；膈以上不能叫作腹，或称“心下”，或称“膈上”，心肺所居，气分的病居多；脐以下为“少腹”，肝肾主之，便溺与血皆能为病；两旁胁肋，是厥阴、少阳的经脉所在，肝气与水气的变化居多；又如单腹鼓胀，虽然上下两旁俱满，须问其从何处胀起？现在何部为甚？庶几界畔清而病根可得。

若脾胃受邪，必先脘下痞满，渐至通腹作胀，或满或坚，不外太阴、阳明为病。第阴阳各异，症亦殊：胃为阳土，阳道实，故病则脘下坚实而非满；脾为阴土，阴道虚，故病则腹满而不实硬。又六淫之气，风、火、热三阳邪，入犯阳明，阳邪伤阳，往往症见能食、不呕、便坚；湿、燥、寒三阴邪，入犯太阴，阴邪犯阴，往往症见不能食、自利、呕吐；若湿与热阴阳二邪并至，势必阴阳二经皆病，病则阳自升，阴自降，而成天地不交的单腹胀。以此说明“胀满”之所以“属于脾”“属于热”，虽具有湿郁热蒸之义，究未能概举本病也。

肝木乘脾，脾聚湿热，久窒而清气不升、浊气不降，症见色苍黄、腹筋起、旦食不能暮食者，宜“中满分消丸”（方1），以行气燥湿清热；因于气的胀满，如心下坚大，而病发于上者，宜“金蟾散”（方2），以消中土之滞气；因怒而胀者，宜“分心气饮”（方3），舒肝气以化湿浊；胀而两胁刺痛，脉弦细者，肝胃不和也，宜“木香顺气汤”（方4），以和脾舒肝；嗳腐恶寒，便溏脉弱者，是为中虚不运三焦胀满证，宜用“理中汤”（方5）之类，建中而温运之；血不通利则为血胀，如血结胞门而病发于下者，宜“夺命丹”（方6），以化瘀消胀；因跌扑损伤，按有痛处，症见腹有紫筋、便黑、溺清、脉弦而涩者，是为蓄血所致，宜“桃核承气汤”（方7）以祛瘀，势重者宜“抵当汤”（方8）以折其瘀热；如虚人不可下者，宜“当归活血散”

（方 9），以化瘀定痛；气血不通，往往水亦不通而溺少，积为水胀，形气俱实者，宜“舟车神佑丸”（方 10），以行气攻水，或用“己椒苈黄丸”（方 11），以前后分消。因于脾胃者，中焦虚寒，胃气膈塞不通，稍食则胀，失衣亦胀，此为寒胀，即所谓“藏寒生满病”也，宜“中满分消汤”（方 12），首温中阳，并从脾胃分消；因饮食停滞而致中焦胀满，症见嗳气作酸者，叫作谷胀，亦称食胀，往往旦食不能暮食，因旦则阳气方张谷气易消，暮则阴气方进谷不得化故也，宜“大和中饮”（方 13），以运中导滞；兼痛者，宜“排气饮”（方 14），以通利三焦之气；脉沉实者，宜“大异香散”（方 15），以开发郁气。

四肢不肿，胀惟在腹，是为单腹胀，一名鼓胀，以外坚满，中空无物，正所谓“鼓之如鼓”也，或因血气结聚不可解散，其毒如蛊，亦名蛊胀。统为脾胃伤损之病，察其因于中焦，治以脾胃为主，宜“理中汤”之属温补脾阳；若病由下焦，则以命门为主，宜“人参”“地黄”“肉桂”“附子”之属以养真火；倘尚不堪纯补，宜佐以“陈皮”“丁香”“砂仁”“厚朴”等辛香之品以行之。沈金鳌于此证惯用“理中健脾丸”（方 16），建中央以灌四旁，值得参考。

总之，治单腹胀以调理脾胃为主，兼养肺金以制木，使脾土无贼邪之虑；滋肾水以抑火，使肺金得清化之令；却盐味以防助邪气，戒暴怒以安肝木，庶几或有转机。

现代临床，即肝硬化、腹腔内恶性肿瘤、结核性腹膜炎等，均可出现的腹水。

【胀满附方】

方 1，中满分消丸（《兰室秘藏·卷上·中满腹胀门》）：厚朴一两，枳实、黄连、黄芩、半夏各五钱，陈皮、知母各四钱，茯苓、泽泻各三钱，砂仁、干姜各二钱，姜黄、人参、白术、甘草、猪苓各一钱；蒸饼丸，焙热服。此为合“六君子汤”“四苓汤”“泻心汤”“二陈汤”“平胃散”而为一方也。“厚朴”“枳实”行气而散满；“黄芩”“黄连”泻热而消痞；“姜黄”“砂仁”暖胃而快脾；“干姜”则益阳燥湿，“陈皮”则理气和中，“半夏”则行水消痰；“知母”治阳明独胜之火，润肾滋阴；“泽泻”“茯苓”泻脾肾妄行之水，升清降浊；并主以“人参”“白术”“茯苓”“甘草”之补脾胃，庶几中运有权而胀满消。

方2，金蟾散（《证治心得·卷三·胀满》）：大虾蟆一个，砂仁为末，塞蟆腹内令满，泥罐封固，晒干，火煅通红，烟尽取出，候冷，去泥，煅研末，作一服，酒或陈皮汤调下，屁多即效。“蟾”禀土金之气而生，专入胃经，善于行气拔毒；佐以“砂仁”，大消中土之气滞，惟其性本辛凉，故须煅之。

方3，分心气饮（《证治准绳·类方第二册·胀满》）：紫苏梗一钱半，青皮、芍药、大腹皮、陈皮各一钱，木通、半夏各八分，官桂六分，赤茯苓、桑皮各五分，生姜三片，灯心十茎。方由“二陈汤”“五皮饮”“桂枝汤”等加减组合而成，为舒肝顺气化湿浊之方。“桂枝汤”佐“青皮”，所以疏肝也；“二陈汤”佐“苏梗”，所以顺气也；“五皮饮”佐“木通”“灯心”，所以化湿浊也。

方4，木香顺气汤（《卫生宝鉴·卷十八·胀治验》）：木香、草蔻仁、益智、苍术各三分，厚朴四分，青皮、陈皮、半夏、吴茱萸、干姜、茯苓、泽泻各二分，升麻、柴胡各一分，当归五分。此为益脾消胀之方。方中“木香”“厚朴”“青皮”“陈皮”以平肝行气；“草蔻”“益智”，香能舒脾；“苍术”“半夏”，燥能胜湿；“干姜”“吴萸”，温能散寒；“升麻”“柴胡”之轻，以升其阳；“茯苓”“泽泻”之淡，以泄其阴；盖脾主中枢，使中枢运转，则清升浊降，上下宣通而阴阳得位；又恐其气药之过燥，故重用“当归”以濡其血，共成补脾去胀之功。

方5，理中汤：参见转戾（方3）。

方6，夺命丹（《证治准绳·类方第二册·胀满》）：炮附子五钱，牡丹皮、干漆各一两，大黄一两；研末，酽醋一升，熬膏和丸。此化瘀消胀之方也。“丹皮”“干漆”“大黄”均所以逐瘀；血得寒则凝得热则化，“附子”正所以温化行瘀也；再伍以“酽醋”之酸泻通营，其化瘀消胀之功尤捷。

方7，桃核承气汤（《伤寒论·辨太阳病脉证并治中》）：桃仁五十个，大黄四两，甘草、桂枝、芒硝各二两。此调胃祛瘀之方也。“大黄”“芒硝”，荡热祛实；“甘草”和胃缓中，此调胃承气之用也；“桃仁”苦甘，能润燥而缓肝；“桂枝”辛热，能壮气以调营，亦气行而血行之旨。

方8，抵当汤（《伤寒论·辨太阳病脉证并治中》）：水蛭三十个，虻虫三十个，桃仁、大黄各四两。此为清涤瘀热之方。“水蛭”“虻虫”善于吮血，凡瘀血之在上下者，用之最宜；“桃仁”“大黄”，所以导瘀血之热邪而出于外也。

方9，当归活血散（《证治准绳·类方第二册·胀满》）：当归须、赤芍药、生地各一钱五分，桃仁、红花、香附各一钱，川芎、牡丹皮、玄胡索、蓬莪茂、三棱、青皮各七分。本方即“元戎四物汤”之加味。而所加之品除“牡丹皮”外，“香附”“青皮”“玄胡”“三棱”“莪茂”，均为气分药，气行则瘀消而痛定，“丹皮”则所以佐“桃仁”“红花”之驱瘀也。

方10，舟车神佑丸：参见附肿（方8）。

方11，己椒苈黄丸（《金匮要略·痰饮咳嗽病脉证并治第十二》）：防己、椒目、葶苈、大黄各一两；研细，炼蜜和丸。方以“防己”“椒目”导水从小便而出，“大黄”“葶苈”推饮自大便而利，前后分消则腹满减而水饮行矣。

方12，中满分消汤（《兰室秘藏·卷上·中满腹胀门》）：川乌、干姜、荜澄茄、益智仁、生姜、黄连、人参、当归、泽泻、青皮、麻黄、柴胡各二钱，吴茱萸、草蔻仁、厚朴、黄芪、黄柏各五分，木香、半夏、茯苓、升麻各三分。此为脾胃分消之方。“川乌”“干姜”“吴萸”“澄茄”“益智”“草蔻”“木香”，除湿开郁，暖胃温肾，以袪其寒；“生姜”“厚朴”，以散其满；“升麻”“柴胡”，以升其清；“茯苓”“泽泻”，以泻其浊；“人参”“黄芪”，以补其中。“青皮”以调其气，“当归”以和其血，“麻黄”以泄其汗，“半夏”以燥其痰；“黄连”“黄柏”以袪湿中之热，又热因寒用也。要之，本方以“补中益气汤”“二陈汤”“三泻心汤”“左金丸”“茯苓泽泻汤”等加减而成；与丸方相较，此则温中散滞而偏于开鬼门，彼则清热利水而偏于洁净府，但两方均首以固脾胃为本，的是东垣家法。

方13，大和中饮（《景岳全书·新方和阵》）：陈皮、山栀、麦芽各二钱，枳实一钱，砂仁五分，厚朴、泽泻各一钱五分。此为运中导滞之方。“砂仁”“陈皮”以运中，“麦芽”以消积，“厚朴”“枳实”以行气，“山栀”“泽泻”以荡湿热，则中气自和矣。

方14，排气饮（《景岳全书·新方和阵》）：陈皮、藿香、枳壳各一钱五分，厚朴一钱，泽泻、乌药、香附各二钱，木香七分。方中“陈皮”“藿香”以宣上焦之气，“厚朴”“枳壳”以宣中焦之气，“泽泻”“乌药”以宣下焦之气，“香附”“木香”以宣三焦之气，三焦通畅，气得排达而无碍矣。

方51，大异香散（《证治准绳·类方第二册·胀满》）：三棱、莪茂、青皮、陈皮、藿香、桔梗、半夏曲、枳壳、香附、益智、甘草、生姜、大枣。此为开发郁气之方。气之固结不行者，“三棱”“莪茂”以攻之；气之不能轻扬者，“藿香”“桔梗”以升之；气之浊滞不下者，“枳壳”“半夏曲”“青皮”“陈皮”以降之；气之寒凝不散者，“香附”“益智”“生姜”以温之；一派芳香宣达之品，惟赖“甘草”“大枣”和以济之，盖不欲有所偏激也。

方16，理中健脾丸（《沈氏尊生书·卷五·肿胀》）：人参、黄芪、苍术、茯苓、陈皮、半夏、五加皮、香附、山楂、苡仁、吴萸、白芍、黄连、莱菔子、草蔻仁、泽泻、苏子、沉香、瓜蒌、川椒、荷叶；研末，大腹绒煎汤打黄米粉和丸。此方“人参”“黄芪”“苍术”“茯苓”“陈皮”“半夏”，寓有“六君子汤”之意，正所以理中健脾也；以下诸药，或为消积，或为行气，或为渗湿，或为降逆，或为化浊，或为通营，或为清热，曲尽其分消满胀之妙用。

【胀满表解】

表14　胀满表解1

- 胀满辨证
  - 症状：内而痞满，外而䐜胀
  - 病机：肺肾气逆，营卫阻滞，邪正相搏，结而不行，统为气机不利所致，单腹鼓胀责于中枢不利
  - 辨部位
    - 腹
      - 部位：膈下脐上
      - 脏腑：脾胃
      - 病邪：气分
    - 心下
      - 部位：膈上
      - 脏腑：心肺
      - 病邪：气分
    - 少腹
      - 部位：脐以下
      - 脏腑：肝肾
      - 病邪：血分、水分
    - 胸胁
      - 部位：胸下两侧
      - 经脉：厥阴、少阳
      - 病邪：肝气、水气
    - 单腹胀
      - 部位：先脘部痞满，渐至通腹胀
      - 脏腑
        - 阳明胃：脘坚实而非满
        - 太阴脾：胀满而不实硬
  - 辨病邪
    - 阳证
      - 症状：能食而不呕，大便坚
      - 病机：风火热诸邪入犯阳明
    - 阴证
      - 症状：不能食而自利、呕吐
      - 病机：湿燥寒诸邪入犯太阴
    - 阳热阴湿合病
      - 症状：单腹胀，无四肢胀满
      - 病机：阴阳二经皆病，阳自升，阴自降，阴阳不交

表 15　胀满表解 2

- 胀满证治
  - 肝木乘脾
    - 症状：色苍黄，腹筋起，旦食不能暮食
    - 病机：脾聚湿热，久窒而清气不升，浊气不降
    - 治法：行气，燥湿，清热
    - 方例：中满分消丸
  - 病在气分
    - 中焦气滞
      - 症状：心下坚大
      - 治法：消中土滞气
      - 方例：金蟾散
    - 怒　　伤
      - 病机：因怒而发
      - 治法：舒肝化浊
      - 方例：分心气饮
    - 肝胃不和
      - 症状：胀而两胁刺痛，脉弦细
      - 治法：和脾舒肝
      - 方例：木香顺气汤
    - 中虚不运
      - 症状：嗳腐，恶寒，便溏，脉弱
      - 病机：中虚不运，三焦气滞
      - 治法：建中温运
      - 方例：理中汤
  - 病在血分
    - 血结胞门
      - 症状：少腹胀痛而小便利（血胀）
      - 治法：化瘀消胀
      - 方例：夺命丹
    - 跌仆损伤
      - 症状：按有痛处，腹有紫筋，便黑，溺清，脉弦涩
      - 病机：蓄血
      - 治法：活血祛瘀
      - 方例：桃核承气汤、抵当汤、当归活血散
  - 气血不通
    - 症状：蓄水多而尿少（水胀）
    - 治法：行气利水，前后分消
    - 方例：舟车神佑丸、己椒苈黄丸
  - 脾胃气伤
    - 虚寒
      - 症状：稍食即胀，失衣亦胀（寒胀）
      - 病机：中焦虚寒，胃气隔塞不通
      - 治法：温阳消滞
      - 方例：中满分消汤
    - 伤食
      - 症状：中焦胀满，嗳气作酸，旦食不能暮食（谷胀、食胀）
      - 病机：中虚而饮食停滞
      - 治法：运中导滞
      - 方例：大和中饮、排气饮、大异香散
  - 单腹胀
    - 症状：胀唯在腹，鼓之如鼓（蛊胀）
    - 病机：脾胃伤损，气血积聚不散
    - 治法：温补脾阳，兼养肺金以制木，滋肾水以抑火
    - 方药：理中汤加行气之品，或理中健脾丸

15. 疮　　疡

【疮疡分析】

《经》云：诸痛痒疮，皆属于心。

“疮”即指疮疡，为痈、疽、疖的通称。心主脉而为营血之本，营不通

斯为疮痈之由，是以火热郁于营血，疮疡由之而生。凡热发于皮肤之间，浮肿根小，大不过二三分者为“疖”；六腑积热，腾出于肌肉之间，暴发肿甚，皮肤光软，侵展广大者为“痈”；五脏风热，攻于肌骨，风毒猛暴，初生一头如瘖瘟，色白焦枯，触之痛应心者为“疽”。无论痈、疽、疖诸疮，总是有“痛”“痒”症状的表现；风多则痒，热多则痛，诸痛多实，诸痒多虚；先痒后痛者风渐化热也，先痛后痒者实渐转虚也。于痛、痒之间辨其风热多少，虚实所在，这是疮证的一大眼目。

诸凡疮疡，按之陷而不即高，顶虽温而不甚热，为脓尚未成；按之随指而起，顶已软而热甚者，为脓渐满足。无脓者宜消散，有脓者当攻托。疮疡虽是外证，犹宜分辨“内”“外”以治其本。脉沉实者毒在内也，当先疏内以绝其源；脉浮大者毒在外也，当先托里，以免邪气内入。有内、外之间者，乃邪气至盛遏绝经络，由于既失托里，又失疏通，与夫失和营卫也。所以凡治疮疡，须明辨托里、疏通、和营卫三法。

由内之外者，其脉沉实，发热烦躁，外无赤，痛深于内，其邪既深，便宜疏通脏腑以绝其源，如“犀黄丸”（方 1）之类是也；由外之内者，其脉浮数，肿在外，形症外显，恐邪气极而内行，故宜尽先托里，如“败毒汤”（方 2）之类；介于内外之间者，外无恶之气，内亦脏腑宣通，知其在经，便当和其营卫，如“托里营卫汤”（方 3）之类。这是治疗疮疡的三大法，明乎此更能结合具体的为痈、为疽、为疖，属虚、属实、属寒、属热等，虽未遽差，必无变证，亦可使疮毒迅减而易愈。

【疮疡附方】

方 1，犀黄丸（《外科证治全生集·卷四·丸散类》）：犀黄三分，麝香一钱五分，乳香、没药各一两；研末，煮烂黄米饭一两，捣和为丸。乃从内达外消散疮毒之良方也。方以“犀黄”入心肝两经，大清营分热毒为君；“麝香”入脾，走窜十二经，尽搜诸毒而去之为臣；“乳香”“没药”，活血定痛为佐使。

方 2，败毒汤（《外科证治全生集·卷四·丸散类》）：连翘、赤芍、银花、归尾、黄芩、花粉、甘草节；煎汤送“醒消丸”。方中“连翘”“银花”，清热解毒以外散；“归尾”“赤芍”，活血托毒以内消；“黄芩”“花粉”，清气分之热以解结；“甘草节”以和中化毒；则气分、血分、在内、在外之疮毒均得之而消散也。

［附］醒消丸（《外科证治全生集·卷四·丸散类》）：乳香、没药各一两，麝香一钱五分，雄精五钱；研细，煮烂黄米饭一两，捣和为丸。方中“乳香”“没药”“麝香”，所以通经活血、解毒定痛，固无论也；惟“雄精”一品，化毒尤剧，营分腐毒甚者，非此不除。故此丸不能多服，过则反伤新血也。

方3，托里营卫汤（《证治准绳·疡医第一册·肿疡》）：黄芪、红花、苍术、柴胡、连翘、羌活、防风、当归身、甘草、黄芩、人参各一钱，桂枝七分；水一盅，黄酒半盅煎服。方中“人参”“黄芪”“归身”“红花”，壮气活血；“连翘”“黄芩”“甘草”，清里热以托毒；“羌活”“桂枝”“柴胡”“苍术”“防风”，散表邪以和营卫；共成助阳内托之功。

【疮疡表解】

表16　疮疡表解

- 疮疡辨治
  - 鉴别
    - 疖：热发于皮肤之间，浮肿根小，大不过二三分
    - 痈：六腑积热，暴发肿甚，皮肤光软，侵展广大
    - 疽：五脏风热，焮于肌骨，初生一头如痦瘟，色白焦枯，触之痛应心
  - 病机：火热郁于营血
  - 辨证
    - 辨痛痒
      - 风多则痒
      - 热多则痛
      - 诸痛多实
      - 诸痒多虚
      - 先痒后痛，风渐化热
      - 先痛后痒，实渐转虚
    - 辨脓
      - 脓未成：按之陷而不即高，顶虽温而不甚热
      - 脓渐充：按之随指而起，顶已软而热甚
    - 辨脉
      - 脉沉实：毒在内
      - 脉浮大：毒在外
  - 审治
    - 治则：无脓当消散，有脓当攻托，毒在内先疏内以绝其源，毒在外先托里以免内入
    - 疏通法
      - 适用证：发热，烦躁，脉沉实，外无焮赤，痛甚于内
      - 病机：由内之外，其邪既深
      - 方例：犀黄丸
    - 托里法
      - 适用证：焮肿在外，形证外显，脉浮数
      - 病机：由外之内，邪气极而内行
      - 方例：败毒汤
    - 和营卫
      - 适用证：外无焮恶之气，内亦脏腑宣通，病邪在经
      - 病机：介于内外之间，外无焮恶之气，内亦脏腑宣通，邪尚在经
      - 方例：托里营卫汤

16. 痠　　疼

【痠疼分析】

《经》云：诸病胕肿，疼酸惊骇，皆属于火。

“痛”不甚而痠楚难名者，是为“痠疼”。“痠疼”又称“酸疼”，多为四肢百骸、肌肉皮肤之病，腑脏绝少有如此疼痛的感觉。痠疼之极，甚则经络为之抽掣，总原于湿气溢注，筋膜之气有所不快使然；亦有湿积化热，伤害筋膜而致者，即此之所谓“属于火”也。临床所见，可分四部位而分治之。

第一，肩背痠疼。肩背为肺和大小肠的相应属部位，肩前属大肠，肩后属小肠。痠疼而不能回顾，外感风寒，手太阴气郁不行之征，宜“通气防风汤”（方1），以辛散之；有因风热者，则宜辛凉，如“羌活”“防风”“山栀”“木通”之类；湿热相搏，则痠疼而沉重，宜“当归拈痛汤”（方2），以宣湿化热；痠疼而冷者，多为寒饮伏结，宜“白术附子汤”（方3）或“导痰汤”（方4），以温渗之。

第二，手臂痠疼。多因寒湿所搏，或痰饮流入，以致气血凝滞而成。风寒湿盛者，宜“五积散”（方5），以辛温通散；因痰饮流入，痠疼而两手软麻者，宜“导痰汤”加“木香”“姜黄”以行气消饮；痠疼而不能举动者，湿滞于经络而气血凝滞也，宜“舒筋汤”（方6），以通经化滞；脾虚脉细，痠疼无定处者，宜“补中益气汤”（方7）加“桂枝”，以升举之。

第三，脊尻痠疼。督脉与膀胱经均通于脊，凡太阳寒湿胜而脊痠疼者，宜“羌活胜湿汤”（方8），辛以散之，寒甚者可加“麻黄”；若无外邪，平居项脊常热而痠疼为阴虚，常寒而痠疼为阳虚，阴虚者可用“地黄丸”（方9）加“麋角”以益其精，阳虚者可用“崔氏八味丸”（方10）加“鹿角”以壮其阳；阳虚而湿水上攻，项筋痠疼，连及脊髀，不可转移者，宜“椒附散”（方11），以温摄之；尻（脊骨尽处）为肾与督脉所过之处，兼属厥阴，肾虚者宜“地黄丸”加“肉桂”，不愈加“鹿茸”；若属于肥人湿痰下注者，宜“二陈汤”（方12）合“二妙丸”（方13）。

第四，腿膝足痠疼。痠疼喜按，脉细而弱者，精血内伤也，宜“地黄丸”加“川断”“杜仲”“巴戟天”之类；若筋急脉沉，痠疼而冷者，寒也，宜“舒筋三圣散”（方 14），以通畅血脉；两腿隐隐痠疼，麻木而沉重者，湿盛也，脉浮细，宜“羌活胜湿汤”，辛以散之；脉沉细，宜“白术附子汤”，温以胜之；痠疼从腰胯至足胫，或上或下，小便赤而脉濡数者，湿热也，宜“当归拈痛汤”及“三妙丸”（方 15）加减，以疏泄其湿热；膝之所属为肝、脾、肾三经，逸则痠软乏力，劳则痛如针刺，皆属阴虚火盛，宜用“虎潜丸”（方 16），以滋阴泻火；足跟属肾与膀胱，足心痠疼或热或痒者，多为肾虚，宜分别阴阳，用“地黄丸”或“崔氏八味丸”；肥人足心痠疼，多属湿痰流注，必久坐久卧而起则痛甚，行动则痠疼渐缓，宜“甘草干姜茯苓白术汤”（方 17）合“二陈汤”，以燥湿祛痰。

总之，手足均布六经，除察其寒热虚实外，尤宜分别部位而加引经之药焉。

【痠疼附方】

方 1，通气防风汤（《内外伤辨惑论卷中·四时用药加减法》）：柴胡、升麻、黄芪各一钱，防风、羌活、陈皮、人参、甘草各五分，藁本、青皮各三分，黄柏一分，白豆蔻仁二分。此散太阳气郁之方。“柴胡”“升麻”“防风”“羌活”“藁本”，所以散三阳之邪也；“人参”“黄芪”以补中气；“青皮”“陈皮”“甘草”“豆蔻”以和中气；略加“黄柏”以清标热，即所以立元气也。

方 2，当归拈痛汤（《医学启源·卷下》）：当归身二钱，羌活、甘草、黄芩、茵陈蒿各五钱，人参、苦参、升麻、葛根、苍术各二钱，白术、泽泻、猪苓、防风、知母各三钱。清水煮。此清解诸经湿热之方。“羌活”透关节，“防风”散风湿为君。升、葛味薄，引而上行，苦以发之；苍、白二术，健脾燥湿为臣。湿热和合，肢节烦痛，以“苦参”“黄芩”“知母”“茵陈”苦寒以泄之；血壅不流则为痛，“当归”辛温以散之；“人参”“甘草”补养正气，使苦寒不伤脾胃；“猪苓”“泽泻”导其留饮等为佐使。则上下分消其湿，使壅滞得宣通也。

方 3，白术附子汤（《金匮要略·痉湿暍病脉证第二》）：白术二两，附子一枚半，甘草一两，生姜一两半，大枣六枚。此暖土制湿浊之方。“附子”暖其水脏，“白术”“甘草”暖其土脏，水土一暖，则阴浊之气尽趋于下矣。

方 4，导痰汤：参见振掉（方 4）。

方 5，五积散：参见收引（方 1）。

方 6，舒筋汤（《证治心得·卷十·手臂痛》）：片子姜黄四两，甘草、羌活各一两，白术、海桐皮、当归、赤芍药各二两。研粗末，每服三钱或一两，加生姜三片，清水煎，磨沉香汁少许冲温服。此通筋脉凝滞之方。“姜黄”以行气，“当归”“芍药”以行血，“羌活”以胜风，“白术”以渗湿，“甘草”以缓急。独“海桐皮”一味直入经络，导气血风湿诸药以行，则筋脉自通畅矣。

方7，补中益气汤：参见眩晕（方2）。

方8，羌活胜湿汤：参见收引（方2）。

方9，地黄丸：参见眩晕（方5）。

方10，崔氏八味丸：参见眩晕（方3）。

方11，椒附散：参见项强（方7）。

方12，二陈汤：参见眩晕（方13）。

方13，二妙丸：参见痿躄（方4）。

方14，舒筋三圣散（《证治心得·卷一·中风》）：当归、肉桂、延胡索各等分。为散，每服五钱，清水煎。此为通血脉之方。当归行血，肉桂壮脉，胡索利气，则血脉气均无所滞也。

方15，三妙丸：即二妙丸加牛膝。

方16，虎潜丸：参见痿躄（方6）。

方17，甘草干姜茯苓白术汤：参见眩晕（方15）。

【痠疼表解】

表17　痠疼表解1

- 痠疼
  - 症状：痛不甚而酸楚难名
  - 病机：湿气溢注，或湿积化热，筋膜之气不快使然
  - 分部辨治
    - 肩背酸疼：风寒、风热、湿热、寒饮
    - 上肢酸疼：风寒湿盛、痰饮、湿滞经络、脾虚
    - 脊尻酸疼：寒湿、阴虚、阳虚、阳虚湿盛、肾虚、湿痰
    - 下肢酸疼：阴虚、寒凝、湿盛、湿热、阴虚火盛、肾虚、湿痰流注

表18　痠疼表解2

- 肩背酸疼辨治
  - 风寒
    - 病机：手太阴气郁不行
    - 治法：辛散
    - 方例：通气防风汤
  - 风热
    - 病机：热伤卫气
    - 治法：辛凉
    - 方药：羌活、防风、山栀、木通之类
  - 湿热
    - 症状：酸痛而沉重
    - 治法：宣湿化热
    - 方例：当归拈痛汤
  - 寒饮
    - 症状：酸痛而冷
    - 治法：温渗
    - 方例：白术附子汤，导痰汤

表 19　痠疼表解 3

- 上肢酸疼辨治
  - 风寒湿盛
    - 症状：酸痛沉滞
    - 治法：辛温通散
    - 方例：五积散
  - 痰饮
    - 症状：酸痛而两手软麻
    - 治法：行气消饮
    - 方药：导痰汤加味
  - 湿滞经络
    - 症状：酸痛而不能举动
    - 病机：气血凝滞
    - 治法：通经化滞
    - 方例：舒筋汤
  - 脾虚
    - 症状：酸痛无定处，脉细
    - 治法：扶脾益气
    - 方药：补中益气汤加桂枝

表 20　痠疼表解 4

- 脊尻酸疼辨治
  - 寒湿
    - 病机：邪伤太阳经
    - 治法：辛温发表
    - 方例：羌活胜湿汤
  - 阴虚
    - 症状：项背常热而酸痛
    - 治法：养阴
    - 方药：地黄丸加麋角
  - 阳虚
    - 症状：项背常寒而酸痛
    - 治法：扶阳
    - 方药：崔氏八味丸加鹿角
  - 阳虚湿盛
    - 症状：项筋酸痛，连及脊髀，不可转移
    - 治法：温摄
    - 方例：椒附散
  - 肾虚
    - 症状：尻骨酸痛
    - 病机：督脉虚寒
    - 治法：温养肾精
    - 方药：六味地黄丸加肉桂、鹿茸
  - 湿痰
    - 症状：人肥体沉，酸痛不已
    - 治法：祛痰燥湿
    - 方药：二陈汤合二妙丸

表 21　痿疼表解 5

- 下肢酸疼辨治
  - 阴虚
    - 症状：酸痛喜按，脉细而弱
    - 病机：精血内伤
    - 治法：温养肾精
    - 方药：六味地黄丸加川断、杜仲、巴戟天
  - 寒凝
    - 症状：筋急脉沉，酸痛而冷
    - 治法：温通血脉
    - 方例：舒筋三圣散
  - 湿盛
    - 症状：两腿隐隐酸痛，麻木而沉重
    - 治法：扶阳散湿
    - 方例：羌活胜湿汤、白术附子汤
  - 湿热
    - 症状：腰胯至足胫酸疼，小便赤，脉滑数
    - 治法：燥湿清热
    - 方例：当归拈痛汤、三妙丸
  - 阴虚火盛
    - 症状：两膝酸软，痛如针刺
    - 病机：火热伤阴
    - 治法：滋阴泻火
    - 方例：虎潜丸
  - 肾虚
    - 症状：足跟、足心酸痛，或热、或疼
    - 治法：滋补肾精
    - 方例：六味地黄丸或崔氏八味丸
  - 湿痰流注
    - 症状：人肥，足心酸痛，久坐久卧而起则痛甚，行动则渐缓
    - 治法：燥湿涤痰
    - 方药：甘草干姜茯苓白术汤合二陈汤

（二）脏气诸病

17. 喘　　膹

【喘膹分析】

《经》云：诸痿喘呕，皆属于上；诸气膹郁，皆属于肺。

“膹”即“喘”，“喘膹”即呼吸急促之喘息症，主要为肺气的病变。

"肺"位于诸脏之上，又必因肺气之上逆而后作，故曰"皆属于上"。而辨证则有虚实之分。

实喘者，邪之实也，多起于暴。其症气长而有余，呼出为快，其脉则滑数而有力。致实之由不外四端。一曰风寒，其症见发热、恶寒，气壅而甚，喘常汗出；肺合皮毛，风寒邪气，往往自皮毛而入，渐及于肺；其治宜辛散，如"定喘汤"（方1）、"参苏饮"（方2）之类。二曰火热，其症见病情乍进乍退，得食则减，食已大发；以肺属金，最畏火，火热炽盛，金气必伤，故病而喘鸣；其治宜用寒凉，如"泻白散"（方3）、"桑白皮汤"（方4）、"麻杏甘石汤"（方5）之类。三曰气逆，其症见多呼吸迫促，无痰有声；常由肝气上逆，上焦闭郁，气失清降而然；其治则宜开散或润降，如"四磨汤"（方6）、"七气汤"（方7）、"苏子降气汤"（方8）之类。四曰水饮，其症见喘而辘辘有声，伴有怔忡、浮肿，脉一手偏弦；肺本清虚不容一物，水饮上乘，势必壅塞而为喘；其治则宜涤饮，如"导痰汤"（方9）、"二陈汤"（方10）、"小青龙汤"（方11）之类是也。

虚喘者，气之虚也，由积渐所成。其症气短而息微，劳动则甚，脉微弱而无神。其辨证有二：一者出乎脾肺，一者由乎肝肾。出乎脾肺者，肺为气之主，脾为肺之母，脾肺有亏，则气化不足，不足则短促而喘；病在中上二焦，犹未及于根蒂，病根尚浅，只需益其气，则喘自止；挟热的可酌用"生脉散"（方12），以滋津保肺；无热的可考虑用"独参汤"（方13），以峻补其气。由乎肝肾者，肾为气之根，肝为肾之子，肝肾有亏，气不摄纳，不纳则浮散而喘；这是病在下焦，而为本末两伤，病根较深，不速救其根，则气难复；治宜纳气归原，如"崔氏八味丸"（方14）、"真武汤"（方15）之类，皆足以摄元阳之气也。

总之，喘症之辨，在肺多实，在肾多虚。肾虚有精伤、气脱之分：填精须用厚味而兼镇摄，"地黄丸"（方16）加"沉香"以从阴，"都气丸"（方17）加"青铅"以从阳；气脱则根浮，吸伤元海，危亡可立而待，则宜以"人参""五味""河车""紫石英"之类，急续元真，庶挽回于俄顷。

现代临床，支气管哮喘、哮喘性支气管炎、肺气肿、心脏性哮喘、肺炎、肺脓疡、肺结核、矽肺等，均可见到呼吸急促。

【喘膹附方】

方1，定喘汤（《证治准绳·类方第二册·喘》）：白果二十一枚，麻黄、款冬花、桑白皮、法制半夏各三钱，苏子二钱，杏仁、黄芩各一钱五分，甘草一钱。方中“麻黄”“杏仁”“甘草”，三拗汤也，能开肺气以祛风寒；“白果”“苏子”“半夏”降肺气之逆；“黄芩”“桑皮”“款冬”泻肺气之浊；一开一降一泻，则肺气宁而喘定。

方2，参苏饮（《证治准绳·类方第一册·发热》引《易简方》）：人参、紫苏梗叶、干葛、前胡、半夏、赤茯苓各七钱五分，枳壳、陈皮、苦桔梗、甘草各五钱；锉散，每服二钱，加生姜二片，大枣一枚，清水煎服。此即“芎苏散”去“川芎”“柴胡”，而易以“人参”“前胡”也，风寒感冒在肺经者，此足以外散皮毛，内宣肺气。邪之所凑，其气必虚，故君“人参”，以补之；“苏叶”“葛根”“前胡”为臣，以散之；“枳壳”“桔梗”“二陈”，以涤饮宁肺；则表里俱和矣。

方3，泻白散（《小儿药证直诀·卷下·诸方》）：桑白皮、地骨皮各一两，生甘草五钱；锉散，每服一二钱至四五钱，加粳米一百粒，竹叶一把，清水煎服。此泻肺经郁热之方也。“桑白皮”味辛而质液，足以散气润燥，故为之君；“地骨皮”性寒体轻，足以胜热祛实，故为之臣；“生甘草”力能泻火，借土之力以清肃肺金，故为之佐；“粳米”养胃以滋肺，“竹叶”散热以宁金，故为之使。凡正气不伤，郁火又甚者，以此泻之最宜。

方4，桑白皮汤（《证治心得·卷六·喘》引《医林》方）：桑白皮、黄芩、黄连、杏仁、贝母、山栀、半夏、苏子、生姜。方中“半夏”“黄芩”“黄连”“生姜”合用，泻心汤法也；佐以“山栀”，足以泻上焦之热痞；“杏仁”“贝母”“苏子”以降气涤痰，泻肺之实；均赖“桑白皮”一味主持，泻热药得之而不惧其化燥，降气药得之而不防其太过，以其辛润故也。

方5，麻杏甘石汤（《伤寒论·辨太阳病脉证并治下》）：麻黄四两，杏仁五十枚，甘草二两，石膏八两。此治肺家热证之方。“麻黄”解肌表以散热，“杏仁”利肺气以定喘，兼以石膏清之，“甘草”和之，则表热可散，内热可泄，故本方为治上焦热病之良剂。

方6，四磨汤：参见厥逆（方9）。

方7，七气汤（《太平惠民和剂局方·卷三·治一切气》）：人参、官桂、半夏各一钱，甘草五分；加姜煎。此温中解郁之方也。方中“人参”以壮肺气；“官桂”以舒肝郁；郁久生痰，半夏足以驱之；郁则不和，甘草足以和之；以其能治七情之气，是以命名“七气”，与“越鞠丸”之法大异。

方8，苏子降气汤（《太平惠民和剂局方·卷三·治一切气》）：苏子、半夏、前胡、厚朴、橘红、当归各一钱，甘草、肉桂各五分；加姜煎。此散郁和中之剂。“苏子”“前胡”“厚朴”“橘红”“半夏”，皆能降逆上之气，兼能除痰，气行则痰行也；“当归”润以和血，“甘草”甘以缓中，“肉桂”能引火归原，尤宜于下虚上盛者。

方9，导痰汤：参见振掉（方4）。

方10，二陈汤：参见眩晕（方13）。

方11，小青龙汤：参见胕肿（方11）。

方12，生脉散（《证治准绳·类方第一册·中暑》引《医录》方）：人参、麦冬各五分，五味子七粒。此乃保肺生脉之方，肺主气，肺气旺则四脏之气皆旺，虚则脉绝气短。方中“人参”甘温，大补肺气为君；“麦冬”润肺滋水，清心泻热为臣；“五味子”酸温，敛肺生津，收耗散之气为佐；盖心主脉，肺朝百脉，补肺清心则气充而脉复，故曰“生脉”。

方13，独参汤：参见厥逆（方11）。

方14，崔氏八味丸：参见眩晕（方3）。

方15，真武汤：参见振掉（方7）。

方16，地黄丸：参见眩晕（方5）。

方17，都气丸（《张氏医通·卷十六·崔氏八味丸方祖》）：即“地黄丸”加“五味子”，此养阴润肺之方。以“五味子”为滋水益金之专药，增之正所以益肺之源也。

【喘膹表解】

表 22　喘膹表解

- 喘膹辨治
  - 症状：呼吸喘促
  - 病机：肺气不降而上逆
  - 实喘
    - 症状：气长而有余，呼出为快，脉滑数有力
    - 发病：邪实之来多起于暴
    - 风寒
      - 症状：发热，恶寒，气壅而甚，喘常汗出
      - 病机：风寒自皮毛而入，渐及于肺
      - 治法：辛散
      - 方例：定喘汤、参苏饮
    - 火热
      - 症状：乍进乍退，得食而减，食已大发
      - 病机：火热炽盛，伤损肺气
      - 治法：寒凉
      - 方例：泻白散、桑白皮汤、麻杏甘石汤
    - 气逆
      - 症状：多呼吸迫急，无痰有声
      - 病机：肝气上逆，上焦闭郁，气失清肃
      - 治法：开散或润降
      - 方例：四磨汤、七气汤、苏子降气汤
    - 水饮
      - 症状：喘而辘辘有声，怔忡，浮肿，脉一手偏弦
      - 病机：水饮上乘，肺气壅塞所致
      - 治法：涤饮
      - 方例：导痰汤、二陈汤、小青龙汤
  - 虚喘
    - 症状：气短而息微，劳动则甚，脉微弱无神
    - 病机：气之虚也，渐积所成
    - 脾肺
      - 病机：肺为气之主，脾为肺之母，脾肺有亏，则气化不足
      - 治法：益气平喘
      - 脾肺
        - 有热：生脉散
        - 无热：独参汤
    - 肝肾
      - 病机：肾为气之根，肝为肾之子，肝肾有亏，气不摄纳
      - 治法：摄阳纳气归元
      - 方例：崔氏八味丸、真武汤、地黄丸、都气丸

18. 膹　　郁

【膹郁分析】

《经》云：诸气膹郁，皆属于肺。

滞而不通，便叫作郁。人体气血通畅，则百病不生，一有怫郁，则当升不升，当降不降，或郁于气，或郁于血，病遂从此而发生了。这里说气郁属

肺，只是郁证之一种，未可以概其全。无论内伤外感，均可致郁，如寒邪之郁于营卫，疫邪之客于募原，外感之郁也。思伤脾，怒伤肝之类，内伤之郁也。临证时辨郁证最切合实用的，莫过于朱丹溪、张景岳两家。丹溪分气、血、湿、火、食、痰为六郁，而六者之间，又常有相因之势，如气郁则湿留，湿滞则火生，火郁则痰壅，痰多则血凝，血否则食结，便成痞、满、胀、痛、秘、结诸证，而拟“越鞠丸”（方1），这是偏于实证一类的郁。凡气郁证多由于暴忧暴怒，悲哀思虑，以致胸满胁痛，脉来沉涩者，香附、川芎、木香之行气开结，最是要药。血郁证多由盛怒叫呼，挫闪劳役；胸胁刺痛，脉沉芤而涩者，桃仁、红花、川芎之活血通经，最是要药。湿郁证多由雾露雨湿，坐卧湿地，以致身重疼痛，倦怠脉缓，苍术、白芷、赤苓之燥湿利水，最为要药。食郁证多见腹满不饥，嗳酸痞块，右关脉实，香附、神曲、山楂之导滞消积，最为要药。热郁证多见目昏口渴，舌燥便赤，脉来沉数，香附、青黛、山栀之理气泻热，最为要药。痰郁证多见咳痰黏滞，动则喘满，脉来沉滑，“香附”“南星”“海浮石”“二陈汤”（方2）之利气除痰，最为要药。凡此皆属于实证一类的郁病。

若情志之郁，则有虚有实，张景岳分为怒、思、忧三种。怒郁：大怒而肝气逆者，多见气满胀闷，则当平之，宜“逍遥散”（方3）；怒后木邪退而脾气损，若见倦怠少食，则当益之，宜“六君子汤”（方4）。思郁：思则气结伤脾，初病中气未损，则宜顺宜开，如“木香枳术丸”（方5）之类；久病中气已损，则宜修宜补，宜“香砂六君子”（方6）之类。忧郁：则全属大虚，本无邪实，此多以衣食之累，利害之牵，戚戚悠悠，精神消索，神志不振，即所谓阳消证也，主要在能使病者移情易性，再辅以调气培元之法，如“逍遥”合“四君子”（方7）、“越鞠”合“小建中”（方8）、“温胆”（方9）合“黄芪汤”（方10）之类。

要之，治郁之法，不能偏重在攻补，而在乎用苦泄热而不损胃，用辛理气而不伤中，用滑润而不滋腻气机，用宣通而不揠苗助长，最是不二法门。

现代临床中，神经官能症中的神经衰弱、癔病，以及更年期综合症，均可出现“膹郁”的表现。

【膹郁附方】

方1，越鞠丸（《金匮钩玄·卷一·六郁》）：香附、苍术、川芎、神曲、栀子各等分；曲糊为丸。为解气、血、痰、火、湿、食郁之方。以“香附”行气，“苍术”燥湿，“川芎”调血，“栀子”清火，“神曲”消食，而总偏于理气，气畅则郁斯解。

方2，二陈汤：参见眩晕（方13）。

方3，逍遥散：参见眩晕（方8）。

方4，六君子汤：参见眩晕（方16）。

方5，木香枳术丸（《内外伤辨惑论·卷下·辨内伤饮食用药所宜所禁》）：木香、枳实各一两，白术三两；研末，荷叶包陈米煎汤泛丸。此方能破滞气，消饮食，健脾胃，为攻补兼施之良方。“白术”补中土元气，“枳实”泻胃中湿热，“白术”重于“枳实”二倍，是先补其虚而后化之也；佐“木香”以行三焦滞气，通中寓补，相得益彰。

方6，香砂六君子汤（《景岳全书·卷五十二·补阵》）：即“六君子汤”加“木香”七分、“砂仁”八分。此为通补兼施之方。“六君子汤”仅利于脾虚痰滞者，加“木香”“砂仁”，则三焦之气可利，而脾肾之阳亦交泰矣。

方7，四君子汤：参见眩晕（方1）。

方8，小建中汤（《金匮要略·血痹虚劳病脉证并治第六》）：桂枝三钱，芍药六钱，甘草二钱，生姜三钱，大枣十二枚，胶饴一两。此为小小建立中气之方，故名“小建中”。方以“芍药”能于土中泻木者为君，“胶饴”之补脾养胃为臣，“桂枝”之扶脾阳以胜寒，“生姜”“大枣”之宣发阳气等为使；此为中土阴阳两虚者而立之养正驱邪法也。

方9，温胆汤（《千金要方·卷十二·胆虚实第二》）：半夏、枳实、竹茹各一两，橘皮一两五钱，甘草四钱，白茯苓七钱，生姜七片，大枣一枚；煎服。方中“二陈汤”所以治痰饮，“竹茹”以清热，“生姜”以止呕，“枳实”以破逆，“大枣”以和中，相济相须，痰热既去，则可还其少阳温通之性，而胆气自和。

方10，黄芪汤：参见痿躄（方3）。

【膹郁表解】

表 23　膹郁表解

- 膹郁辨治
  - 症状：气机有所滞而不畅，为痞满、胀痛、癥瘕、秘结诸症
  - 病机：气血不通畅，升降之机失常
  - 治则：用苦泄热而不损胃，用辛理气而不伤中，用润滋阴而不碍气机
  - 邪郁
    - 病机：气郁则湿留，湿滞则火生，火郁则痰壅，痰多则血凝，血痞则食结
    - 气郁
      - 症状：胸闷，胁痛，脉来沉涩
      - 发病：暴忧暴怒，悲哀思虑
      - 方药：越鞠丸重用川芎、香附，加木香
    - 血郁
      - 症状：胸胁刺痛，脉沉芤而涩
      - 发病：多由盛怒叫呼，挫闪劳役
      - 方药：越鞠丸重川芎，加桃仁、红花
    - 湿郁
      - 症状：身重、身痛，倦怠、脉缓
      - 发病：多由雾露雨湿，坐卧湿地，湿气郁滞使然
      - 方药：越鞠丸重苍术，加白芷、赤苓
    - 食郁
      - 症状：腹满不饥，心下痞块，嗳酸，右关脉实
      - 病机：脾伤食滞
      - 方药：越鞠丸重用香附、神曲，加山楂
    - 热郁
      - 症状：目昏，口渴，舌燥，便赤，脉来沉数
      - 病机：热遏于中，不能泄越
      - 方药：越鞠丸重用山栀、香附，加青黛
    - 痰郁
      - 症状：咳痰黏滞，动则喘满，脉沉滑
      - 病机：湿浊化热，煎熬成痰
      - 方药：越鞠丸重用香附，加南星、海浮石
  - 情郁
    - 怒郁
      - 实证
        - 症状：气满，胀闷
        - 病机：大怒而使肝气逆
        - 治法：平肝
        - 方例：逍遥散
      - 虚证
        - 症状：倦怠，少食
        - 病机：怒后木邪退而脾气损
        - 治法：培土
        - 方例：六君子汤
    - 思郁
      - 实证
        - 症状：痞而痛
        - 病机：中气结而不运
        - 治法：开结顺气
        - 方例：木香枳术丸
      - 虚证
        - 症状：气痞而食饮乏味
        - 病机：中气伤损
        - 治法：培补中气
        - 方例：香砂六君子汤
    - 忧郁
      - 症状：戚戚悠悠，精神消索（阳消证）
      - 病机：情志抑郁不伸
      - 治法：培元调气开郁
      - 方药：逍遥散合四君子汤，越鞠丸合小建中汤，温胆汤合黄芪汤

19. 冲　　逆

【冲逆分析】

《经》云：诸逆冲上，皆属于火。

气逆而上冲，是名“冲逆”，凡呕、吐、噫、哕、呃等皆属之。除“呕吐”在十九条中另有专条外，兹就“噫”“哕”“呃”三者分述之如下：

“噫”即“嗳气”，多为火土之气郁而不发，或为寒凝不行不能上升，积久随气逆而冲出，实为脾胃之气滞，起自中焦而出于上焦也。病噫亦有虚实之分。实证者：胃中痰火炽盛者，宜用“二陈”（方1）加“香附”“川连”之类，以祛痰泻火；或胃中虽空虚无物，而下焦火气上冲，致连绵而嗳者，惟宜降火，“滋肾丸”（方2）主之；伤食不化或饮食过饱而噫者，宜行气消导，“十味保和汤”（方3）主之。虚证者：若胃气虚寒，脾气失运，虚闷作噫者，宜温补中焦以疏运为治，如“健脾丸”（方4）合“理中汤”（方5）；或胃阳衰而挟痰，则宜温补化痰之法，如“理中丸”合“二陈汤”之类。可见噫气“属于火”者，实为火气炎上之义，不一定尽为实火也。

“哕”即“干呕”，也可以说是“干呕”之甚者，因“干呕”声作轻小而短，“哕”声则重大而长也，俗谓之“恶心”，但确不是呃逆。“哕”者，少阳之气不疏，频频冲逆而然。一般宜用“橘红”煎汤加“姜汁”，以利其少阳机枢之气，其效甚著，如胃虚者可加“人参”以养其虚，胃寒者宜加“干姜”以温其寒；胃虚而浊气上逆者，宜“吴茱萸汤”（方6），以补虚降浊；发热者宜“外台黄芩汤”（方7），以撤其热；自利者宜“黄芩加半夏生姜汤”（方8），以清热燥湿，并和其胃；则哕之一症，亦有虚火、实火之分也。

“呃逆”，俗称“打呃”，总由气逆于下，直冲于上使然；凡胃气阻而不降者多见之，有兼寒兼热之不同。或食生冷，或服凉药，或脏气本寒而致者，多属寒呃，其证朝宽暮急，连续不已，舌苔白滑，脉象迟微，宜“柿蒂汤”（方9），温以降之；若得于吐泻后者，须用“附子理中汤”（方10），以温散其寒，其气自顺；如系火热上炎而呃，其呃声必大，乍发乍止，兼见燥渴、苔黄、脉数而实，是为胃中有热，但降其热而呃自止，“安胃饮”（方11）最妙；若因食滞饱满而呃者，宜“保和丸”（方12），以消导之；因怒气胀闷而呃者，宜“四磨汤”（方13）或“神香散”（方14），以顺其逆；呃有痰声，而脉滑者，为痰饮内留，宜“苓桂术甘汤”（方15）或“二陈汤”，以涤饮降气；心胸刺痛而便黑者，为血瘀内蓄，宜“桃核承气汤”（方16），以祛其瘀。凡此诸证，形气俱实，只需随其邪之所在，热之、寒之、降之、消之，察其因而治其气，自无不愈。但有种属于虚脱的呃逆，证极危殆，往往由于大病之下，虚羸至极，元阳无力，易为抑遏的原故；这时察其为中虚，须用大剂“附子理中汤”以温脾；察其为下虚，须用“崔氏八味丸”（方17），以温肾，或可挽回一二；盖脾得温则中土的升降复常，肾得温则下元的启闭不忒故也。相反，也有阳明热盛，三焦格拒，阴道不行而冲逆作呃，甚至便秘胀满者，这是大实证，惟宜治以清降，选用“三承气汤”（方18）下之可愈。是知呃逆之“属于火”，亦有阳衰、阳盛的两个方面。

【冲逆附方】

方1，二陈汤：参见眩晕（方13）。

方2，滋肾丸（《兰室秘藏·卷下·小便淋闭论》）：黄柏、知母各二两，肉桂二钱；研细，炼蜜和丸。此治小便热闭之方。方中“黄柏”苦寒，善清肾中伏热，补水润燥，故以为君；“知母”苦寒，滋肺经之化源，泻肾火，故以为佐；并以“肉桂”之辛温引之，则膀胱之气自化矣。

方3，十味保和汤（《景岳全书·卷五十四·和阵》）：人参、白术、茯苓、半夏、陈皮、砂仁、木香、香附、藿香、甘草。方即“香砂六君”加“香附”“藿香”，二药皆足以行三焦之气滞，而有助于脾胃之健运与消化也。

方4，健脾丸（《证治心得·卷九·嗳气》引《必用》方）：白术、茯苓、白芍、半夏、陈皮、神曲、山楂、当归、川芎；荷叶汤作米糊为丸。本方又名“理气健脾丸”，而方之主要作用亦在此。方中用“四君”而无“人参”“甘草”，以其不重在养胃也，“四物”而无“地黄”，所以防其滋滞也，但合而用之，仍为双补脾之气血；至“陈皮”“半夏”以理气，“神曲”“山楂”以消积，又所以助脾气之不足也。

方5，理中汤：参见转戾（方3）。

方6，吴茱萸汤（《伤寒论·辨阳明病脉证并治》）：吴茱萸一升，人参三两，生姜六两，大枣十二枚。此为护养生气之方。方中“吴茱萸”辛苦大热，善达木郁，直入厥阴，降其盛阴之浊气，使阴翳全消，用以为君；“人参”护养生气，用以为臣；佐“生姜”“大枣”和胃，而行四末；斯则震坤合德，木土不害，而成其一阳之妙用。

方7，外台黄芩汤（《外台秘要·卷六·杂疗呕吐哕门》）：黄芩、人参、干姜各三两，桂枝一两，大枣十二枚，半夏五合。此为“小柴胡汤”之变方，凡胃之寒热不和者宜用之。方中“黄芩”“干姜”，寒温并用，使之入胃以分阴阳；又以“半夏”和胃，“人参”“大枣”安胃，“桂枝”祛邪；使阴阳和则中枢转、上下交，而还复升降之用，则干呕下利可愈。

方8，黄芩加半夏生姜汤（《伤寒论·辨太阳病脉证并治下》）：黄芩三两，甘草、芍药各二两，大枣十二枚，半夏五合，生姜三两。此为和脾胃、止呕利之方。方以“半夏”“生姜”和胃而化痰浊，“芍药”泻肝胆之火以止干呕，“黄芩”清肺肠之火以止咳利，“甘草”“大枣”以滋脾胃，故凡中焦不和诸症，皆可用之。

方9，柿蒂汤（《济生方·卷二·哕》）：丁香、柿蒂各二钱，生姜五片。方中“丁香”泄肺温胃而暖肾，“生姜”祛痰开郁而散寒，“柿蒂”苦涩而降气，则胃肾暖而不逆，肺气肃而能降，痰豁气布，呃逆因之而止。

方10，附子理中汤：参见厥逆（方1）。

方11，安胃饮（《景岳全书·卷五十一·寒阵》）：陈皮、山楂、麦芽、木通、泽泻、黄芩、石斛。此为清胃导滞之方。“陈皮”“山楂”“麦芽”，所以导滞和胃也；“木通”“泽泻”“黄芩”“石斛”，所以泄胃热下行也；胃以消磨传导为安，今滞去热泻，则胃安也。

方12，保和丸（《证治准绳·类方第一册·伤饮食》引丹溪方）：山楂三两，神曲、茯苓、半夏各一两，陈皮、莱菔子、黄连、连翘各五钱；曲糊丸，麦芽汤下。此治伤食伤饮之方。方中“山楂”酸温收缩而善消油腻腥膻之食，“神曲”蒸窨而温而能祛酒食陈腐之积，“莱菔子”制面积而下气，“麦芽”消谷而软坚，此为方中之四大主药；他如“茯苓”之渗湿，“连翘”“黄连”之清热，皆为积久湿盛化热而设；“半夏”之和胃，“陈皮”之理气，乃因健脾调中之制也。

方13，四磨汤：参见厥逆（方9）。

方14，神香散（《景岳全书·卷五十一·和阵》）：丁香、蔻仁各等分，研末。方中“丁香”驱寒湿，暖下元，为降气之妙品；“蔻仁”亦以调中下气见著；合之，凡三焦之气逆者，皆可降也。

方15，苓桂术甘汤：参见胕肿（方1）。

方16，桃核承气汤：参见胀满（方7）。

方17，崔氏八味丸：参见眩晕（方3）。

方18，承气汤：参见厥逆（方5、方6、方7）。

【冲逆表解】

表24　冲逆表解1

- 噫气辨治
  - 病机：火土之气郁而不发，或寒凝不行不能上升，以致脾胃气滞，积久逆而上噫，即所谓“嗳气”
  - 实噫
    - 热痰
      - 病机：胃中痰火炽盛
      - 治法：祛痰泻火
      - 方药：二陈汤加香附、川连
    - 火逆
      - 症状：连绵而嗳
      - 病机：下焦火气上冲
      - 治法：降火
      - 方例：滋肾丸
    - 伤食
      - 症状：得食则嗳
      - 病机：伤食不化，或食欲过饱
      - 治法：行气导滞
      - 方例：十味保和汤
  - 虚噫
    - 虚寒
      - 症状：虚闷而噫
      - 病机：胃气虚寒，脾气失运
      - 治法：温补，疏运
      - 方例：健脾丸合理中汤
    - 阳虚挟痰
      - 病机：胃阳衰而挟痰
      - 治法：温补化痰
      - 方药：理中汤合二陈汤

表25　冲逆表解2

- 哕逆辨治
  - 症状：干呕而甚，哕声重大而长，恶心之至
  - 病机：少阳之气不舒，频频冲逆而然
  - 胃虚
    - 治法：养虚顺气
    - 方药：橘红姜汁汤加人参
  - 胃寒
    - 治法：温散
    - 方药：橘红姜汁汤加干姜
  - 胃虚浊逆
    - 治法：养胃降浊
    - 方例：吴茱萸汤
  - 胃热
    - 治法：散热降逆
    - 方例：外台黄芩汤
  - 湿热
    - 治法：清湿热，和胃气
    - 方例：黄芩加半夏生姜汤

表 26　冲逆表解 3

- 呃逆辨治
  - 病机：胃气阻而不降，以致气逆于下，直冲于上使然
  - 形气俱实
    - 寒呃
      - 症状：朝宽暮急，连续不已，舌苔白滑，脉迟而微
      - 病机：或食生冷，或服凉药，或脏气本寒，或吐泻后而然
      - 治法：温胃降气
      - 方例：柿蒂汤、附子理中汤
    - 热呃
      - 症状：乍发乍止，呃声粗大，口渴，燥黄苔，脉数而实
      - 病机：胃中火热上炎
      - 治法：清降胃火
      - 方例：安胃饮
    - 食滞
      - 症状：呃而脘闷
      - 病机：食阻气机
      - 治法：消导
      - 方例：保和丸
    - 气滞
      - 症状：呃而气闷
      - 病机：怒气横逆
      - 治法：宽气降逆
      - 方例：四磨汤、神香散
    - 痰饮
      - 症状：呃有痰声，脉滑
      - 病机：痰饮内留
      - 治法：涤饮降气
      - 方例：苓桂术甘汤、二陈汤
    - 血瘀
      - 症状：心胸刺痛，便黑
      - 病机：血瘀内蓄
      - 治法：化瘀顺气
      - 方例：桃核承气汤
  - 大虚
    - 症状：虚脱，呃逆
    - 病机：大病之下，虚羸至极，元阳无力，气被抑遏使然
    - 治法：脾虚者峻补中土，肾虚者大补元阳
    - 方例：补中宜附子理中汤，温肾宜崔氏八味丸
  - 大实
    - 症状：呃而便秘、胀满
    - 病机：阳明热甚，三焦格拒，阴道不行而冲逆
    - 治法：清降
    - 方例：三承气汤

20. 呕　　吐

【呕吐分析】

《经》云：诸痿喘呕，皆属于上；诸呕吐酸，皆属于热；诸病水液，澄彻清冷皆属于寒。

“呕”属阳明，有声有物；“吐”属太阴，有物无声；细分之不过如此，而于临床所见，呕吐多不容分；辨证之法，亦惟有虚实两端。

伤于寒冷邪气者，必多疼痛，宜用“神香散”（方 1）加“香附”“生

姜”“桂枝”之类，以温中散寒；由于饮食停滞者，必兼胀满，宜“大和中饮”（方2）或“保和丸”（方3），以消滞通积。因于胃火上冲者，必见烦渴，脉洪而数，其治法有五：察其为湿热兼虚，宜“半夏泻心汤”（方4），以燥湿清热；火盛者，宜“抽薪饮”（方5），以导火下泄；暑热犯胃者，可用“竹叶石膏汤”（方6），以清暑养胃；肝火犯胃者，宜“抑青丸”（方7），以泻火降逆；胃热挟痰者，宜“黄芩二陈汤”（方8），以清热祛痰。因于肝气上逆者，必痛胀连于胃脘胸胁，治宜泻肝安胃，其法有三：如肝气犯胃，胃阳不衰而有火者，宜“左金丸”（方9），以泻火平肝；如胃阳衰而无火者，当以苦辛酸热为主，如“吴茱萸汤”（方10）之类；若肝阴胃汁皆虚，而肝阳扰胃者，则以柔剂滋液养胃治之，如“麦冬汤”（方11）之类；因于痰饮积聚胸中者，则症见胸满、脉滑，宜“二陈汤”（方12）加“厚朴”“姜汁”，以宽胸祛痰；因于邪传少阳阳明者，则往来寒热而脉弦，宜“小柴胡汤”（方13），以疏散之。以上都属于呕吐的实证。

虚证的呕吐，有本无内伤，又无外感，而时时呕吐者；有食无所停而闻食即呕者；有气无所逆而闻气即呕者；有因病误治，妄用克伐寒凉而致者；总由于胃气之虚使然，宜“独参汤”（方14）或“六君子汤”（方15），以大补脾胃之虚。

以上是一般辨治呕吐的两大法。尚有呕苦、吐水、吐涎、吐蛔诸症，亦不可不辨。呕吐味苦者，为邪在胆经，木乘于胃而胆汁上溢使然，宜“左金丸”或“小柴胡”以疏利肝胆；若见绿水则从胃底翻出，臭水则自肠中逆来，皆宜降气泄浊为治。吐清水的病因有六：受寒与食冷而作者，为胃寒证，宜用“姜附汤”温之；食少脉弱者，为气虚证，宜“六君子汤”补之；食后而吐者，为宿食证，宜“保和丸”消之；胸膈间辘辘有声者，为痰饮证，宜“五苓散”（方16）利之；心腹间时时作痛者，为虫证，宜化虫之剂杀之；若欲饮水，水入即吐者，为水逆证，宜“神术丸”（方17）散之。吐涎沫者，多由脾虚不能约束津液，或系脾湿上泛所致，宜“六君子汤”加“益智”“生姜”或“理中汤”（方18）加“益智仁”，以收摄之。吐蛔者，如因病而吐蛔，非因蛔而吐者，不必治蛔，但治其所以致吐的病根，则蛔自伏；如因胃火，内热甚而蛔不容也，但清其火，火清而蛔自静，轻则抽薪饮，重则“万应丸”（方19），以泻之；如因胃寒，内寒甚而蛔不存者，但温其胃，胃暖而蛔自安，“乌梅丸”（方20）去“黄柏”，以温之；如胃气大虚者，宜“温胃饮”（方21）“理中汤”之类，以温补之。

呕吐的病变复杂如此，上中下三焦皆可为病，所谓“属于上”者只是上逆之义耳，至其属热、属寒、属虚、属实，变化之多端，已如上述，又不可执一矣。

现代临床，急性胃炎、贲门痉挛、幽门痉挛、梗阻、肝炎、胰腺炎、胆囊炎等，均可出现呕吐。

【呕吐附方】

方1，神香散：参见冲逆（方14）。

方2，大和中饮：参见胀满（方13）。

方3，保和丸：参见冲逆（方12）。

方4，半夏泻心汤（《伤寒论·辨太阳病脉证并治下》）：半夏五合，黄芩、干姜、人参各三两，甘草二两，黄连一两，大枣十二枚。方君“半夏”和胃，而以“干姜”之辛温开之，芩、连之苦寒泄之，再以参、草、大枣之甘温补之，则湿滞消而胃气复也。

方5，抽薪饮（《景岳全书·卷五十一·寒阵》）：黄芩、石斛、栀子、黄柏、木通、泽泻、甘草、枳壳。“黄芩”“栀子”泻上焦之热，“甘草”“石斛”“枳壳”泻中焦之热，“黄柏”“木通”“泽泻”泻下焦之热，但均所以泻无形之热邪，泻热如抽薪，非所以去有形之热结也。

方6，竹叶石膏汤（《伤寒论·辨阴阳易差后劳复病脉证并治》）：石膏一斤，竹叶二把，甘草二两，粳米半升，人参三两，麦冬一升，半夏半升。此为清肺胃虚热之方。“竹叶”“石膏”辛寒，足以散其热邪；“人参”“麦冬”“粳米”“甘草”，能益肺安胃，补虚生津；“半夏”以豁痰止呕；故祛热而不损其真，导逆而能益其气也。

方7，抑青丸（《景岳全书·卷五十一·寒阵》）：黄连一味，以吴萸煎水浸一宿为丸。“黄连”以泻火，“吴萸”泻肝逆而下之。但“吴萸”气本温，不利于泻热，故仅以之煎水浸“黄连”，取其抑肝之性而用之，比钱乙方之泻青丸尤妙也。

方8，黄芩二陈汤（《景岳全书·卷五十四·和阵》引《宣明论方》）：黄芩、制半夏、陈皮、茯苓、甘草。“黄芩”以清胃中之热，“二陈”以涤其痰湿，为清利中焦湿热之良剂。

方9，左金丸（《景岳全书·卷五十七·寒阵》）：川黄连六两，吴茱萸一两。研末，水泛为丸。此泻肝火之方也。肝火亢盛，独用“黄连”为君，取实则泻子之义，以直折其上炎之势；佐以“吴萸”从类相求，引热下行，并开其郁也。

方10，吴茱萸汤：参见冲逆（方6）。

方11，麦冬汤（《证治心得·卷九·呕吐哕》）：麦冬、人参、白术、陈皮、甘草、陈廪米、竹茹、生姜、芦根、玉竹、茯苓。此为滋液养胃之方。“苓”“术”“参”“甘”“陈”，五味异功散也，所以补益脾气。“麦”“芦”“玉”“米”，所以大益胃津。“生姜”“竹茹”，行气化浊之用也。脾健胃濡，津液得以周布焉。

方12，二陈汤：参见眩晕（方13）。

方13，小柴胡汤：参见项强（方4）。

方14，独参汤：参见厥逆（方11）。

方15，六君子汤：参见眩晕（方16）。

方16，五苓散：参见胕肿（方7）。

方17，神术丸（《景岳全书·卷五十四·和阵》引《本事方》）：苍术一斤，生芝麻五钱，大枣十五枚。苍术焙干为末，以芝麻、枣肉和杵为丸。此治饮癖之方也。独任“苍术”为君，以其功能燥湿，专主木邪乘土也。“芝麻”利大小肠以除癖积，泻而不攻，故以为臣。“大枣”则崇土以制水之用也。

方18，理中汤：参见转戾（方3）。

方19，万应丸（《证治准绳·类方第八册·虫》）：黑牵牛、大黄、槟榔各八两，白雷丸、南木香各一两，沉香五钱，大皂角、苦楝皮各四两。皂角、苦楝皮煎汁，余药为末，以雷丸、木香、沉香为衣。诸药均能杀虫，以“雷丸”“苦楝”“皂角”“槟榔”为毒。“木香”“沉香”为衣，足以诱其食。“牵牛”“大黄”，所以排泻之也。

方20，乌梅丸（《伤寒论·辨厥阴病脉证并治》）：乌梅三百枚，细辛、桂枝、附子、人参、黄柏各六两，干姜十两，黄连一斤，蜀椒、当归各四两。捣筛，以苦酒浸乌梅一宿，去核，蒸之成泥，与蜜和药共杵为丸。此为除湿热、驱蛔虫之方。乌梅大酸为君，以泻肝家之本病，“黄连”“黄柏”苦燥为臣，以涤胃中之湿热。“干姜”“蜀椒”辛温为佐，以杀胃中之蛔虫。“桂”“附”“辛”“归”之和营卫经络为使，以除其厥逆。复以“人参”之扶胃，而使其不伤。蛔虫本为多食生冷之物与湿热互结而成，得酸则静，得辛则伏，得苦则下。所以苦酸辛杂凑，寒与热并用，而为虫剂之主方。

方21，温胃饮（《景岳全书·卷五十五·热阵》）：人参、扁豆、干姜、当归、炙甘草、陈皮、白术。此“异功散”去“茯苓”加“扁豆”“干姜”“当归”，而又有“理中汤”在其中，则其温脾健胃之力可知；胃为水谷气血之海，“扁豆”所以祛湿而理气，“当归”所以温养而调血也。

【呕吐表解】

表27　呕吐表解1

- 呕吐辨治1
  - 病机：有声有物为呕，有物无声为吐，太阴、阳明之气逆而上行所致
  - 实证
    - 寒邪
      - 症状：呕吐伴胃脘疼痛
      - 治法：温中散寒
      - 方药：神香散加香附、姜、桂
    - 食滞
      - 症状：呕吐伴胃脘胀满
      - 治法：消滞通积
      - 方例：大和中饮、保和丸
    - 胃热
      - 症状：呕吐，烦渴，脉洪而数
      - 病机：胃火上冲
      - 辨治
        - 湿热兼虚
          - 治法：燥湿清热
          - 方例：半夏泻心汤
        - 胃火亢盛
          - 治法：导火下泻
          - 方例：抽薪饮
        - 暑热犯胃
          - 治法：清暑养胃
          - 方例：竹叶石膏汤
        - 肝火犯胃
          - 治法：泻火降逆
          - 方例：抑青丸
        - 胃热挟痰
          - 治法：清热祛痰
          - 方例：黄芩二陈汤
    - 肝气上逆
      - 症状：痛胀连于胃脘、胸胁
      - 辨治
        - 胃阳不衰而有火者
          - 治法：泻火平肝
          - 方例：左金丸
        - 胃阳衰而无火者
          - 治法：温养肝胃
          - 方例：吴茱萸汤
        - 肝胃阴虚肝阳扰胃
          - 治法：滋养胃液
          - 方例：麦冬汤
    - 痰饮
      - 症状：胸闷，脉滑
      - 病机：痰饮积聚胸中
      - 治法：宽胸祛痰
      - 方药：二陈汤加厚朴、姜汁
    - 邪传少阳阳明
      - 症状：往来寒热，脉弦
      - 治法：疏散
      - 方例：小柴胡汤
  - 虚证
    - 症状：无内伤，无外感，而时时呕吐，或闻食呕吐，或闻气而呕吐
    - 病机：或因误治，或因克伐寒凉过甚，而胃气大虚
    - 治法：大补脾胃气虚
    - 方例：六君子汤、独参汤

表 28　呕吐表解 2

- 呕吐辨治 2
  - 呕苦
    - 症状：呕吐味苦，或吐苦水
    - 病机：邪在胆经，木乘于胃而胆汁上溢使然
    - 治法：疏利肝胆，降气泄浊
    - 方例：左金丸或小柴胡汤
  - 吐清水
    - 胃寒
      - 病机：受寒与食冷而作
      - 治法：温散
      - 方药：姜、附类
    - 气虚
      - 症状：食少，脉弱
      - 治法：补气
      - 方例：六君子汤
    - 宿食
      - 症状：食后而吐
      - 治法：消滞
      - 方例：保和丸
    - 痰饮
      - 症状：胸膈间辘辘有声
      - 治法：驱饮
      - 方例：五苓散
    - 虫证
      - 症状：心腹间时时作痛
      - 治法：驱虫
    - 水逆
      - 症状：水入即吐
      - 治法：燥湿逐饮
      - 方例：神术丸
  - 吐涎沫
    - 病机：脾虚不能约束津液，或脾湿上泛
    - 治法：扶脾收摄
    - 方药：六君子汤加益智、生姜，理中汤加益智仁
  - 吐蛔
    - 胃火
      - 病机：内热甚而蛔不容
      - 治法：清火
      - 方例：抽薪饮、万应丸
    - 胃寒
      - 病机：内寒甚而蛔不安
      - 治法：温胃
      - 方药：乌梅丸去黄柏
    - 胃虚
      - 病机：胃气大伤而蛔不静
      - 治法：温养胃气
      - 方例：温胃饮、理中汤

21. 吐　　酸

【吐酸分析】

《经》云：诸呕吐酸，暴注下迫，皆属于热。

吐出酸水，而致齿牙酸涩者，是谓“吐酸”，总由中气不舒，湿滞化热所致；至喉间噫嗳酸水，咯不得出，咽不得下者，叫作“吞酸”。吞酸、吐酸不外三种病变表现：第一，噫嗳吞酸，泛泛不安者，病在上脘最高之处；第二，若病在中焦胃脘之间，则时多呕恶，所吐皆酸，即所谓吐酸；第三，本无吞酸、吐酸，偶因呕吐所出，或酸、或苦，以及诸不堪难名之味的，必出于中脘之下者也。在上中二脘的，多由脾胃虚寒，不能运化；偶出于下脘的，则寒热俱有，病在呕吐而不在其苦、酸、难名之味。

“吐酸”辨治之法：如因素有湿热，盛寒或生冷遏之，致湿热郁而成积，便从木化而酸者，宜“左金丸”（方1）合“二陈汤”（方2），以疏湿化热；若积久不化，渐至木盛土衰的，宜“左金丸”合“逍遥散”（方3），以疏木培土；如宿食滞于中脘，宜“平胃散”（方4）加“神曲”“砂仁”，以化食导滞；有停饮积于胸中者，主“苓桂术甘汤”（方5），以渗利之；脾胃气虚者，则宜“理中汤”（方6）“温胃饮”（方7）之属以温补之；则知吐酸之热，多因湿化，非纯由乎火也。

【吐酸附方】

方1，左金丸：参见呕吐（方9）。

方2，二陈汤：参见眩晕（方13）。

方3，逍遥散：参见眩晕（方8）。

方4，平胃散（《太平惠民和剂局方·卷三·治一切气》）：厚朴五两，陈皮、甘草各一两，苍术八两；研末，加生姜三片，大枣二枚，清水煎，每服二钱。此为健胃燥湿之方。“苍术”苦温，燥湿之力最著，故以为君；“厚朴”下行以顺气，故以为佐；气行则湿化，故以“陈皮”佐之；脾得甘而健运，故以“甘草”为使；庶几胃气平而不逆也。

方5，苓桂术甘汤：参见胕肿（方1）。

方6，理中汤：参见转戾（方3）。

方7，温胃饮：参见呕吐（方21）。

【吐酸表解】

表29　吐酸表解

- 吐酸辨治
  - 症状：呕吐酸水，甚至齿牙酸涩；或喉间嗳酸，吞吐不得
  - 病机：中气不舒，湿滞化热所致，非纯由乎火也
  - 湿热
    - 病机：素有湿热，为寒或生冷遏抑，郁而成积
    - 治法：利湿化热
    - 方例：左金丸合二陈汤
  - 木盛土衰
    - 病机：湿热久积所致
    - 治法：疏木培土
    - 方例：左金丸合逍遥散
  - 宿食
    - 病机：宿食滞于中脘
    - 治法：化湿导滞
    - 方药：平胃散加神曲、砂仁
  - 停饮
    - 病机：水饮积于胸中
    - 治法：渗利
    - 方例：苓桂术甘汤
  - 中虚
    - 病机：脾胃气虚
    - 治法：温补
    - 方例：理中汤、温胃饮

22. 下　　迫

【下迫分析】

《经》云：诸呕吐酸，暴注下迫，皆属于热。

“下迫”，“里急后重”之谓，其病变多在广肠最下端处。“里急”与“后重”略有区分，急迫欲便，谓之“里急”，肛门重坠谓之“后重”。里急有虚实之分，实为火邪有余，虚为营阴不足；后重亦有虚实之异，实为邪实下壅，虚由气虚下陷，是其大较。

凡里急而不得便，火郁于肠也，重者宜“承气汤”（方1），轻者宜“芍药汤”（方2），以疏泄之；里急而不及更衣者，多为气不能摄，宜“补中益气汤”（方3），以升举之；里急而至圊反不能出者，气滞也，当以疏通为主，宜“导气汤”（方4）。

后重本因邪压大肠所致，大肠受压，不能升举而下坠，故“重”，治以“大黄”“槟榔”或“香连丸”（方5），以泻其所坠之邪；若积滞已行，后重不减，脉无力而不能食者，多为脾气下陷或大肠虚滑，不能自收，治以升涩

之剂，固其脱升其坠，固脱可用“诃子皮散”（方6），升坠可用“补中益气汤”；凡邪迫而后重者，至圊稍减未几复盛，虚滑而后重者，圊后不减以得解愈虚故也，不可不辨；亦有积滞已去，过服肉面生冷之类而后重者，当以运脾消导为主，宜“香砂六君子汤”（方7）加“神曲”；如因邪滞营分血瘀而致者，宜用“桃仁”“滑石”之类，活其死血，其重自除；更有气行、血和、积去，但虚坐努责，不得大便，这是无血证，宜倍用“四物汤”（方8）加“陈皮”，以和胃生血为治；凡后重诸法不效者，“三奇散”（方9）最妙，以其一升一降一散，则上下通畅而不坠也。

【下迫附方】

方1，承气汤：参见厥逆（方5、方6、方7）。

方2，芍药汤（《济生拔粹·卷十八·卫生宝鉴·泄痢》）：白芍药二两，当归尾、黄连、黄芩各五钱，槟榔、木香、甘草各三钱，肉桂二钱五分，或加大黄三钱。此为治痢初起之方。方中“白芍”“当归”“肉桂”以调血，“木香”“槟榔”以调气，血和则里不急，气调则后不重；“黄芩”“黄连”燥湿而清热，“甘草”调中而缓急；痢不畅者，斯加“大黄”以通之，否则不必加也。

方3，补中益气汤：参见眩晕（方2）。

方4，导气汤（《素问病机气宜保命集·卷中·泻论》）：白芍、当归、黄连、黄芩、木香、大黄、槟榔。此即“芍药汤”去“肉桂”“甘草”，所以导利气分之热滞者，故去“桂枝”“甘草”之温，免助其热；快其气，热泄气行，庶更衣通畅而不坠。

方5，香连丸（《证治准绳·类方第六册·滞下》引《直指》方）：黄连二十两（吴茱萸十两同炒，去吴萸），木香四两八钱；研末，醋糊丸，米饮下。此治热利里急之方。“黄连”苦燥湿，寒胜热，直折心脾之火，故以为君；用“吴萸”同炒者，取其能利大肠壅气也；里急由于气滞，“木香”辛以行气，温以和脾，能通利三焦，泄肺以平肝，使木邪不克脾土，气行而滞去；一寒一热，一阴一阳，有相济之妙，《经》所谓热因寒用也。

方6，诃子皮散（《兰室秘藏·卷下·泄痢》）：诃子皮七分，粟壳五分，炮姜六分，橘皮五分。此为收涩肠泄之方。“粟壳”酸涩微寒，固肾涩肠；“诃子皮”酸涩苦温，收脱住泻；“炮姜”辛热，能逐冷补阳；“橘皮”辛温，能升阳调气，以固气脱；用于脱肛者，亦可以收形脱也。

方7，香砂六君子汤：参见脘郁（方6）。

方8，四物汤：参见眩晕（方6）。

方9，三奇散（《证治准绳·类方第六册·滞下》）：生枳壳一两，黄芪二两，防风一两；为散，每服二钱，米饮或蜜汤调下。此治后重之方也。气之应下而不下者，“枳壳”足以行之；气之应升而不升者，“黄芪”足以扬之；气之应散而不散者，“防风”足以宣之；上下通利，内外无滞，则后重自除。

【下迫表解】

表30　下迫表解

- 下迫辨治
  - 症状：急迫欲便为里急，肛门重坠为后重
  - 病机
    - 里急：实为火邪有余，虚为营阴不足
    - 后重：实为邪气下壅，虚为气虚下陷
  - 里急
    - 火郁
      - 症状：里急而不得便
      - 病机：火郁于肠
      - 治法：泻火开郁
      - 方例：承气汤、芍药汤
    - 气虚
      - 症状：里急而不及更衣
      - 病机：气不能摄
      - 治法：升举
      - 方例：补中益气汤
    - 气滞
      - 症状：里急至圊，反不能出
      - 病机：邪气壅滞
      - 治法：疏通
      - 方例：导气汤
  - 后重
    - 邪壅
      - 症状：至圊稍减，未几复甚
      - 病机：邪实大肠，不能升举而下坠
      - 治法：泻邪实
      - 方例：香连丸或大黄、槟榔
    - 气陷
      - 症状：邪退而后重不减，脉无力，不能食
      - 病机：脾气下陷，或大肠虚滑，不能自收
      - 治法：固脱，升坠
      - 方例：诃子皮散、补中益气汤
    - 食滞
      - 病机：积滞已去，过食肉面生冷而发
      - 治法：运脾消导
      - 方药：香砂六君子汤加神曲
    - 血瘀
      - 病机：邪滞营分，血瘀而致
      - 治法：活血去瘀
      - 方药：桃仁、滑石之类
    - 无血证
      - 症状：虚坐努责，不得大便
      - 治法：和胃生血
      - 方药：四物汤加陈皮
    - 诸法不效者：三奇散

（三）二阴诸病

23. 大便固秘

【大便固秘分析】

《经》云：诸厥固泄，皆属于下。

“大便固秘”即大便固结而秘塞不通之谓。大便固结难行，多由于津液的干燥；秘塞不通，则因于胃气的阻滞。临证辨治，“大便固秘”有热秘、冷秘、风秘、气秘以及阴结、阳结之不同。

热秘者，症见六脉数大，伴有肠胃胀闷。轻则用“更衣丸”（方1），苦滑重镇之方以润之，或用“四顺清凉饮”（方2），以润而泻之；重则为阳明热结不通，当选用“三承气汤”（方3）以下之。

冷秘者，症见六脉沉迟，伴有溺清、腹痛。阴寒凝结而实者，宜用“三物备急丸”（方4），以热而泻之；阳衰湿滞而虚者，则用“半硫丸”（方5），以燥而泻之。

风秘者，由风伤肺脏，传入大肠所致，宜“活血润肠丸”（方6），以疏风润燥；若老年人的阳衰风秘证，亦可用“半硫丸”以壮阳润便；血燥生风者，便当用滋养熄风之剂，如“三才汤”（方7）“五仁丸”（方8）“通幽汤”（方9）之类；如果血燥而兼气滞，又当于养血中加行气之品也。

气秘者，由乎气不升降，遂致胀而后重，可用“苏子降气汤”（方10）加“槟榔”“枳实”，以遂其升降之势。

阴结者，症见不能食而身重，脉象沉迟，大便硬，乃阴寒固结肠胃所致，可用“玉壶丹”（方11），暖润以开其结。

阳结者，食而不便，脉浮而散，燥热气滞于胃肠故也，可用“更衣丸”润燥泻热以散其结。

至仲景所说的“脾约”证，乃由平素阴虚，患伤寒热病，邪热未至于胃，津液已先消烁，故胃强脾弱，水饮不能四布，但输膀胱而不能滋润大便，致小便数而大便反硬也，用“麻子仁丸”（方12），以滋津开结。

由此可知大便固秘之属于下者，下阴、肛门之不通也，而其不通之由，于上中下三焦无不有关，固不能仅认为“皆属于下”也。

【大便固秘附方】

方1，“更衣丸”（《时方妙用·卷下·滑可去着》）：朱砂五钱，芦荟七钱；滴好酒少许和丸，每服一钱二分。此治津枯、肠结之方。方中“朱砂”以汞为体，性寒，重坠下达；“芦荟”以液为质，味苦，膏润下滋；兼以大寒大苦之性味，能润燥结，从上导下，而胃关自开。

方2，四顺清凉饮（《景岳全书·卷五十五·攻阵》）：赤芍药、当归、甘草、大黄各一钱五分；锉碎，每服二钱，加薄荷一叶煎服。此清血通利之方也。“赤芍”“当归”，以泻血分之热结；“大黄”“甘草”，以行肠胃之壅滞；加“薄荷”一叶，亦宣达通利之意也。

方3，承气汤：参见厥逆（方5、方6、方7）。

方4，三物备急丸（《金匮要略·杂疗方第二十三》）：巴豆一钱，干姜二钱，大黄三钱；先以大黄、干姜捣为细末，入巴豆霜，合捣和蜜为丸。此为通下阴结之方。“干姜”散中焦寒邪，“巴豆”逐肠胃冷积，“大黄”通地道，又能解巴豆毒，是有制之师也。

方5，半硫丸（《太平惠民和剂局方·卷六·治泻痢》）：半夏三两，硫黄二两；研末，生姜自然汁同熬，入干蒸饼末，捣和为丸。此治寒闭之方。“半夏”除痰燥湿以降气，“硫黄”助火以疏利大肠；寒湿内滞，得热则疏利，而便通也。

方6，活血润肠丸（《证治准绳·类方第六册·大便不通》）：当归梢一钱，防风二钱，羌活、大黄各一两，麻子仁二两五钱，桃仁二两，皂角仁一两。此治血瘀风秘之方。“当归”“桃仁”所以活血；“羌活”“防风”所以熄风；“大黄”“麻仁”“皂角”所以润下；血不瘀而脾自运，风自宁而胃气降，大便因之而通利也。

方7，三才汤（《张氏医通·卷十六·二冬膏祖方》）：人参三钱，天冬二钱，干地黄五钱。此治阴液元气两伤之方。“人参”所以扶元气，“天冬”“地黄”所以益阴津；天冬润于上则肺能治节，人参养于中则脾能运化，地黄滋于下则肾能固藏，此“三才”之道也。

方8，五仁丸（《证治准绳·类方第六册·大便不通》引《得效方》）：

桃仁、杏仁各一两，柏子仁五钱，松子仁一钱二分五厘，郁李仁一钱，陈皮四两（另研末）；共研如膏，再入陈皮末，炼蜜和丸。此治气血虚弱津枯便秘之方。诸仁皆津滋质润之品，既能增液养阴，亦可行气活血，以“陈皮”之运转中焦主持其中，虽不泻之而便自通。

方9，通幽汤（《兰室秘藏·卷下·大便燥结论》）：当归身、升麻、桃仁、红花、甘草各一钱，生地、熟地各五分。此治噎塞便秘之方。“当归”“二地”“甘草”，滋阴以养血；“桃仁”“红花”，润燥而行血；加“升麻”者，必使清气先升，而后浊阴始降也。

方10，苏子降气汤：参见喘膹（方8）。

方11，玉壶丹（《证治心得·卷十一·秘结》）：硫黄，麻油。此为温润通结之方。“硫黄”益火以利大肠为君，佐“麻油”以润滑之，则津增气足而便通。

方12，麻子仁丸（《伤寒论·辨阳明病脉证并治》）：麻仁二升，芍药、枳实各八两，大黄一斤，厚朴一尺，杏仁一升；研为细末，炼蜜为丸。此为治肠液枯涸之脾约证之方。以“麻仁”之多脂者为君；“杏仁”之甘润者为臣；“枳实”“厚朴”之顺气行滞，“芍药”之通营和津为佐；“大黄”之泄热通下为使；又“炼蜜”为丸以缓行之；庶可热去津回，而大便渐通畅矣。

【大便固秘表解】

表31　大便固秘表解

- 大便固秘辨治
  - 症状：大便固结而秘塞不通
  - 病机：大便固结难行，多因津液干枯；大便秘塞不通，则因于胃气阻滞
  - 热秘
    - 症状：六脉浮大，肠胃胀闷
    - 治法：滑润，泻下
    - 方例：轻则更衣丸、四顺清凉饮，重则三承气汤
  - 冷秘
    - 症状：六脉沉迟，溺清，腹痛
    - 辨治
      - 阴寒凝结
        - 治法：热泻
        - 方例：三物备急丸
      - 阳虚湿滞
        - 治法：燥泻
        - 方例：半硫丸
  - 风秘
    - 病机：风伤肺脏，传入大肠所致
    - 辨治
      - 血虚风燥
        - 治法：疏风润燥
        - 方例：活血润肠汤
      - 阳虚风秘
        - 治法：壮阳通便
        - 方例：半硫丸
      - 血燥生风
        - 治法：滋养熄风
        - 方例：三才汤、五仁丸、通幽汤

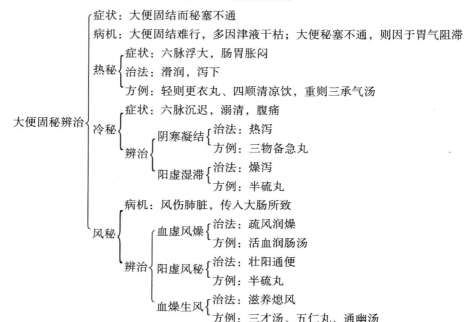

- 大便固秘辨治
  - 气秘
    - 症状：胀而后重
    - 病机：气不升降
    - 治法：逐其升降之势
    - 方药：苏子降气汤加槟榔、枳实
  - 阴结
    - 症状：不能食而身重，脉沉迟，大便硬
    - 病机：阴寒固结胃肠
    - 治法：暖润开结
    - 方例：玉壶丹
  - 阳结
    - 症状：食而不便，脉浮散
    - 病机：燥热气滞于胃肠
    - 治法：润燥泻热散结
    - 方例：更衣丸
  - 脾约
    - 症状：小便数而大便硬
    - 病机：平素阴虚，邪热灼之，水液但输膀胱而不能四布
    - 治法：滋津开结
    - 处方：麻子仁丸

24. 癃　　闭

【癃闭分析】

《经》云：诸厥固泄，皆属于下。

小便“癃闭”，也属于固塞的范畴，其症有久病和暴病的区分。“溺闭”多为暴病，点滴不出，内急胀满而难通利，可用疏通利窍之剂，甚则升之、吐之，以提其气，上窍开则下窍通矣，如“二陈汤”（方1）、“五苓散”（方2）“补中益气汤”（方3）诸方，甚或辅以探吐法，以及灸“百会穴”以升提之；“溺癃”多属于久病，症见欲解不解，虽屡出而量极短少，大都宜补养真阴兼滋气化，如“生脉散”（方4）、“地黄丸”（方5）之类；盖膀胱但主藏溺，司出溺的主要为肺气之制节，《素问》说“膀胱者，州都之官，津液藏焉，气化则能出矣”，主“气化”者莫若肺，故一身之气关于肺，肺清则气行，肺浊则气壅，所以小便不通，由于肺气不能宣化的临床多见，而清金降气实为开溺癃的有效方法；又有大便泄泻，津液偏渗于大肠，或水停心下，不能下输于膀胱者，则宜“四苓散”（方6）“五苓散”以渗泄之；更有瘀阻而小便闭者，则“牛膝”“桃仁”必为要药；如属气虚者，则“独参汤”（方7）如神。

这些说明小便“癃闭”的病位虽在下，而其病变之源则普遍于上中下也。

【癃闭附方】

方1，二陈汤：参见眩晕（方13）。

方2，五苓散：参见胕肿（方7）。

方3，补中益气汤：参见眩晕（方2）。

方4，生脉散：参见喘臌（方12）。

方5，地黄丸：参见眩晕（方5）。

方6，四苓散：即五苓散去桂枝，五苓散参见胕肿（方7）。

方7，独参汤：参见厥逆（方11）。

【癃闭表解】

表32　癃闭表解

- 癃闭辨治
  - 症状：小便癃闭，或不通畅
  - 病机：肺脏气化不行所致
  - 尿闭
    - 症状：小便点滴不出，内急胀满而难通利
    - 病机：多为暴病，气闭所致
    - 治法：疏通利窍，甚则升之、吐之
    - 方例：二陈汤、五苓散、补中益气汤，并用探吐法
  - 尿癃
    - 症状：欲解不解，虽屡出而量极短少
    - 病机：多为久病气虚
    - 治法：补养真阴，兼滋气化
    - 方例：生脉散、地黄丸
  - 津液偏渗
    - 症状：大便泄泻，小便不通
    - 病机：津液偏渗于大肠，或水停心下不能下输膀胱
    - 治法：渗泄
    - 方例：四苓散、五苓散
  - 瘀血
    - 治法：活血
    - 方药：牛膝、桃仁之类
  - 气虚
    - 治法：补气
    - 方例：独参汤

25. 泄　　泻

【泄泻分析】

《经》云：诸厥固泄，皆属于下；诸呕吐酸，暴注下迫，皆属于热。

“泄”者，大便溏薄，或作或止也；“泻”者，大便直下，水去如注，即所谓“暴注”也。两者虽有轻重之分，但总属脾胃受伤，脾受湿而不能渗泄，尤其是伤了阑门的元气，以致分利无权，并入大肠，因而肠鸣、溺少，大便反快而泄泻作矣。

临床辨证，从大便的性状来分类，有飧、溏、鹜、濡、滑之不同。“飧泄”的粪便水谷不分而完出，多为湿兼风之证；如恶风、自汗、肠鸣、脉弦者，宜“胃苓汤”（方1）加“防风”“升麻”，以升清阳而降湿浊；饮食太过肠胃受伤者，宜“加减木香散”（方2）升举阳土而消克之。“溏泄”的粪便略带肠垢污积，多为湿兼热之证；如脉数而溲赤涩，所下稠黏垢秽者，宜“黄芩芍药汤”（方3）合“益元散”（方4），以渗湿清热。“鹜泄”的粪便清冷如水，其中稍有结粪，多为湿兼寒之证；如脉见沉迟、小溲清白者，宜“理中汤”（方5）加“橘红”“茯苓”，以散寒胜湿；泄不止者，更加“附子”益火以渗其湿。“濡泄”的粪便色如尘水，便极溏薄，为土湿自胜之证；如腹不痛而肠鸣溺少者，宜“五苓散”（方6），以温化之。“滑泄”的粪便稀溏不成形，一下如注而不可止，为湿胜气脱之证，宜用“扶脾丸”（方7）或“补中益气汤”（方8）加“诃子”“肉蔻”，或“四柱饮”（方9）“六柱饮”（方10），以温补益气而收涩之。

从脏腑分类，则有脾泄、肾泄、肝泄、胃泄、大肠泄、小肠泄的区分。“脾泄”，症见呕吐、腹胀、注下，食后饱满泻去即宽，土气之虚也，治宜“香砂六君子汤”（方11），以崇土宽中。“肾泄”，多于五更便泄，伴有足冷、腹痛，元阳不足也，宜“四神丸”（方12），以温摄元气。“肝泄”，症见腹疼兼胀、泻而痛不止，不如伤食的痛得泻便减，土败木贼也，宜“四君子汤”（方13）合“抑青丸”（方14），以培土泻木。“胃泄”，常面黄而饮食不化，宜“理中汤”扶其阳。“大肠泄”，症见食已窘迫，大便色白而肠鸣切痛，宜“五苓散”加“木香”行其气。“小肠泄”，常溲涩而便脓血，伴有小腹痛，宜“导赤散”（方15）加“黄芩”“白芍”和其营。

从淫邪分类，则有痰泄、食泄、湿泄、暑泄等之不同。痰泄者，症见胸满、泻沫、脉弦滑，而甚则呕吐，其人神必不瘁、色必不衰，如腹中觉冷而隐隐微痛者，宜“二陈汤”（方16）加“厚朴”，温以行之；如不食不饥者，可用“青州白丸子”（方17），辛以燥之。食泄者，症见泻下臭腐、嗳气作酸，腹痛而泻，泻后痛减，宜“胃苓汤”加“木香”“砂仁”以行滞利湿，或“保和丸”（方18）加“砂仁”“豆蔻”，以化积推陈。湿泄者，若寒湿化为湿热者，症见里急后重，数至圊而不能便，茎中痛，似痢非痢，所下皆是粪水，《素问》名曰“大瘕泄”，宜“八正散”（方19），以清热利湿；暑泻者，暑伤肠胃，常于夏月暴注水泻，脉虚细，伴有口干、烦闷，宜“香薷散”（方20）倍加“干葛”“茅术”“黄芩”之类，以清暑化浊。

总之，泄泻多端，要不离乎脾伤积湿；治法初则用调中分利，继用风药燥湿；久必升提，滑须固涩，风兼解表，寒佐温中，伤食宜消，停痰宜化，虚者补之，热者清之，随证施治，治无不愈。

【泄泻附方】

方1，胃苓汤（《证治准绳·类方第六册·泄泻》）：苍术、厚朴、陈皮、白术、茯苓各一钱五分，泽泻、猪苓各一钱，甘草六分，肉桂五分，生姜三片，大枣三枚。此即“平胃散”“五苓散”之复方。“平胃散”所以燥湿，再合“五苓散”以健运水土，故凡脾虚湿盛之肿胀、泄泻诸症，善用之均有捷效。

方2，加减木香散（《卫生宝鉴·卷十六·泄痢论》）：木香、良姜、升麻、人参、槟榔、神曲、肉蔻、吴萸、干姜、陈皮、砂仁、白术。此为扶阳土消积食之方。“干姜”“白术”“人参”，理中汤也；佐以“良姜”“吴萸”“二仁”，温暖中土之力甚雄；复以“木香”“升麻”升举之，尤不患脾阳之不复；“神曲”“槟榔”“陈皮”诸药，则所以消磨积滞之品也。

方3，黄芩芍药汤（《素问病机气宜保命集·卷中·泻论第十》）：黄芩、芍药各一两，甘草五钱。此治热利之方。“黄芩”善清肠热以为君；“芍药”则泄肝扶肠以为臣；“甘草”生用，能和中泻热，为之佐使；凡治湿热下注之泻利，此为不易之法。

方4，益元散（《伤寒直格·卷下·诸证药石分剂》）：桂府滑石六两，甘草六钱，辰砂三钱；研细，每服三钱，新汲水调服。此治暑伤元气而小便不利之方。“滑石”禀土中冲和之气，寒能胜热，甘不伤脾，能清利水源，俾暑热从小便而泄；“甘草”生津止渴，用以为佐；复以“朱砂”镇之，则被暑伤之神气不难恢复也。

方5，理中汤：参见转戾（方3）。

方6，五苓散：参见胕肿（方7）。

方7，扶脾丸（《兰室秘藏·卷上·劳倦所伤论》）：白术、茯苓、橘皮、半夏、炙甘草、诃梨勒皮、乌梅肉各二钱，红豆、干姜、藿香各一两，肉桂五分，麦蘖、神曲各四钱；研末，荷叶裹烧饭和丸。此为治脾胃虚寒饮食不化之方。“白术”“茯苓”“甘草”“干姜”“红豆”“肉桂”“半夏”“橘皮”“藿香”，皆所以补中土之虚，并散寒湿之气也；“神曲”“麦蘖”，所以助消食也；“诃子”“乌梅”，所以止泻利也。

方8，补中益气汤：参见眩晕（方2）。

方9，四柱饮（《太平惠民和剂局方·卷三·治一切气》）：白茯苓、附子、木香各五钱，人参一两；研细末，每服二三钱。此治脾虚腹痛泄泻之方。以“人参”大振胃气为君，佐“附子”补火以益脾阳，“木香”以散寒，“茯苓”以胜湿；阳气既振，湿退寒消，则痛定而泻止焉。

方10，六柱饮（《证治准绳·类方第六册·泄泻》引《济生方》）：人参、附子、茯苓、木香、肉蔻、诃子。方即“四柱饮”再加“肉蔻”以温脾散寒，“诃子”以涩脱固气也。

方11，香砂六君子汤：参见膹郁（方6）。

方12，四神丸（《证治准绳·类方第六册·泄泻》）：肉豆蔻、五味子各二两，补骨脂四两，吴茱萸一两，红枣一百枚，生姜八两；捣末为丸。此治脾肾虚泻之方。“补骨脂”辛燥，入肾以制水；“肉豆蔻”辛温，入脾以暖土；“五味子”酸温，敛少火生气以焙土；“吴茱萸”辛温，折肝木逆气以滋生；丸以“生姜”“大枣”之辛甘，发散诸阳；水制木生，火壮土暖，而泄泻以止。

方13，四君子汤：参见眩晕（方1）。

方14，抑青丸：参见呕吐（方7）。

方15，导赤散：参见瘾疭（方2）。

方16，二陈汤：参见眩晕（方13）。

方17，青州白丸子：参见眩晕（方14）。

方18，保和丸：参见冲逆（方12）。

方19，八正散（《太平惠民和剂局方·卷六·治积热》）：瞿麦、萹蓄、车前子、滑石、甘草、山栀子仁、木通、大黄各一斤；研为散，每服二三钱，加灯心，清水煎服。此治湿热下注，通利大小便之方也。“木通”“灯心”，清肺热而降心火，肺为气化之源，心为小肠之合也；“车前子”清肝热而通膀胱，肝脉络于阴器，膀胱津液之府也；“瞿麦”“萹蓄”，降火通淋，此皆利湿而兼泻热者也；“滑石”利窍散结；“栀子”“大黄”，苦寒下利，此皆泻热而兼利湿者也；“甘草”合“滑石”为六一散，用梢可以径达茎中，甘能缓痛也；虽治下焦之疾，而不专于治下，必三焦通利，水乃下利之义欤！

方20，香薷散：参见瘾疭（方6）。

【泄泻表解】

表33　泄泻表解1

- 泄泻辨证
  - 症状：大便溏薄，或作或止为泄；大便直下，水去如注为泻
  - 病机：脾胃受伤，脾受湿而不能渗泄；尤其是阑门气伤，分利无权并入大肠所致
  - 辨粪便
    - 飧泄
    - 溏泄
    - 鹜泄
    - 濡泄
    - 滑泄
  - 辨脏腑
    - 脾泄
    - 肾泄
    - 肝泄
    - 胃泄
    - 大肠泄
    - 小肠泄
  - 辨淫气
    - 痰泄
    - 食泄
    - 湿泄
    - 暑泄

表34　泄泻表解2

- 泄泻辨粪便证治
  - 飧泄
    - 症状：粪便水谷不分而完出
    - 病机：多为湿兼风邪所致
    - 辨治
      - 清不化浊
        - 症状：恶风，自汗，肠鸣，脉弦
        - 治法：升清阳，降湿浊
        - 方药：胃苓汤加防风、升麻
      - 伤食
        - 病机：饮食太过，肠胃受伤
        - 治法：升阳行滞
        - 方例：加减木香散
  - 溏泄
    - 症状：粪便略带肠垢积污，稠黏而秽，溺赤涩，脉数
    - 病机：多为湿兼热之证
    - 治法：渗湿清热
    - 方药：黄芩芍药汤合益元散
  - 鹜泄
    - 症状：粪便清冷如水，其中稍有结粪，小溲清，脉沉迟
    - 病机：多为湿兼寒邪所致
    - 治法：散寒渗湿
    - 方药：理中汤加橘红、茯苓，或更加附子
  - 濡泄
    - 症状：便色如尘水，极溏薄，伴肠鸣、尿少
    - 病机：土湿自胜
    - 治法：温化
    - 方例：五苓散
  - 滑泄
    - 症状：粪便稀溏不成形，一下如注而不止
    - 病机：湿胜气脱
    - 治法：温补脾气而兼收涩
    - 方药：扶脾丸，补中益气汤加诃子、肉蔻，四柱饮，六柱饮

表 35　泄泻表解 3

- 泄泻辨脏腑证治
  - 脾泄
    - 症状：呕吐，腹胀，注下，食后饱满，泻后渐宽
    - 病机：中土气虚
    - 治法：补脾行气
    - 方例：香砂六君子汤
  - 肾泄
    - 症状：五更便泄，足冷，腹疼
    - 病机：元阳不足所致
    - 治法：温固肾阳
    - 方例：四神丸
  - 肝泄
    - 症状：腹疼兼胀，泻而痛不止
    - 病机：土败木贼
    - 治法：扶脾抑肝
    - 方例：四君子汤合抑青丸
  - 胃泄
    - 症状：面黄，而饮食不化
    - 病机：胃阳不振
    - 治法：温补阳土
    - 方例：理中汤
  - 大肠泄
    - 症状：大便色白，肠鸣，腹切痛，食已窘迫
    - 病机：金气不振
    - 治法：行气利湿
    - 方药：五苓散加木香
  - 小肠泄
    - 症状：溲涩，便脓血，小腹痛
    - 病机：火蓄气滞
    - 治法：清火通利
    - 方药：导赤散加黄芩、白芍

表 36　泄泻表解 4

- 泄泻辨淫气证治
  - 痰泄
    - 症状：胸满，泻沫，脉弦滑，腹中冷，隐隐微痛
    - 病机：痰饮结滞
    - 治法：温散痰饮
    - 方药：二陈汤加厚朴，青州白丸子
  - 食泄
    - 症状：泻下臭腐，噫气作酸，腹痛而泻，泻后痛减
    - 病机：土伤食滞
    - 治法：养脾导滞
    - 方药：胃苓汤加木香、砂仁，保和丸加砂仁、豆蔻
  - 湿泄
    - 症状：里急后重，数至圊而不能便，所下皆为粪水（大瘕泄）
    - 病机：寒湿渐化为湿热
    - 治法：利湿清热
    - 方例：八正散
  - 暑泄
    - 症状：常于夏月暴注水泻，口干，烦闷，脉虚
    - 病机：暑伤肠胃
    - 治法：清暑渗湿化浊
    - 方药：香薷散加干葛、茅术、黄芩

26. 小便浑浊

【小便浑浊分析】

《经》云：诸转反戾，水液浑浊，皆属于热。

“水液浑浊”，应包括“小便黄赤”和“小便浑浊”两个部分。

小便黄赤之症有如下列：盛暑汗多，膀胱闭涩，水不下运，而小便赤涩者，宜“五苓散”（方1）合“生脉散”（方2）或“消暑丸”（方3），以清暑湿，以利水；脾肺肾俱虚者，小便短赤，体倦食少，缺盆痛，宜“补中益气汤”（方4）送“地黄丸”（方5），以滋其化源；病后而脾肺气虚不能施化者，宜“补中益气汤”加“麦冬”“五味子”，以升脾降肺；阴火上炎者，小便赤少，而尺脉数大，宜“地黄丸”加“麦冬”“五味子”，以养阴清火；肝热者，频欲解而赤涩梗痛，时觉凛凛，或发寒热，宜“地黄丸”加“牛膝”，以养阴柔肝；胃热者，症见口中干淡引饮，肌肤壮热，宜“竹叶石膏汤”（方6），以“清胃泻热”；膀胱热甚者，宜“滋肾丸”（方7），以清热化气。

小便浊症，一般病在肝、脾、肾、膀胱为多见，症见溺白如泔、澄亦如膏，血虚而热甚者亦有带赤色。其辨治之法：肾阴虚而膀胱火盛者，症见溺时常微痛，宜“地黄丸”去“山萸”加“萆薢”“黄柏”治之，以养阴泻火；脾胃湿热下流者，症多见淋漓不尽，宜“治浊固本丸”（方8），以燥湿渗热；肝经湿热者，可见左关脉弦数，宜“龙胆泻肝汤”（方9），以泻其湿热；心虚有热者，宜“清心莲子饮”（方10），养心泻火；肥人脉滑者，多为湿痰流注，治宜燥湿化痰，用“平胃散”（方11）合“二陈汤”（方12），或用一味“白果”研浆服，最祛湿浊；脾虚下陷者，则宜“补中益气汤”加“砂仁”“益智”之类，以健脾升清；浊症经年不愈者，“真珠粉丸”（方13）最佳，以其燥湿泻火而不伤津也；如小腹痛甚者，当从寒治，宜“酒煮当归丸”（方14），以温散寒邪，亦著卓效。

据临证所见，小便赤浊之症湿热最多见，但寒证亦非无有，兼气虚者尤不少见。

【小便浑浊附方】

方1，五苓散：参见胕肿（方7）。

方2，生脉散：参见喘膭（方12）。

方3，消暑丸（《太平惠民和剂局方·卷二·治伤寒》）：半夏一斤，生甘草、茯苓各八两。研为细末，姜汁煮米糊和丸。消暑在消其湿，故方于“二陈汤”内去“陈皮”而倍用“半夏”为君。又以“半夏”性燥，故用醋煮以缓其燥，并有下泄之用也。“甘草”“茯苓”，涤痰消湿。“陈皮”略升而散气，故去之。

方4，补中益气汤：参见眩晕（方2）。

方5，地黄丸：参见眩晕（方5）。

方6，竹叶石膏汤：参见呕吐（方6）。

方7，滋肾丸：参见冲逆（方2）。

方8，治浊固本丸（《医学正传·卷六·便浊遗精门》）：甘草三两，猪苓二两五钱，白茯苓、缩砂仁、益智仁、半夏、黄柏各一两，黄连、莲蕊各二两。研末，汤浸蒸饼和丸。此为治湿热下注尿浊之方。“半夏”“茯苓”“黄连”所以除胃中之湿热也；“猪苓”“黄柏”所以除膀胱中之湿热也。“砂仁”“益智”“甘草”“莲蕊”健脾以胜湿。脾胃湿热不清，浊证之所由成；今脾胃健而湿热尽除，小便得以清利，此所以名固本欤！

方9，龙胆泻肝汤（《兰室秘藏·卷下·阴痿阴汗门》）：龙胆草、柴胡、泽泻各一钱，车前子、木通、生地黄、当归尾、栀子、黄芩、甘草各五分。此利肝经湿热之方也。“龙胆草”泻肝胆之火，更以“柴胡”引之，“甘草”缓之，佐以“芩”“栀”“通”“泽”“车前”等大利前窍，使诸湿热有所从出。然此皆泻肝之品也。肝既为湿热所伤，湿热除则肝阴亦被劫，故反佐以“当归”“生地”补血养肝，有标本兼顾之妙用。

方10，清心莲子饮（《太平惠民和剂局方·卷五·治痼冷》）：石莲肉、人参、黄芪、茯苓、柴胡各三钱，黄芩、地骨皮、麦冬、车前子、甘草各二钱。此治心虚火动之方也。“参”“芪”“甘草”所以补阳虚而泻火，助气化而达州都。“地骨皮”退肝肾之虚热，柴胡散肝胆之火邪。“黄芩”“麦冬”清心肺上焦之热；“茯苓”“车前”利膀胱下部之湿。独以“石莲”清心火而交通心肾主持其中，方是以名之。

方11，平胃散：参见吐酸（方4）。

方12，二陈汤：参见眩晕（方13）。

方13，真珠粉丸（《景岳全书·卷五十七·寒阵》）：黄柏皮、蛤粉各一斤，真珠三两（一方代以青黛亦效）。研为细末，滴水和丸。此降火滋阴之方也。“黄柏”苦寒而泻相火，“蛤粉”咸寒而补肾阴，“真珠”亦所以镇纳龙火也。故梦泄遗精者常用之，盖为阳乘阴位之变也。

方14，酒煮当归丸（《兰室秘藏·卷中·妇人门》）：当归、附子、茴香、川楝子各一两，以好酒三升，煮至酒尽，焙干，次入丁香、木香各五分，升麻、柴胡、黄柏各一钱，玄胡索五钱，全蝎十三枝，共研细末，酒糊为丸。

此为疏肝和血、散寒定痛之方。“全蝎”为入肝专药，凡肝之病，无不治之。“川楝”“茴香”“柴胡”“升麻”行肝之气；“当归”“玄胡”“黄柏”行肝之血。“附子”及“丁香”“木香”，所以散寒止痛。用于妇人疝瘕诸证最验。

【小便浑浊表解】

表37　小便浑浊表解1

- 小便黄赤辨治
  - 病机：气虚而湿热下注膀胱
  - 暑盛
    - 症状：小便赤涩，多汗
    - 病机：盛暑汗多，膀胱闭涩
    - 治法：清暑利水
    - 方例：五苓散合生脉散或消暑丸
  - 肺脾肾虚
    - 症状：小便短赤，体倦，食少，缺盆痛
    - 病机：三焦气虚
    - 治法：补气益阴，升脾降肺
    - 方药：补中益气汤送地黄丸，补中益气汤加麦冬、五味子
  - 阴火上炎
    - 症状：小便赤少，尺脉数大
    - 治法：养阴清火
    - 方药：地黄丸加麦冬、五味
  - 肝热
    - 症状：尿频，尿赤，尿涩，尿痛，或发寒热
    - 治法：养阴柔肝
    - 方药：地黄丸加牛膝
  - 胃热
    - 症状：口中干淡引饮，肌肤壮热
    - 治法：清胃泻热
    - 方例：竹叶石膏汤
  - 膀胱热
    - 治法：清热化气
    - 方例：滋肾丸

表 38　小便浑浊表解 2

- 尿浊辨治
  - 症状：溺白如泔，澄亦如膏；化热后亦带赤色
  - 阴虚火旺
    - 症状：溺时常微痛
    - 病机：肾阴虚而膀胱火盛
    - 治法：养阴泻火
    - 方药：地黄丸去山萸加萆薢、黄柏
  - 湿热下注
    - 症状：淋漓不尽
    - 病机：脾胃湿热下流
    - 治法：燥湿渗热
    - 方例：治浊固本丸
  - 肝经湿热
    - 症状：尿痛，左关脉弦数
    - 治法：泻厥阴湿热
    - 方例：龙胆泻肝汤
  - 心经虚热
    - 治法：养心泻火
    - 方例：清心莲子饮
  - 湿痰盛
    - 症状：人肥，脉滑
    - 病机：湿痰流注
    - 治法：燥湿化痰
    - 方药：平胃散合二陈汤，或一味白果研浆
  - 脾虚下陷
    - 治法：健脾升清
    - 方药：补中益气汤加砂仁、益智
  - 沉寒
    - 症状：小腹痛甚
    - 治法：温散寒邪
    - 方例：酒煮当归丸
  - 经年不愈：真珠粉丸

（四）神志诸病

27. 狂　　症

【狂症分析】

《经》云：诸躁狂越，皆属于火；诸禁鼓栗，如丧神守，皆属于火。

“狂”之为病，症见少卧不饥、妄言骂詈，甚至登高而歌、弃衣而走，常大惊、大怒，病在心、肝、胆、胃，尤其是三阳并而上升，则火炽痰涌，心窍为之壅塞，神明不得出入，主宰失其号令，心反为痰火所役，所谓“如

丧神守”，正是这样一种病变。

辨证之际，当分别痰火的多少，而或吐、或下、或清、或抑治之。如因上焦实热盛者，宜“生铁落饮”（方1），以清镇之；因于阳明实热者，有热有结，则用“大承气汤”（方2），以荡涤之；有热无结，则用“白虎汤”（方3），以凉泻之；因于心经邪热者，宜“牛黄清心丸”（方4）或“黄连泻心汤”（方5），以苦降之；因惊扰而得，痰涎久留于心窍者，宜“白金丸”（方6），以开发之；因于肺魄不藏，状若神灵所附者，宜“镇心丹”（方7），以镇摄之；因于痰血郁结者，宜“礞石滚痰丸”（方8），以劫夺之；痰火为狂，固无补法，但亦有久病而致气血大虚者，如“宁志膏”（方9）“灵苑辰砂散”（方10）“神应丹”（方11）等方，可酌量制服，以安抚心神。

【狂症附方】

方1，生铁落饮（《张氏医通·卷十四·狂门》）：铁落一升，石膏二两，龙齿、白茯苓、防风各一两五钱，玄参、秦艽各一两；先将铁落煮水，诸药研粗末，入铁落汁中煮，去滓，入竹沥一升，和匀温服。此为散风热、镇狂癫之方。诸药均所以驱风胜热，惟取生铁落“重坠之性”，龙齿“安神之用”，而狂疾斯已。

方2，大承气汤：参见厥逆（方6）。

方3，白虎汤：参见厥逆（方4）。

方4，牛黄清心丸（《证治心得·卷一·中风》引万氏方）：牛黄二分五厘，川连五钱，黄芩二钱五分，生栀子三钱，郁金一钱，辰砂一钱五分；共研末，腊雪水调神曲糊为丸。此为清解心包邪热之方。“牛黄”“黄芩”“黄连”“栀子”，所以泻心火也；“辰砂”安神，“郁金”开郁，临床用之颇灵。

方5，黄连泻心汤（《证治心得·卷一·湿》引《局方》）：川黄连酒炒。此方“黄连”本所以清心，酒炒之欲散其气也。

方6，白金丸（《证治心得·卷三·痞满》）：白矾三两，郁金七两；研末，薄荷糊丸。此治痰血迷心之方。“白矾”酸咸以软顽痰，“郁金”苦辛以去恶血，血、痰均去，则心窍自开。

方7，镇心丹（《三因方·卷十·惊悸证治》）：“朱砂”“龙齿”各等分；猪心血和丸。此方“朱砂”“龙齿”均为镇心安神之品，和以“猪血”引经尤捷也。

方8，礞石滚痰丸（《泰定养生主论·卷十四·痰证》）：青礞石二两，沉香五钱，大黄、黄芩各八两；将礞石打碎，用朴硝一两，同入瓦罐，盐泥固济，晒干火煅，石色如金为度，研末，和诸药，水丸。方中“礞石”剽悍之性，能攻陈积伏枥之痰；“大黄”“朴硝”荡热袪实，以开下行之路；“黄芩”泻肺凉心，以平上僭之火；“沉香”能升降诸气，以导诸药为使；庶几三焦清利，痰无余蓄矣。

方9，宁志膏（《普济本事方·卷二·心小肠脾胃病》）：人参、枣仁、辰砂、乳香各等分；研末蜜丸，薄荷汤下。方中“人参”补心气，“枣仁”养心阴，“辰砂”安心神，“乳香”通心血，为平补心虚安神之方。

方10，灵苑辰砂散（《证治准绳·类方第五册·狂》）：辰砂一两，乳香、枣仁各二两；研末，温酒调下，恣饮沉醉，听睡勿动，令其自苏。此方功用颇同“宁志膏”，而偏重活血安神，故用酒以助之。

方11，神应丹（《证治准绳·类方第五册·痫》）：辰砂不拘多少，研细；猪心血和匀，蒸饼裹蒸熟，乘热取出，丸如梧子大。此亦养心安神之方也。

【狂症表解】

表39　狂症表解

狂症辨治
- 症状：少卧不饥，妄言骂詈，甚至登高而歌，弃衣而走，常大惊大怒
- 病机：心肝胆胃以及三阳之气并逆而上，火炽痰涌，阻塞心窍，神明为痰所役使然
- 上焦热盛
  - 治法：清镇
  - 方例：生铁落饮
- 阳明热结
  - 治法：泻实热
  - 方例：大承气汤
- 有热无结
  - 治法：凉散邪热
  - 方例：白虎汤
- 心经邪热
  - 治法：苦降
  - 方例：牛黄清心丸、黄连泻心汤
- 惊而痰壅
  - 治法：涤痰开发
  - 方例：白金丸
- 气伤魄散
  - 治法：镇摄
  - 方例：镇心丹
- 痰血郁结
  - 治法：劫痰
  - 方例：礞石滚痰丸
- 气血大虚
  - 治法：安抚心神
  - 方例：宁志膏、灵苑辰砂散、神应丹

28. 躁　　症

【躁症分析】

《经》云：诸躁狂越，皆属于火。

“躁”即烦躁，与“烦热”有别：一般说的“烦”多为烦热，一般说的“烦躁”，则重在“躁”而不在“烦”；“烦”为心胸愠怒，如有所触，外不现形；“躁”则手足躁扰，若无所措，内外不宁；“烦热”多为心、肺之火郁而不得发越所致；“烦躁”则多出于肾，所以有“阳烦阴躁”之说也。

临床时辨治“躁”不外表里虚实四端：凡表证不得汗，内外皆热，而躁乱不宁者，取汗则定；里实热郁，大便不通，心神不安，坐卧难名，脉数实有力者，下之则定；前者是表实证，表邪解则正安而躁宁；后者是里实证，里邪去则热清而躁定。

火客心包络，上焦不清，令人烦躁难名者，宜以“黄芩”“黄连”“山栀”等为君，稍用“炮姜”为使，甚或用“凉膈散”（方1）下之；汗下后热仍不止，而烦躁欲狂，伴有面赤、咽痛者，这是邪热乘于少阴之经所致，可用“葶苈苦酒汤”（方2）探吐之；以上都是属于有火热实邪的躁证。

惟有一种肾阳飞越于外，形成无根之火而躁扰的，身体手足躁动，或者裸体不欲近衣，甚至欲投井中以自救者，急宜以“附子理中汤”（方3）或“四逆汤”（方4），以复其阳，则阳得安抚，躁扰始定；假使误认为真热，遽投以凉药，则无根之火，得水即升走，顷刻间喘汗、外脱而死，这是大虚证，绝不同于一般的火热病了。

【躁症附方】

方1，凉膈散：参见口噤（方5）。

方2，葶苈苦酒汤（《证治准绳·类方第五册·痫》）：葶苈一合，苦酒一升五合，生艾汁八两；以苦酒煎葶苈，入艾汁再煎三五沸，去滓，温分三服，探吐取汗。此治汗下而热不解之方也。汗下而阳热转亢，邪之盛也可知，故取“苦酒”之酸泄，“葶苈”之下泄，“艾汁”之发越，并力以使阳热外散，攻表之至药也。

方3，附子理中汤：参见厥逆（方1）。

方4，*四逆汤*：参见厥逆（方8）。

【躁症表解】

表40　躁症表解

- 躁症辨治
  - 症状：手足燥扰，若无所措，内外不宁
  - 病机：阳热内扰，神志不宁
  - 实证
    - 表实
      - 病机：表证不得汗，内外皆热，躁乱不宁
      - 治法：发汗解表
    - 里实
      - 症状：里实热郁，大便不通，心神不安，坐卧难名，脉数实有力
      - 治法：攻里去实
    - 火客心包
      - 病机：上焦不清，烦躁难名
      - 治法：泻火
      - 方例：凉膈散
    - 热乘少阴
      - 病机：汗下后热仍不止，烦躁欲狂，面赤，咽痛
      - 治法：发越邪热
      - 方例：葶苈苦酒汤
  - 真阳外越
    - 症状：身体手足躁动，裸体不欲近衣，甚欲投井自救
    - 病机：肾阳飞越于外，形成无根之火而躁扰
    - 治法：温经抚阳
    - 方例：附子理中汤、四逆汤

29. 惊　　骇

【惊骇分析】

《经》云：诸病胕肿，疼酸惊骇，皆属于火。

心为身主，血以养心，心血一虚，神气失守，神去而舍空，这就是“惊骇”之所由肇端。大凡可怖之事猝然而至者必惊，故惊骇一症，大人有之，小儿尤多，因其神志未坚，胆气未充，或耳闻大声，或目见异物，当其外有所触，心忽一虚，神即失守，陡然惊骇。惊骇所伤，由心猝及乎胆，由胆猝及乎肝，因而常伴有目睛不转、口不能言、短气、自汗、体倦而坐卧不安、寐多异梦随即惊觉，脉常动如豆粒。此皆神无所归，虑无所定，心气大伤之候。

治惊之法，首宜安心神，滋培肝胆；但心和肝胆，均为君相火之脏，在滋养的同时，必兼用清火之法；因火不得宁，惊即不能定也；“安神丸”（方1）、“平补镇心丹”（方2）或“温胆汤”（方3）加“枣仁”“远志”“菖

蒲”等方，都不失为宁火镇惊的有效方剂，可以随证选用。

若小儿病惊骇，见证与治法不同。心为君火，如遇肝胆中相火风木之气骇然而起，君火随之不宁，而致搐搦、神昏、肢冷厥逆、吐乳、身热、目窜口噤，无一不是心肝胆诸脏的见症，并无外感风邪，只是由于外受惊骇，内动风火使然，宜安心神、镇惊、定怯，甘凉以清内热，柔润以熄肝风，或少佐芳香，通其窍络，舒其结闭；“安宫牛黄丸”（方4）、“清宫汤”（方5），或用“炙甘草汤”（方6）去“人参”“桂枝”“生姜”“大枣”加“丹参”“丹皮”“犀角”，补心之体，配心之用。

治“惊”惟不宜擅用刚热燥涩表散之剂，以滋长其风火，切记，切记。

【惊骇附方】

方1，安神丸（《兰室秘藏·卷下·杂病门》）：净朱砂一钱，黄连一钱五分，甘草五分，生地黄、当归头各一钱；研末，蜜丸。此补心安神之方也。方中“朱砂”重能镇怯，寒以胜热，甘则生津，抑阴火之浮游，以养上焦之元气，故为安神第一品；再佐“黄连”之苦寒以泻之，“甘草”之甘平以缓之，“当归”之甘温以养之，“地黄”之甘寒以补之；心血足，则肝得所养而魂自安，心热解，则肺得其职而魄自宁。

方2，平补镇心丹（《太平惠民和剂局方·卷五·治诸虚》）：龙齿一两，远志、人参各一两，茯神、酸枣仁各一两五钱，柏子仁、当归身、石菖蒲各一两，生地二两，肉桂一两，山药一两五钱，五味子五钱，麦门冬一两五钱，朱砂五钱；研细末，炼白蜜为丸，朱砂为衣。此养心之方也。方中“生地”“山药”补水制火，盖取既济之义；“当归”“肉桂”所以生心血；血生于气，“人参”“茯神”所以益心气；“人参”合“麦冬”“五味”为生脉散，盖心主脉，肺为心之华盖而朝百脉，补肺生脉，所以使天气下降也；“远志”“枣仁”“柏仁”所以养心神；而“枣仁”“五味”酸以收之，又以敛心气之耗散也；“菖蒲”通心窍而畅神机之出入；“朱砂”“龙齿”，一泻降而宁神，一济水而益志，上下相交，神志合一，则心无间然矣。

方3，温胆汤：参见膹郁（方9）。

方4，安宫牛黄丸（《温病条辨·卷一·太阴温病》）：牛黄一两，郁金一两，犀角一两，黄连一两，朱砂一两，梅片二钱五分，麝香二钱五分，真珠五钱，山栀一两，雄黄一两，金箔衣，黄芩一两；为极细末，炼老蜜为丸，每丸一钱，金箔为衣，蜡护。此芳香化浊，济水泻火而利诸窍之方。方中“牛黄”通心神，“犀角”解百毒，“真珠”通神明，合“犀角”以补水救火；至“郁金”“梅片”“雄黄”“麝香”等之香，均足以使闭锢之邪热温毒，深在厥阴之分者，一齐从内透出，而邪秽自消，神明可复；“黄连”“黄芩”“栀子”泻心肺三焦之火，使邪火随香而散也；“朱砂”合“金箔”坠痰镇固，亦所以安神也。

方5，清宫汤（《温病条辨·卷一·太阴温病》）：元参心三钱，莲子心五分，竹叶卷心二钱，连翘心二钱，犀角尖二钱磨冲，连心麦冬三钱。此清膻中之方也。方中“元参”主水，补离中之虚；“犀角”避秽，善通心气，亦能补离中之虚，故以二物为君；“麦冬”善散心中秽浊结气，故以为臣；“连翘”“竹叶”俱能泻心火，故以为佐；“莲心”既善下心火于肾，复使肾水上潮于心，故以为使；俱用心者，取其入心，以助心中生生不已之生气也；膻中为心主之宫城，故曰“清宫”。

方6，炙甘草汤（《伤寒论·辨太阳病脉证并治下》）：炙甘草四两，桂枝、生姜各三两，人参、阿胶各二两，大枣三十枚，麻仁、麦门冬各五合，生地黄一斤；净酒七升、清水八升煮。此治心虚脉结代之方也。方用“生地黄”为君，“麦冬”为臣，峻补真阴，二药虽甘寒，但得“人参”“桂枝”之通阳脉，“生姜”“大枣”之和营卫，则能发陈蕃秀矣；余如“阿胶”补血，“甘草”缓中，“麻仁”生津，“清酒”和阳，则阳生阴长，悸可宁而脉可复矣。

【惊骇表解】

表41　惊骇表解

- 惊骇辨治
  - 症状：猝然惊恐，目睛不转，口不能言，短气，自汗，体倦，坐卧不安，脉动如豆
  - 病机：心血不足，神气失守，由心及胆，由胆及肝，肝胆上扰，心气愈伤
  - 治法：安抚心神，滋培肝胆，兼清火邪，以宁神镇惊
  - 方药：安神丸，平补镇心丹，温胆汤加枣仁、远志、菖蒲等
  - 小儿惊证
    - 症状：骇然而作，搐搦，神昏，肢冷厥逆，吐乳，身热，目窜，口噤
    - 病机：外受惊骇，内动风火使然
    - 治法：安神镇怯，清热熄风，通路开窍
    - 方药：安宫牛黄丸，清宫汤，炙甘草汤去参、桂、姜、枣加丹参、丹皮、犀角

三、王、刘、张三家分析病机的比较观

以上“病机十九条”，为历代医家所重视，尤其是自刘守真本此“十九条”衍为《素问玄机原病式》一书后，以后言病机者往往推崇刘氏，其实仅为一得之见，与王冰相较，不啻霄壤之别。因王冰着重于十九条“有无虚实”变化的阐述，而不机械地孤立地认识一病、一症，他抓住了“十九条”病机最主要的精神，所以他在每一条的发挥并不多，而对“有无盛虚”四字，则大加阐述。他说：“深乎圣人之言，理宜然也；有无求之，虚盛责之，言悉由也。夫如大寒而甚，热之不热，是无火也；热来复去，昼见夜伏，夜发昼止，时节而动，是无火也。当助其心。又如大热而甚，寒之不寒，是无水也；热动复止，倏忽往来，时动时止，是无水也。当助其肾。内格呕逆，食不得入，是有火也。病呕而吐，食久反出，是无火也。暴速注下，食不及化，是无水也。溏泄而久，止发无恒，是无火也。故心盛则生热，肾盛则生寒。肾虚则寒动于中，心虚则热收于内。又热不得寒，是无火也。寒不得热，是无水也。夫寒之不寒，责其无水；热之不热，责其无火。热之不久，责心之虚；寒之不久，责肾之少。有者泻之，无者补之；虚者补之，盛者泻之。适其中外，疏其壅塞，令上下无碍，气血通调，则寒热自和，阴阳调达矣。是以方有治热以寒，寒之而水食不入；攻寒以热，热之而昏躁以生，此则气不疏通，壅而为是也。纪于水火，余气可知。故曰：有者求之，无者求之，盛者责之，虚者责之，令气通调，妙之道也。”（《素问释文·至真要大论》王冰注）王冰这段议论，有以下三点很值得重视。

首先，王冰指出了研读“病机十九条”的方法。“圣人之言，理宜然也”，就是说十九条各病所“属”，无非是言其一般的常理。如“风”有风热、风寒之别，“火”有虚火、实火之辨，这样求责有无盛虚的病由，对待任何一种病证都是适用的（“言悉由也”）。

其次，王冰从病火病水、阴证阳证两个方面，一层一层地作了分析有无盛虚的示范。如同一发热也，既有无火之热，也有无水之热，无火是阳虚，无水是阴虚；同一呕吐也，既有有火之吐，也有无火之吐，食不得下是为有火，食久反出是为无火，有火为实，无火为虚；同一腹泻也，既有无水之泄，

也有无火之泄，无水为邪火盛，无火为阳气虚。

第三，王冰扼要地提出了施治的辨证方法。治热以寒，治寒以热，这是治寒热无真假时的一般治法；治热以寒，寒之即水食不得入，这是把假热证当作真热证治了；治寒以热，热之而昏躁以生，这是把假寒证当作真寒证治了。治热以寒，但寒之而不能寒，这是无水的虚阳证；治寒以热，但热之而不能热，这是无火的真阴证。

临床时辨证论治的求责功夫，果能达到王冰这样的要求，毫无疑问，其疗效一定很高，我们是应该达到这个水平的。

何以说刘河间对“十九条”的发挥仅是一得之见呢？刘氏研究“十九条”的学术思想基础为五运六气学说，因此他便以“十九条”分别归纳于五运六气之中，而“十九条”中属于火热的条文最多，刘氏便据以充实其为“六气皆从火化”的学说，如他所说“热甚而风生”“火热能生湿土”“风热甚而寒湿同于燥”等。刘氏之意，固在说明六气都有火化的可能，但因其强调之极，便使人有万病皆生于火热的认识。其更大的缺点是，与王冰相反，他放弃“十九条”每一病症有无盛衰的求责而不谈，惟大谈其“亢极之化”（木极似金、金极似火、火极似水、水极似土、土极似木）的五行至理，固然是“微则当其本化，甚则兼其鬼贼”，但刘氏学说竟以“鬼贼”之化为其中心，“本化”之理反言之多疏，其实五气为病，“本化”仍然是其主要的。因此刘氏所著的《素问玄机原病式》一书，对“病机十九条”固有所发挥，即对风、寒、暑、湿、燥、火“鬼贼”之化的发挥，绰有余裕，而于“有无盛衰”的辨证，实大大的不够。不仅不够，甚至有的理论竟脱离临床来发挥，便愈觉支蔓而不切合实际了。例如刘氏解释“诸湿肿满，皆属于脾”的理由时说：“地之体也，土热极盛则痞塞肿满。”热湿盛固然可以肿满，难道寒湿盛就不可以导致肿满吗？实际上，病寒湿肿满的比病热湿肿满的尤为多见。刘氏强调“火热”一面之说，往往如此。故我认为刘河间的《素问玄机原病式》于火热一面的发挥，有其至理，但竟以此而失之偏激，卒为后世学者多所诟病。如邵元伟云：“病机一十九条，实察病之要旨，而‘有者求之，无者求之；盛者责之，虚者责之’一十六字，乃答篇首盛者泻之、虚者补之之旨，而总结病机一十九条之义，又其要旨中之要旨也。河间《原病式》但用病机十九条立言，而遗此一十六字，犹有舟无操舟之工，有兵无将兵之帅。”（《医学纲目》）邵氏对河间的责难是正确的，但并不能因此而可以尽毁河间之说，存其所长而缺其所短，则得之矣。

河间之后，于病机略有发挥者，则推张景岳。景岳既尽先抓住“审察病机，无失气宜”的要旨，更能本着“有无盛衰”的“求责”来分析各条病机的寒热虚实之辨。正因为他重视了审察病机的气宜，所以在分析“十九条”的同时，无不列举《素问·气交变大论》《素问·五常政大论》《素问·至真要大论》等论中淫胜、反胜、客胜、主胜诸病来证实之。例如他分析“诸风掉眩，皆属于肝”时说：“风主动摇，木之化也，故属于肝。其虚其实，皆能致此。如发生之纪，其动掉眩巅疾（见于《素问·五常政大论》）、厥阴之复、筋骨掉眩（见于《素问·至真要大论》）之类者，肝之实也。又如阳明司天，掉振、鼓栗、筋痿不能久立（见于《素问·五常政大论》）者，燥金之盛肝受邪也；太阴之复，头项痛重而掉瘛尤甚（见于《素问·至真要大论》）者，木不制土湿气反胜，皆肝之虚也。故《卫气》篇曰‘下虚则厥，上虚则眩’，亦此之谓。凡实者宜凉宜泻，虚者宜补宜温。”（《类经·十三卷·疾病类·病机一注》）其他诸条的分析，亦无不如此。这样分析既符合《素问》病随气动说而得其机之旨，又切合临床辨证论治之用，与刘河间只从“五运胜极之化”立说，自然要切合实际应用得多。惟其仍局限于以《经》解《经》，而未能深入临床施用来阐述耳。

他如吴崑、马莳、张隐庵、高士宗等，虽为注《素问》的大家，而于“病机十九条”了无发明，不过随文敷衍而已。

经验小方选集

1966年

写在前面

“方药”只有“效”与“不效”的选择，而无所谓“大方”和“小方”的区别，这可说是我一贯的糊涂观念。换言之，有是病，用是方，只要疗效可以，药品的贵贱、药味的多寡，一向是不甚考虑的，这是不对的。莫须有地使用贵重药品和过多数量的用药，无论从病家的经济负担考虑，还是从国家珍贵的药材资源考虑，对任何一方面来说都是可耻的浪费行为。而且使用贵重药和过多种药，疗效不一定就好，如病人拿去买不起或者买不全，都要影响到疗效。

1965年，卫生部门坚决贯彻党中央和毛主席关于“把卫生工作的重点放到农村”的指示，认真执行“面向工农兵”这个卫生工作的根本方针，全国医药卫生人员，无论中医、西医、男女老少，都要组织医疗队，不断地分批下到农村去，为农民防病治病。我在这个波澜壮阔的热潮中，亦曾到农村去小住一段时间，在给农民治病当中，大方、小方、药贱、药贵的问题，便不由我不考虑了。首先，巡回医疗队在全国范围内的农村展开了工作，药材的消费量大为增加，虽然国家尽量保证农村的供应，由于种种原因，药材缺乏的现象仍然难以一时都得到完全解决。而且中国农民的生活，一向是艰苦朴素，且习以为常，药价稍贵即不愿服用。因此，摆在面前的一个严重问题，不仅是要方药的疗效好，尤其是要方药的组合简单，而价格又极便宜，才能符合农村中的客观情况，于是方药小、价钱巧、疗效好三者，便成了在农村医疗中不可或缺的必要条件。农村里的客观要求是这样，而我们一向住在大城市，平常所用方药，都不尽合小、巧、好的要求，所以一到农村，在治疗过程中，往往觉得非常掣肘，而不能运用自如。

去年11月，我自农村回来以后，如何选集小方、巧方、好方的问题经常在我脑子里盘旋着。我是个中医教育工作者，我既亲身有了方药非小、非巧便不足以言好的体会，怎么能叫我们的学生或者各地的同志又都会遭到这一不愉快的经历呢？医务工作者到农村去，是长时期的事，有必要让大家多掌握些小、巧、好的方药，再到农村去。经过半年多的业余时间，我整理出这505个经验小方来，并名之曰“经验小方选集”。

这505方，究竟小到什么程度呢？计单味药成方15个，两味药成方113个，三味药成方的138个，四味药成方的123个，五味药成方的90个，六味药成方的仅有26个。六味药以上的便没有入选了，这些都是选集前人之方整理而成。

如何叫作“经验”呢？毛主席在《实践论》里曾说：“一个人的知识，不外直接经验的和间接经验的两部分，而且在我为间接经验者，在人则仍为直接经验。”用这话来理解中医数不清的方剂，颇有相似之体会。因为这些方剂都是由临证的直接经验而产生的，不过是在悠久的历史长河中，诸多的劳动者和医家或先或后的直接经验而已。对这些方药来说，在我本是间接经验，但在这505方中，绝大部分我都有过临床而取得了直接的经验。因此，我才有权利从中挑选，把它们汇集起来，略加整理，证明其经验，介绍其经验。例如：“冲和汤”仅四味药，以之治伤风感寒，效验并不逊于“九味羌活汤”；“举元煎”仅五味药，以之治一切中气下陷不能升举诸症，其效力尤优于“补中益气汤”；“清震汤”仅三味药，凡属雷头风痛，服之如应斯响；“滋肾丸”亦仅三味药，用以治热在血分之小便痛涩，一剂即热消尿畅，疗效甚捷；“香连丸”仅两味药，用以治湿热下痢、腹痛后重，覆杯可愈，等等。这些例子，举不胜举，不仅是我一个个地由间接经验进而获得直接经验的范例，甚至各地同志还有比我更多地获得直接经验的范例的，将来仍然是不断地有许多同志和我们一样，甚至还要超过我们获得更多的直接经验的范例，这是可以断言的，也是必然的。

当然，所选集这505方，不是尽都符合小、巧、好的要求，其中少数方剂，是有贵重药的，但都可以分别改用不同的“代用品”，通过若干临证实践，证明这些代用品，多无损于疗效。例如，所有“人参”，一概不用，用“党参”或“沙参”代之，若干年来，通过大量临证运用，证明完全可以，即便是“独参汤”，我用重量“上党参”，时或配以“朱茯神”，能同样获得较满意的效果。许多方剂里都有“沉香”，均可以按其不同作用代以适当的药品。如“四磨汤”和“礞石滚痰丸”，则代以“罂粟壳”及“马兜铃”，取其能敛降也；“沉香化痰丸”则以“苏子”代，取其泻肺消饮也；“苁蓉润肠丸”则以“厚朴”代，取其善于宽肠逐气也；“沉香降气散”则以“木香”“郁金”代，同样因其可升可降也；“朱雀丸”则以“丁香”“菖蒲”代，取其既能纳肾，复开心窍也；“沉香化气丸”则以“香附”代，取其能开郁结也；“火龙膏”“铁弹丸”“抱龙丸”“导滞散”等方中的“麝香”，概以“冰片”代，同样有开窍通经、镇心逐邪的作用。他如“犀角地黄汤”中的“犀角”，取其解毒，可以用“升麻”代；取其清热，可以用“马尾连”代。又如：同一“琥珀”，在“寿星丸”中，可以用“远志”与“花蕊石”代，取其能镇心祛痰也；在“琥珀散乙方”及“牛膝汤”中，均可用“血竭”“牡蛎”代，取其能散瘀血、行湿浊也。只要本着辨证论治的精神来寻找代替药品，不仅不是难事，而且圆机活法，完全能够保证疗效。中国药物，品类繁多，无论贵贱，皆可疗疾，因此避免少用或不用贵重药品，并不是一件绝对不可能的事。

为了便于掌握方药的实际运用，选方按照主治疾病分类，没有采用一般方剂学按治法分类的方法。但是，不管用什么方法分类，都是相对的而不是绝对的，也不可能是绝对的。譬如说，伤风类仅列“葱豉”“归柴”“桂枝”“冲和”四方，而伤于风热的，何尝不可以借用“石膏散”或“荆芥散”；风寒不解的，又何尝不可以借用“芎辛汤”；至于风湿上盛的，“脑风散”亦尽可以利用。只要充分了解到各个方剂的配伍精神，运用起来必然就灵活得多。为了要达到这个目的，便于每个方剂都做了扼要的解释，虽然说不上这就是组方的精义所在，但亦有助于选用是方者参考。各方之末，还系以四言韵语，便于诵记者之需。

由于所选方剂都是古人所遗，有少数方名带有迷信色彩，便径予改换了。如“水陆二仙丹”，去掉“二仙”二字，而名“水陆丹”；“神授散”更名“师授散”，“遇仙散”更名“玉仙散”，“神寝丸”更名“催生丸”，“神圣散”更名“脑风散”，“神保丸”更名“冷积丸”之类。他如“佛手散”“孔圣枕中丹”“二神丸”“四神丸”等，义在赞其药效，非同于迷信者，仍暂保留。因为这一工作亦比较复杂，留待将来会集多数人，经过仔细研究后，再行修改罢！至于有的方剂内容完全不同而方名却相同的，则括以（甲）（乙），以示区别。

《经验小方选集》既成，略述原委如上，既非着意著书，便亦用不着叫“序言”了。

任应秋

1966年5月于北京

分类方目

头面诸病

头痛

选奇方

芎归汤

清震汤

牛脑丹

大川芎丸

玉真丸

石膏散

芎辛汤

脑风散

荆芥散

眼病

蛤粉丸

阿魏嗅鼻法

决明夜光散

煮肝散

黄连膏

耳病

烧肾散

黄芪丸

姜蝎散

蜡弹丸

鼻病

地黄煎

口舌病

玄参散

绿袍散

心效散

胡黄连散

薏苡仁汤

冰柏丸

咽喉病

甘桔汤

启关散

烧盐散

矾精散

金丹

半夏桂甘汤

形体诸病

疠风

通天再造散

肩臂痛

指迷茯苓丸

附子汤

胸胁病

栝蒌薤白白酒汤

大建中汤

芍药汤

推气散

颠倒木金散

项背痛

椒附散

腰痛

肾着汤

苍术汤

烧羊肾

青娥丸

大地黄丸

姜附汤

腹痛

小建中汤

回令丸

当归生姜羊肉汤

厚朴三物汤

四肢筋骨痛

夺命丹（乙）

金刚丸

麻黄加术汤

续断丹

二妙散

地黄汤

煨肾散

杉木汤

薏苡仁散

火龙膏

牛蒡子散

酒浸牛膝丸

潜行散

精神气血诸病

健忘

孔圣枕中丹

引神归舍丹

朱雀丸

癫狂痫

灵苑方

宁志膏

天地膏

定志丸

大黄一物汤

牛黄泻心丸

粉代散

苦参丸

灵苑神砂散

白金丸

矾石丸

三痫丸

镇心丹

灵应丹

不寐

半夏秫米汤

朱砂安神丸

清心丸（乙）

郁病

正气天香散

生韭饮

栀子解郁汤

沉香化气丸

诸衄

四物汤

当归汤

黄芩清肺饮

黑膏汤
吐血
千金当归汤
泻心汤（甲）
四生丸
花蕊石散
尿血
杜牛膝散
固下丸
鹿角胶丸
如神散（甲）
车前子丸
便血
黄连阿胶丸
棕灰散
举元煎
柏叶散
脏连丸（甲）
六汁饮
黑地黄丸
赤豆当归散
黄连汤
香梅丸
脏连丸（乙）

外感诸病

伤风
葱豉汤
归柴饮
桂枝汤
冲和汤
暑热
生脉散
犀角地黄汤
连理汤
天水散
三才汤
玉女煎
大顺散
回生散
白虎汤
冷香饮子
来复丹
香薷饮
消暑丸
苍术白虎汤
疟疾
何人饮
柴胡养阴汤
黄芪鳖甲汤
胆汁二姜丸
露姜饮
蜀漆散
痉病
芎活汤
防风当归汤
举卿古拜散
羌活酒
抱龙丸

内伤诸病

中风

星香散

豨莶丸

稀涎散

通顶散

铁弹丸

破棺丹

三圣散

茯神散

三生饮

三化汤

正舌散

白术酒

竹沥饮

参归三圣散

牵正散

厥证

独参汤

二至丹

参附汤

回阳散

四逆散

通关散

痹证

麻石术附汤

活络丹

黄芪五物汤

甘草附子汤

乌头汤

潮热

生地黄丸

大补阴丸

海蛤散

当归补血汤

消渴

泻黄散

黄芪六一汤

忍冬丸

朴硝煎

自汗

防己黄芪汤

泽术麋含汤

实表散

玉屏风散

斑疹

鼠粘子散

玄参升麻汤

胡荽酒

黄芩汤

升麻葛根汤

黄连解毒汤

黄疸

栀子大黄汤

茵陈蒿汤

大黄附子汤

茵陈四逆汤

栀子柏皮汤

硝石矾石散

枣矾丸

黄芪芍药桂枝苦酒汤

水肿

张氏散

槟榔散

五皮饮

三白散

越婢汤

禹功散

越婢加术汤

杏子汤

葶苈丸

清肺葶苈丸

蒲黄散

浚川丸

真武汤

惊悸怔忡

千金茯神汤

半夏麻黄丸

泻心汤（乙）

肺痈

桂枝去芍药加皂荚汤

千金苇茎汤

人参固本丸

葶苈大枣泻肺汤

琼玉膏

咳嗽

桑麻丸

二地二冬汤

二冬二母汤

二母散

赤石脂禹余粮汤

三拗汤

团参饮子

参胡三白散

小陷胸汤

泻白散

小半夏汤

茯苓甘草汤

桔梗汤

粉黛散

栝蒌杏连丸

麻黄汤

麻黄附子细辛汤

哮喘

参苏饮

四磨汤

水哮方

应梦散

白面饼

礞石滚痰丸

椒蟾散

甘胆丸

钟乳丸

清金丹

痰饮

接命膏

三子养亲汤

千缗汤

贝母丸

水煮金花丸

黄栝蒌丸
玉液丸
白龙丸
沉香化痰丸
白术丸
抑痰丸
中和丸
泽泻汤
半夏丸
姜桂丸
近效术附汤
苓桂术甘汤
四七汤
控涎丹
倍术丸
新制润下丸
琥珀寿星丸
蠲饮枳实丸
呃逆
柿钱散
附子粳米汤
丁香柿蒂散
丁香煮散
噎膈
五汁饮
涌痰汤
七气汤
神香散
脾胃病
清胃散
枳术丸
白雪膏
保元汤
健脾丸
理中汤
平胃散
附子散
四君子汤
止吐方
栀子豉汤
香砂枳术丸
金桃酒
胃痈
排脓汤
排脓散
大黄牡丹汤
胃痛
火龙散
良附丸
伤酒
益脾丸
黄芪葛根汤
半夏茯苓汤
心腹痛
小半夏加茯苓汤
煮黄丸
高良姜汤
手拈散
海蛤丸
家秘心疼方

嘈杂吞酸

麦门冬汤

茱连丸

呕吐哕

神术丸

二陈汤

大黄甘草汤

大半夏汤

半夏生姜大黄汤

红豆丸

橘皮半夏汤

吴茱萸汤（甲）

栝蒌薤白半夏汤

吐泻

治中汤

吴茱萸汤（乙）

木瓜散

肠痈

黄黑散

大黄汤

薏苡附子败酱散

胀满

保安丸

桃花丹

十枣汤

己椒苈黄丸

防己茯苓汤

冷积丸

抵当汤

积聚

三圣膏

琥珀膏

沉香降气散

四味阿魏丸

赤丸

调营丸

泄泻

防风芍药汤

桂苓丸

青州白丸子

白术散

五味子散

戊己丸

白通汤

宝花散

白术附子汤

草果散

白术汤

四逆汤

温六丸

二神丸（甲）

四神丸（甲）

四柱饮

秘结

脾约丸

大承气汤

益血阳丹

朱砂芦荟丸

四顺清凉饮

半硫丸

五仁汤

更衣丸

润肠丸
备急丸
苁蓉润肠丸
黄芪汤
痢疾
清六丸
附子理中汤
温脾汤
驻车丸
芩术汤
姜茶饮
归连丸
香连丸
三物胶艾汤
紫参汤
如神汤
椒艾丸
芍药甘草汤
三奇散
诃黎勒散
甘草干姜汤
诃子皮散
白头翁汤
橘皮汤
脱肛
蟠龙散
涩脱散
伏龙肝散
疝痛
香橘散
喝起丸
乌头栀子汤
香附散
蜘蛛散
大乌头煎
蒺藜丸
肾气丸
淋浊
滋肾丸
金液五精丸
海金沙散
琥珀散（乙）
立效散
栝蒌瞿麦丸
石苇散
草豆饮
滑石散
解郁散
萆薢分清饮
小菟丝丸
导赤散
遗精
珍珠粉丸
水陆丹
三才封髓丹
金锁固精丸
缩泉丸
威喜丸
猪苓丸
桂枝甘草龙骨牡蛎汤
清心丸（甲）
聚精丸

癃闭

利气散

猪苓汤

牛膝汤

通闭散

茯苓散

遗尿

白薇散

龙骨散

白薇芍药汤

枯矾牡蛎散

固脬丸

秘真丸

蔹芍汤

肝病

旋覆花汤

金铃子散

四乌鲗骨一芦茹丸

左金丸

虫病

小红丸

黑虎丹

使君子丸

打虫化积丸

追虫丸

化虫丸

师授散

雄槟丸

榧子散

雄黄锐散

跌仆诸病

当归膏

导滞散

鸡鸣散

寻痛丸

独胜散

妇女诸病

阴户病

白矾散

经心录洗方

温宫方

柏蛤散

暖胞丸

痛经

煮附丸

理阴煎

小温经汤

交加散

二神丸（乙）

芍药通灵汤

益母丸

经闭

泽兰汤

二气丸

大黄膏

万病丸

二黄汤

土牛膝散

琥珀散（甲）

五补丸

厚朴煎
卫生汤
崩漏
乌金散（甲）
大全方
如神散（乙）
立应散
如圣散
失笑散
芎䓖膏
蚕砂丸
茅花散
柏黄散
带下
锁精丸
乌金散（乙）
万安丸
双白丸
白附丸
白芷散
枸杞生地膏
导水丸
苦楝丸
地榆膏
桂附汤
玉仙散
四神丸（乙）
樗皮丸
妊娠恶阻
缩砂散
二香散
人参丁香散
小胶艾汤
佛手散
胎漏
二黄散
阿胶散
子芩散
防风丸
难产
枳壳散
内补丸
催生丸
润胎饮
夺命丹（甲）
乳汁不行
赤豆饮
胡桃散
漏芦散
断乳方

（编者按：本书根据任应秋手稿整理而成。手稿原分7大类，共505首方剂，因历史原因，现只有4大类，141首方剂。为了使读者能一窥原稿全貌，特保留原稿目录以供读者参考）

头面诸病

头　痛

1. 选奇方

【出处】《兰室秘藏》。

【方药】羌活一钱半，黄芩（酒炒）一钱半，防风一钱，甘草一钱，生姜一片。

【主治】风火相煽引起的眉棱骨痛。

【方义】方中的“羌活”与“防风”相伍，辛甘发散，固足以治风也，未能胜火；便佐以“黄芩”“甘草”之苦甘，能走三阳诸经，则火亦清除矣；再以“生姜”降逆和中，庶头清脑宁，其痛若失。

【歌诀】选奇汤方，芩草羌防，祛风胜火，佐以生姜。

2. 芎归汤

【出处】《经效产宝》。

【方药】川芎、当归各三钱，葱头连须五钱，生姜五片。

【主治】产后头痛。

【方义】妇人产后，血必大伤，偶有外感，即见头痛。伤血之人，虽有外邪，不可发表，惟用“川芎”“当归”之辛温，既能益血，又能散邪；再加以“姜”“葱”，略为解肌，则邪尽去，此寓“散”于“补”之方也。

【歌诀】芎归汤方，佐以葱姜，产后头痛，用之最良。

3. 清震汤

【出处】《素问病机气宜保命集》。

【方药】升麻四钱，苍术四钱，全荷叶一张。

【主治】头风痛，头面疙瘩。

【方义】风湿盛于上者，惟用“升麻”以散其风，“苍术”以燥其湿，风散湿除，则脑自宁；再以“荷叶”一张，专能升清降浊，庶俾头府不再为风湿所据，而清阳自若矣。

【歌诀】清震汤方，荷叶升苍，风湿既去，永护清阳。

4. 牛脑丹

【出处】验方。

【方药】白芷、川芎各三钱，研末，抹于黄牛脑髓上（可用猪羊脑代，羊脑尤佳），瓷器内加酒蒸熟，趁热食之，尽量一醉，其病如失。

【主治】头风痛。

【方义】“川芎”“白芷”，为息风定痛之品，再益以“黄牛脑”，为血肉品中最善于治风眩者；凡属虚风久病的头痛，用此最为合适。

【歌诀】牛脑名丹，芎芷各三，加酒蒸熟，虚风立安。

5. 大川芎丸

【出处】《伤寒六书》。

【方药】川芎一斤，天麻四两，研末，炼蜜和丸，每两作十丸，每服一丸，食后细嚼，茶汤送下。

【主治】痰饮内盛引发的头风疼痛。

【方义】“川芎”气厚味薄，功专和血通肝，为补血润燥、行气搜风之品，故善于通经络、开血郁、疏气滞、散肝邪，凡因气血不和而逆于上者，非此不除；“天麻”亦善于柔肝息风、驱散痰浊；两者相伍，则凡肝风内动，痰浊厥逆所致的头风痛，见效最速。

【歌诀】大川芎丸，天麻共研，风痰厥逆，头痛可蠲。

6. 玉真丸

【出处】《普济本事方》。

【方药】硫黄一两，石膏一两，半夏一两，硝石一两，研末和匀，生姜汁和神曲为丸，如梧桐子大，阴干，每服二十丸，食后生姜汤或米饮下。

【主治】肾厥头痛，伴四肢逆冷者。

【方义】肾阳不守于内，而厥逆上冲，则头上热结而痛，四肢阳虚而厥冷；方用“硫黄”一味，以温肾中元阳为本；其腾于上之热，则用“石膏”“硝石”“半夏”，以清之降之；于是在下之元阳得复，在上之邪热得清，头即不痛矣。

【歌诀】玉真丸方，膏夏硝黄，下虚上实，清热扶阳。

7. 石膏散

【出处】《卫生宝鉴》。

【方药】川芎一两，石膏三两，白芷一两半，黄芩一两半，研末，每服三钱，水煎，去渣热服。

【主治】风热、痰火之头痛。

【方义】风火相煽，痰浊上干，扰乱其清阳之气，以致经络闭塞，头痛不已。“白芷”散阳明之痰湿，“石膏”泻炎上之火邪，“川芎”活血于头，“黄芩”清热于膈，使痰火顿除，风热消散，则经络通畅，清阳上奉，头痛无不愈矣。

【歌诀】石膏散子，芎芩白芷，热散痰消，头痛自已。

8. 芎辛汤

【出处】《三因极一病证方论》。

【方药】川芎一钱半，细辛五钱，甘草六分，生姜五片，白芷一钱，芽茶一钱。

【主治】头风痛。

【方义】头风盛于上者，既不能“降”，惟有“散”之一法。“川芎”“细辛”“白芷”皆所以散在上之风；佐以“芽茶”，所以宁脑；“甘草”“生姜”所以和中降逆。风散脑清，中焦得和，再无厥逆于上者，头痛之苦，自此永消。

【歌诀】芎辛汤方，茶芷甘姜，脑宁风息，头痛效彰。

9. 脑风散（原名“神圣散”）

【出处】《伤寒六书》。

【方药】麻黄、细辛、葛根、藿香各等分，研末，每服二钱，茶调下。

【主治】脑风留饮不散之头痛难忍。

【方义】头为清阳之府，风、饮诸邪留于脑中，则清阳之气不足，而头痛不止。“麻”“辛”“葛”“藿”诸品，均取其清轻上升，既可以胜风驱饮，又能载诸阳而升；以茶调服，尤能助其清神醒脑之用，痛即可止。

【歌诀】脑风散方，麻辛葛香，茶清调服，脑风痛良。

10. 荆芥散

【出处】《普济本事方》。

【方药】荆芥、石膏各等分，研末，每服二钱，加生姜三片，葱白连须三寸，清水煎，热服。

【主治】头风。

【方义】本方宜于治疗风热头痛。“荆芥”所以胜风，“石膏”所以清热；头不为风热所扰，则气自清而脑自宁，痛即止矣。

【歌诀】荆芥散方，石膏葱姜，胜风清热，头痛无妨。

眼　　病

11. 蛤粉丸

【出处】《证治准绳》。

【方药】蛤粉（细研）、黄蜡各等分，熔蜡搜蛤粉为丸，丸重三钱，每用猪肝一片（约二两），劈开，裹药一丸，麻线缠，入砂锅内以泔水煮熟，乘热熏目，至温，吃肝并药汁。

【主治】雀目。

【方义】“雀目”俗名“鸡盲”，本为高风内障病，多为肝虚之候，入夜则肝气衰甚，故视益不明也。“海蛤粉”善养肾气，以荣肝脏；“黄蜡”善于柔肝，以息虚风；再以血肉之“肝”，峻补肝之精血，使其上贯于目。则风去障消，雀盲愈也。

【歌诀】蛤粉蜜丸，黄蜡猪肝，且熏且服，雀目可痊。

12. 阿魏嗅鼻法

【出处】《张氏医通》。

【方药】阿魏三钱，鸡内金一钱，冰片三分，研末，蜜和燃箸头上，令中空通气，外裹乌金纸，去箸，每夜塞鼻中。

【主治】去目中星翳。

【方义】目中生星翳，多为肺热上蒸所致。方用“阿魏”善去恶气之品为主，辅以“鸡内金”之善消积滞。置于鼻窍，使其直通于肺，再注于目，则气清热退，毫无所滞，星翳自散。

【歌诀】阿魏嗅鼻，冰金和蜜，消恶去滓，星翳若失。

13. 决明夜光散

【出处】《证治准绳》。

【方药】石决明、夜明砂各二钱，生猪肝一两，药研末和匀，劈猪肝成两片，掺药末于中，合之，麻线缠定，用淘米泔水，贮砂锅内煮，煮熟，先乘热熏眼，临卧，连肝药汁服之。

【主治】高风内障，夜目不明。

【方义】“石决明”镇肾益精，能磨去障翳；“夜明砂”柔肝活血，善升清明目；“肝”以滋肝，培其精血。则肾之精、肝之血均得以上注于目，以益其精明之用，则内障消，夜不昏也。

【歌诀】决明夜光，砂肝煮汤，既熏且服，善治雀盲。

14. 煮肝散

【出处】《卫生宝鉴》。

【方药】夜明砂、青蛤粉、谷精草各一两，研末，每服一钱，猪肝一大片，劈开，掺药末于内，令匀，线缠定，以米泔煮肝熟，取出，以汤熏眼，肝分作三服，即用肝汤下。

【主治】雀目羞明，小儿疳眼翳膜。

【方义】“夜明砂”为肝经血分药，善于活血去翳；“青蛤粉”善于入肾养肝，以镇亢逆；“谷精草”入于肝肾，为清热退翳之品。三品均善于养肝，再佐以猪肝，则肝中精气充足，自然翳消目明。

【歌诀】煮肝散方，消翳治盲，谷砂蛤粉，猪肝煎汤。

15. 黄连膏

【出处】《疡医大全》。

【方药】黄连四两、片脑五分，黄连研末，加清水文火慢熬，去滓，贮瓷器内，重汤蒸炖成膏，滤净，待数日，出火毒，加入片脑，捣匀，用少许，点眼眦内。

【主治】目赤热痛。

【方义】“黄连”走五脏，清热燥湿，善治肝胆实火，目为肝窍，为五脏之精所贯注，故五脏邪火上逆，往往必及于目，用黄连一味，能清诸脏之热者，熬膏点眼，热退甚速，微加片脑，既以辛凉清散，入眼亦令人快意也。

【歌诀】黄连熬膏，片脑微浇，用以点眼，赤热痛消。

耳　　病

16. 烧肾散

【出处】《卫生宝鉴》。

【方药】磁石（煅赤醋淬）一两，附子一两，川椒（去目及闭口者炒）五钱，研末，每服一钱，用猪肾一枚，去筋膜，细切，加葱白、韭白、盐各少许与药末和匀，拌入肾中，裹十重湿纸，于煻灰火中煨熟，空腹细嚼，温酒送下。

【主治】肾虚耳聋。

【方义】“磁石”入肾，善启肾中之阳气而上升，“附子”所以补肾中元阳，并以血肉之“肾”，导入肾中，其补益峻，肾阳既充，再以“川椒”之辛通开窍，气盈于耳，听斯聪矣。

【歌诀】散名烧肾，治聋聪听，磁石附椒，包煨熟饵。

17. 黄芪丸

【出处】《证治准绳》。

【方药】黄芪（酒炒）二两、炮附子三两、羌活二两、沙苑蒺藜二两，研末，酒煮羯羊肾一对，捣烂绞汁和丸，每服三五钱，盐汤下。

【主治】肾虚耳鸣耳聋。

【方义】肾虚风动，真阳之气不振，以致耳鸣耳聋。“黄芪”补气以下通于肾，“附子”扶阳以上通于耳，“羌活”散肾脏之风，“蒺藜”驱肝脏之风，“羊肾”以补肾脏，再用盐汤润下，则肾脏阳气内充，虚风自实，听户随之肃清矣。

【歌诀】黄芪丸方，附子藜羌，羊肾一对，专补元阳。

18. 姜蝎散

【出处】《证治准绳》。

【方药】生姜（如蝎大）四十九片，全蝎（去螫）四十九个，先以热水泡去蝎的咸味，再以糯米三合，铺置大瓦上，蝎铺米上，焙令米黄为度，去米，再以生姜为垫，每片置蝎一个，再焙至姜焦为度，去姜，研末。先于三五日每日服“黑锡丹”三五服，于夜饭后，调蝎末，顿服。

【主治】肾虚之气塞耳聋。

【方义】“黑锡丹”以镇纳浮阳，还之于肾，再以“蝎”末启其窍，气还窍开，耳聪自复。

【歌诀】姜蝎散方，研蝎去姜，先服黑锡，镇纳浮阳。

19. 蜡弹丸

【出处】《三因极一病证方论》。

【方药】白茯苓二两，怀山药三两，杏仁一两半，研末，和匀，黄蜡一两，熔和为丸，如弹子大，每服一丸，盐汤嚼下。

【主治】肺虚耳聋。

【方义】“白茯苓”“怀山药”皆所以补益肺气，以其气薄味淡，善于生津致液也；肺气既得补益，以“杏仁”宣其气，“黄蜡”固其气，则气既宣通，不复耗散，耳自聪矣。

【歌诀】蜡弹丸方，苓药杏黄，补益肺气，耳听增强。

鼻　　病

20. 地黄煎

【出处】《杂病证治》。

【方药】生地一斤，麦冬八两，川芎一两，生姜一两，均擂绞净汁，盐少许，煎膏，噙化。

【主治】阴虚血滞之鼻痛。

【方义】阴虚血滞，清肃之令不行，无以分布营气，以上荣于鼻，故鼻痛。“生地”滋阴以大壮其水，“川芎”活血以上通于鼻，“麦冬”之凉润，能清心火，佐“川芎”以除肺燥，“生姜”温行，善开肺气，率“地黄”以止鼻痛。绞汁取其味之清，煎膏得其力之醇，俾阴精上奉，则血滞顿行，肺燥自润，鼻自不作痛矣。

【歌诀】地黄名煎，冬芎姜盐，擂绞净汁，入口噙含。

口舌病

21. 玄参散

【出处】《普济本事方》。

【方药】玄参一两，升麻五钱，射干五钱，大黄五钱，甘草二钱半，研细末，清水煎，放温，时时含咽。

【主治】悬痈痛不下食。

【方义】悬痈肿痛，以至食不能下，少阴阳明之热逆而不下也。方用“玄参”以清少阴之热，“大黄”以降阳明之火，火热下降是为去病之本；再以“升麻”“甘草”之解毒，“射干”之利咽，则其肿痛自消。

【歌诀】玄参散方，升草射黄，清降火热，消咽肿疡。

22. 绿袍散

【出处】《卫生宝鉴》。

【方药】黄柏四两，甘草二两，青黛一两。先以黄柏、甘草研末，再入青黛碾匀，每用少许，干贴患处。

【主治】口疮久不瘥。

【方义】一般疮疡，凡属阳热，热退即愈，若为肝肾之火上腾者，则一般泻热之品多不见效。方用“黄柏”泻肾脏有余之火，“青黛”泻肝脏有余之火，更助以“甘草”之清热解毒，则疮愈矣。

【歌诀】散名绿袍，肝肾火燎，青草黄柏，直透下焦。

23. 必效散

【出处】《证治准绳》。

【方药】白矾、大黄各等分，研细末，临卧干掺口中，沥涎尽，温水漱之。

【主治】口疮舌赤。

【方义】此治胃火上冲，痰热盛者。“白矾”所以涤痰，“大黄”功能泻火，痰涤热清，糜烂可愈。

【歌诀】必效散方，白矾大黄，研末干掺，治口溃疡。

24. 胡黄连散

【出处】《证治准绳》。

【方药】胡黄连五分，藿香一钱，细辛三钱，黄连三钱，研末，每用五分，干掺口内，漱吐之。

【主治】口疮舌烂。

【方义】口疮舌烂，心胃之火热上冲，关系最切。“胡黄连”入胃，清湿除热；“黄连”入心，泻火解毒；“藿香”所以化秽，“细辛”功能定痛；秽毒解、火热清、疼痛止，则糜烂愈矣。

【歌诀】胡黄连散，治口糜烂，连辛藿香，溃疡自敛。

25. 薏苡仁汤

【出处】《沈氏尊生书》。

【方药】薏苡仁、防己、赤小豆、甘草各一钱半。

【主治】唇肿。

【方义】口唇无端肿大，多为脾胃中之风热或湿热里盛所致，均宜用本方以治之。“薏苡仁”“防己”能驱脾胃中之风热，“赤小豆”“甘草”能渗脾胃中之湿热，四味俱能下走而泻之于外，则风湿热邪得散，脾胃之清气仍营于口唇，肿自消矣。

【歌诀】薏苡仁汤，赤豆草防，风湿热泻，唇肿消亡。

26. 冰柏丸

【出处】《杂病证治》。

【方药】冰片一两，黄柏三两，硼砂三两，薄荷二两，研末，蜜丸，噙化二三钱。

【主治】胃燥唇裂。

【方义】阴火上炎，胃汁枯少，而风动于中，不能上输津气荣唇，因之常裂痛。“黄柏”清相火以存阴，“冰片”散浮热以润燥，“薄荷”清利咽膈，“硼砂”洗涤胸宇，蜜丸噙化，俾火散燥除则津液得全，而虚风自息，唇不裂矣。

【歌诀】丸名冰柏，硼薄和蜜，辛润散火，克治唇裂。

咽喉病

27. 甘桔汤

【出处】《证治准绳》。

【方药】桔梗二钱，甘草二钱。

【主治】肺火引起的咽肿、喉痹。

【方义】肺火郁伏，清阳不伸，而分布无权，故咽喉不利。“桔梗”清咽利膈，以开肺火之郁伏；“甘草”缓中泻火，以舒清醇之肺气也。

【歌诀】甘桔煎汤，泻肺清商，咽膈以利，清阳以张。

28. 启关散

【出处】《证治准绳》。

【方药】牛蒡子、生甘草各一两，研末，每服二钱，清水煎，含之，良久咽下。

【主治】悬痈肿痛。

【方义】悬痈喉痛，多为肺胃中之风热里遏使然。“牛蒡子”善泻肺中的风热，“甘草”善清胃中之热，并解诸经之毒；肺胃之热毒既清，悬痈之肿，即可消散。

【歌诀】启关散方，甘草牛蒡，清热解毒，喉肿消亡。

29. 烧盐散

【出处】《证治准绳》。

【方药】食盐（火烧）、枯白矾各等分，研为细末，箸头蘸点患上。

【主治】上腭痈、悬痈喉痛。

【方义】“食盐”咸寒，入心肺胃肾诸经，能泻热润燥、杀虫解毒；“枯矾”蚀恶定痛，专去中焦之湿热。上腭痈肿，肺胃两经之湿热上冲所致，故以善去中上二焦湿热之品涂之，其毒立解。

【歌诀】烧盐为散，伴以枯矾，肺胃湿热，悬痈立痊。

30. 矾精散

【出处】《清溪秘传》。

【方药】矾精白（矾不拘多少研末，用方砖烧红，洒水砖上，将矾末布于砖上，瓷盘覆盖，四面灰拥，一日夜，矾飞盘上，扫下用）二钱，白霜梅二个（去核），明雄黄、穿山甲（炙）各一钱；研为细末，吹入喉内。

【主治】喉癣未溃者。

【方义】“矾”经精制，其燥湿坠痰、除风去热、蚀恶解毒之力倍强，故以之为君；再用“白梅”之通痹，“雄黄”之解毒，“穿山甲”之软坚，喉中诸疾自愈。

【歌诀】矾精散方，梅甲雄黄，化痰解毒，喉痹无伤。

31. 金　　丹

【出处】《疡医大全》。

【方药】蒲黄一分，硝石九分，硼砂一分，冰片一分，薄荷一分，研极细末，吹喉中。

【主治】喉生乳蛾。

【方义】喉生乳蛾，有单、有双、有连珠者，圆突如珠，结于喉旁，红肿疼痛，多因酒湿郁热所致。及其未溃，急以此丹吹之。“蒲黄”“硝石”所以清气血中之热，“硼砂”“冰片”“薄荷”，则以化秽、软坚、解毒，自然肿消痛止。

【歌诀】金丹吹药，蒲硝硼薄，冰片后入，共研为末。

32. 半夏桂甘汤

【出处】《伤寒类证活人书》。

【方药】半夏（鸡子白煮）一钱半，桂枝八分，桔梗八分，甘草一钱半，急流水煎。

【主治】寒伤咽痛。

【方义】少阴伤寒，寒邪抑郁不散，清阳之气不伸，故咽痛声哑。“半夏”通阳，鸡子白煮，以润其燥；“桂枝”散寒，急流水煎，以锐其力；“桔梗”清咽利膈，“甘草”缓急止痛。此温经清咽之剂也。

【歌诀】半夏桂甘，桔梗清咽，温经散寒，急流水煎。

形体诸病

疠风病

33. 通天再造散

【出处】《医宗金鉴》。

【方药】煨大黄一两，皂角刺（炒黑）一两半，郁金五钱，白牵牛六钱（取头末、半生半炒）。共研细末，每服二钱或三钱，醇酒调下，当下秽浊。

【主治】大麻风之在下部者。

【方义】“皂刺”“郁金”，均为大消风毒之品；再以“煨大黄”搜血分之风毒从大便而出；“牵牛子”搜气分之风毒从小便而出；风毒泻涤既尽，麻风病可愈矣。

【歌诀】通天再造，消毒最妙，郁皂牵黄，雷霆迅扫。

肩臂痛

34. 指迷茯苓丸

【出处】《济世全生指迷方》。

【方药】茯苓一两，半夏二两，枳壳五钱，风化朴硝二钱半，研末，生姜汁煮面糊为丸，如梧桐子大，每服三五十丸，淡姜汤送下。

【主治】痰饮，手臂牵掣，筋挛肢痛。

【方义】痰饮内盛，阳气不能通于上肢，而见牵掣挛痛诸症，即当驱其痰饮为是。方用“茯苓”渗湿，“半夏”燥湿，“朴硝”软坚，“枳壳”利气，则痰消气畅而愈。本方既有异于“二陈汤”的甘缓，又不同于“礞石滚痰丸”的峻悍，殆攻中之平剂也。

【歌诀】指迷茯苓，夏枳硝生，停痰伏饮，攻剂之平。

35. 附子汤

【出处】《伤寒论》。

【方药】附子四钱，茯苓三钱，党参二钱，白术四钱，白芍三钱。

【主治】背寒肢冷、体痛肠鸣、泄泻之阳虚阴寒证。

【方义】阳气衰者，阴寒必盛，人身之阳，莫贵于脾肾二脏。方以“附子”培肾中之阳，“党参”“白术”以培脾胃之阳，再以“芍药”之通营，“茯苓”之淡渗介于其间，则阴寒遽散，阳生阴散，背寒、肢冷诸症必除。

【歌诀】汤名附子，扶阳胜湿，术芍参苓，脾肾两益。

胸胁病

36. 瓜蒌薤白白酒汤

【出处】《金匮要略方论》。

【方药】瓜蒌实六钱，薤白六钱，白酒一两。

【主治】胸疼、喘息、咳嗽之胸痹。

【方义】胸为气息所由出入的通路，若为阴邪占踞，则阳气不通，而生喘息咳唾、胸背痹痛诸症。方用“瓜蒌实”以开胸中邪浊的结滞，“薤白”宣通心阳，更以“白酒”（醋）通经散痹，使气血能不断地环转周身而无碍，胸中便旷若太空，了无尘滓，阴霾邪气，一扫而尽了。

【歌诀】瓜蒌薤白，白酒通结，阳气宣行，阴霾难匿。

37. 大建中汤

【出处】《金匮要略方论》。

【方药】川椒一钱半，干姜四钱，党参二钱，饴糖一两。

【主治】心胸寒痛、呕吐之胸痹。

【方义】寒气痹于心胸而痛，故用“干姜”为君，以温补中焦，祛散寒痹；“党参”“饴糖”，既能建中焦的阳气，复能甘缓以止痛；“川椒”之性，纯阳下达，能镇阴邪上逆，故用以为佐。凡中虚而寒闭者，本方最是合用。

【歌诀】大建中汤，椒饴参姜，寒闭胸痛，最是良方。

38. 芍药汤

【出处】《黄帝内经宣明论方》。

【方药】赤茯苓一钱半，白芍（青皮汁炒）一钱半，黄芩一钱半，水煎去渣温服。

【主治】热滞胸胁痛。

【方义】热滞伤阴，不能涵养肝木，以致肝气不舒，胸胁刺痛者。黄芩清积热以凉胸胁，赤苓渗湿热以利营气；白芍通营和肝，经青皮汁制，更能气血两利，滞行痛止。

【歌诀】芍药汤方，苓赤芩黄，气血两利，胸痛无妨。

39. 推气散

【出处】《严氏济生方》。

【方药】片姜黄、枳壳、桂心各五钱，甘草二钱，研细末，每服二钱，食远服，姜枣汤调下。

【主治】右胁疼痛，胀满不食。

【方义】右胁作痛与胀满不食，多为肝胃不和气血有所瘀滞使然。“姜黄”专入肝脾二经，能行气散郁；佐以“枳壳”“桂心”之消气滞、畅血行，则肝气舒，胃气和，胀疼自消，食欲渐增；“甘草”既能和中，亦以缓急，非闲药也。

【歌诀】推气散方，桂枳姜黄，和以甘草，胁痛功良。

40. 颠倒木金散

【出处】《医宗金鉴》。

【方药】木香、郁金。

【主治】胸胁痛。

【方义】胸胁疼痛，其因虽多，当分其属气、属血之不同而治之，但皆可用“颠倒木金散”。如系气郁而痛，则宜倍用“木香”，以其宣泄疏泻，能行三焦之气也；如系血郁而痛，则宜倍用“郁金”，以其解郁破滞，能通诸经之血也。如此权衡轻重以取效，是名“颠倒”。

【歌诀】颠倒木金，治胸胁疼，气血辨治，权其重轻。

项背痛

41. 椒附散

【出处】《普济本事方》。

【方药】附子六钱，川椒三十粒（白面填满），生姜七片。将附子研末，同椒姜煎，去椒，入盐少许，热服。

【主治】寒伤太阳之项背强痛。

【方义】项背强痛，寒伤于太阳之经也。“附子”能温散寒邪，并能循膂夹脊而上，以助行于项背之阳气，再以川椒、生姜之辛温，驱散寒邪，使其从表去，病可愈矣。

【歌诀】椒附散方，佐以生姜，项背强痛，治从太阳。

腰　　痛

42. 肾着汤

【出处】《金匮要略方论》。

【方药】甘草二钱，白术二钱，干姜四钱，茯苓四钱。

【主治】寒湿内盛之腰沉、身重、下肢冷痛。

【方义】此为扶脾阳以化寒湿之方。凡脾阳虚者，即无力以化水湿，方用“甘草”“白术”“干姜”等温热药以培补脾阳，而为治寒湿之本；仅用“茯苓”一味，使既化的寒湿，不复闭着于腰肢各部，故为益脾制水的名剂。所以名曰“肾着”者，以腰为肾之府，本方的主治症是腰际沉重，犹言善治肾府腰际寒湿闭着之方，并不是以治肾而名。

【歌诀】肾着汤方，苓术甘姜，腰际沉重，服之最良。

43. 苍术汤

【出处】《兰室秘藏》。

【方药】苍术一钱半，防风一钱半，黄柏一钱半，柴胡八分。

【主治】湿热之腰腿疼痛。

【方义】湿热不化，风邪恋于经脉，经气不能流利，而肾府失强，腰痛不止。方用“苍术”燥湿强脾，以杜湿生之源；“黄柏”清火燥湿，以微遏热之标；“防风”则疏风邪、通肌腠；“柴胡”能解邪郁、升阳气。使清阳上升，浊阴下降，经气清和，肾府雄健，腰痛愈矣。

【歌诀】苍术汤方，黄柏柴防，升阳降湿，肾府自强。

44. 烧羊肾

【出处】《备急千金要方》。

【方药】党参一两，杜仲二两，桂心一两，甘遂一两，研末，以二钱纳羊肾中，烧令熟，去药食肾。

【主治】肾虚寒湿之腰痛。

【方义】肾气虚馁，寒湿乘虚内袭，不能营运经隧，而肾府失强，腰痛不止。用“桂心”温暖命门以散寒，“甘遂”驱逐水饮以漓湿，“党参”强壮元气以强腰，“杜仲”暖腰膝以补肾，并以“肾”补肾，其效尤捷，庶使肾气内充，寒湿外散，腰痛可愈。

【歌诀】烧羊肾方，补虚温阳，杜参桂遂，治腰痛良。

45. 青娥丸

【出处】《太平惠民和剂局方》。

【方药】补骨脂（酒炒）、杜仲（盐炒）各四两，胡桃肉三十枚，青盐一两，二药研末，同捣成膏，少入炼白蜜和丸，如弹子大，每服一丸，空腹，温酒化下。

【主治】肾虚之腰背痛、脚弱。

【方义】肾本主骨，其气不虚，常温养于腰膝背膂之间，则自轻快，如虚而失其所养，诸部即疼重无力。“补骨脂”“胡桃肉”“杜仲”，皆能温养肾气，以行于骨节之间者，并少佐“青盐”，以增其引经渗透之力，促其速效。

【歌诀】丸名青娥，药力温和，脂胡盐杜，起肾沉疴。

46. 大地黄丸

【出处】《证治准绳》。

【方药】熟地黄五两，乌梅三两，当归三两，研末，炼蜜为丸，酒下五分。

【主治】血虚腰痛。

【方义】血脉空虚，不能滋荣经脏，而致腰部空痛者，用“熟地黄”补阴滋血以填肾脏，“当归身”养血益营以荣经脉，“乌梅”饮液柔肝以缓拘急，庶使经血内充，经脉和柔，疼痛自愈。

【歌诀】大地黄丸，乌归同研，养营缓急，腰痛立痊。

47. 姜附汤

【出处】《沈氏尊生书》。

【方药】干姜二钱，附子三钱，杜仲四钱。

【主治】阳虚之腰冷痛。

【方义】“干姜”“附子”所以温补脾肾之阳也，并加以“杜仲”助腰益膝之良品，则凡因阳虚而腰膝不利，或沉寒痼疾，本方固能温补元阳，以胜寒邪，而利腰膝。

【歌诀】姜附汤方，杜仲同行，两补脾肾，腰膝斯强。

腹　　痛

48. 小建中汤

【出处】《金匮要略方论》。

【方药】 桂枝三钱，白芍六钱，甘草二钱，生姜三钱，大枣三钱，胶饴二两。

【主治】 虚劳，中焦气津两伤之腹痛、心悸、里急。

【方义】“芍药”苦酸益阴，能于土中泻木，故以为君；“胶饴”“甘草”甘温，补脾养正，故以为医；“桂枝”辛热，培补心阳，而为益脾之化源；“生姜”“大枣”辛温，升阳健运，而为扶正驱邪之本。全方着重在扶脾阳，缓拘急，故用于中焦气津两伤的腹痛、心悸等症见效甚著。

【歌诀】 小建中汤，桂芍甘姜，胶饴大枣，悸痛效良。

49. 回令丸

【出处】《女科旨要》。

【方药】 川楝子五两（酒炒），小茴香三两（盐水炒），研末，炼蜜为丸，淡盐汤下三钱。

【主治】 外寒内湿热之小腹痛。

【方义】 湿热内蕴，寒邪外束，致小腹疼痛。以“川楝子”泻内蕴之湿热，“小茴香”温外束之寒邪，两相配合，则寒邪外散，湿热内消，疼痛自愈，送以淡盐汤，欲其下行也。

【歌诀】 丸名回令，小茴川楝，湿退寒消，腹疼自散。

50. 当归生姜羊肉汤

【出处】《金匮要略方论》。

【方药】当归一两、生姜一两，羊肉一斤先煎肉去渣及末，入二味煎浓汁，分温三服。

【主治】血虚脾寒之腹中疼痛。

【方义】血室亏乏，不能荣肝悦脾，寒邪得以袭入经中，致腹疼痛。“羊肉”厚味，大能补养形躯之不足，并入“生姜”之辛温，“当归”之甘养，以奏润燥温营之绩，使血润经营，虚邪外解，而脏腑融和，腹痛必愈。

【歌诀】当归生姜，羊肉为汤，养营温润，腹痛自良。

51. 厚朴三物汤

【出处】《金匮要略方论》。

【方药】厚朴四钱，大黄二钱，枳实一钱。

【主治】气滞之腹满实痛、便秘。

【方义】承气汤着重在荡涤实滞，故往往以“大黄”为君药。此方旨在行气，故独重用“厚朴”，而“大黄”次之，因气行便自通，仅以“大黄”助“厚朴”“枳实”的行气，不以之荡实也。

【歌诀】厚朴三物，行气贵速，枳实大黄，随滞而逐。

四肢筋骨病

52. 夺命丹（乙）

【出处】《疡医大全》。

【方药】没药、血竭各等分，研末，每服一二钱，温酒送下。

【主治】血瘀疼痛。

【方义】“没药”通行十二经，为散血消肿，定痛生肌之良品；“血竭”则入肝和心包二经，专为和血之用。凡因血瘀诸痛，此方最为平稳，以其化瘀而不攻破耗气也。

【歌诀】夺命丹方，没竭等量，血瘀诸痛，效验甚彰。

53. 金刚丸

【出处】《素问病机气宜保命集》。

【方药】川萆薢、炒杜仲、肉苁蓉、菟丝子各等分，研为细末，酒煮猪腰子捣和丸，如梧桐子大，每服五七十丸，温酒送下。

【主治】肾虚骨痿，益精气。

【方义】四药皆为温养肾中精气之品，精足则髓充，髓充则骨健，气足则筋强，筋强则力沛，骨健力沛，则不痿矣，是以名曰“金刚”；“猪腰”即所以补肾，又为血肉之品，以肾补肾，其效尤捷，今人所谓脏器疗法也。

【歌诀】丸归金刚，骨健筋强，菟蓉杜薢，猪肾为襄。

54. 牛蒡子散

【出处】《普济本事方》。

【方药】牛蒡子三两，新豆豉（炒）三两，羌活三两，生地黄一两半，黄芪一两半，研为细末，每服二钱，空腹食前开水送下，日三次。

【主治】气血不荣经脉之四肢拘急。

【方义】四肢拘急，痹证一类多有之，常因气血亏损，不能荣于经脉，风湿从而侵之所致。方用“黄芪”以补气，“地黄”以养血，气血既复，则经脉庶有所养；再用“羌活”“豆豉”以宣发风湿邪气；因“牛蒡子”通行十二经，故透发经络里滞之用，一扫而去，拘急的经脉，得以缓矣。

【歌诀】牛蒡子散，拘急可缓，羌豉地芪，风湿尽浣。

55. 麻黄加术汤

【出处】《金匮要略方论》。

【方药】麻黄一钱半，白术一钱半，桂枝二钱，杏仁二钱，甘草一钱。

【主治】湿盛之身体烦疼、日晡发热。

【方义】湿邪外干，袭于中土，经气不能灌注，致湿流关节，身体烦疼、潮热。便以“麻黄”发表于外，“桂枝”温荣于经，“白术”健中以燥湿，“杏仁”降气以化浊，“甘草”从而调和内外；庶俾表里交通，则营卫合治，而中外之邪湿悉除。此因健中发表之剂，于脾虚而感湿者最宜。

【歌诀】麻黄加术，温散风湿，桂草杏仁，烦疼如失。

56. 续断丹

【出处】《证治准绳》。

【方药】续断、萆薢、牛膝、杜仲、干木瓜各二两，研细末，炼蜜和丸，每两作四丸，每服一丸，不拘时细嚼，温酒送下。

【主治】风寒湿痹之筋挛骨痛。

【方义】“续断”“杜仲”入肝肾二经，为专益筋骨之品，治腰肾之要药，以其能通血脉、理筋骨也。“萆薢”“牛膝”“木瓜”皆能除湿下走，肝肾得到温养，则筋骨自健；寒湿得到渗泻，则疼痛自除。

【歌诀】丹名续断，筋强骨健，薢杜牛瓜，寒湿自散。

57. 二妙散

【出处】《丹溪心法》。

【方药】黄柏（酒炒）、苍术各等分，研为末，每服二钱，姜汤下。

【主治】湿热之下肢筋骨疼痛重肿。

【方义】“黄柏”苦寒，善于清利下焦之热；“苍术”苦温，且能辛散，专去中焦之湿；中焦无湿以下注，下焦无热以上炎，则湿热自除矣；并加“牛膝”，则名三妙，行于下肢的力量，尤为迅捷。

【歌诀】二妙除湿，苍术黄柏，若名三妙，再加牛膝。

58. 地黄汤

【出处】《证治准绳》。

【方药】熟地黄五钱，麻黄二钱，炙草二钱，酒三水七煎。

【主治】中风拘挛。

【方义】中风而致筋脉拘挛，乃因血虚而风气乘之，筋脉失荣之所致。方中重用“地黄”以补血，血补则筋脉有所荣；用“麻黄”以去风邪，风邪去则荣卫通畅；用“甘草”以缓拘急，拘急缓则痉挛不复作矣；以三酒煎，亦通经活血之意。

【歌诀】地黄汤方，炙草麻黄，驱风补血，加入酒浆。

59. 煨肾散

【出处】《儒门事亲》。

【方药】甘遂末三钱，用猪腰子一个，细劈破，稍加盐椒淹透，掺药末在内，荷叶包裹，烧熟。温酒嚼服，令上吐下泻。

【主治】痛风，肿疼、便秘、伛偻难伸。

【方义】湿热下流，郁于经脉，即往往肿疼、便秘、伛偻难伸，痛风常见之。方用“甘遂”一味，以逐十二经脉中的水湿；伍以“猪腰”，乃善于排水之脏。水湿既消，热亦随之而解，则经脉通畅无阻，疼痛若失。

【歌诀】煨肾散方，逐水最良，甘遂猪肾，荷叶裹烊。

60. 杉木汤

【出处】《沈氏尊生书》。

【方药】杉木节三两，尖槟榔一两，广橘红二两，共煎汤成，入热童便少许，趁热服。

【主治】脚气入肝，左胁结块，伴吐泻闷绝。

【方义】脚气入肝，结块不散，经气不能输化，故痞塞于左胁之下，疼胀牵引两胫。“杉木节”疏肝郁以除湿气，“尖槟榔”破滞结以行逆气，“广橘红”散结气以消结块，“热童便”除痰浊以散血结，结散气行，则痞块自消，脚气无入肝之患也。

【歌诀】杉木煎汤，橘红槟榔，童便冲服，破结效彰。

61. 薏苡仁散

【出处】《心印绀珠经》。

【方药】薏苡仁四两，研为散，取末数匙作粥，空腹时食。

【主治】风湿痹之筋脉拘挛。

【方义】“薏苡”甘淡，入阳明胃经，甘能益胃，胃气强便可以制水，淡以渗湿，除湿即所以健脾。脾胃俱强，水谷的精气自充，便能养肺润燥，而滋其清肃之用。故凡因风湿化燥化热而筋脉挛急者，服此则精足气充，湿渗热除，挛急自解。

【歌诀】薏苡仁散，作粥一盏，湿渗热除，拘急可缓。

62. 火龙膏

【出处】《疡医大全》。

【方药】生姜八两，乳香一两，没药一两，牛膝二两，麝香（可用冰片代）一钱，生姜取汁，入锅内，将牛膝化开，再将诸药为末入锅内，调匀，待温，摊贴患处。

【主治】湿痰流注作痛，脚气成疡。

【方义】湿热内滞，营气不从，逆于肉里，脚气致疡。用“没药”散瘀血以行血滞，“乳香”活血脉以生新血，“姜汁”开痹气消疡，“牛膝”益荣血解毒，“麝香”通窍以分布营气。煎膏贴之，使湿热消散，营气调和，脚气自痊。

【歌诀】火龙膏方，乳没胶姜，煎熬追成，少入麝香。

63. 酒浸牛膝丸

【出处】《普济本事方》。

【方药】牛膝三两（炒），附子二两，川椒五钱（去目炒），虎胫骨（豹骨代同）五钱，绢袋盛入酒浸，春五夏三秋七冬十日，出药晒干为末，苦酒为丸。每服三钱，浸药酒温服送下。

【主治】脚气冷痛乏力。

【方义】真火内虚，寒邪袭于经中，致足胫冷痛乏力。“牛膝”强筋壮骨，兼补肾肝；“附子”补火扶阳，独壮命门；“川椒”暖胃散寒，“虎胫”追风壮骨。酒浸醋丸，使真火内充，寒邪解散，骨健筋强，脚气自愈。

【歌诀】酒浸牛膝，椒附虎骨，醋和为丸，补火胜湿。

64. 潜行散

【出处】《丹溪心法》。

【方药】黄柏三两，姜汁炒，研末，空心醇酒下三钱。

【主治】足肿痛，似鹤膝。

【方义】湿热伤阴，不能滋荣百脉，致足膝肿痛，有似鹤膝风者。用“黄柏”苦寒，姜汁拌炒，足以散下焦之湿热，得潜于阴分，而止痛退肿。盖湿火既潜，则阴从阳化，血液亦得潜行于足膝也。

【歌诀】潜行散方，黄柏炒姜，研散酒下，湿热消亡。

精神气血诸病

健　　忘

65. 孔圣枕中丹

【出处】《备急千金要方》。

【方药】炙龟甲、龙骨、远志、九节菖蒲各等分，研为细末，水泛丸，每服一钱。

【主治】健忘。

【方义】人之神志，均为藏阴之脏所主，阴不虚而神志藏，阴精虚而神志躁，藏则安，躁则病。方用“龟甲”以养阴，“龙骨”以安神，二物均能潜阳，阴足阳潜，神志已安矣；并佐以芳香之“菖蒲”、苦辛之“远志”，以通肾气，开心窍，则健忘之证自可愈。

【歌诀】孔圣枕中，菖志龟龙，养阴潜阳，神志自充。

66. 引神归舍丹

【出处】《证治准绳》。

【方药】胆南星一两，炮附子七钱，朱砂一两，研末，猪心血和丸，如梧桐子大，萱草根煎汤送下。

【主治】痰浊引起的健忘、阴痫。

【方义】神志藏于诸脏，必须清虚无滓，斯可以藏；若有痰浊诸邪，滞于其间，则必不藏矣。本方之用，即重在祛痰浊，“南星”“附子”均所以祛风痰、痰湿也；痰浊既去，则以“朱砂”安其神志；“萱草”为开心益志之品。用以煎汤送药，便有引神归舍之用。

【歌诀】引神归舍，痰浊能化，星附朱砂，萱汤送下。

67. 朱雀丸

【出处】《是斋百一选方》。

【方药】沉香（可用“丁香”“菖蒲”各半两代）一两，茯苓四两，研末，炼蜜和丸，每服二钱，党参煎汤送。

【主治】心肾不交之健忘、怔忡。

【方义】心气不能下降，肾水不能上潮，心肾不交，神志失所指归，时或健忘、怔忡。当用“沉香”降气以归肾，“茯苓”通肾以交心，复以“白蜜”润之、“党参”补之，使心肾交通，神明得其主宰，则健忘自愈，怔忡不作矣。

【歌诀】丸名朱雀，心肾交合，沉香茯苓，健忘效确。

癫狂痫病

68. 灵苑方

【出处】《杂病证治》。

【方药】 枣仁五两，朱砂一两半，乳香五钱，研末，蜜糊丸，温酒化下三钱。

【主治】 癫妄失志。

【方义】 心血失荣，心气不能宰神明之用，故志意惶惑无定，而病癫妄。方用“乳香”活血脉以荣心，“朱砂”镇心神以定志，“枣仁”涵养心神，以安癫妄，丸以“白蜜”润心液，化以“温酒”和营血，使心血融和，心液充足，而心神得养，癫妄自宁矣。

【歌诀】 灵苑奇方，枣砂乳香，心养神安，意志守常。

69. 宁志膏

【出处】《普济本事方》。

【方药】 党参一两，酸枣仁一两，辰砂五钱，乳香二钱半，研为细末，炼蜜和丸，如弹子大，每服一丸，薄荷汤送下。

【主治】 气虚神散而发癫。

【方义】“党参”所以补气，“酸枣仁”所以养精，“辰砂”所以安神，精气得补，神志必安；犹佐以“乳香”之开窍活血，使其气血通畅，而神志出入自如，毫无滞塞之状。

【歌诀】 宁志膏方，参枣辰香，安神益气，服之最良。

70. 天地膏

【出处】《杂病证治》。

【方药】生地一斤，天冬八两，麦冬八两，煎汁，入白蜜四两，炼成膏，每服三匙，白汤化。

【主治】癫病脉涩者。

【方义】思虑伤神，心液暗耗，故心神失养而发为癫妄。“生地”滋阴壮水，上资津液以养心；“天冬”益阴润肺，更滋津液以宁心；“麦冬”润肺清心，以涵养心气；入蜜炼膏，使津液内充，则心气和平，心自得神化之用，癫妄不复作矣。

【歌诀】天地膏方，二冬地黄，涵养心液，癫妄复常。

71. 定志丸

【出处】《备急千金要方》。

【方药】党参三两，远志一两半，茯神三两，菖蒲一两，研末，蜜丸，每服三钱，开水送。

【主治】癫病而脉沉涩者。

【方义】心气抑郁，心神不能主持，故言语偏失，时或喜笑而病癫。方用“党参”扶元以助心气，“菖蒲”通窍以慧心神，“远志”通肾交心，“茯神”安神定志，间为扶元通气，开豁抑郁之剂也。

【歌诀】方名定志，开通心气，参远茯蒲，癫疾可治。

72. 大黄一物汤

【出处】《杂病证治》。

【方药】大黄三两，酒浸一宿，日干，水煎，去渣温服。

【主治】狂妄无制而脉数实者。

【方义】火壅内实，三焦不能清利，故神志不宁，狂妄莫制。非“大黄”荡涤热实之品，何以迅扫三焦壅热，搜涤肠胃燥结，而治狂妄之莫制，故为迅涤热壅狂叫之专方。

【歌诀】大黄一物，酒浸越宿，热壅狂妄，水煎温服。

73. 牛黄泻心丸

【出处】《沈氏尊生书》。

【方药】牛黄（可用人工牛黄代）五两，大黄五两，脑片一两，朱砂三两，研末，蜜糊为丸，每服三钱，生姜汤调化。

【主治】邪实狂妄。

【方义】邪实于里，膈热里塞不通，以致心窍闭遏，神明失指，乃成癫狂。方用“大黄”荡涤热实，以通壅塞；“牛黄”清利热痰，以开心窍；“冰片”散热辟邪，“朱砂”镇心安神，使壅热顿化；则心气廓然，神明得其主持，狂妄自愈。

【歌诀】牛黄泻心，涤热安神，朱砂大脑，狂妄可平。

74. 粉代散

【出处】《杂病证治》。

【方药】轻粉三钱，代赭石（煅）三两，白矾三两，研为散，米饮调下三钱。

【主治】病脉弦，气逆痰壅。

【方义】气逆不化，痰涎上壅，闭遏心包，神明失所，常病痫发。方用“轻粉”劫痰，搜涤经络之伏结；“代赭石”镇坠，下平逆气之有余；“白矾”化湿却水，治痰生之源，以杜绝其根；俾痰化气平，膻中无上逆之气，神明得主宰之权，病自不作矣。

【歌诀】粉代为散，白矾共碾，镇坠劫痰，痫病可免。

75. 苦参丸

【出处】《杂病证治》。

【方药】苦参一斤，蜜拌蒸透，杵丸，每服三钱，薄荷汤下。

【主治】湿热之狂痴大叫。

【方义】湿热伤阴，火炽莫制，神明被扰，主宰少权，以致狂妄失偏，大叫不止。即用性寒降火、味苦燥湿之“苦参”，蜜拌蒸过，苦寒之性变为和平，庶无伤胃夺食之虞，仅使其湿热顿化，心火降而神志宁足矣。

【歌诀】苦参为丸，拌蜜蒸淹，清降湿热，狂病可痊。

76. 灵苑神砂散

【出处】《灵苑方》。

【方药】辰砂一两，酸枣仁五钱，乳香五钱，研细末，都作一服，温酒调，顿饮令醉，勿惊觉，待其自醒。

【主治】风痰诸痫、不寐。

【方义】“辰砂”“枣仁”，均所以安神，佐以“乳香”，并令酒醉，此乃畅通经脉，排除风痰，令其无所滞留之法也。

【歌诀】灵苑神砂，安神祛邪，乳香酸枣，令醉为佳。

77. 白金丸

【出处】《证治心得》。

【方药】郁金七两，白矾三两，共研细末，水泛为丸，每服一二钱，开水或菖蒲汤送下。

【主治】癫痫痰疾。

【方义】此为治顽痰、恶血郁滞心窍的方剂。“郁金”气味苦辛，最能开郁行滞，以化恶血；“白矾”气味酸咸，善于通泻解结，以去顽痰。恶血化，顽痰消，心包络了无滓滞，能神明自主，则癫痫诸疾，不复作矣。

【歌诀】丸号白金，痰血滞心，服之通泻，神识自清。

78. 矾石丸

【出处】《金匮要略方论》。

【方药】矾石三两，杏仁三两，研末，炼蜜和丸，如枣核大，每服四丸，白汤下。

【主治】痫病，经水不利，痰气上逆。

【方义】痰气上逆，阴遏心包，膻中之阳气不宣，而神明失守，因而病痫。“矾石”为石中之精，性涌质泽，以坠逆上之痰；“杏仁”乃核中之仁，性降质疏，以开壅闭之寒，故月经不利者，亦可以通之。

【歌诀】矾石为丸，杏仁同研，开闭制逆，愈痫化痰。

79. 三痫丸

【出处】《杂病证治》。

【方药】白矾二两，荆芥一两半，朱砂一两，研末，姜汁、竹沥和丸，每服三钱，空心米饮下。

【主治】惊痫。

【方义】惊气内动，风邪复扰，经络不能宣通，故痫病时发，发则搐搦不已。用“荆芥”疏血中之风，“白矾”却沃膻之涎，“朱砂”镇心宁神以定惊搐，“竹沥”“姜汁”为丸，使风痰分解，膈气调和，则惊气自平，痫亦不作。

【歌诀】丸名三痫，荆砂白矾，姜汁竹沥，镇惊疏痰。

80. 镇心丹

【出处】《三因极一病证方论》。

【方药】朱砂、龙齿各等分，研细，猪心血和丸，如梧桐子大。

【主治】善怯善惊之症。

【方义】“朱砂”“龙齿”均为安神之品，“朱砂”尤能入心以镇怯，“龙齿”善于入肝以拒惊，二物配合，对于善怯善惊之症固是上品。

【歌诀】丹名镇心，所以安神，朱砂龙齿，平怯拒惊。

81. 神应丹

【出处】《证治准绳》。

【方药】辰砂不拘多少，研细，猪心血和匀，蒸饼裹，蒸熟，趁热取出，丸如梧桐子大，每服一丸，食后，临卧，用党参煎汤送下。

【主治】诸痫虚证。

【方义】此为治血虚而神不守之方。“猪血”所以养血，“辰砂”所以安神，犹虑其不足，再以“党参”煎汤送，取其益气以化血之义也。

【歌诀】丹名神应，朱砂重镇，猪血和匀，党参汤送。

不　　寐

82. 半夏秫米汤

【出处】《灵枢》。

【方药】清半夏三钱，秫米六钱，急流水煎服。

【主治】痰浊之不寐。

【方义】此治胃有痰浊，胃气不和，而致不寐的方剂。方以“半夏”和胃，并能引卫气入于阴经；“秫米”化浊，亦能调理胃气，使其承顺自如，则胃气调和，自能安寐矣。

【歌诀】半夏秫米，煎以流水，胃气调和，寐能安矣。

83. 朱砂安神丸

【出处】《兰室秘藏》。

【方药】朱砂三钱，黄连四钱半，炙甘草一钱半，生地黄三钱，当归三钱，共研极细末，酒泡蒸饼或饭糊，炼蜜为丸，如黍米大，朱砂为衣。

【主治】血虚烦热，惊悸怔忡，寤寐不安。

【方义】血虚火动，而致心神不安诸症。方用“朱砂”重以镇怯、寒以胜热、甘以生津，泻火益气安神；再以“黄连”清之，“甘草”缓之，“当归”养之，“地黄”补之，心血足，则肝得所藏而魂自安，心热解，则肺得其敛而魄自宁也。血补火退、魂藏魄敛，则惊悸怔忡不寐诸症皆愈。

【歌诀】朱砂安神，归草连生，养血清火，心志自宁。

84. 清心丸（乙）

【出处】《张氏医通》。

【方药】黄连三钱，黄芩二钱，牛黄五分，川郁金一钱半，共研细末，猪心血为丸，如黍米大，朱砂为衣。

【主治】心热神昏，惊悸不眠。

【方义】“黄连”“黄芩”“牛黄”均所以清心之热，但各有不同的专主，“黄连”入心泻火安神，“黄芩”兼入肺泻火以藏魄，“牛黄”兼入肝泻火以藏魂，佐以“郁金”之微散亦火郁发之之义，取其发越而无残留则惊悸宁而得眠矣。

【歌诀】清心丸方，郁金三黄，泛以猪血，神志则藏。

郁　病

85. 正气天香散

【出处】《刘河间医学六书》。

【方药】乌药一两，香附子八两，陈皮一两，紫苏一两，干姜一两，研为细末，每服一二钱，淡盐汤调下。

【主治】气郁诸痛。

【方义】“香附子”为气药中之冠，通行十二经脉，无滞不通，无气不调，故用之最重，以为诸气药之帅；主诸气之脏者肺也，故用“紫苏”以宣之；气之易动者肝也，故用“乌药”以平之；为上下之枢者脾也，故用“陈皮”“干姜”以疏利之；三焦之气通畅无阻，则诸痛可止。

【歌诀】正气天香，乌陈苏姜，诸气既和，诸痛消亡。

86. 生韭饮

【出处】《杂病证治》。

【方药】生韭一斤，捣汁频饮。

【主治】血郁之胃疼、膈噎。

【方义】血郁于中，胃气不化，而胃口窒塞，故中脘疼痛，膈噎成焉。“韭”乃菜中之一，色青味辛，性能活血散瘀，生捣净汁，大能开胃口、化瘀血，频频饮之，自然瘀化血活，则胃气清润，而纳化有权，噎膈之患自除矣。

【歌诀】生韭饮方，捣汁频尝，化瘀活血，胃痛消亡。

87. 栀子解郁汤

【出处】《杂病证治》。

【方药】栀子三个，姜汁炒黑，水煎服。

【主治】气郁成火诸症。

【方义】气郁则火郁，故郁久则生热，是为情志抑郁所伤，而非一般亢盛之火。故用“栀子”一味，功专清火，但必须以“姜汁”炒黑，才能清肝散郁。俾郁解气舒，郁火自散，而肝络清和，自无郁久生热之患，间足称为治气郁成火之专方也。

【歌诀】栀子解郁，姜汁炒熟，气散火清，煎汤温服。

88. 沉香化气丸

【出处】《证治准绳》。

【方药】沉香（可用香附代）四钱，大黄一两，黄芩一两，党参三钱，白术三钱，研末，竹沥姜汁糊丸，每服一二钱，姜汤送下。

【主治】气郁生热，便秘不通。

【方义】郁而积热不化，津液不行，以致大便闭结。大黄荡涤积热以通幽，黄芩清积热以宽肠，以沉香的降气通闭为之导，故无复滞也。且郁久每伤脾，故以白术健之；热积必耗气，故以党参补之，竹沥能润液，姜汁可通闭，虽为佐使，其通闭舒郁之力，固不可少也。

【歌诀】沉香化气，热郁便闭，参芩黄术，解结润液。

诸　　衄

89. 四物汤

【出处】《太平惠民和剂局方》。

【方药】熟地黄三钱，当归身三钱，白芍药二钱，川芎一钱半。

【主治】血虚补血。

【方义】此为补血的主方。以“熟地”的甘温厚味为君，增补新血，虑其壅滞难行，便以“当归”的辛温行血为滋，以通行经络，调和而归纳之；血虚者肝邪多旺，故以“芍药”的苦酸以泄之，“川芎”的辛窜以散之；肝邪既平，“当”“地”的补血作用，才能发挥效力；故四物相需，大有不可缺一之势。

【歌诀】四物汤方，川芎归黄，一切血虚，得之即偿。

90. 当归汤

【出处】《备急千金要方》。

【方药】当归一钱，炮干姜五分，芍药一钱半，阿胶一钱半，黄芩一钱半。

【主治】衄血、吐血。

【方义】诸种血症，总是由于血不循经而妄行所致，血之所以妄行，非因于脾气之不摄持，即因于热邪迫血使然。方以“当归”“阿胶”迳补精血，使其无亏；“芍药”“黄芩”直入营中，清其邪热；“干姜”炮过，既能温运中焦，复有止血之用；故方中虽药味其简，而配伍却精当，宜其效验之捷。

【歌诀】当归汤方，胶芍芩姜，和营止血，性却不凉。

91. 黄芩清肺饮

【出处】《证治准绳》。

【方药】黄芩五钱，山栀三钱（炒黑），煎浓汁，细细呷之。

【主治】鼻中衄血不止。

【方义】热邪熏肺，肺失清肃，致鼻中衄血不止。用“黄芩”清肺热以止逆，“山栀”降心火以凉血，细呷浓汁，功力近上，而火降神速，则衄血易止矣。

【歌诀】黄芩清肺，山栀为配，浓煎细呷，火热速退。

92. 黑膏汤

【出处】《杂病证治》。

【方药】生地一两，淡豆豉三钱（盐水炒），西河柳三钱。

【主治】伤温邪之鼻衄、脉浮数。

【方义】温邪内发，营阴暗伤，致鼻衄不止。“淡豉”发少阴之汗，“河柳”散营分之邪，“生地”壮水制热，以止血衄也。

【歌诀】黑膏名汤，豉柳地黄，发泻血热，鼻衄堪当。

吐　　血

93. 千金当归汤

【出处】《备急千金要方》。

【方药】当归三钱，黄芩一钱半，炒白芍一钱半，炮姜五分，阿胶三钱。

【主治】里寒格热之吐血、衄血。

【方义】里寒格热，血不归经，致吐血衄血，经久不止。方用“当归”

养血以归经；“白芍”调营以止血；“黄芩”“炮姜”一寒一热，所以温寒而解格热；济以“阿胶”，既能滋肝肾之阴，亦以制心肺之浮热。如此则里寒既化，格热顿解，肺胃清利，血归于经，吐衄之患自止。

【歌诀】千金当归，寒热兼施，芩胶姜芍，吐衄能医。

94. 泻心汤（甲）

【出处】《金匮要略方论》。

【方药】大黄二钱，黄连一钱，黄芩一钱。

【主治】心火上炎之吐血、衄血、心下痞满。

【方义】心主血液，心火上炎，血液即受迫而妄行，而见吐衄诸症。故用“黄连”“黄芩”直折心火，并以“大黄”导之而使下行，则火势既消，血自循经，吐衄诸证自愈。

【歌诀】汤名泻心，大黄连芩，火势既降，血自循经。

95. 四生丸

【出处】《妇人大全良方》。

【方药】生地黄、生荷叶、生侧柏叶、生艾叶各等分，捣烂为丸，如鸡子大，每服一丸，清水煎，去滓，温服。

【主治】血热妄行，吐衄不止。

【方义】以“生地”清心肾而通血脉之源，“柏叶”清肺金而调荣卫之气，“艾叶”入脾胃而去瘀生新，“荷叶”清肝胆而和血摄血；四味皆性气清凉，五志之火得泻，五脏之阴自安，则阴平阳秘，而血归经矣。

【歌诀】四生丸方，艾柏荷黄，血随火降，气味清凉。

96. 花蕊石散

【出处】《十药神书》。

【方药】花蕊石六钱，煅研细末，每服二钱，以鲜童便送下，或用醋送亦可。

【主治】止吐衄诸血，血凝滞痛。

【方义】“花蕊石”性味酸涩，专入厥阴血分，为止血和化瘀血的上品，以其止血而不凉血滞气，化瘀而不攻破伤正也。单用力专，而助以“醋”或“童便”，则火邪不能冲逆，止血之功尤捷。

【歌诀】花蕊石散，研细火煅，童便调服，血止瘀散。

尿血

97. 杜牛膝散

【出处】《普济本事方补遗》。

【方药】杜牛膝一斤，研末，生地汁调下三钱。

【主治】血瘀尿血。

【方义】血瘀膀胱，不能化气，尿窍闭塞，血反偏渗，致尿血不止。“杜牛膝”一味，性专疏利，力能破瘀行血，以通尿窍闭塞之血，则血与尿自分；复以“生地汁”调下，务使瘀化血行，尿道通利，血无妄渗之害也。

【歌诀】杜牛膝散，尿血可遣，生地汁调，祛瘀消满。

98. 固下丸

【出处】《女科旨要》。

【方药】龙骨（煅）八两，蒲黄（炒黑）八两，研为末，蜜丸，生地汁调下三钱。

【主治】血尿久不止。

【方义】脬气虚滑，血液暗渗，故溲溺出血，久不能止。用“白龙骨”涩脬气之滑脱，以固经气之下泄；“蒲黄”止溺血之渗漏，以禁经血之妄行；调以“生地汁”，既所以益其虚，亦所以清其热也。

【歌诀】固下丸方，龙骨蒲黄，调以地汁，尿血效良。

99. 鹿角胶丸

【出处】《严氏济生方》。

【方药】鹿角胶三两，大熟地五两，血余炭三两，二味为末，溶鹿角胶为丸，淡盐汤下三钱。

【主治】阳虚血尿。

【方义】肾脏阳虚，不能纳血归经，致尿血不止。“鹿角胶”补精血以壮肾阳，“熟地黄”补肾水以养真阴，“血余炭”止血溢生新血，胶丸淡盐汤下，使阳旺阴充，则阴阳既济，血自归经，尿血可止。

【歌诀】鹿角胶丸，地余炭研，阳虚尿血，得之即痊。

100. 如神散（甲）

【出处】《证治准绳》。

【方药】阿胶一两，山栀仁二钱半，车前子二钱半，黄芩二钱半，生甘草梢二钱半，研末，每服五分或一钱。

【主治】尿血。

【方义】下焦邪热壅盛，入于膀胱，气不能清之，势必及于血分，因而血因热溢，而为尿血症，故以“栀子”“黄芩”清血分之热，并用“阿胶”养阴以涩血，则血自止；既清之热邪，亦导之从小便而出，此“车前子”“生甘草梢”之必用也。

【歌诀】如神散方，甘栀胶黄，车前为导，热出膀胱。

101. 车前子丸

【出处】《崔氏方》。

【方药】车前子一斤，研末，炼白蜜为丸，每服三钱，血余炭煎浓汁送下。

【主治】湿伏气燥之尿血。

【方义】湿伏气燥，不能通调水道，血反偏渗，与尿俱下。用车前子清肝利水以通尿窍，炼白蜜润燥缓中以调气化，血余炭煎汤调下，使燥润湿行，则水府清肃，而血尿攸分矣。

【歌诀】车前子丸，血余浓煎，润燥渗湿，尿血遽捐。

便　　血

102. 黄连阿胶丸

【出处】《太平惠民和剂局方》。

【方药】黄连一两，阿胶三两，黄芩一两，芩连研末，溶阿胶为丸，每服三钱，米饮下。

【主治】热迫下血。

【方义】热伤肠胃，迫血妄行，渗入大肠，下血如注。用“黄连”清心脾之火以宁血，“黄芩”清肺肠之火以止血，“阿胶”补热伤之阴血即以止血也。火热化而血脉宁，经气完而血归经，下血之源既清，下血之病即愈。

【歌诀】黄连阿胶，火热内燎，佐以黄芩，血自不潮。

103. 棕灰散

【出处】《儒门事亲》。

【方药】棕榈皮不拘多少，烧灰存性，每服二三钱，生地汁调下。

【主治】止血。

【方义】血虚热动，血络滑脱不禁，出血经年，不能遏止。用“棕榈灰”性涩止血，专主固经涩脱，为暴崩久漏要药；尤其肠红一症，经久滑脱，非此涩之，不能卒止；调以“生地汁”，既清血热，亦补血虚也。

【歌诀】棕灰散方，止涩性良，肠红下血，调以地黄。

104. 举元煎

【出处】《新方八阵》。

【方药】党参三钱，炙黄芪三钱，炙甘草二钱，升麻七分炒，白术二钱。

【主治】气虚下陷，血虚血脱。

【方义】此即“补中益气汤”去“当归”“柴胡”“陈皮”之方也。参、芪、草、术，大补中气；气既得补，便以一味“升麻”升举之；若“当归”之滞滑、“柴胡”之散、“陈皮”之疏利，均去之，凡虚甚之人，固不能不顾及也。

【歌诀】煎名举元，义即存焉，参芪术草，升麻是瞻。

105. 柏叶散

【出处】《杂病证治》。

【方药】柏叶三两，大黄一两，黄芩一两，研末，米饮下三钱。

【主治】脏毒之便血。

【方义】热蕴于中，不能输化，有伤脏气，致下血紫黑，而为脏毒。“柏叶”芳香，力能醒脾开胃，专主凉血止血；“黄芩”苦寒，性善宽肠清肺，专解膈热肠热；“大黄”荡涤蕴热，以解热毒，使毒化热解，脏气清和，血自不妄行矣。

【歌诀】柏叶散方，黄芩大黄，热毒既解，脏气无伤。

106. 脏连丸（甲）

【出处】《证治准绳》。

【方药】黄连二两，酒炒为末；选公猪大肠约二尺，洗去油腻；入黄连末，线扎；铺韭菜蒸烂，捣饼；焙干为末，米糊丸，乌梅汤下三五两。

【主治】热毒之便血久不止。

【方义】便血久不止，色鲜正红，热毒伤脏，血不循经也。用“黄连”

清解热毒，“猪肠”补养腑气，“韭”蒸以调其血，下以“乌梅汤”，收其脱泄；使热化毒解，脏气完复，下血即止。

【歌诀】脏连为丸，韭蒸焙研，乌梅汤送，热毒清焉。

107. 六汁饮

【出处】《女科旨要》。

【方药】生地汁一斤，生姜一两（汁），溶和，分三次温服。

【主治】热郁便血。

【方义】寒伤肠胃，遏热不化，血室受伤，偏渗大肠，致便血不止。用“生地汁”壮水凉血，以安血室；“生姜汁”温胃散寒，以清肠胃。庶使寒邪消散，遏热亦解，血室宁静，无妄渗之患，便血可愈。

【歌诀】六汁饮方，生地生姜，散寒消热，便血效彰。

108. 黑地黄丸

【出处】《素问病机气宜保命集》。

【方药】苍术半斤，熟地黄半斤，五味子四两，干姜一两，研为细末，枣肉和丸，如梧桐子大，每服一百丸，米饮下。

【主治】脾胃虚损之肠红久痔。

【方义】凡脾胃虚弱者，气既不足，湿亦必盛，气不能摄血，或湿热伤于血，肠红久痔，即由之而发作。故用“苍术”“干姜”以温补脾气，并化其湿浊，而为立方之主旨；“熟地黄”温补脾肾以养血；“五味子”酸温滋液以敛血。于是气充湿化，血有所摄，不再妄行矣。

【歌诀】黑地黄丸，肠痔血愆，苍姜五味，气血双全。

109. 赤豆当归散

【出处】《金匮要略方论》。

【方药】赤小豆（浸令出芽）一两，当归一钱，杵为散，每服二钱，米泔水煎开送下。

【主治】狐惑病之便血。

【方义】此为清营分湿热之方。“赤小豆”清热解毒，色赤入营，能泻利诸痈肿，故以为君；“当归”和营散郁，主恶疮疡，故以为臣；“米泔水”大能拔毒，故常用以洗涤疮疡，今以之送散服，亦取其拔毒疗疮之义也。

【歌诀】赤豆当归，米泔水饮，狐惑便血，功效首推。

110. 黄连汤

【出处】《洁古家珍》。

【方药】黄连五钱，当归五钱，炙甘草二钱半，研末为散，每服五钱，水煎，去滓温服。

【主治】热迫下血，脉数。

【方义】热迫动血，血不归经，故渗入大肠而便血。“黄连”清心脾之火以燥湿；“当归”养肝脾之血以归经；“炙草”甘缓中州，益胃气。使热化胃强，则经腑融和，而血自归经，不从大便出矣。

【歌诀】汤主黄连，归草同研，清热养血，便红自安。

111. 香梅丸

【出处】《证治准绳》。

【方药】乌梅二两，白芷六钱，百药煎一两半，共研细末，炼蜜为丸，如梧桐子大，每服三钱，开水送。

【主治】久泻便血。

【方义】此为固滑涩脱之方。“乌梅”入肺脾二经血分，为敛肺涩肠消肿之品；“白芷”气味俱轻而升，为胜风散血之药；“百药煎”乃“五倍子”经发酵酿成，其体轻虚，其性浮收。三者配合，其升举固涩的功用甚强，故为涩脱方中的有效名方。

【歌诀】香梅丸方，固脱涩肠，芷乌百药，收敛力强。

112. 脏连丸（乙）

【出处】《证治准绳》。

【方药】宣黄连二两，槐花二两，陈仓米三两，猪大肠一段。前三味共研末，将大肠洗去油腻，装药末于肠内，两头扎紧，以酒二斤半煮，慢火煮至酒干，共捣如泥为丸，如梧桐子大，每服四五十丸。

【主治】大便下血。

【方义】“黄连”“槐花”，均清大肠湿热，湿热既清，便血自止；再以“陈仓米”及“猪肠”，以养腑气，涩其滑脱。盖久泻伤血，既当去其邪，尤应扶其正也。

【歌诀】脏连丸方，米用陈仓，槐花为辅，清固大肠。

外感诸病

伤　　风

113. 葱豉汤

【出处】《肘后备急方》。

【方药】葱白连须二两，淡香豉四钱，清水煎服。

【主治】伤风，恶寒、发热、头身痛。

【方义】“葱白”辛温，通阳发汗；“豆豉”轻虚，达表散热。两药一温一寒，寒以折其热，温以解其表，凡感冒初起得之，无不汗出热退而愈。

【歌诀】葱豉煎汤，解表通阳，寒温相伍，热散身凉。

114. 归柴饮

【出处】《新方八阵》。

【方药】当归一两，柴胡五钱，炙甘草八分。

【主治】营阴不足之外感难解。

【方义】营虚不能作汗，真阴不足，外感难解。精血不足，便以“当归”一味，大补其精血，且其气辛，又能通经散滞，故以之为全方的主药；至“柴胡”配当归，则且和且散，邪气既去，而无损阴伐阳之弊；“炙甘草”配当归，则且甘且缓，脾土以健，营血即随之而恢复。此方实为养正托邪的妙法。

【歌诀】归柴饮子，甘草为使，养营扶正，邪自可弭。

115. 桂枝汤

【出处】《伤寒论》。

【方药】桂枝三钱，白芍三钱，生姜三钱，大枣二钱，炙甘草二钱。

【主治】风伤太阳，头痛、项强、发热、恶寒、身疼等症。

【方义】“桂枝”通阳和卫，“芍药”益阴调荣，“生姜”辛散，“甘草”“大枣”和中。“桂枝”合“生姜”，则能驱风散寒；“桂枝”合“甘草”“大枣”，又能解肌固表；“桂枝”合“芍药”尤有荣卫并调之用；“芍药”合“甘草”，亦有滋助津液之功。因此发汗不伤津，去邪亦扶正，固为治表虚的正方。

【歌诀】桂枝汤方，枣草芍姜，调和荣卫，专治太阳。

116. 冲和汤

【出处】《沈氏尊生书》。

【方药】苍术四钱，荆芥三钱，甘草一钱，生姜二钱。

【主治】伤风夹湿之头目不清。

【方义】风邪挟湿抑遏清阳，故头目不清，甚至发热、多涎。“苍术”升阳燥湿，“荆芥”理血疏风，“炙草”缓中益气，“生姜”辛散湿痰。俾痰散气行，则热退而头目自清，恢复其冲和之气也。

【歌诀】冲和汤方，苍芥甘姜，伤风挟湿，热退身凉。

暑　　热

117. 生脉散

【出处】《内外伤辨惑论》。

【方药】党参五钱，麦冬三钱，五味子二钱。

【主治】元气太弱之汗出不止、气短、懒言。

【方义】这是津气两补的方剂。“党参”以温补元气，“麦冬”“五味”以润养津液。津液不涸便足以涵气，元气强乃足以化生津液，药虽三味，而益气生津之效颇著。

【歌诀】生脉散方，津气两伤，党参麦味，效验彰彰。

118. 犀角地黄汤

【出处】《备急千金要方》。

【方药】广犀角屑一两（如无可用马尾连或升麻代），生地黄八钱，牡丹皮一两，芍药七钱。

【主治】火灼液亏，热伤血分诸症。

【方义】为治火灼津伤，热入营分，以致血液妄行的主方。“犀角”大清心热，而不伤及神明，故为一方之主；次以“生地黄”清热养血，补其津液之耗；“芍药”“丹皮”深入脉中，通泻营分的热邪，使其毫无羁留，如热已化毒而见斑疹等，亦能清除；“升麻”之所以能代“犀角”，正因其有化毒之力也。

【歌诀】犀角地黄，丹芍成方，专清血热，于营无伤。

119. 连理汤

【出处】《张氏医通》。

【方药】白术三钱，炮姜二钱，炙草一钱，川连一钱，茯苓二钱。

【主治】胃寒膈热，痞满心烦，暑泻。

【方义】胃寒膈热，纳化皆难，故时痞满、烦心。用“白术”培既伤之脾，俾复健运之常；“炮姜”通胃家之寒，得司熟腐之职；“炙草”和胃，兼益其气；“黄连”苦寒，专清膈热；再以“茯苓”之淡渗。且补且利，则热化寒消，脾胃健旺，而纳化有权矣。

【歌诀】汤名连理，术姜茯四，炙草黄连，且温且泻。

120. 天水散

【出处】《伤寒标本心法类萃》。

【方药】滑石六两、甘草一两，研细末，和匀，每一二钱。

【主治】泄泻、烦躁、小便赤涩等热证。

【方义】“滑石”的主要作用是清热利窍，凡湿热滞于大小肠、膀胱等，用之都能使小便清利，湿热从小便而解；“甘草”生用，不仅和中，亦能泻热，并所以缓湿热邪滞之急，而使小便的排除更加通利。

【歌诀】天水散方，渗利清凉，滑石甘草，效验逾常。

121. 三才汤

【出处】《温病条辨》。

【方药】党参三钱，天门冬二钱，干地黄五钱。

【主治】暑伤精气。

【方义】为治气虚而津不济之方。“党参”领先，专补脾肺之气；“天冬”甘润养心，以宁神志；“干地黄”滋补肝肾，使精血无亏。凡欲平补五脏精气，而热药寒药均有所不宜者，于本方运用合适，能收显效。

【歌诀】三才汤方，参麦地黄，平补精气，最是见长。

122. 玉女煎

【出处】《景岳全书》。

【方药】生石膏五钱，熟地黄五钱，麦门冬二钱，知母钱半，牛膝钱半。

【主治】阴虚胃火旺诸症。

【方义】“石膏”“知母”是白虎汤的主药，最能清胃中之热，而不伤津；“地黄”“麦冬”是三才汤的主药，最能养上中下三焦五脏之阴；再用“牛膝”导热邪从腑而出，使其无所残留，则精气更易滋养，而不致再伤矣。

【歌诀】煎名玉女，膏黄冬母，导以牛膝，热去无阻。

123. 大顺散

【出处】《太平惠民和剂局方》。

【方药】生甘草五钱，干姜五钱，杏仁三钱，肉桂一钱。先将“甘草”用白砂拌炒至黄熟，次入“干姜”同炒，俟姜发裂，次入“杏仁”同炒，俟杏仁不作声，取出筛净，入“桂”共研为散，每服二三钱，开水送。

【主治】脾胃湿盛，水谷不分，霍乱吐泻。

【方义】“干姜”“肉桂”大辛大热，所以化中焦湿邪气；邪气既化，藉“杏仁”的宣降，使其清气能升，浊气能渗；清浊既分，“甘草”则发挥其和中缓急之用。四药合奏，脾胃得以清爽了。

【歌诀】方名大顺，桂姜草杏，辛温行阳，湿浊自渗。

124. 回生散

【出处】《沈氏尊生书》。

【方药】藿香三两，陈皮两半，研为散，水煎三钱，去渣温服。

【主治】伤暑之吐、泻。

【方义】脾气不调，感冒暑邪，致呕吐腹泻。用“藿香”快胃气以祛暑，“陈皮”调脾气以和中，使暑邪解散，气化调和，则呕泻自止。

【歌诀】回生散方，陈皮藿香，祛暑和胃，吐泻无伤。

125. 白虎汤

【出处】《伤寒论》。

【方药】生石膏一两，知母六钱，甘草二钱，粳米五钱。先煮粳米成熟，去滓，再入诸药。

【主治】阳明热证之心烦、口渴、脉洪大。

【方义】此为治胃中热盛，大便尚未燥结时的主方。“石膏”辛寒，清胃火以解肌热，故为方中君药；“知母”苦润，善于泻火滋燥；“甘草”“粳米”平调胃腑，既能泻胃中之火，更能缓寒化苦使石膏、知母无伤于胃，只能去其邪热，不能妨其正气也。

【歌诀】名方白虎，草米膏母，涤热清烦，保护中土。

126. 冷香饮子

【出处】《严氏济生方》。

【方药】川附子、煨草果、橘红、甘草、生姜各一钱，清水煎成，冷服。

【主治】内有寒湿复伤于暑之腹痛、泻利。

【方义】暑必兼湿，凡湿气盛者，伤暑亦必多，暑与湿合，愈是腻滞难消。故用“川附子”之辛热，先去其内盛的寒湿；“煨草果”与“橘红”皆以分别清浊，使无形之暑得藉其辛气而消散；黏滞的湿浊，随其厚味而下泻，“生姜”“甘草”温和脾胃，中焦便毫无湿浊留滞的余地了。

【歌诀】冷香饮子，温散暑湿，附果草姜，橘红各一。

127. 来复丹

【出处】《太平惠民和剂局方》。

【方药】焰硝、硫黄（共研末银器内慢火炒，研极细）各一两，玄精石（研，水飞，无则以青盐代）一两，五灵脂（酒飞去砂石）、青皮、陈皮各二两；研细，醋煮米糊为丸，如梧桐子大，每服二三十丸，空腹米汤送下。

【主治】上盛下虚，里寒外热之吐泻诸症。

【方义】“焰硝”“硫黄”大理肠胃之寒涎宿垢；“玄精石”助肺清降，使气下行；“青皮”“陈皮”“五灵脂”破积痰血滞。虽大理肠胃，却不碍乎阳虚，故伏暑水泻、产后败血冲胃等证常用之。

【歌诀】来复丹方，灵石硝黄，二皮为伍，大理胃肠。

128. 香薷饮

【出处】《太平惠民和剂局方》。

【方药】香薷二钱，厚朴一钱，白扁豆一钱半，甘草一钱。

【主治】外伤暑热脾胃不和之腹痛、吐泻，微有恶寒、发热等症。

【方义】“香薷”芳香辛温，善于彻上彻下地发越阳气，故以为治暑病的专药，解利暑邪；佐“厚朴”以除湿，“扁豆”“甘草”以和中，使其入于胃里。热去而湿不留，无论内外的暑湿邪气，均得以消除了。

【歌诀】香薷饮子，消暑渗湿，厚朴豆甘，功效无敌。

129. 消暑丸

【出处】《太平惠民和剂局方》。

【方药】半夏（醋炒）一两，生甘草八钱，茯苓八钱。研为细末，姜汁煮米糊为丸，如梧桐子大，每服五十丸。

【主治】伤于暑湿脾胃不和之头痛、眩晕、呕逆、泻利等症。

【方义】消暑在消其湿，本方于“二陈汤”内倍用“半夏”去其“橘皮”，无不旨在去湿；“半夏”分量多，故用醋炒以缓其燥性，而不伤津，不用“橘皮”意亦在此，恶其辛散也；保留“茯苓”“甘草”，以其皆为养脾渗湿之品耳。

【歌诀】消暑名丸，夏草苓研，姜汁糊裹，暑湿全歼。

130. 苍术白虎汤

【出处】《杂病证治》。

【方药】苍术一钱半，生石膏三钱，甘草六分。

【主治】中暍湿盛之烦渴、吐泻、脉洪缓。

【方义】湿热内淫，中气不化，津液不能四布，故烦渴、汗多，吐泻交作。以“苍术”燥中焦之湿邪，再以“石膏”清阳明胃中之热，“甘草”甘缓，调理于其间。俾湿去热清，则津液内敷，而烦渴可除，多汗既止，而吐泻自已，故此为清热燥湿之捷剂。

【歌诀】苍术白虎，石膏为主，甘草缓中，燥湿清暑。

疟　　疾

131. 何人饮

【出处】《新方八陈》。

【方药】何首乌六钱，当归三钱，党参三钱，陈皮一钱，煨生姜二钱。

【主治】气血两虚，久疟不止。

【方义】“何首乌”补肝肾、和气血，为益血祛风之品，善于枢转少阳气机，故以之为全方的主药；病疟既久，气血两亏，便以“人参”和“当归”两味，一以补气，一以培血，气血恢复，肝有所养，少阳出入之机自有权衡，疟疾则无可容之地；“陈皮”“生姜”所以和脾燥湿，脾湿既除，疟疾亦无留滞的余地了。

【歌诀】何人饮子，气血调理，当归陈姜，虚疟可止。

132. 柴胡养阴汤

【出处】《杂病证治》。

【方药】柴胡六钱，当归三钱，陈皮一钱半，知母一钱半。

【主治】久疟不解，脉弦数。

【方义】久疟不解，营气暗伤，邪得留恋经中，寒热不止。用“柴胡”以解表散邪，“知母”以润燥清热，“当归”养血脉以益营，“陈皮”利中气以和胃。于是胃气调和，营阴自充，而卫气振发，疟邪自外而解也。

【歌诀】柴胡养阴，当归知陈，营气暗伤，以此养营。

133. 黄芪鳖甲汤

【出处】《杂病证治》。

【方药】鳖甲（醋炒）三钱，黄芪三钱，陈皮一钱半，制首乌五钱，生姜三片。

【主治】气阴两亏之久疟不止。

【方义】气阴两亏，虚邪留恋不解，故久疟不止。方用“鳖甲”滋阴散结，“黄芪”益卫补中，“陈皮”利气和胃，“首乌”养血滋营，“生姜”温散虚邪以截疟也。营阴足，热必自退，中气足，虚邪必自解，此为滋营补气以治疟之法也。

【歌诀】黄芪鳖甲，气阴两乏，首乌陈姜，截疟妙法。

134. 胆汁二姜丸

【出处】验方。

【方药】猪胆汁（鲜者）二两，生姜三两，干姜三两。二姜研为细末，胆汁和匀，再拌以蜜作丸，如梧桐子大，每服三钱，开水送下。

【主治】久疟，脾胃大衰。

【方义】“胆汁”为苦寒之品，泻肝而不化燥，善于枢转少阳，凡久病疟而虚热时作者，用之最合适；“生姜”“干姜”，一以辛散，一以温中，辛散则湿化而疟无滞，温中则脾强而正气复。故本方为补脾和肝、胜湿祛疟的至剂。

【歌诀】胆汁二姜，丸以蜜糖，和肝补脾，截疟效彰。

135. 露姜饮

【出处】《医宗金鉴》。

【方药】党参、生姜各等分，阴阳水煎，去滓，露一宿，再煎数沸，温服。

【主治】疟疾，邪衰正馁，缠绵不已。

【方义】病疟既久，中气大衰，便以“党参”一味峻补其中气——古时多用“人参”，故可与“生姜”各等分，今改用“党参”，不妨分量稍重一些，使其力伟功宏；“生姜”既所以和脾以胜疟，尤取其辛散，能疏解疟疾余邪。药虽两味，效用确是可观。

【歌诀】露姜饮子，党参为主，正馁邪衰，效用无比。

136. 蜀漆散

【出处】《金匮要略方论》。

【方药】蜀漆（烧去腥）、云母（烧）、龙骨各等分，研细末，每服一钱，酸浆水调下。

【主治】寒多牝疟，脉紧细。

【方义】疟而寒多，明系阴邪陷伏，胶固顽痰最深，阴气独发之候。方中“蜀漆”性升，上涌顽痰最速；“云母”性温，开发阴邪最猛；唯恐涌泄太过，即以“龙骨”“酸浆”敛固其津，仍取龙性之纯阳，同气相求，佐二药以发越阴分伏匿之邪，俾阴寒解散，则胸中之阳气廓然，而顽痰自消矣。

【歌诀】散名蜀漆，云龙相匹，散发阴邪，升阳涌泄。

风　痉

137. 芎活汤

【出处】《女科旨要》。

【方药】川芎三两，羌活三两。研末，水煎三钱，去渣，入酒一杯温服。

【主治】风痉。

【方义】风邪伤于筋脉，发为风痉，致角弓反张，奄忽不知人。用“川芎”入血海以升阳，“羌活”通经络以散风。风邪外解，则经气清和，而筋脉得养，风痉可瘳也。

【歌诀】芎活煎汤，风痉堪尝，通经除邪，功效甚良。

138. 防风当归汤

【出处】《证治准绳》。

【方药】防风（盐水炒）一钱半，当归三钱，生地五钱，川芎一钱。

【主治】痉病，发热、头摇、反张、口噤。

【方义】发热、头摇，乃风湿邪胜，营血枯涸，不能营养筋脉，故甚则反张、口噤也。“生地”滋营阴以制燥，“当归”养营血以荣经，“川芎”活血行气于筋，“防风”疏风散热于络。使血活风行，清阳振布，则头摇自定，反张自除，口噤自开矣。

【歌诀】防风当归，芎地相随，疏风养血，痉急可医。

139. 举卿古拜散

【出处】《中藏经》。

【方药】荆芥穗（炒黑）八两，研末，每服三钱，酒淋大豆卷取汁调下。

【主治】新产发痉，失血后筋脉紧急。

【方义】新产亡血，腠理疏豁，风邪乘虚，袭伤筋脉，故遽尔发痉。“荆芥穗”理血疏风，为解表平剂，炒黑专祛血分之邪；调以“豆淋酒”下，其力可以舒筋脉、清神魂，而痉自退。又名“愈风散”。

【歌诀】举卿古拜，炒荆芥穗，豆淋酒调，风痉自退。

140. 羌活酒

【出处】《证治准绳》。

【方药】羌活一两半，防风一两，黑豆一两。先将羌、防二味以好酒五斤浸一宿，每服以酒一盏，将黑豆炒极热投入酒中，候沸即住，去滓，分两次灌之。

【主治】中风、口噤反张。

【方义】少阴经虚，卒中风邪，牵引太阳，致发痉，角弓反张，口噤不开。“羌活”散太阳之风，“防风”散肌肉之风，“黑豆”补肾杜风以润养筋脉也，助以好酒以行药力。庶使风邪外解，少阴经气完复，必无牵引太阳之患。

【歌诀】羌活酒方，黑豆羌防，温散风邪，少阴太阳。

141. 抱龙丸

【出处】《太平惠民和剂局方》。

【方药】陈胆南星四两，天竺黄一两，雄黄五钱，辰砂五钱，麝香一钱（可用冰片代），研细末，煮甘草膏和丸，如皂角子大，辰砂为衣，每服三五丸。

【主治】瘟疫身热，痰壅昏睡，热惊风。

【方义】“南星”“天竺黄”所以驱痰解秽；“雄黄”“辰砂”所以解毒镇惊；“麝香”所以通窍，“甘草”所以清热。凡因瘟热痰浊诸邪壅盛而致高热、神昏者，本方大有解秽、清神、泄热等作用。

【歌诀】抱龙丸方，星砂麝香，草膏为丸，雄竺二黄。

任应秋

医案实录

1961–1975年

支气管扩张治验

【发病经过与现病史】韩某，女，41 岁，原籍黑龙江，工作于长沙。于 1939 年，病痰中带血，以奔走革命，食疗均不甚适，故时作时止。至 1952 年，并发喘息，此后则喘息、痰鸣，而兼咯血，愈医愈剧。1959 年 3 月病益甚，来京就医，经中国医学科学院阜外医院诊断为“支气管扩张”，于同年 12 月行左肺下叶截切术，术后喘息渐愈，惟日渐困乏而为心悸、腹胀满矣。继续经协和、友谊两医院治疗，卒未能愈。1961 年 12 月喘息又作，周身发胀，五心烦热，汗出常如渍，虽严寒犹着单衣，饮食甚少，而痰涎独多，身极困乏，而夜不能寐，大便秘结。复就医于阜外医院（病案号 31443），诊断有二：一为支气管扩张，一为神经官能症。是时余受部命辅导“西学中”工作，每周至阜外医院作临床辅导一次，刘丽笙大夫以是病嘱为诊治。

患者形盛而喘，痰涎甚多，赤白带下，大便干固，日服“番泻叶”水仍不畅通，发热，体温常在 38℃左右，手足心热，以得近玻璃取凉为快，时为隆冬也，于诊视之际，汗即涔涔不止、口渴饮水、两目干涩，“热实”之候似彰然矣，但脉沉细而微，舌苔薄腻而色白，又不似热实证然。患者云：十余年来之治疗，西医且勿论，中医有主补者，参、芪已服数十斤矣，而困乏如故，有主攻者，硝、黄不辍于口矣，而便秘依然。奈何治？余曰：攻之、补之皆非失治，惟于攻补之间，尚有先后缓急之道耳！请申言之。

【证候分析】病起于工作劳顿而咯血，咯血者心肾之病而关乎肺者也。肾气不化于膀胱，水浊上逆，肺为水之上源，又不能清肃之，于是凝而为痰，痰不降，则心火不安、血脉不宁，遂随痰之咯而带出血丝矣。咯血既久，凡肾之精、肺之气、心之血亏损愈甚，因而作喘。夫喘之为病，有虚实两类，实证无论也，虚证因于脾、肺者有之，因于肝、肾者有之。肺为气之主，脾则肺之母也，脾、肺有亏则气化不足，短促而喘；肾为气之根，肝为肾之子，肝肾有亏，则气不摄纳，浮散而喘；既先病于血，再伤于气，肾不能纳，肺不能降，而痰滞于上，其为喘息宜矣。余谓君之证属于虚者，此其一。

病自始至终均有痰，痰色白而泡沫多。李士材谓脾为生痰之源，胃为贮痰之器，良以脾胃土虚，则清者难升，浊者难降，湿浊留中，聚而成痰矣；

清而色白，要为气虚湿盛之候，积年以来，痰从未稍减，痰本为水谷之精所化。化痰者既多，化津者必少，痰盛津枯之结果，出于上者为痰，注于下者为带，饮食不多者以此，大便秘结者以此。痰盛便秘，赤白带下，是又虚中有实者矣，此其二。

又何以渐至“周身胀满”耶？《灵枢·胀论》中云：“厥气在下，营卫留止，寒气逆上，真邪相攻，两气相搏，乃合为胀。”人体上下，阳布阴生，则肺气行而肾纳，于何有厥？若肺不行，而肾失纳，气则厥逆矣。因之营卫之流行于经络者，留止而不畅遂，痰湿之气因之四布，与正气相攻而作胀，是亦由肺、脾、肾之虚损所致，此其三。

若心悸不宁，阳气内虚者有之，阴血内耗者有之，饮停心下者有之，总不外乎心伤而火动，火动则痰生之所致。君之心悸，发于截肺手术之后，当亦为气虚火动，痰饮蓄积而成，非有他因也，此其四。

汗出溱溱，不分寤寐，不因发散，此为“自汗”，此皆由心阳外扰（心部于表），表气不固，阴蒸于阳分使然。盖五脏六腑，表里之阳，皆心主之，以行其变化。故随其阳气所在之处而气化为津，亦随其火扰所在之处而津泄为汗。汗液为阴气之所化，肌表为卫气之所居，故汗之有无由营气以为之变化，汗之出入由卫气以为之启闭。今阳扰于内，而卫虚于外，欲令汗不出，殊不可能。亦因此可知“汗出不止”与“心悸”之变未可分离也，此其五。

五者既明，其余诸症皆可得而解释矣。如困倦乏力者，气随汗泄，中阳不振也；恶热、渴而引饮者，心火内扰，汗多伤津之所致也；夜不能寐者，君火不静，神不能安也。然则，君之疾可得而言者，肺肾子母之气先伤，病之本也；继则心火扰于上，脾湿困于中，而为气虚津涸，火炽痰盛，虚中有实之证也。

【议治过程】1961 年 11 月 15 日初诊：患者聆余所论，为前未之闻，即喜形于色，切盼服余之方药。余曰：以“治病求本”之理衡之，法当先补其虚，后攻其实；但补药久服之矣，补之而无益于气，攻药亦屡用之也，攻之未能去其痰火；此无他，虚中有实者，攻实不得宜，补药未能遽受也；君之实，在痰火，非阳明胃家实之比，故虽重任硝、黄不能至也；拟先用调气豁痰之轻剂图之，觇其变化。

拟“温胆汤”加味：姜竹茹四钱，炒枳壳三钱，清半夏三钱，陈皮三钱，胆南星三钱，化橘红四钱，全瓜蒌八钱，炙皂荚三钱，甘松四钱，苦桔梗四钱，茯苓三钱，甘草一钱。服七剂。

1961 年 11 月 22 日复诊：服药后，痰多易咯，恶热、出汗均减轻，惟大便仍秘结，两眼干涩，食欲不振。是心火虚扰之变虽渐安，而脾虚湿困，痰阻中焦，津不施布之机未好转也。续用健脾祛痰法，攻补兼施。

拟“香砂六君子汤”辅以“礞石滚痰丸”：木香三钱，砂仁三钱，南沙参六钱，茯苓六钱，陈皮四钱，姜半夏四钱，生於术一两，礞石滚痰丸三钱（另包，分二次吞服）。服七剂，滚痰丸隔日一次。

1961 年 11 月 29 日三诊：服药后大便通畅，便时微觉腹痛，热未退尽身仍倦怠、动则汗出，脉沉弱、舌苔厚腻，为中阳不振湿浊难消；大便已通，暂停“滚痰丸”，大毒去病，十去其六足矣；再以扶中阳为主，兼化其湿为治。

拟“六君子汤”合“三子养亲汤”加减：清半夏四钱，陈皮二钱，茯苓四钱，甘草二钱，苍术二钱，炒莱菔子三钱，白芥子一钱半，炙苏子一钱半，白术四钱，北沙参四钱，胆南星一钱，石菖蒲二钱。服七剂。

1961 年 12 月 6 日四诊：食欲大好，较前约增一倍，吐痰极多，眼已不干涩，身胀体沉均减，汗出昼轻夜重，胸次转轻快，惟喘息时作，大便又秘结矣；是中阳虽渐振复，奈痰浊久蓄，一时未易尽祛，肺气仍不得肃降也。

拟“苏子降气汤”合“导痰汤”加减：炒苏子二钱，姜半夏二钱，全当归二钱，炒橘络二钱，前胡三钱，陈皮三钱，厚朴二钱，淡干姜二钱，化橘红三钱，黄芪四钱，炒白术六钱，炒枳壳二钱，姜南星三钱，茅苍术二钱，茯苓三钱，生甘草二钱。服七剂。

1961 年 12 月 13 日五诊：诸证未见进一步减轻，痰转变稠黏而色黄，胸复痞闷，肤胀，虽矢气，大便坚干不得出，汗出又多，口干喜冷饮，脉微细，气虚于表、浊湿郁而化热内蕴之候也。

拟“玉屏风散”合“礞石滚痰丸”：黄芪三钱，防风三钱，生白术一两，礞石滚痰丸（临卧前服一钱，服后即静卧）。服七剂。

1961 年 12 月 20 日六诊：汗出大减，已不疲乏，痰又化为白沫，胸次觉爽，大便正黄色，四肢时有微热，喜冷饮，舌苔薄而质淡，续扶中气，兼祛其痰。

拟“补中益气汤”再服“礞石滚痰丸”：升麻一钱，柴胡二钱，党参四钱，白术六钱，陈皮二钱，黄芪四钱，甘草二钱，当归二钱，生姜一钱，礞石滚痰丸（每夜临卧服一钱，服后即静卧）。服七剂。

1961年12月27日七诊：痰已殆尽，汗出亦愈，胸次宽舒，心不复悸，食欲大振，舌苔尽去，质尚虚淡，脉沉细而缓，体温正常，中气渐复，湿浊悉除。

拟“七味白术散”合“二陈汤”：陈皮二钱，清半夏二钱，茯苓四钱，甘草二钱，炒於术七钱，苍术二钱，藿香二钱，木香二钱，葛根四钱，党参四钱，姜南星一钱。服五剂。

【疗效综述】该病为气虚、痰湿盛、虚火复扰于上之虚中夹实证，曾经偏补、偏攻均未获效，竟用攻补兼施之法而奏肤功，全疗程七诊凡分四个阶段。

第一诊用“温胆汤”加味，此本渗湿祛痰之和剂，复齐集诸种不同作用的祛痰药。如“橘红”之理气以祛痰，“皂荚”之搜络以化痰，“甘松”之解秽以除痰，“南星”之渗湿以涤痰，“瓜蒌”之降火以导痰，“桔梗”之开结以去痰。虽非猛剂，而治痰之力并不稍逊，故一服果然咯痰畅快，而虚火亦宁。凡痰证之有虚不受补、实不耐攻者，余往往用此而取效。此为开辟本病治疗之路的第一阶段。

第二、第三诊，均以“六君子汤”为主，而辅以“滚痰丸”法。盖“加味温胆汤”的方治，用以豁痰尚可，欲拔其病根则非其力所能胜。李士材说：“治痰不理脾胃，非其治也。”以中土虚，则清者难升，浊者难降，湿浊留中，聚而成痰，使中土复健运之常，则痰自化，此“治痰补脾”之要妙也。因而在这阶段，先后均以“六君子汤”，且重用“白术”，大健中土为主，以拔生痰之本而肃其源。中土既健，则已成之痰去之惟恐不速，故兼服“滚痰丸”以根除之，亦“除恶务尽”之义也。服至第七剂时，大便已通畅，而舌苔仍厚腻，乃转而兼用“三子养亲汤”法，以去其中上焦之痰，与“滚痰丸”相较而成上下分消之治，此为健脾祛痰之第二阶段。

第四诊时，中土之气已大有好转，但因病患历时过久，窠囊内癖之痰仍未尽去，肺失其清肃之用，致气上逆而喘，乃治以“苏子降气汤”合“导痰汤”。一为散郁和中，助肺金之肃降；一以宽胸去饮，健脾土之运输。两方和合，“六君子汤”之义仍在其中，不悖于既定之攻补兼施大法，此为第三阶段。

第五、第六、第七诊，鉴于第三阶段的治疗效果不甚满意，“气虚”既未有进一步之好转，而残余之“痰湿”反有化热于里的趋势。余以为前方或有姑息养患之嫌，乃先后以“玉屏风散”及“补中益气法”为主，再辅以“滚痰丸”，直捣痰湿巢穴。盖危氏“玉屏风散”，本为驱风实卫而设，余则借用以壮气祛痰。“黄芪”“白术”之益气固无论也，“防风”亦为祛风痰之至药，前所用祛痰诸品，或渗、或燥均有之，独未及于轻扬以化重浊之用者，于此不能不借助之也。服后竟得到很好的效果，如顽固之出汗大减、稠痰转稀、苔浊尽化等，收效之速初非意料所能及。于是进而用补中益气法，使清阳之气续得升举，促其重浊之邪不断下泄，并持续用“滚痰丸”，以期彻底清除痰邪。张景岳所谓“补难从简，攻宜察真”之理，余于此益有所悟，此为第四阶段，亦即本病之最后收功也。

附录：滚痰丸服法

王珪云：“大抵服药，必须临睡就床，用热水一口许，只送过咽，即便仰卧，令药在咽膈间徐徐而下。如日间病出不测，疼不可忍，干呕恶心，必予除差者，须是一依临睡服法，多半日不可饮食汤水，及不可起身坐行言语，直候药丸除逐上焦痰滞恶物，过膈入腹，然后动作，方能中病。每次须连进两夜，先夜所服，次日痰物既下三五次者，次夜减十丸；下一两次者，仍服前数；下五七次，或只二三次，而病势顿已者，次夜减二十丸；头夜所服，并不下恶物者，次夜加十丸；壮人病实者，多至百丸。大抵服罢仰卧，咽喉稠涎壅塞不利者，乃痰气泛上，药物相攻之故也。少顷药力既胜，自然宁贴。往往痰病日久，结实于肺胃间，或只暴病，余无泛溢者，服药下咽即仰卧，顿然百骸安静，五脏清宁，梦寐佳境如游华胥氏之国，和悦不可云喻。大抵次早先去大便一次，其余遍次，皆是痰涕恶物，亦有看是溏粪，用水搅之，尽系痰片黏涎。或百中有一稍稍腹疼，腰肾拘急者，盖有一种顽痰恶物滞殢，闭气滑肠，里急后重，状如痢积，片晌即已。若其痰涎易下者，其为快利，不可胜言，顿然满口生津，百窍爽快。间有片时倦怠者，盖连日病苦不安，一时为药所胜，气体暂和，如醉得醒，如浴方出，如睡方起，即非虚倦也。此药并不洞泄刮肠大泄，但能取痰积恶物，自肠胃次第穿凿而下，肠中糟粕，

并不相伤。”（《泰定养生主论·卷之十四·滚痰丸服法》）

按：王隐君书，世少传本，一般载其方，都略其服法，余初用之，于其“服法”亦未尽悉，患者服药后，竟腹痛、便泄。及详其服法，依法服之，患者不仅腹不痛，即多年顽固之便秘亦从此通畅无阻。可知王氏之经验，洵不我欺，特节录于此，以飨读者。

心绞痛治验

【发病经过与现病史】王某，男，54岁，盐化局工人，初诊日期1974年7月15日。

患者主诉：7月1日于劳动休息时，刚吸完一支卷烟，突然觉得胸骨上段以及心前区发生闷胀，即出现压榨性疼痛，约历两分钟，疼痛逐渐缓解，惟仍觉闷胀。中午吃饭时，周身感觉十分疲乏，饮食量比平常少吃一半。饭后略事休息，仍照常劳动。第二天虽觉身乏，亦还可以坚持。第三天上午十点钟左右，仅干一点轻活，心前区又出现与前天同样性质的疼痛，且时间略长了一些。当即去医务室诊治，医生认为是胃的问题，给了三包木香槟榔丸中成药，吃药后无甚反应，闷胀感似乎轻一些。7月5日夜间刚入睡不久，心前区发生剧痛，当即面色苍白、出冷汗、左侧肩部以及前臂内侧均有疼痛感，胸前闷胀难堪，急送医院，经检查心电图T波倒置，认为是“心绞痛”，每含硝酸甘油片（0.5毫克）半片疼痛即缓解。经住院近10天的治疗，绞痛发作愈来愈频繁，医生嘱其改服中药，特来门诊诊治。

【议治过程】1974年7月15日初诊：患者表情焦虑，不愿活动，脉沉细而弦，脉搏时或间歇，舌质胖嫩无苔，手足厥冷，痛必冷汗出，汗出即寒栗不禁，心悸难安，气短身乏。统为阳气衰竭、心失温煦的证候。

治以《金匮要略》人参汤加味：白人参五钱，炙甘草五钱，干姜三钱，炒白术五钱，川附片三钱，五灵脂三钱，山楂三钱，乳香一钱，降香三钱。药煎成，去滓，冲入“米醋”一羹匙，乘热服。

参、草、姜、术，是“人参汤”原方，有温补心阳的作用，但从患者的脉沉细而间歇、汗出、厥冷等症状来看，犹嫌其药力不足。因加川附片三钱，便有了《伤寒论》治少阴病手足厥冷、脉微欲绝的“四逆汤”在其中；同时附片与人参相伍，是《世医得效方》治阳气暴脱的有效方剂；附片与白术、炙草相配，又是《医学纲目》所引治卒暴心痛、脉微气弱的“术附汤”。三方配合，用以急救心胸中的阳气，这是主要思路。

心脏之所以能主持血脉循环，主要是因为其具有足以推动血行的阳气，故《素问·金匮真言论》把“心”称作“阳中之阳”脏。如果心之阳气虚损，便会出现胸闷、气短，如果阳气虚损到了不足以维持血循环的时候，必然会引起“绞痛”。所以《金匮要略·胸痹心痛短气病脉证并治》篇中说：“夫脉当取太过不及，阳微阴弦，即胸痹而痛，所以然者，责其极虚也。今阳虚知在上焦，所以胸痹心痛者，以其阴弦故也。”因而阳气于心居于主导地位，我治心绞痛组方之所以着重于扶心阳，理由在此。西医学略谓：冠状循环血流减少，严重贫血时，冠状循环血液携氧量不足，便可以引起心绞痛。那么，中医所谓的心阳，是否即是血液携氧的问题呢？这便有待于中西医的共同研究了。中医治病，有“急则治标，缓则治本”之说，本病患者可以说是标、本俱急。脉沉细而间歇、厥逆、冷汗出，阳虚至极，其病本之急可以想见；压榨性疼痛，频繁发作，发则难忍，几欲休克，其标病之急又可以想见。标、本两急，便得标、本两图，故于急救心阳的基础上，再配以“独行散”“独圣散”诸法，急止其痛。《证治准绳》用五灵脂二两，研细末，温酒调服二钱，治产后血晕、冲心闷绝，这是“独行散”；《医宗金鉴》用南山楂一两，清水煎，童便、砂糖和服，治产后心腹绞痛、血迷心窍之不省人事，这是“独圣散”。两药均于活血、定痛最有效验，用以通畅冠状循环血流，较快地改善其缺血、缺氧的状态，以缓解疼痛。乳香、降香通行十二经，具有活血、伸筋作用，与五灵脂、山楂配合，借以迅速止痛，是颇为理想的。

上方连服三剂，第一天服第一次药后不到两小时，绞痛又发作，但痛的程度轻了，时间亦较短。后继续服药，心痛即没有再犯。

1974年7月19日复诊：患者精神面貌与三天前迥若两人，面色红润，表情活泼，自诉除尚有胸闷、身乏之外，无其他症状。诊其脉仍沉细，已无“间歇”，食欲尚未恢复到未犯病之前，舌质淡，两手已不凉，惟两足膝以下尚觉不温。此为心阳已渐复，而脾、肾之阳犹待温补。心中阳气既要下交于肾，又要下输于脾，交于肾所以温养肾藏之精，输于脾以促进脾之运化。“心绞痛”患者常伴有消化道症状，即为心阳不足以运脾的缘故，严重时出现体温低落、四肢厥冷，这是心、肾阳虚的证候。本病患者发病后即食欲锐减，继而冷汗、肢厥，是属心阳虚衰影响到脾、肾所致，继续温补心、脾、肾之阳气，才能巩固疗效。

处方如下：白人参五钱，炙甘草五钱，干姜三钱，炒白术五钱，川附片三钱，肉桂一钱，全当归三钱，山楂三钱，陈皮二钱，赤芍四钱。嘱其浓煎续服十剂。

此方为“人参汤”加桂、附以温补心、脾、肾之阳，再用归、芍、山楂等以和其营血。实习学生陈某问：为什么第一方要冲入一羹匙米醋呢？米醋是疏通气血、消肿导滞、开胃醒脾的好药，“心绞痛”的病变，既在冠状动脉的狭窄、或痉挛、或部分分支闭塞，故用以开闭行滞而已。不过，于此还得明白一个道理，中医所用的酸味药有两重性格，有的酸味药是收敛性的，如五味子、五倍子之类，有的酸味药是通泄性的，如山楂、米醋等，若疮疖初起，一天涂抹米醋三四次，便可使其红肿消退。

1975 年 10 月的一个下午，我们一行四人去盐池散步，竟遇着了这个工人，他笑着说：十剂药服完，再没用药，病未再发，现在干起活来浑身很有劲哩！

慢性胆囊炎治验

【发病经过与现病史】 林某，女，35 岁，军分区家属，初诊日期 1974 年 5 月 12 日。

患者主诉：右上腹压痛，整个上腹都不适，一阵阵发胀，胃里时有灼热感，嗳气、嗳酸，两年多来一直消化不良，每于进饮食后便腹胀、压痛、嗳气、灼热，稍食油腻后诸症状加剧，经不断地嗳气才逐渐缓解，长时期来饮食不多，更恶油腻，体重减轻。经在医院两次 X 线胆囊造影术检查，胆囊不显影，仍诊断为“胆囊炎”，医院表示可用胆囊切除术治疗，患者不同意手术，经医院三个多月采用硫酸镁、胆酸钠等利胆药物治疗，并坚持低脂肪饮食，所有症状均不见好转，痛胀的程度有增无减。从三月份起改服中药，医生认为是“脾虚湿滞”，前后共服中药 30 余剂，右上腹痛略有减轻，但腹胀似又有发展，嗳气增多，从出示的中药处方看，统为“六君子汤”加莪术、榔片之类。

【议治过程】1974年5月12日初诊：诊其脉弦细，舌苔薄腻，右上腹胁肋部压痛很明显，腹胀时轻时重，左甚于右，每当哕气少、矢气少、生气时，腹胀便加重，甚到难以忍受的程度，胀痛尤甚于压痛，胀痛轻时大便尚可，胀痛剧时大便溏薄不爽。据以上临床表现，我同意医院“胆囊炎”的诊断，从发展过程看来，应属于“慢性胆囊炎”，右上腹胁肋部固定的压痛，以及一系列消化不良的症状，是诊断本病的重要依据，至胆囊造影不显影可能与胆囊管梗阻有关。从中医的理论来认识，胁痛、腹胀是本病的主症所在，此为肝胆两经的部位。肝经之循行：挟胃，属肝，络胆，上贯膈，布胁肋。胆经之循行：从缺盆下腋，循胸，过季胁。两经发生病变，故可以反映在“胁”和“上腹”。《素问·藏气法时论》中说：“肝病者，两胁下痛引少腹，令人善怒。”《灵枢·经脉》篇论胆经病时说：“病口苦，善太息，心胁痛不能转侧。”看来这些文献记载是有临床根据的。肝胆两经有所阻滞，气行不畅，故使“胁部压痛”；肝经挟胃而行，肝气滞而不疏必然影响到胃，肝气不舒、胃气不行，故上腹的症状非常突出，胃灼热感、恶油腻、嗳气、嗳酸、大便溏薄不爽等消化不良症状亦不消退。因而本病应属肝胆气滞、脾胃不和的证候。脉弦，即肝胆气滞的反映；脾弱不运，故脉细而消化不良；脾胃失和，故舌苔薄腻而大便不爽。宜用疏肝胆、运脾胃之法治疗。

拟“柴胡疏肝散”加味：柴胡四钱，陈皮（醋炒）三钱，川芎钱半，白芍三钱，枳壳（麸炒）六钱，香附三钱，煨姜二钱，栀子（姜汁炒）一钱，五灵脂三钱。

1974年5月16日复诊：患者喜形于色，谓近一年来胁、腹没有像现在这样轻快过。连服三剂后，痛、胀俱减，哕气、矢气均较多，每于哕、矢气之后腹中均有轻快感，已不哕酸，饮食略有增进，惟仍恶油腻，胃中灼热感虽消失但仍有痞闷感，自服药后大便从未出现溏薄不爽的情况。诊其舌上，仅留薄苔，已不腻，脉细弦无力。这是肝胆之气渐疏，脾胃功能亦有所恢复的迹象，宜继续疏肝和胃。

拟用“小柴胡汤”加味：柴胡四钱，半夏三钱，党参三钱，生姜二钱，甘草一钱，枳壳三钱，陈皮三钱，茯苓三钱。本方连服五剂，患者一切恢复正常。

九月带着她六岁的小孩来治“遗尿”病，追问病情，所有诸症已无任何残留，每天家务劳动量虽不算小但都能愉快胜任。

【评述】“柴胡疏肝散”在叶文龄的《医学统旨》中是用于“左胁疼痛，血郁于上”的方剂。前人论“胁痛”有左、右之分，认为肝藏血而属于左胁，肺主气而隶于右胁。这是对《素问·刺禁论》“肝生于左，肺藏于右”穿凿附会的理解。张景岳在《景岳全书·杂病谟》中早已有反驳之辞，他说：“若执此说，则左岂无气？右岂无血？食积、痰饮岂必无涉于左乎？古无是说，此实后世之谬谈，不足凭也。”两胁都属肝胆部位，究竟是属气还是属血，一定要根据见证来分辨。如本病的胀痛，时缓时急，嗳气、矢气后轻快，分明是气分的病，不能因其痛偏于右（左侧胀甚）而否定它。

“柴胡疏肝散”的主要作用在疏肝，据我的经验，凡属肝气不疏者用之多效，胁痛无论在左、在右，凡因肝气不疏而致者亦用之多效。肝主藏血，气涵于血中，疏肝气而不用活血药，反嫌其辛燥，我于方中加入“五灵脂”以活血散瘀。患者服疏肝散后，肝胆之气得以疏通，减轻了滞气对脾胃的影响，所以一系列消化不良的症状亦随之而减轻。续以“小柴胡”合“二陈汤”和脾胃为主，兼疏肝胆余滞之气。两次处方，先后仅服药八剂，便收到完全治愈的效果。

慢性胆囊炎的疼痛部位，每每反映在右上腹，适当中医肝胆经脉的分布所在，故从肝胆经治疗，每能获效，肝和胆是相互表里之经，故两经可以并治。西医对胆囊炎的局部病理分析极为精细，但它既忽略了胆和肝的互相联系，更忽视本病所出现的一系列消化不良症状的原因，也就是从不考虑肝胆和脾胃的互相影响。所以在治疗方面的局限性很大，如果辅以中医的辨证方法，则治疗的路子可能宽广得多了。

十二指肠球部溃疡治验

【发病经过与现病史】肖某，男，30岁，运城县三路里公社社员，初诊日期1974年4月23日。

患者主诉：从前年开始上腹部偏右疼痛，开始时疼痛较轻，一般都能忍耐，时作时止，去年入冬以后，疼痛逐渐加重，有烧灼感，每次疼痛发作都在饭后一小时左右，持续亦有一个多小时才渐次消失，疼痛剧烈时，伴有恶心，但从没有呕吐过，平时嗳气多，阵阵反酸，大便偏稀，时或胀气。经西安红十字医院检查，钡餐造影十二指肠球部龛呈密度增加的圆形，粪便隐血试验阳性，诊断为“十二指肠球部溃疡”。曾服三矽酸镁、复方胃舒平一类抗酸药，以及普鲁本辛、安胃宁等抗胆碱能药物，初服时疗效较好，继续服用疗效反不如初服时，同时还服了七十多剂草药，疼痛时好时坏，近两个月来中西药疗效均不显著。

【议治过程】1974 年 4 月 23 日初诊：诊其脉来细弦，面色萎黄，舌淡苔薄腻，口干不欲饮，饮食稍不合适即见腹泻、腹胀，情绪时或急躁，虽不在饭后亦可出现疼痛，上腹部压痛点与溃疡部位相符，医院“十二指肠球部溃疡”的诊断是可以认同的；脉证参合，显系“肝郁脾湿”的证候。肝气郁滞不疏时时犯胃，所以疼痛稽留不减，急躁便加剧，嗳气、反酸、腹胀、脉弦；脾被湿困，清阳之气不升，饮食不能得到较好的消磨和运化，所以饭后疼痛发作、大便偏稀、面黄苔腻、口干不欲饮。用“驱寇饮”进退，以解郁燥湿，从根本上消除疼痛。

拟方如下：炒山楂三钱，炒白芍六钱，陈皮三钱，制香附三钱，广木香三钱，清半夏三钱，五灵脂三钱，乳香一钱，乌贼骨三钱，荆芥穗一钱，茯苓四钱，生姜二钱，柴胡二钱。水煎服，六剂。

连服两剂后，疼痛未犯，服第三剂时微有反复但亦轻微，惟嗳气、矢气均较多，直至服完六剂，所有症状完全消失。

本方“白芍”“柴胡”“香附”“木香”“五灵脂”“乳香”所以解肝气的郁滞；“山楂”“半夏”“陈皮”“生姜”“茯苓”“乌贼骨”所以健脾燥湿；稍用“荆芥穗”以升清阳之气；郁解则肝自疏不复犯胃，湿燥则脾自健运化无碍。清阳上升，浊阴下走，胃府的消磨水谷功能得以复常，疼痛消失。

1974 年 4 月 30 日复诊：除大便仍偏稀、时或嗳气而外，已无任何症状，遂疏“驱寇饮”原方六剂，加工为细丸（水丸），嘱其每服二钱，早晚饭后各服一次，开水送。

方如下：炒白芍六钱，焦山楂三钱，陈皮三钱，姜半夏三钱，九制香附二钱，南木香二钱，带皮苓三钱，炒豆蔻一钱，炙没药一钱，制乳香一钱，醋柴胡一钱，醋灵脂一钱，黑芥穗五分，伏龙肝五分，肉桂五分。

连续吃了两个月左右，至九月中旬，患者听说我要回北京休假，特地来送行，问他的情况很好，从没有再犯病，大便亦早已转正常。

胃溃疡治验Ⅰ

【发病经过与现病史】邱某，男，42 岁，运城北郊木工，初诊日期 1974 年 6 月 2 日。

患者主诉：上腹部偏左疼痛，常呈周期性发作，一般在秋凉后加重，春暖以后减轻，有的年头在春夏季节基本不犯病，犯则剧痛，常伴呕吐，更多的是在夜半发作，其疼痛的程度比白天犯病要重得多，每痛到难以忍受时，必须用暖水袋紧贴痛处方可逐渐缓解，每病犯时视一日三餐为畏途，因每次进餐后不到两小时必然疼痛。经地区医院钡餐造影检查，龛影圆形密积于胃小弯处，诊断为“胃溃疡”。自 1969 年确诊到现在，住院治疗、门诊治疗吃西药、吃中药、扎针、埋线、偏方、推拿，种种办法都用遍了，疼痛始终没有得到控制。

【议治过程】1974 年 6 月 2 日初诊：诊其脉搏浮取则弦、沉取极弱，舌质淡，苔薄而水滑，口不渴，喜热食愈热愈佳，稍进凉东西或天气变凉均感不适，甚则腹泻。据所述疼痛的部位及其周期性和节律性，龛影出现于小弯等现象，“胃溃疡”的诊断殆无疑义，惟分析其所出现的脉、舌诸症，当属于“中焦虚寒”的证候。《素问·举痛论》中说：“寒气客于脉外则脉寒，脉寒则缩踡，缩踡则脉绌急，绌急则外引小络，故卒然而痛，得炅则痛立止。”今患者用暖水袋缓解疼痛，正是内有寒气的象征；《素问·举痛论》中说：“寒气客于肠胃，厥逆上出，故痛而呕也。”患者痛剧时亦常伴呕吐；《素问·举痛论》中说：“因重中于寒，则痛久矣。”患者胃痛已历六年不得控制；《素问·举痛论》中说：“寒气客于小肠，小肠不得成聚，故后泄腹痛矣。”患者亦常腹泻。据此，本病患者所有疼痛的情况，与《素问·举痛论》的所谓的寒痛证完全一致，此其所以为“中寒证”无疑。至于脉的沉弱，舌质之淡，苔之水滑，喜热恶凉等，无一不是由于脾胃的阳气虚损所致。是应以温中散寒为主，才足以去其病因，控制疼痛。乃检其所有中药方，概为三棱、莪术、槟榔、枳壳一类消导之品，与本病证候的性质冰炭相违，故其无效。

即书“驱寇饮”加减如下：炒白芍六钱，焦山楂三钱，陈皮三钱，姜半夏三钱，九制香附二钱，高良姜二钱，肉桂五分，川附片二钱，制乳香一钱，炒白术三钱，炙甘草二钱。

中焦之所以虚寒，是由于脾胃阳气的不足，脾胃阳气之所以不足，由于肾中的元阳不能上蒸。方用“肉桂”“附片”补肾中元阳，使其能上蒸于脾胃；用“良姜”“白术”“炙甘草”以温养中焦，虚得补而寒自散；其余诸药，是驱寇饮方中用以和脾胃、助消磨、资运化、止疼痛的主要用药，因而便成了此方的基础。

一开始服本方，疼痛即逐渐减轻，其中仅呕吐过一次，服到第四剂时，疼痛便完全被控制了，连续服了十三剂。

1974 年 6 月 17 日复诊：病人疼痛消失，一切正常，仍书“驱寇饮”原方（方见“十二指肠球部溃疡案”第二方），嘱其去药房加工为细丸，每服二钱，早晚饭后各服一次，最少连续服一个月，以巩固疗效。

1975 年 2 月该患者介绍他的妹弟来治失眠，患者反馈，从患胃病以来，今年第一次得以平安地过一个冬天。

胃溃疡治验Ⅱ

【发病经过与现病史】梁某，男，31 岁，某文化馆职工，初诊日期 1974 年 5 月 19 日。

患者主诉：胃脘疼痛已近两年，痛的部位常在上腹偏左，呈烧灼性痛，痛而兼胀、拒按，春暖以后犯病明显要比秋冬时重，犯病后往往要持续两周以上，间隔一个月左右又会反复，常于进食后先嗳气，继恶心，随即疼痛发作，时或反酸，大便秘结，三至四天可能便一次，大便多是球形硬便，且不易解。经西安第二医院检查，胃液隐血阳性，钡餐造影显示胃小弯处龛影，诊断为“胃溃疡”。住院治疗两个多月，西药主要用复方胃舒平，同时亦吃十余剂中药，疼痛基本得到控制。去年 8 月出院后，复方胃舒平仍未断服，但效果并不如住院时明显，这半年来时好时坏，最近一个月疼痛加剧，持续时间亦长，疼痛基本上没有停止过。

【议治过程】1974 年 5 月 19 日初诊：诊其脉搏弦数，重按仍有力，舌苔黄厚、粗腻少津，口干渴，思冷饮，口味发苦，小便黄，腹胀满，一派“邪热内结”之象，用“驱寇饮”加减以清热解结。

方如下：炒赤芍六钱，山楂三钱，陈皮三钱，五灵脂三钱，清半夏三钱，茯苓四钱，川黄连二钱，黑栀子三钱，川郁金三钱，玄明粉二钱。嘱其连进三剂，再来复诊。

《素问·举痛论》中说：“热气留于小肠，肠中痛，瘅热焦渴，则坚干不得出，故痛而闭不通矣。”瘅热、焦渴、大便坚不出，这些症状患者都有，再加以脉弦数有力、舌苔黄厚、口苦、喜饮冷、尿黄、腹胀，无一不是“热结于中”的证候，故仅用“驱寇饮”中和脾胃、助消磨、资运化的几味主药，而其他辛温诸品概不用，而加入“黄连”“栀子”以清热，“郁金”“玄明粉”以解结。庶几热去结解，脾胃通调，消弭疼痛于无形。

1974 年 5 月 23 日复诊：患者上腹疼痛减轻，胃部痞满较突出，阵阵心烦，昨天未服药大便又不解，烦则周身漐汗出，口已不渴但仍口干，时作干呕，脉弦，苔变薄黄。这是热虽减轻而胃腑存留的邪气尚胶结不解的“大柴胡汤证”，再用“驱寇饮”合“大柴胡汤”法治疗。

书方如下：炒赤芍三钱，山楂三钱，陈皮三钱，五灵脂三钱，清半夏三钱，银柴胡八钱，炒枳实四钱，黄芩三钱，生姜三钱，大黄二钱。嘱其连服三剂，再行复诊。

《伤寒论》中“大柴胡汤证”有两条。一条云：“太阳病，过经十余日，反二三下之，后四五日，柴胡证仍在者，先与小柴胡汤；呕不止，心下急，郁郁微烦者，为未解也，与大柴胡汤下之则愈。”另一条云：“伤寒发热，汗出不解，心中痞硬，呕吐而下利者，大柴胡汤主之。”运用“大柴胡汤”的关键在于“里气壅实不解”，如条文中指出的心下急、痞硬、呕吐、郁郁微烦等，都是里气壅实不解的反映，而这些症状在患者身上都出现了，是知前方清热尤可，解除壅实的力量不足，故合用“大柴胡汤”以解其胶结的里邪。

1974 年 5 月 27 日三诊：患者满面欣喜颜色，他说这三剂药很得力，症状都消失了，既不疼亦不胀，尤其是大便两年来从没有像现在这样痛快了，只是饮食还没有完全复原。诊其脉已不弦，舌苔退净，仍书“驱寇饮”原方（方见“十二指肠球部溃疡案”第二方），嘱其制成水丸，连续服一月，每次服二钱，每日早晚饭后各服一次。

是年国庆日去文化馆参观画展，见到患者正在给观众介绍画展情况，1975 年 1 月他的爱人陈某来医院做绝育手术，经她反映说患者未再犯病。

胃炎治验

【发病经过与现病史】魏某，男，50 岁，某电力厂职员，初诊日期 1974 年 6 月 2 日。

患者主诉：约在 40 岁，中上腹部即出现饱闷感，时轻时重，不甚在意，到了十分难受时，去医务所开点胃蛋白酶合剂，或者吃点中成药如保和丸、木香顺气丸之类，亦可以缓解一时，但没有得到彻底治疗，一直拖到 1972 年，便出现胃脘疼痛，多为钝痛，多发作在进食以后一小时左右，持续亦有一小时左右才逐渐减轻或消失，直到下次进食后，呈节律性的发作，有的医院怀疑是“胃溃疡”。阵阵恶心、嗳气，甚至呕吐，呕吐物多半是黏液汁样的东西。去年曾去太原某医院检查，X 线见到胃黏膜皱襞肥大，并呈结节状，胃镜还见到有多发性糜烂，便诊断为“肥厚性胃炎”。经服普鲁本辛、氧化镁碳酸钙合剂、强的松等，当时效果还比较好，但未彻底痊愈，又改服中药，多半是疏肝、行气一类的方剂，效果一般，病情改善不大。

【议治过程】1974 年 6 月 2 日初诊：诊其脉沉滑，舌苔腻滑而厚，口黏腻不爽，饮食无味，上腹饱闷的症状从未消失过，只是嗳气后略微松快一时，经常呕吐黏液，大便稀溏，排便不爽。从医院 X 线和胃镜检查所见，诊断为“肥厚性胃炎”，似无可置疑。惟据当前脉、苔以及上述种种表现，当系“痰湿郁滞”的证候；因脾胃之气不清，饮食在胃府既得不到很好的消磨，更无从很好地运化，以致原为水谷精微反变而为湿，聚而为痰，湿聚痰凝，使胃气郁而不能消磨，脾气滞而不能运化，因而使中上腹部饱闷不堪，更发展而为疼痛；痰湿浊气上蒸则苔滑而口腻，痰湿浊气下注故便稀而不爽，痰湿浊气逆行上冲竟致呕吐黏液。X 线检查所见胃黏膜皱襞之所以呈结节状肥大，似乎亦可以理解为“痰湿郁滞”的结果，因此欲根治此肥厚性胃炎必须从祛痰湿、消郁滞着手。

拟“驱寇饮加减”如下：炒赤芍六钱，炒山楂三钱，陈橘皮三钱，制香附三钱，白茯苓四钱，姜半夏三钱，片姜黄三钱，制南星三钱，炒枳实二钱，浮海石三钱，广木香三钱。六剂。

凡欲祛除中焦痰湿，必须先使脾胃之气得清，借脾胃清气之力以化湿蠲痰。本方的加减，寓有“导痰汤”的方义在内；除“驱寇饮”原有的通调脾胃功用之外，如“香附”“木香”“姜黄”“南星”“陈皮”诸品，都有裨益脾胃清气的作用，清气得助，浊腐自消；“海石”一药更使热痰能降，湿痰能燥，结痰能软，顽痰能消，在本方中属治标之品。

1974 年 6 月 9 日复诊：连服六剂药后，大见效验，上腹部饱满感和疼痛均已消失，不嗳气，不呕吐，大便正常，舌苔基本消退，尚留一层微带滑的薄苔，脉犹见微滑，食欲渐增，嘱其服丸药方（方药和服法均见“十二指肠球部溃疡案”第二方）巩固疗效。

【评述】以上十二指肠球部溃疡、胃溃疡、胃炎三个病，从其临床表现来看，与中医的“胃脘痛”无甚差异。《素问·六元正纪大论》中云：“木郁之发……民病胃脘当心而痛，上支两胁，膈噎不通，食饮不下。”（又见于《素问·至真要大论》）虞抟解释说：“胃之上口，名曰贲门，贲门与心相连，故经所谓胃脘当心而痛。今俗呼为心痛者，未达此义耳。”（见《医学正传》）

根据临床所见，消化性溃疡的疼痛和胃炎的疼痛，都可以辐射至两胁或胸部，所谓“当心痛”即指疼痛辐射至胸部而言，非指“心”痛，前人通过临床实践对“胃痛”和“心痛”是有所区分的。如李东垣说：“如胃脘当心而痛，气欲绝者，胃中虚之至极，俗呼为心痛。”（见《东垣试效方》）李中梓亦说：“其与胃脘痛别者，胃脘在心之下，胸痛在心之上也。”（见《医宗必读》）说明他们并没有混淆两者的疼痛，这一临床经验是很可宝贵的。

胃脘为什么会发生疼痛？西医学认为有多种胃溃疡和胃炎的病变均可发生“胃脘痛”，在中医学辨胃脘痛则有虫、注、悸、风、食、饮、冷、热、血、气、痰等诸种病因，而在临床辨证时更有寒、热、虚、实之各异。独黄溪陈无咎治“胃脘痛”特别注意饮食的因素，制成“驱寇饮”一方，获得较好的疗效，名噪一时。四十多年前，我在上海求学的时候，经张赞臣先生的介绍认识了陈无咎先生，亲见他用“驱寇饮”方治疗胃痛，疗效确是相当高，后来陈先生不仅把“驱寇饮”方的使用方法告诉给我，同时还送给我好几本他的著作，如《黄溪医垒》《明教方》《黄溪大案》《伤寒论蜕》等，从此我使用“驱寇饮”来治疗“胃脘痛”，历时四十余年的临床，已能够灵活地使用此方，对于多种类型的“胃脘痛”，都能取得满意的疗效。

上述所列四个治疗胃病的医案，不过仅限于这次在晋南运城地区带学生毕业实习中所选择的几个例子而已，为了不掩人之善，不掠人之美，将陈先生两篇论“胃痛”的文章附录于此，供同志们研究。

附录：陈无咎论治胃痛

胃痛亦曰胃疼，中西病名相同。夫胃何以痛？则议论纷纷，尚无正确之断定。余谓胃痛者，乃食物积在胃中，胶黏胃肶厚膜，不能消化也。故治胃痛正法，惟有用药消磨其食积，则痛自愈。余以十年经验，制成驱寇一方，无论患病久暂，皆能应手奏功，惟加减之量，因人而施，不可执一耳。

驱寇方：治胃痛。主：炒白芍，焦山楂；从：炒陈皮，姜半夏，九制香附，南木香，带皮苓；导：炒豆蔻，炙没药，制乳香，炒柴胡，醋灵脂；引：黑芥穗，伏龙肝，肉桂。饭后即服，服时加醋数滴。

本方名曰“驱寇”者，盖吾人之生存全赖谷食，而谷食之消化全恃胃釜。《灵枢·五味》云：“胃者，五脏六腑之海也，五脏六腑皆禀气于胃。”所以胃之在人身，犹釜亦犹鼎。人身失此釜，即失其生活之本能；失此鼎，即失其宝。然，鼎也釜也，皆赖肾阳之火以熟之，肾阳之火宜伏而不宜摇，宜静而不宜动，摇则生风，动则失饪，所以善养生者，不欲太饱，亦不可或饥，若饥饱无时，饮食失节，即铄釜叩鼎，徒令寇盗生心而已。夫开门引盗，固为不智；而驱盗出门，全在人谋。顾名思义，则本方之运用，虽极错综之能，仍须节制有度，能明此理，不但用固吾垒，绰有余闲，即提兵救人，亦立建殊勋矣。

附录：陈无咎再论治胃痛

余因胃痛一症，而制驱寇方，既如上论。但胃痛有寒有热，先医且别名为寒厥胃痛、热厥胃痛，厥，蹶也。谓胃痛若剧，可以杀人，甚至一蹶不起也。盖胃既为脏腑之海，水谷皆入于胃，分走五脏，谷气腐熟，津液流行，营卫大通，乃化糟粕。故余拟胃为鼎为釜，若胃釜失饪，是绝吾人脏腑之生机。《易》曰：“鼎折足，复公悚，其形渥，凶。”反胃之症，比诸复悚之鼎，尤为确切。盖反胃之症，近于寒痛，王太仆以为无火是也。凡患胃痛之人，寒多热少，因寒由于食，而热由于气也。张子和谓诸痛皆属于气，俗名胃痛为肝胃气痛，或心头气痛者，其说本诸子和，前因恼怒伤肝，后因忧郁伤心包络也。盖胃者，磨也，气伤则不能磨。《灵枢·经脉》云：“谷入于胃，脉道以通，血气乃行。”胃脉络肝，挟脐，循腹，故胃痛往往牵肝及腹，胃管上接食管，比近心脏，而心包络者，心脏之诧瓣也，根附脊梁，所以胃痛又每每痛彻背脊。食管与心包络中间，为胃之内腔，中医名为胃脘，所以又称胃脘痛。《素问·气穴论》云：“背与心相控而痛，所治在天突与七椎及上纪。”天突即食管，七椎即脊梁，上纪，胃脘也。故胃痛一症，至为复杂，其缠绵至十年、二十年、三十年者，皆治疗上有疑义也。常人胃痛，虽云寒多热少，然不诊察分明，则反益其痛。至寒热如何而辨，固自有说。如：痛时喜按者，寒痛也；不得按者，热痛也；天雨隐隐觉痛者，寒也；天晴不快者，热也；喜热饮者，寒；喜凉饮者，热也。余治胃痛一症，名传海外，率皆寒痛俱多。《素问·举痛论》寒气十有三，热气只一。余诊得热痛者，亦只族人陈镜明之配沈而已。亦有不寒不热者，则仙居张尉官也。更有真寒假热，寒结成冰者，则同年傅拔萃之继室丁也。但无论何种胃痛，均可用驱寇方为底。寒痛加良姜、附片；热痛去肉桂，加黄连、郁金、黑栀；不寒不热，宜斟酌六君；寒结成冰，直须大已寒丸。其他，姜厚朴、炒苍术、藿香梗、延胡索、荜澄茄等，皆药笼中物也。（见《医轨》上卷）

再生障碍性贫血治验

【发病经过与现病史】郑某，男，26岁，芮城县城关公社社员，初诊日期1974年5月19日。

患者主诉：从去年开始食欲不好，逐渐消瘦，到目前止体重减了21斤，周身乏力，稍微活动即气短喘促，腰膝酸软时而微痛，手足心灼热，每到午后四五点钟便感觉有些发热，夜晚似乎热更高，经常失眠、遗精、耳鸣、心悸，从1月以后出现鼻衄、牙龈出血、皮肤黏膜有瘀点。2月份在地区医院检查，心尖区有收缩期吹风样杂音；检查血象，血红蛋白6.5克，红细胞210万，白细胞3000/立方毫米，血小板65000，骨髓增生不良，诊断为“慢性再生障碍性贫血”。

【议治过程】1974年5月19日初诊：诊其脉搏细数，舌质红，舌苔少津，面色不华，皮肤萎黄，指甲少泽，头晕眼花。分析上述种种症状，属于“脾肾亏损”之虚劳。由于脾气虚不能营运，则食少、萎黄、消瘦而乏力；脾无以上输于肺，气短、喘促诸症亦随之而生；由于肾精虚无以涵阳，则潮热而腰膝酸、耳鸣、梦遗；无以滋养于肝，头晕、眼花、衄血诸症亦相继而来。西医学认为本病是由骨髓造血机能逐渐衰竭所致的进行性贫血。中医认为，肾藏之精既能补充血液，又能滋养骨髓，如果肾精亏损，则骨髓与血液都缺少化源而成劳伤。中医对于“血液病”尤重视“脾”这一器官，因“脾”既有化生血液的功能，又能统摄血液。所以《灵枢·决气》中说：“中焦受气取汁，变化而赤，是谓血。”《难经》中说：“脾裹血。”脾气虚损，使血液的再生受到最大的障碍，同时亦难以统摄全身血液而发生各种出血症状。因此可以说，补益脾肾的精气是治疗本病的关键所在。但患者脉来细数、舌质红、苔干、鼻衄、齿衄、潮热、梦遗等，肾精亏损不足以养肝的情势较急，应先着重滋肾平肝而兼顾及脾。

拟用“知柏地黄丸”加味：盐知母四钱，炒黄柏二钱，牡丹皮三钱，白茯苓三钱，细生地八钱，怀山药四钱，女贞子四钱，仙鹤草一两，山楂炭三钱，炒赤芍六钱，山茱萸三钱。清水煎，温服，三剂。

“知柏地黄丸”加“女贞子”，所以滋肾阴、泻虚火；辅以“赤芍”，便足平肝；再佐以“仙鹤草”“山楂炭”，既能平肝止血，又兼顾脾，使不妨其运化也。

1974 年 5 月 23 日复诊：夜热减轻，鼻衄、齿衄均未现，惟仍手足心热、腰膝酸痛、耳鸣、盗汗、脉细而不数，此为肝肾虚火渐平，而肾精之亏尚待滋益，用张介宾“大补元煎”温养肾精。

方如下：白人参四钱，怀山药六钱，熟地黄八钱，炒杜仲三钱，枸杞子三钱，全当归三钱，山萸肉三钱，炙甘草二钱，补骨脂五钱。清水煎，温服，三剂。

肾精亏损，最宜温补，药若偏寒凉有伐伤元气之弊，药若偏辛热又恐其助益邪火，尤其有出血症状者更要注意这些问题。“大补元煎”温养肾精，无偏寒、偏热之弊，据临床经验，凡服桂、附一类热药不受者，用本方辄效。更用“补骨脂”五钱，也是因其温补，人多知用桂、附大热药以补元阳，而不知补骨脂虽非大热药却能补命门真火，温填肾精，且能益脾，凡脾肾阳虚者用之最合适。

1974 年 5 月 27 日三诊：夜热、手足心热消失，腰膝已不疼，耳鸣、盗汗均愈，现在突出的问题是食少乏力、萎黄、消瘦、脉细弱无力。肾精既得填补，肝亦有所滋养，则补中益气不容稍缓。

用东垣“补中益气汤”加味：党参五钱，炒白术四钱，炙甘草三钱，炙黄芪二两，当归三钱，陈皮三钱，升麻一钱，补骨脂五钱，神曲三钱，紫河车四钱。清水煎，温服，三剂。

全方以温补脾气为主，使其能营运水谷精微，化生营血。但与原方不同者有二：一是“黄芪”“当归”的剂量比例是六比一稍强，变为“当归补血汤”的作用，意在促使阳气以化生阴血；二是加“补骨脂”“紫河车”，是在补脾的基本上兼顾其肾。与前第一、二次的处方相较，各有侧重。

1974 年 6 月 5 日四诊：服上方后感觉很舒适，便又接连服了九剂，现食欲大增，几与未病前相等，肤色渐转红润，精神亦好。6 月 2 日到医院实验室复查，血红蛋白上升至 10 克，至此全部症状基本消失，拟“归脾汤”加减以巩固疗效。

方如下：炒白术四钱，炙黄芪六钱，党参四钱，炙甘草三钱，熟地四钱，白茯神三钱，全当归三钱，补骨脂三钱，枸杞子三钱，神曲二钱。清水煎，温服，十剂，每隔一日服一剂，服完为止。

病本为脾肾两虚，因而巩固疗效亦必须从脾、肾着手。“白术”“黄芪”“党参”“炙草”“神曲”所以益脾，其余诸药皆以温肾，脾能运化水谷，营血之所由生，肾精填充骨髓，精血无虞匮乏，药味无多，功效颇宏。

脑血栓形成治验

【发病经过与现病史】程某，男，60 岁，运城安邑公社农民，初诊日期 1974 年 6 月 6 日。

患者主诉：近一个月来经常有头晕、头痛、全身疲乏等现象，但都不严重，照常劳动，不料于 5 月 28 日晚上，睡一觉醒来，想翻身，便感觉手足不灵活，勉强从右侧翻向左侧，想再翻过来就不行了，叫醒家里人来看，发现口角歪斜，自己亦觉讲话费劲，发音不太清楚，舌头运动不自然，家人动其手足，左半是正常的，右半便不能活动，呈弛性瘫痪，患侧上下肢都感觉麻木。第二天去公社医院检查，血压不高，还稍微偏低，诊断为“脑血栓形成”。

【议治过程】1974 年 6 月 6 日初诊：诊脉来浮滑，面色稍苍白，舌苔滑腻，口角随时有清涎流出，语言謇涩，属“风痱”症。《灵枢·热病》中说：“痱之为病也，身无痛者，四肢不收，智乱不甚，其言微，知可治，甚则不能言，不可治也。”后来宋人整理《金匮要略》引《古今录验方》的续命汤条说：“治中风痱，身体不能自收持，口不能言，冒昧不知痛处，或拘急不得转侧。”上两处所述的症状差不多，但《古今录验方》已把“中风”和“痱”联系起来了，与今日所见“脑血栓形成”的临床表现实无二致，主要表现为舌下、面、中枢神经麻痹，症见肢体瘫痪、患侧感觉障碍等。本病之所以形成，西医学认为是动脉粥样硬化使管壁粗糙、管腔变窄，加之血压降低，血流缓慢，血液黏度增高或凝固度增高，促进血栓的形成，阻碍血液对脑组织的供应，脑组织缺血而坏死或软化所致。中医学则认为“外风之中，实因内气之虚也”（见《丹台玉案》）。经脉气虚，痰饮堵塞于中，是本病的根源，《证治要诀》中说：“口眼㖞斜，手足瘫痪，或半身不遂，或舌强不语，风邪既盛，气必上逆，痰随气上，停留壅塞，昏乱晕倒，皆痰为之也。”痰饮停留壅塞的病理与血栓形成颇有类似之处，因其所“停留壅塞”的病灶，同样是在脉管之中，故《金匮翼》有云：“口眼歪斜，络病也，其邪浅而易治；手足不遂，身体重痛，经病也，邪差深矣。”因而对本病的治疗，应以补气、涤痰、活血、行滞为主。惟在目前应当首先活血涤痰、疏通经络。

拟用“涤痰汤”加味：姜制天南星三钱，姜半夏三钱，化橘红三钱，炒枳壳二钱，白茯苓四钱，石菖蒲三钱，白人参一钱，竹茹三钱，生姜汁四十滴，川郁金五钱。清水煎，服时冲入生姜汁，三剂。

“南星”“半夏”“橘红”“竹茹”“茯苓”，以袪痰饮；“菖蒲”“枳壳”“生姜汁”，以开郁滞；“人参”以益气，更加“川郁金”以活血。原方有“甘草”，因防其滞，故不用，原方用“生姜”五片，今改用捣汁冲服，取其涤痰行滞之力更强。

1974 年 6 月 10 日复诊：口角歪斜有改善，已不流涎，发音较清楚，脉无滑象，为痰饮已被荡涤的现象；惟右半手足尚瘫痪如故，说明气血尚未能通调，改用《古今录验方》之“续命汤”加减，以疏气活血。

方如下：桂枝三钱，麻黄一钱，当归三钱，淡干姜三钱，川芎三钱，杏仁三钱，延胡索三钱，桃仁三钱，红花三钱，广地龙一钱，党参三钱。清水煎，温服，三剂。

续命汤的组成，旨在疏气活血以胜风。“麻黄”“干姜”“杏仁”“人参”，气药也；“桂枝”“当归”“川芎”，血药也；于气药中加入“延胡索”与“当归”“桂枝”相伍，而为《澹寮方》的舒筋“三圣散”，使其能更好地舒筋活络；于血药中加入“桃仁”“红花”，使其能畅通血行；“地龙”入络的效力尤捷，故亦加入为引导；原方中尚有“石膏”“甘草”，以其无关重要，暂去之。

1974年6月14日三诊：右半肢体大有进步，右上肢已能自举至平肩的程度，下肢略差一些，惟麻木的感觉已减轻，时现气短、脉微浮无力，营血尚未完全通畅，但气虚的表现已较突出，当用益气通营法治疗。

拟“补阳还五汤”加味：当归尾三钱，川芎三钱，桃仁三钱，红花三钱，赤芍药六钱，地龙二钱，生黄芪一两，秦艽六钱。清水煎，温服，三剂。

方在重用“黄芪”以补气，其余诸药均在活血，其入络的药仅“地龙”一味力嫌薄弱，故加入最善于宣通经络的“秦艽”，加大其力度。

1974年6月18日四诊：上肢能举至头，足也勉强能步行，麻木感已消除。营血既已通畅，阳气亦渐恢复，惟血压仍偏低，拟《三因方》“仁寿丸”加味以巩固疗效。

方如下：桂心三钱，白茯苓四钱，炒杜仲四钱，川续断四钱，枸杞子三钱，巴戟天三钱，菟丝子三钱，防风二钱，怀牛膝三钱，川附片三钱，山茱萸三钱，干地黄四钱，炒白术四钱，炙黄芪六钱，秦艽三钱。六剂，研末，蜜丸梧子大，每服三十丸，淡盐汤食前送下。

原方为两补肝肾之剂，故多为温养下焦之品，再加入“白术”“黄芪”，使其益脾肺以固卫气，则三焦无虚，气实于内，外风无由入，内痰无由生，实为治本之图。

神经衰弱治验

【发病经过与现病史】赵某，女，42 岁 运城盐化二厂工人，初诊日期 1974 年 7 月 4 日。

患者主诉：六年前偶因心情不愉快，引发头痛，痛常在前额部，进而整个头都发胀、发紧，好像套有“紧箍”似的，甚至影响到牙疼、胁痛，咽部经常干，却又不欲喝水，阵发眼花、烦躁易怒。上述症状，每逢生气后更为严重，平日神识似清非清，做饭、蒸馒头，不是没蒸好，就是烧焦了，以致多年来不能正常工作。从去年起，记忆力大为减退，特别以近事记忆减退最为明显，六位数以下差可识别，六位数以上便不能分辨。几年来，连续吃药、扎针，均无显著效果。

【议治过程】1974 年 7 月 4 日初诊：诊其脉搏沉滑，舌苔腻浊，面色萎白而晦暗，似肿非肿，一派湿浊阻滞气象，病变在阳明、厥阴两经。足阳明经脉起于鼻之交頞中，入上齿，出大迎，循发际，至额颅，下膈属胃，故胃中湿浊邪气泛溢于经脉，阻滞经气的运行，头胀、额疼、牙痛等症便随之而出现。肝足厥阴经脉布胁肋，循喉咙之后，上入颃颡，连目系，上出额，与督脉会于颠，今湿浊遍布于经脉之中，使肝生发之气无从疏泄，便见眼花、咽干、胁痛、易怒、记忆力减退等症。若从西医学来理解，当为“神经衰弱”的表现。拟“温胆汤”“逍遥散”两方合用，以化两经的湿浊。

方如下：清半夏三钱，陈皮三钱，茯苓五钱，炒枳壳三钱，竹茹三钱，柴胡四钱，白术三钱，赤芍六钱，当归三钱，生姜二钱，薄荷一钱，川芎一钱。清水煎，温服，三剂。

用“温胆汤”以化湿浊，用“逍遥散”以疏经脉，“柴胡”引诸药入厥阴，“川芎”引诸药入阳明；两经的湿浊既得清除，经气自可周流无阻，诸症便随之而逐渐消退。

1974 年 7 月 7 日复诊：上方服后，额痛、头胀、牙痛均愈，自觉神志亦较清爽，惟仍咽干、胁痛、烦躁、易怒、脉来小数，是阻滞经脉的湿浊已去，而肝气尚未能恢复其疏泄的功能，再拟“丹栀逍遥散”加味。

方如下：醋柴胡六钱，白术三钱，当归二钱，炒白芍四钱，茯苓四钱，丹皮三钱，炒山栀二钱，川郁金三钱，炙远志三钱。清水煎，温服，三剂。

肝性急善怒，疏泄则畅，不疏则郁，郁则火生风动，诸症随之而起。肝之所以多郁，常见的原因有二：一是脾虚不能滋肝，一是血少不能养肝。方用“白术”“茯苓”，正所以益脾以滋肝；又用“当归”“芍药”，正所以益血以养肝；再用“柴胡”“郁金”“远志”以助其开郁；“丹皮”“栀子”以息其风火。肝既有所滋养，火降风息，自然神清志爽，不复抑郁了。

1974 年 7 月 10 日三诊：咽已不干，胁痛全愈，记忆力有显著恢复，计算数字的能力已正常，惟经闭四月未来，小腹略胀，脉转沉弱，仍为血少肝气尚未完全疏泄之故，用“通经四物汤”调理。

方如下：炒赤芍六钱，全当归四钱，川芎二钱，川郁金四钱，丹参五钱，制香附三钱，柴胡四钱，红花三钱。清水煎，温服，三剂。

“芍药”“当归”以补血，“川芎”“丹参”“红花”以通经，“柴胡”“香附”“郁金”以疏肝；营血充，经脉通，肝气疏，期其经血必至。

高血压病治验

【发病经过与现病史】严某，男，51 岁，某地质勘探队职员。初诊日期1974 年 7 月 5 日。

患者主诉：多年来有阵发性的头晕、眼花，不甚在意。后来又出现耳鸣，还经常失眠。于去年九月去医院检查，血压 185/120 毫米汞柱，便诊断为“高血压”病。后又出现心悸不安，时发时止，去西安第二医院检查，血压还是 185/120 毫米汞柱，心尖区有吹风样收缩期杂音，仍诊断为“高血压”病。开始吃降压药利血平、降压灵，镇静药利眠宁之类，血压曾一度下降到了 150/100 毫米汞柱，停止服药便又回升，直到现在血压仍然是 185/120 毫米汞柱。

【议治过程】1974 年 7 月 5 日初诊：诊其脉来弦细而有力，重按却微，舌红、苔干少津，头晕加重时常伴有恶心欲呕，阵阵心烦，长期失眠，安眠药毫无作用，口干苦、小便短而色深黄、大便干结、性情急躁不能克制。辨为“血不养肝，肝阳亢盛”的证候。肝脏中的阳气全赖阴血来涵养，以维持阴阳相对的平衡，维持其生发、疏泄的正常功能。如果阴血虚少，不能涵养肝中阳气，阴阳的平衡受到破坏，肝阳因而亢盛。亢阳上逆干扰清阳，则为头晕、眼花、耳鸣；冲逆犯胃，则为恶心欲吐；阴虚不足以济阳，则舌红、苔干、心烦而悸；阳亢反足以劫阴，则小便短赤、大便干结；阴虚阳亢，神不能安，则急躁而失眠。凡此诸症，统由血不养肝而来，益血滋肝实为当务之急。

拟“知柏地黄丸”加减：盐知母六钱，炒黄柏二钱，细生地八钱，牡丹皮四钱，泽泻四钱，茯苓四钱，草决明六钱，杭菊花三钱，炒赤芍六钱，丹参四钱，山茱萸三钱。清水煎，温服，三剂。

全方除“黄柏”外，多数药物都有滋阴血、抑亢阳的作用。阴血得滋，则肝中阳气有所涵养；亢阳被抑，则亢逆诸症得以消除；惟因“黄柏”泻火有余，滋阴不足，便减轻其用量，庶无苦燥伤津之弊；“草决明”“杭菊花”“赤芍”“丹参”，均为原方所无，以其柔肝之力颇著，故加之；原方中有“山药”，今未用，以其优于温养脾肺，非本方之所急需也。

1974 年 7 月 8 日复诊：心烦、性急、恶心、心悸诸症均愈，小便色转清，大便亦通畅，血压略降为 170/110 毫米汞柱，是亢阳之势已经得到控制的结果。但头晕、失眠如故，又出现阵发恍惚，不能自持，身若飘浮在空中，脉仍细弦但已不似三天前的有力，这是“血犹未充，肝经虚风内动”的证候。用“珍珠母丸”加味，以益阴血、平虚风。

方如下：珍珠母八钱，当归三钱，干地黄六钱，白人参三钱，酸枣仁五钱，柏子仁四钱，水牛角四钱，茯神四钱，沉香二钱，生龙齿六钱，豨莶草一两。清水煎，温服，三剂。

“珍珠母”是滋肝、清肝、镇肝之要药，凡属于因肝病而引发神志方面的变化，如惊悸、失眠、虚怯之类，非此不除；“龙齿”最能收摄肝气，为肝失血养以致神志不宁者必用之品，是以古本草认为它能镇心神、安魂魄，与“珍珠母”是方中的两味主药；其他皆为补血、凉血、安神作用的药。全方使血能养肝，肝气得以宁静，则虚风诸症便可消除。惟“豨莶草”为原方所无，以其善搜肝肾风气，故用以佐诸药、弭虚风，通过多次临床经验，此药确有降低血压的作用，故常为治疗高血压病的佐使药。

1974 年 7 月 12 日三诊：头晕全愈，失眠大有好转，已能入睡五个小时以上，恍惚飘空的感觉亦消失，血压 140/90 毫米汞柱，已基本正常，再用

“珍珠母丸”原方以养血滋肝巩固疗效。

珍珠母丸方：珍珠母七钱半，当归身一两半，干地黄一两半，白人参一两，酸枣仁一两，柏子仁一两，水牛角一两，茯神五钱，沉香五钱，生龙齿五钱。研细末，炼蜜为丸，如梧桐子大，辰砂五钱，另研水飞为衣，每服三十丸，金银花、薄荷煎汤送下，午后及临卧时各服一次。原方本用“犀角屑”五钱，今改用“水牛角”一两，经临床实验证明效果基本相同。

病毒性肝炎治验

【发病经过与现病史】程某，男，30岁，永济县某电力厂职工，初诊日期1974年7月29日。

患者主诉：本月23日上午开始很像是感冒，先畏寒，继即发热，上午热低，下午38℃，持续到26日，巩膜出现黄染，食欲逐渐减退，时而恶心，上腹部有堵塞样的不舒服，第二天（即27日）头面以及全身皮肤都有黄染，黄染的程度越是加深了。小便的颜色极其深黄，有如浓茶样。经地区医院检查，体温38℃，肝区有叩压痛，黄疸指数85单位，麝浊8单位，麝絮（+），脑絮（++），诊断为“急性黄疸型传染性肝炎”。

【议治过程】1974年7月29日初诊：诊其脉来浮弦，舌苔黄厚，口渴多饮、胸闷、胁痛、头晕、心烦，身热一周未退，时而自汗，大便黏滞不爽，综合上述诸症，当为“谷疸”的“阳黄证”。《金匮要略·黄疸病脉证并治》中说：“谷疸之为病，寒热不食，食即头眩，心胸不安。”另一条说：“食谷即眩，谷气不消，胃中苦浊，浊气下流，小便不通，阴被其寒，热流膀胱，身体尽黄，名曰谷疸。”除“小便不通，阴被其寒”而外，其他都是说“谷疸”是由于胃中湿热的病变。从患者所表现的一系列症状来看，胃之所以产生湿热，系肝胆挟邪热上逆于胃而成。肝胆都是藏有“相火”的脏器，胃为水谷之海，肝胆邪热犯胃，胃中水谷之气被其熏蒸，不能正常腐熟消磨，湿热浊邪随之而生。湿热逆于上，则见苔黄厚、渴欲饮、恶心；湿热渗于下，则见大便不爽、小便深黄；肝中邪热循经脉而散布，则见胁痛、胸闷、头晕、发热、自汗。胆热郁盛则胆液外泄而全身皮肤见黄染。前人论“黄疸病”之所以“发黄”，多谓“热气不能宣畅，则固结而生湿，湿得热而益深，热得湿而愈炽，二者相助而相成……熏蒸濡染，流入皮肤……皆如涂金，小便赤如姜黄，犹之罨盐罨酱，因湿热而变其色也”（见《丹台玉案》）。惟张介宾提出“胆黄”之说，认为是“胆伤则胆气败而胆液泄”所致（《景岳全书·杂病谟》）。西医学病理所见，胆红素排泄功能低降，致胆红素潴留于血液内，为形成黄疸的基本原因，“胆黄”之说与之颇为接近，在五百年前能创此说，可谓卓识。不过，“黄染”固由于胆液的潴留，而造成胆液潴留的因素仍在“湿热”。兹用《备急千金要方》“治黄汤”加减，以泻肝清胃祛其湿热。

方如下：茵陈蒿一两，炒栀子四钱，熟大黄三钱，枯黄芩三钱，银柴胡四钱，龙胆草三钱，炒枳壳三钱，赤茯苓六钱，赤小豆五钱。清水煎，去滓，温服，三剂。

方本名“治发黄，身面眼悉黄如金色，小便如浓煮柏汁，众医不能疗者方”，即由《金匮要略》“茵陈蒿汤”加味而成。“胆草”“柴胡”“黄芩”，清泻肝胆邪热；“枳壳”“栀子”“大黄”，苦燥胃中之湿；“茵陈”“茯苓”“赤豆”，导湿热从小便而去，是为澄本清源之法。原方有“升麻”，无“枳壳”“茯苓”“赤豆”。

1974 年 8 月 3 日复诊：黄染已退去大半，体温已正常，所有症状亦相继消退，惟尚有烦渴，小便不甚通畅，色仍很深，脉浮，是肝胆的邪热已退，而中焦湿阻之热未除，还需继续清利，用茵陈五苓散。

方如下：茵陈蒿二两，茯苓六钱，猪苓六钱，炒白术六钱，泽泻八钱，桂枝三钱。清水煎，去滓，温服，三剂。

本病既由湿热淤郁，非重用茵陈蒿的推陈致新，不足以彻底除热退黄；非五苓散的转输利湿，不足以分利行水。二者合用，效验必彰。

1974 年 8 月 7 日三诊：黄染已基本消退，巩膜色已正常，饭量大增，惟小便尚余浅黄色，肝功能检查：黄疸指数 5 单位，麝浊 3 单位，麝絮（–），脑絮（–）。湿热已去，别无余症，用“疏黄饮”加味，以巩固疗效。

方如下：炒白术四钱，潞党参五钱，淡干姜三钱，茵陈蒿五钱，炙甘草三钱，白茯苓五钱。清水煎，去滓，热服，六剂，隔一日服一剂。

方见《医经会解》，原为治发黄冷证而设，治脾胃阳虚的“虚黄证”，即“黄疸”而见脾胃虚寒者。方即“理中汤”加“茵陈”，旨在温补中阳，使其能运化水谷精微四布，则湿无以聚，热无从生。加“茵陈”者，所以去黄；今再加“茯苓”，亦寓有平补淡渗之意。

10月再查肝功能仍正常。

风湿性关节炎治验

【发病经过与现病史】李某，男，50岁，运城县某中学教员，初诊日期1974年8月30日。

患者主诉：在7月中旬，因天气酷热，接连洗几次冷水澡后，夜半突觉膝、胫、肘、手关节灼热疼痛，晨起测体温38.4℃，疼痛的地方渐次红肿，肘、膝活动均困难，不能触近，只是冷敷则感舒快。经地区医院检查，血红蛋白8.5克，红细胞300万，白细胞11000/立方毫米，中性76%，红细胞沉降率39毫米/小时，抗链“O”750单位，诊断为“风湿性关节炎”。用消炎痛、保泰松一类药物治疗，效果不显著，后改金针治疗，连续两个星期，开始止痛的作用很明显，越到后来就越无效果了。

【议治过程】1974年8月30日初诊：诊其脉来滑数，舌苔黄厚，心烦、口渴，痛甚则自汗出，手膝关节红肿未消，仍极灼热，大便秘结，此为湿热流注于经脉之痹证。《素问·痹论》中说：“风、寒、湿三气杂至合而为痹……以夏遇此者，为脉痹。”时当盛暑，经脉弛张，患者身体素不健，营卫之气不能固护于表，先已伤于暑邪，所以在未病之前，常觉烦闷、身重，继之以接连几次冷水浴，水湿之邪又从之而入，暑热与水湿均痹着于经脉，不得外泄，故见于脉则滑数，见于苔则黄厚，见于内则心烦、口渴，见于外则身热、关节红肿疼痛。《张氏医通》中说：“脉痹者，即热痹也，脏腑移热，复遇外邪，客搏经络，留而不行，其证肌肉热极，皮肤如鼠走，唇口反裂，皮肤色变。”“皮肤如鼠走”是种刺痒的感觉，本病患者没有出现；“唇口反裂”即指口唇干裂，患者唇虽未至反裂但确很干燥；“皮肤色变”即是指关节部位的皮肤红肿。法当清热散湿、疏利经脉，用《金匮要略》“白虎加桂枝汤”加味。

方如下：生石膏二两，知母六钱，生甘草三钱，粳米一两，桂枝三钱，豨莶草一两，穿山龙一两。清水煎，去滓，温服，三剂。

这个方子本来是治“身无寒但热，骨节疼烦，时呕”之温疟的，本病与温疟的病变自然悬殊，但组方的指导思想是从心营、肺卫为切入点进行治疗。“白虎汤”清营分热邪，加“桂枝”引领“石膏”“知母”上至肺，从卫分泄热，使邪之郁于表者顷刻致和而疟可已；本病是湿热外淫痹着于经脉，经脉亦属表分，仍借“石膏”“知母”以清营分湿热，复借“桂枝”通调营卫的作用，以疏解经脉邪气的痹着；再加“豨莶草”“穿山龙”素以通经活络、祛风除湿见著的专药为佐，宜其见效倍速。

1974 年 9 月 3 日复诊：体温已恢复正常，口亦不渴，关节疼痛减轻，且可稍微活动，惟仍红肿，还有烦闷不安的感觉，大便秘结，苔薄黄，脉转细数。痹着于经脉的湿和热已渐去，但已及于脏腑的邪热尚待清宣，用热痹汤。

方如下：细生地八钱，红花三钱，当归尾三钱，牡丹皮三钱，酒炒黄芩三钱，川黄连三钱，秦艽四钱，防风二钱，制首乌六钱。清水煎，去滓，温服，三剂。

方为嘉善吴云峰所制，余用以治热痹证颇多取效。因热郁于经脉既久，必伤其血，“生地”“丹皮”“黄芩”“黄连”，所以清血中之热；“首乌”“秦艽”“防风”，所以胜血中之风湿；“当归”“红花”，所以通血中之痹。热邪既清，血气通和，而痹自已。

1974 年 9 月 7 日三诊：关节红肿消退，疼痛更为减轻，大便已不秘结，惟仍有烦闷，小便频而色深黄；血热既清，不仅关节的红肿热痛消退，即大便亦随之而通畅，因血中热邪既解，则气无所滞，津液以生，不用攻泻而秘结自通。余治痹证经验，凡无明显的内实证，切勿妄攻，盖痹之邪气多在皮、肌、脉、筋、骨，最适合从外解，不恰当的攻泻，反能引邪气侵及脏腑也。本病患者一开始便有大便秘结的症状，但迄无阳明里实证候的反映，故始终不考虑攻下。喻嘉言亦谓：“攻里之法，则从无有用之者，以攻里之药皆属苦寒，用之则阳愈不通，其痹转入诸府。”（见《医门法律》）这些亦是经验之谈。现患者是经脉余热复由心而移于小肠之候，脉与心合，心与小肠互为表里，易有此变化，用张介宾“抽薪饮”泻其余热。

方如下：白茯苓六钱，炒黄柏二钱，鲜石斛四钱，炒山栀三钱，木通三钱，泽泻三钱，枳壳二钱，生甘草三钱。清水煎，去滓，温服，二剂。

全方的主要作用，就是使心经热邪经小便而去，惟“枳壳”“黄柏”均嫌其苦燥，用之宜轻不宜重，以免伤其津液。

1974年9月11日四诊：诸症全愈，肘、膝关节均运动自如，舌无苔，脉细，据云近来食欲欠佳，这是病后尚未完全康复之象，用“四君”“二陈”以健脾祛湿调理之。

方如下：党参三钱，炒白术三钱，清半夏二钱，陈皮二钱，白茯苓三钱，炙甘草二钱，生姜一钱，大枣三枚。清水煎，去滓，温服，三剂。

慢性肝炎治验

【发病经过与现病史】曹某，男，29岁，运城县城关公社社员，初诊日期1974年9月11日。

患者主诉：两年以前因患感冒，头痛、头晕，全身乏力、右胁隐痛，经治疗后，感冒痊愈，惟胁痛依然存在，食欲不振。去县医院检查，肝功能异常，即诊断为“肝炎”。经长期治疗，用乳清酸、维生素B_{12}，又服疏肝顺气的中药方30多剂，肝区痛始终存在，肝功能试验一直不曾恢复正常。8月16日经地区医院检查，肝大肋下2厘米，谷丙转氨酶224单位，麝浊12单位，麝絮（+++），血浆白蛋白与球蛋白的比（A/G）为5.2/2.8，诊断为“慢性肝炎”。用各种维生素及以疏肝、柔肝为主的中药治疗，不见什么效果，本月9日又查肝功能，仍与上次所查结果差不多，无甚变化。

【议治过程】1974年9月11日初诊：诊其脉来弦细，苔薄少津，食欲不振，时有恶心，右胁经常疼痛，左胁亦间或痛，胸闷腹胀，疲乏无力，便溏，乃为“肝气郁滞，脾虚不运”的证候。肝的经脉布于胁肋两侧，所以肝经气滞不疏，两胁都可以发生疼痛，甚至胸闷；郁气犯脾，逆于上则恶心，滞于中则腹胀，伤于下则便溏；脾气受伤，水谷精微不能上承，则舌上少津；运化之力不足，则见食欲不振，疲乏无力。不过，脾气之虚，实因于肝气之郁，应以疏肝开郁为主，以去其致病之因，方用“柴胡疏肝散”。

方如下：银柴胡六钱，陈橘皮三钱，赤芍药四钱，炒枳壳四钱，制香附三钱，生姜二钱，川芎一钱，山栀子五分，生甘草二钱。清水煎，温服，三剂。

方出叶文龄《医学统旨》，其组方之意，以“柴胡”领“川芎”“芍药”

活血以疏肝；复以“柴胡”领“枳壳”“香附”行气以疏肝；血活气行，则郁结解而肝疏泄矣，这是全方的主要功用；再以“橘皮”“甘草”“生姜”，温养脾气，不滋不腻，与疏肝诸药毫无牵制；再以“炒山栀”清肝郁火，这固然是照顾到肝中藏有相火的关系，但本证毕竟没有火热现象，故只能轻用一点；“川芎”则是辛窜之品，量用得太大了反有引动相火的可能，故只用一钱。

1974年9月15日复诊：两胁痛平稳，腹胀、恶心均消失，疲乏感亦略有减轻，大便已不溏，食欲尚无进步，脉仍弦细，苔薄白，较三日前为润。由于肝气郁滞的病变已没有再发展，所以脾气受伤的症状便有所改善；惟肝经郁滞之气尚未得到基本的疏解，所以两胁疼痛还不见有明显的减轻。在前方的基础上，再增加活血、疏气的力量，以止其顽固的胁痛，方用自制“双解散”。

方如下：川芎钱半，炒赤芍六钱，川郁金四钱，五灵脂三钱，桂心一钱，片姜黄三钱，枳实三钱，金铃子三钱，玄胡索三钱，生甘草二钱。清水煎，去滓，温服，三剂。

西医学所诊断的肝区疼痛，其所指虽为解剖学范围的肝，但实概括于中医肝经、肝气的概念之中。肝的功能既主藏血，又以疏泄生发之气为其正常生理表现之一，故从生理言，藏血正常，乃有助于气的疏泄，疏泄正常，乃能使其更好的藏血。因此，肝脏所发生的病变，不是血不足以养肝而致肝气亢逆，便是肝气郁滞使血不能较好的归藏，有一于此，都足以使两胁或偏侧发生疼痛；本病患者就是属于后一种情况。全方的主要作用是：活血以养肝，疏肝以藏血。血能谧藏，气得疏泄，“疼痛”便可能从根本上得到治疗。所谓“双解”，因本方既能活血，又能疏气，既能止偏胁痛，又能止两胁痛也。方中“川芎”“赤芍”“郁金”“五灵脂”“桂心”所以活血；其余诸药，所以疏气；气血和调，经脉通畅，自无疼痛之虞。

1974年9月19日三诊：胁痛减轻大半，左胁已基本不痛，食欲渐增，脉细微弦，舌苔薄，活血疏气已大见功效，效不更方，原方再服三剂。

1974年9月23日四诊：两胁已完全不痛，这是两年多以来从未有过的情况，食欲基本复原。嘱其续查肝功能，26日持检查结果来，谷丙转氨酶5单位，麝浊6单位，麝絮（－），肝在肋下1.5厘米，脾未触及。是为肝郁全解、脾虚得扶之象，拟“小柴胡汤”加味，以善其后。

方如下：银柴胡四钱，大枣七枚，清半夏三钱，生姜二钱，党参三钱，枯黄芩五分，炙甘草二钱，炒白芍三钱，陈皮二钱，白术三钱，白茯苓三钱。清水煎，去滓，温热服，三剂。

此方是“小柴胡”“四君”“二陈”合组之方，一望而知其为调肝和脾之剂也。对本病治疗的全过程，只着重在活血疏气，按照中医理论，无从针对谷丙转氨酶的问题，但转氨酶居然迅速下降。但是，据西医学理论，肝炎患者，谷丙转氨酶之所以增高，主要是由于肝细胞膜通透性增高或肝细胞坏死，转氨酶即从肝细胞中逸出，以致血清中的含量增加。中药疏气活血的作用，是不是有助于肝细胞的修补恢复呢？值得中西医结合起来共同研究。

慢性风湿性心脏病治验

【发病经过与现病史】冯某，女，32 岁，住院号 284793，住院日期 1974 年 9 月 14 日，出院日期 1974 年 10 月 6 日。

患者主诉：一个月前在夜间睡眠的时候发生咳嗽，从此以后差不多每晚都是如此，多半是干咳，随便吃些止咳药，毫不见效，慢慢成咳痰，常咳出黏液样痰液。本月 2 日下午因工作稍累一些，一阵咳嗽后，偶然发现痰液中带血丝，接连出现好多次，时有时无；同时活动稍多或劳累便有呼吸困难的感觉，颧部和口唇部逐渐出现紫绀，四肢关节疼痛，阵阵自觉发热。到医院检查，医生叩诊，心浊音界在胸骨左缘第三肋间向左扩大，X 线检查左心房明显增大，食管向后移位，心电图 P 波增宽且有切迹，医院诊断为“慢性风湿性心脏病”，已经出现左心房衰竭的征象。

【议治过程】1974 年 9 月 17 日初诊：诊其脉来细数，偶有间歇，舌质有瘀斑，时或心悸不宁、心悸喜按、出汗、胸部闷满、小便短少、下肢轻度水肿，天气变化即关节痛，咽干、烦躁，莫知所可。这是“肺痹”“心痹”并见的表现。《素问·痹论》中说：“痹之安生？岐伯对曰：风寒湿三气杂至，合而为痹也……内舍五脏六腑，何气使然？岐伯曰：五脏皆有合，病久而不去者，内舍于其合也。……脉痹不已，复感于邪，内舍于心……皮痹不已，复感于邪，内舍于肺。……凡痹之客五脏者，肺痹者，烦满（闷）喘而呕；

心痹者，脉不通，烦则心下鼓，暴上气而喘，嗌干善噫，厥气上则恐。”所述这些症状患者都是有的。中医学所谓肺痹、心痹，是风寒湿邪气先伤于皮毛而后及于肺，先伤于脉而后及于心。西医则认为先有风湿病毒的感受，然后作用于心瓣膜，从而引起瓣膜病变。从病因外受这一点来看中西医的认识是一致的。慢性风湿性心脏病到了左心房衰竭期，随着左心房压的增高，肺静脉和肺毛细血管压力亦升高，肺静脉和毛细血管遂亦扩张和充血，形成慢性肺脏阻性充血。咳嗽、咳血、呼吸困难、紫绀等，都是由于这种病理变化造成的，可见《素问》“肺痹”之说，是有一定临床根据的。

西医病理学还认为，二尖瓣炎症及赘生物形成，以后瓣膜粘连及纤维化，而致瓣口狭窄，狭窄显著时，瓣口成为一个裂隙样洞孔。这一病理过程有助于对“心痹，脉不通”的理解，所谓“痹”是痹着不通、痹着不行、痹着不去的含义，风湿邪气之所以痹着于心肺，是由于肺气和心阳先有所虚损，脉来细数、时或间歇，就是肺气、心阳不足的表现。用益肺强心祛风除湿法，方用“茯苓桂枝白术甘草汤”加味。

方如下：茯苓一两，桂枝五钱，白术五钱，炙甘草四钱，郁金三钱，威灵仙六钱，茜草根三钱，豨莶草一两，炙远志三钱，清半夏三钱。清水煎，温服，三剂。

“茯苓”“白术”，所以益肺气；“桂枝甘草汤”，所以治“发汗过多，其人叉手自冒心，心下悸欲得按者”，也是其扶心阳的作用；“郁金”“茜草”，所以通心营；“半夏”“远志”所以平逆气；复以大量“威灵仙”“豨莶草”以祛风湿。则心肺得补，营气通调，风湿邪气便无从痹着了。

1974 年 9 月 20 日复诊：因服药后情况很好，又再服三剂，共六剂，心悸、胸闷、咳痰、关节痛等症状都有所减轻，脉仍细数，重按无力，间歇较少，惟阵阵烦躁不安，口不干不渴，这是“心肺阴阳两虚”的证候，用茯苓四逆汤加味。

方如下：茯苓一两，白人参六钱，制附片三钱，炙甘草三钱，干姜二钱，丹参六钱，郁金三钱，威灵仙六钱，豨莶草一两。清水煎，温服，三剂。

《伤寒论》中云：“发汗若下之，病仍不解，烦躁者，茯苓四逆汤主之。”本病虽未经汗下，但素来阴阳两虚，所以脉搏一直细数而间歇；阴不足以涵阳则烦，阳虚损而不宁则躁，统属虚象。方用“白人参”“茯苓”以益肺阴；

"附子""干姜""炙草"以补心阳；"丹参""郁金"通营以活血；"威灵仙""豨莶草"以除风湿。全方的作用是：补益心肺，祛除风湿。

1974 年 9 月 27 日三诊：脉搏已无间歇，紫绀亦渐退，烦躁减轻，惟小便仍不多，下肢仍肿，时或咳嗽，关节痛，口干欲饮，心肺之阳气已渐次得到恢复，而风湿犹未尽除。再用"五苓散"加味以渗湿祛风。

方如下：桂枝三钱，生白术五钱，茯苓一两，猪苓四钱，泽泻六钱，桑寄生六钱，五加皮三钱，半夏三钱，炙甘草三钱，生姜二钱。清水煎，温服，三剂。

方以"桂枝甘草汤"继续扶心阳为主；辅以"茯苓""猪苓""泽泻"以渗湿；"桑寄生""五加皮"以祛风；"小半夏汤"以平风湿引起之逆气。则心阳通，风湿去，逆气平，尿少、下肢肿痛、咳嗽欲饮诸症可以消除。

1974 年 10 月 3 日四诊：上方共服七剂，所有症状已全部消失。钡餐透视左心房增大有改善，肺动脉干已不突出，心电图正常。拟"甘姜苓术汤"加味，继续扶心益肺、渗湿弭风，以巩固疗效。

方如下：干姜二钱，炙甘草五钱，茯苓一两，生白术八钱，桂枝三钱，泽泻四钱，桑寄生六钱，五加皮五钱，豨莶草一两，威灵仙八钱，川郁金四钱，丹参六钱，川芎二钱。六剂，清水浓煎，去滓，再煎，浓缩成膏状，瓶贮，每服一汤匙，每日服二次，开水送。

前后更方三次，共服药二十余剂，最后 X 线检查，左心房增大有改善，虽不能说明本病痊愈，但心脏瓣膜病变确已得到控制并有一定的改善。因症状已经全部消失，因准其 10 月 6 日出院，回家疗养，除服药膏外，嘱其注意起居卫生，着重防止风湿活动，尽量避免伤风感冒，适当地锻炼身体，增强全身抵抗力。

支气管哮喘治验

【发病经过与现病史】苏某，男，49 岁，永济县某工厂职工，初诊日期 1974 年 10 月 13 日。

患者主诉：患支气管哮喘已四年，每年的中秋以后开始犯病，并没有什么感冒，便无端地打喷嚏、咳嗽，渐次有胸闷感，胸闷重时随即咳嗽亦加重，气急、喘息、哮鸣，痰遽增多，清稀痰逐渐变得稠厚，多呈灰白色，哮喘随天气变冷而增剧，感到呼吸相当困难，非常痛苦，额上涔涔出冷汗，坐不得卧，每次犯病要持续 3 ~ 4 小时后才慢慢缓解。走遍太原、西安各大医院检查、治疗，服用喘息定、氨茶碱、麻黄素，银针、水针、耳针也都用过，均能取效一时得不到根治，时好时坏，拖到现在。

【议治过程】1974 年 10 月 13 日初诊：诊其脉浮滑，舌苔厚腻而滑，肺部听诊两肺满布哮鸣音，喉中哮鸣、呼吸困难、喘息，这是“痰饮滞肺”的哮喘证。中医对“哮”与“喘”颇有解说：“哮”以声响言，“喘”因气息名；“喘”不一定有“哮”，而“哮”无有不兼“喘”；喘促而喉中呈水鸡声的叫作“哮”，气促而不能连续以息的叫作“喘”。总之，痰饮水气壅塞于气管中，闭拒气道，常相搏击，这是造成哮喘的重要原因。西医学亦认为本病支气管黏膜早期有嗜酸粒细胞和淋巴细胞的浸润，小支气管平滑肌有轻度肥厚，哮喘持续发作，可有稠黏的痰栓阻塞小支气管和细支气管。本病已属后期，急宜导痰宣肺，以畅通气管，选用“射干麻黄汤”。

方如下：射干三钱，麻黄四钱，生姜四钱，细辛二钱，紫菀二钱，款冬花三钱，五味子一钱，半夏四钱，莱菔子三钱。清水煎，热服，三剂。

《金匮要略·肺痿肺痈咳嗽上气病脉证治》中说：“咳而上气，喉中水鸡声，射干麻黄汤主之。”方中“麻黄”为宣通肺气、止咳定喘的要药；“细辛”佐“麻黄”交通肺、肾，使饮能温散，气能清肃；“五味子”敛肺定喘，与“麻黄”“细辛”配合，一散一敛，一通一降，缓和气急咳喘，最见捷效；“射干”祛除痰浊、通畅气道是其专长，与“紫菀”“款冬”“生姜”“半夏”等利脾肺、降逆气之配合，尤能利肺气，化痰湿；并去原方的“大枣”之滞，加入“莱菔子”三钱，以其化痰决壅之力较强，与诸药相伍，能较快地涤除痰饮，亦“除恶务尽”之意。

1974 年 10 月 16 日复诊：哮鸣音显著减轻，吐痰亦较少，但仍气急喘促，额上冷汗，舌苔薄滑、脉浮，是饮邪已渐消散，肺气尚未清肃，故咳逆的症状仍频繁出现。《金匮要略·肺痿肺痈咳嗽上气病脉证治》中说：“咳而脉浮者，厚朴麻黄汤主之。”脉之所以见浮，主要是由于水气上凌，肺气上逆而不能肃降之故，正合用此方。

方如下：油厚朴五钱，麻黄四钱，杏仁四钱，姜半夏四钱，淡干姜三钱，北细辛二钱，五味子一钱，小麦一两，射干三钱。清水先煮小麦，熟，去滓，入诸药，煎成热服。三剂。

“厚朴”“麻黄”宣上焦的阳气，降上逆的饮邪，以宽胸开蔽；“杏仁”通泄肺气，以助“麻黄”的宣肃作用；“干姜”“五味子”“半夏”“细辛”，化痰涤饮；“小麦”以养心敛汗；原方有“石膏”，以其无烦热、燥渴诸症故不用；另加“射干”三钱，借增涤痰之力，通畅气道。

1974 年 10 月 20 日三诊：哮鸣基本消失，吐痰更少，平时喘息亦轻，但仍动则气促喘息，甚发哮鸣，脉浮细，舌苔薄，舌质淡，久病肺气大伤，虽饮邪已退，经气尚不足以济用，拟加减“定喘汤”以补肺利气。

方如下：炒白果四钱，炙麻黄二钱，款冬花三钱，清半夏三钱，紫苏子三钱，杏仁泥三钱，蒸百合八合，五味子一钱，白茯神四钱，炙远志三钱，炙甘草二钱。清水煎，温服，三剂。

原方有“桑皮”“黄芩”，以其均能泻肺故不再用，今加“茯神”“远志”“百合”“五味子”；方虽以补肺气为主，究系痰饮初去气犹未宁，还不敢遽用“黄芪”“党参”之类，致恋余邪，仅用“百合”“茯神”补益而不妨其滞；再佐以“白果”“远志”“苏子”，既润肺敛气，又疏利化痰。全方则补而不腻，疏而不泻，使肺气能迅速恢复其清虚、肃降的作用，哮喘自可根除。

1974 年 10 月 24 日四诊：诸症痊愈，一切正常，诊脉细弱，舌淡无苔，食欲稍差，拟“六君子汤”加味，补脾益肺以巩固疗效。

方如下：党参三钱，炒白术三钱，茯苓三钱，炙甘草二钱，陈皮三钱，清半夏三钱，炒白果三钱，炙远志三钱，桔梗二钱。十剂，浓煎，去滓，过滤，入蜂蜜六两，怀山药细粉三两，微火稍煎，浓缩成膏状，瓶贮，每服一汤匙，开水送，日服二次，服完为度。

肺脏对寒、热、燥、湿，均有所恶，惟喜清润，故用此流膏以润养之。

坐骨神经炎治验

【发病经过与现病史】盛某，女，28 岁，河津县某工厂职员，初诊日期 1974 年 10 月 16 日。

患者主诉：1972 年农历冬至那天，突发下背部酸痛，腰部僵直不能活动，第三天臀部发生较剧烈的疼痛，并逐渐沿大腿后侧、腘窝、小腿外侧扩散，呈持续性钝痛，伴随阵发性针刺样疼痛，勉强行走时疼痛加剧，左侧重于右侧，只能取右侧卧位，膝关节能弯而不能伸，伸直即疼痛加剧。经西安第二医院诊断为“坐骨神经炎”，用普鲁卡因作神经周围封闭治疗，疼痛得到缓解，但并未根除。又改用中医针刺治疗，针环跳、八髎、承扶、委中、阳陵泉等穴，又治疗了 3 个月左右，针后疼痛即减轻，甚或不痛，两天不针，疼痛复发如故。有人建议手术治疗，本人不愿意接受手术。

【议治过程】1974 年 10 月 16 日初诊：诊其脉来弦紧，舌淡苔薄滑，腰、股、腘窝、腓肠肌、外踝后、足小趾、足掌心等处均有明显的压痛，卧向健侧并弯屈膝关节疼痛可减轻，站立时身体向健侧倾斜疼痛也可缓解，取坐位时左下肢在髋、膝关节处微屈而足跟不着地的情况下疼痛有缓，这正如《素问·痹论》所云“尻以代踵，脊以代头”的表现。患者喜暖恶寒，凡疼痛处热敷即减，气候变凉或刮风天气，疼痛即加剧，痛甚时，身上微出汗。此为风寒邪气滞于太阳、少阴两经之候。《灵枢·经脉》中云：“膀胱足太阳之脉……从腰中下夹脊，贯臀，入腘中……下贯踹内，出外踝之后，循京骨，至小趾外侧。……肾足少阴之脉，起于小趾之下，邪走足心，出于然谷之下，循内踝之后，别入跟中，以上踹内，出腘内廉，上股内后廉，贯脊，属肾络膀胱。”患者痛处，与两经经脉循行路线完全相符，结合其恶寒、喜热、脉弦紧、舌苔薄滑诸症，辨其为“风寒痹着”无疑。用辛温行痹法，拟“麻黄附子细辛汤”加味。

方如下：麻黄三钱，川附片三钱，北细辛三钱，穿山龙一两，桂枝三钱。清水煎，去滓，热服，三剂。

风寒邪气痹着于足太阳膀胱、足少阴肾两经，以“麻黄”“桂枝”宣散太阳经的风寒；“附片”“细辛”温化少阴经的风寒；重用“穿山龙”一味，引走两经的大经、小络，尽除其深入的风寒邪气，且能温养肾与膀胱（有药理实验证明，穿山龙在体内可能具有类似甾体激素，如“可的松”样的作用），凡因风、寒、湿引起的肢节疼痛症，均有显著效果。

1974 年 10 月 20 日复诊：疼痛已减轻大半，并稍能行动，惟腰部时有发凉的感觉，腰仍僵直，左右转侧受限，从臀部以下疼痛的程度虽减轻，但有麻木感，其脉沉弦，舌质淡，苔少。此为入于经脉的风寒已去，而肾和膀胱精气虚损的现象则大露。《素问·脉要精微论》中云："腰者，肾之府，转摇不能，肾将惫矣；膝者，筋之府，屈伸不能，行则偻附，筋将惫矣；骨者，髓之府，不能久立，行则振掉，骨将惫矣。"所谓"肾惫""筋惫""骨惫"，无非是说精气衰惫，精衰无以充骨濡筋，气衰无以温煦经脉，是以关节失灵不能运动自如。当填精充气，温补肾膀，用"桂附地黄丸"加减。

方如下：熟地黄五钱，山茱萸五钱，白茯苓三钱，泽泻四钱，怀山药六钱，肉桂二钱，川附片三钱，威灵仙六钱，淫羊藿六钱，补骨脂四钱。清水煎，去滓，热服，三剂。

"桂附地黄丸"为温补精气的要方，因其毫无虚火的表现故去"丹皮"，加入"威灵仙"引走膀胱，"补骨脂"引走肾脏，"淫羊藿"引走筋骨，使补益精气诸药得以充分发挥作用，且此三药都是助阳益精之品，更能显其相得益彰之妙。

1974 年 10 月 24 日三诊：患者竟大步走来，腰以下的疼痛完全消除，腰亦能运转自如，惟脉尚沉细，肾、膀精气尚有继续温补的必要，嘱其将上方再煎服三剂外，同时另备六剂研细末炼蜜为丸，每丸重三钱，每服一丸，每天入睡前，用淡盐开水送服一次，坚持把丸药服完，则疗效庶几得以巩固。

慢性风湿性关节炎治验

【发病经过与现病史】韩某，女，32 岁，平陆县硫矿工厂职工，初诊日期 1974 年 11 月 12 日。

患者主诉：周身关节疼痛，大关节如肩、肘、腕、髀、膝、踝等处，小关节如手指、足趾等，都有不同程度的疼痛，相比之下大关节比小关节严重，活动时比静止时严重，天气阴雨时比天气晴朗时严重，晚上比白天严重。从发病至今已三年半，西药、中药、针灸、理疗、验方，想尽一切办法医治，不仅疗效不显著，且有一年比一年加剧的趋势。上个月在西安市第一医院检查，红细胞沉降率 49 毫米/小时，抗链"O"800 单位，各地大小医院都诊断为"慢性风湿性关节炎"，均无较好的治疗方法。

【议治过程】1974 年 11 月 12 日初诊：诊其脉沉紧而弦，舌淡苔灰白，一年四季均畏寒，尤其是下肢，虽在夏月亦不能脱保暖裤，宁肯受热不能受凉，其疼痛热则减凉则剧，此为“阳虚寒胜痛痹证”。张介宾说：“寒气胜者为痛痹，以血气受寒，则凝而留聚，聚则为痛，是为痛痹，此阴邪也。”（《景岳全书》）阳气虚损、阴寒痹着，当以扶阳祛寒、通痹止痛为法，用《备急千金要方》“附子汤”加味（方见“历节”门）。

方如下：川附片五钱，赤芍药六钱，白茯苓四钱，生白术一两，淡干姜三钱，豨莶草一两，威灵仙六钱，独活三钱。清水煎，去滓，热服，三剂。

“附片”配“茯苓”以温肾阳，“干姜”配“白术”以扶脾阳，肾主骨，脾主肌肉，使阳气恢复以温养骨节与肌肉，而为宣痹胜寒之本；再以“赤芍”通血脉，使阳气能通畅无阻；原方有“人参”三分，究属甘凉之品无益于本病，故去之；原方本无“豨莶”“灵仙”“独活”，以其功擅祛风寒湿邪气故加之，以图扶正祛邪之效。

1974年11月16日复诊：畏寒症状有所减轻，但关节仍疼痛，尤其是14日天气骤变，疼痛难忍，其脉沉紧而弦，舌淡苔薄白，一派阳虚寒胜之象，再用张介宾“三气饮”以温经扶阳。

方如下：全当归二钱，红枸杞二钱，炒杜仲二钱，熟地黄三钱，牛膝一钱，白茯苓一钱，炒白芍一钱，肉桂一钱，北细辛一钱，白芷一钱，炙甘草一钱，川附片二钱。清水煎，去滓，热服。三剂。

原方略谓治血气亏损风寒湿三气乘虚内侵筋骨，历节痹痛之极，及痢后鹤膝风痛等症。组方温补下焦精血以养筋骨，实为扶正之法。余见患者病已数年，月经已停八个月迄今未至，身体羸瘦，及时予以温补，实为治本之图，故疏方如上。

1974年11月20日三诊：关节疼痛无显著变化，一再用温补法功效并不理想，反复思考，本病既有正气虚的一面，也有邪气胜的一面，如脉象之所以紧弦，疼痛之所以如此剧烈，已服温补药六剂症状之所以不减轻，都足以说明目前不能不考虑“邪气胜”的问题了，改用自制的“三消饮子”，以温经行阳祛其寒湿邪气。

方如下：生川乌四钱，北细辛二钱，茅苍术三钱，独活三钱，牛膝三钱，全当归四钱，穿山龙一两，千年健一两，追地风一两，威灵仙六钱，没药一钱，乳香一钱。先煎生川乌，煎至水不麻口时，再入诸药，微火续煎20分钟，去滓，滴入白酒4至6滴，拌匀，趁热服，三剂。

此为余治风寒湿痹凡无热症者常用之方。组方大旨：以“川乌”“细辛”“当归”温经行阳为主，辅以“苍术”“独活”“牛膝”“穿山龙”“千年健”“追地风”“威灵仙”等祛风、散寒、渗湿诸品，以祛其痹着之邪，故叫作“三消”；“乳香”“没药”所以和营定痛，临床实践证明只要是不属于热证范围者用之多效。

1974年11月24日四诊：关节疼痛已减轻多半，尤其是下肢关节的疼痛减轻显著，偶尔行动有了轻快感。正虚邪实的证候，既要扶正，也要祛邪，才算合拍。前两次处方，过于重视了患者大关节比小关节痛重、活动时比静止时痛重、阴雨时比晴朗时痛重、晚上比白天痛重等阳虚现象，用方偏于温补而疏于祛邪，所以疗效不明显。三诊时，针对紧弦脉象、疼痛剧烈、纯补无效等方面，考虑到寒湿邪气痹着，非温经祛邪不足以愈痹，改用“三消饮子”果然大见成效。看来，“扶正即所以去邪”之说，颇有一定的片面性。张介宾论痹时说：“风痹之证，大抵因虚者多，因寒者多。惟气血不充，故风寒得以入之，惟阴邪留滞，故经脉为之不利，此痛痹之大端也。惟三气饮及大防风汤之类，方能奏效。”（《景岳全书·杂证谟》）这个认识是正确的，但“三气饮”中毕竟没有祛风寒、散阴邪的药，所以效终不显。“三消饮子”既疗效显著，照原方续服三剂，再行斟酌。

1974年11月28日五诊：关节疼痛已基本消失，惟当气候变化时有轻微反应，现已行动自如，其脉沉细，舌淡，无苔，乃气血两虚之证，急待温补，用“三痹汤”加减以善其后，方见《妇人良方大全》。

方如下：川续断三钱，炒杜仲三钱，防风二钱，桂心三钱，党参三钱，白茯苓三钱，全当归三钱，炒白芍三钱，炙甘草二钱，秦艽二钱，干地黄三钱，川芎二钱，川独活一钱，黄芪五钱，川牛膝二钱，细辛五分。清水煎，去滓，热服，六剂。

此即《备急千金要方》之“独活寄生汤”，但不用“寄生”改用“续断”，加“黄芪”，旨在补养气血以祛风湿。用本方以善后主要是取其补养气血的功效，祛风湿的药如“独活”“牛膝”“防风”“秦艽”“细辛”之类，力既不峻，量亦不重，用之适足以扫其未尽的余邪。

1975年3月患者已恢复健康，且已受孕，书一“白术散”而去，称谢不置。

慢性支气管炎治验

【发病经过与现病史】赵某，男，52 岁，夏县水头公社农民，初诊日期 1974 年 11 月 17 日。

患者主诉：咳痰已 17 年，每年到秋凉以后便要犯病，清早快至起床时便喉痒、咳嗽，不能再睡，披衣起坐咳痰，痰呈白色的清稀泡沫状，咳痰时气急、胸满，一般起始不甚爽快难以吐出，随后则比较容易，直到痰吐得差不多时胸部才稍舒，一整天随时都有咳痰症状，不过比清晨要轻些，到了晚上快睡觉时，又必剧咳一阵，吐些清痰，才能上床入睡。经运城某医院检查，X 线片显示两肺纹理呈条状增加，下肺野尤为明显，诊断为“慢性支气管炎”。中药、西药都没有少吃，病情一直得不到控制，定要待到第二年春暖以后，症状才能慢慢缓解。

【议治过程】1974 年 11 月 17 日初诊：其脉浮取微滑沉取颇弦，舌苔滑腻色白，咳嗽频、胸满闷、痰清稀、气短促、头眩晕、食欲差、大便溏、小便短，为水气内蓄的支饮证，用“小青龙汤”温散水饮。

方如下：桂枝三钱，麻黄三钱，干姜三钱，白芍三钱，炙甘草三钱，北细辛二钱，清半夏四钱，五味子一钱。水煎，热服，三剂。

“小青龙汤”本是外散寒内祛饮的表里双解剂，本病全无表证。只是水饮停蓄上焦，肺气失去清肃的功能，逆而上行，则气促、咳嗽；不能化水，则大便溏而小便短；水饮停聚，上干清阳则头眩晕，聚于膻中则胸廓胀满；水气逆行则频吐稀痰。方以善于宣通肺气的“麻黄”为主；辅以“半夏”“细辛”，便能温散水饮；辅以“炙甘草”“五味子”，便能缓急宁咳；辅以“桂枝”“白芍”“干姜”的温通苦泻。清升浊降，眩晕自愈，气行饮消，胸满可除。

人以为服麻、桂必发汗，未为通论，以“小青龙汤”为例便足以说明。当有外邪时用之，因于肺气的宣通，自然可以出汗；如无外邪，只使肺气恢复清肃的功能，有助于水道的通调而已。在《伤寒论》中，“桂枝”本为治“自汗”症之主药，即“汗出而喘，无大热者”，自不必说了。在我的临床经验中，使用“麻黄杏仁甘草石膏汤”的时候，凡无外邪者，或并无表虚证的，服本汤后均不曾见有“发汗”现象。再看《金匮要略·痰饮咳嗽病脉证并治》中有关的两条记载，一条云：“咳逆倚息，不得卧，小青龙汤主之。”另一条云：“青龙汤下已，多唾口燥，寸脉沉，尺脉微，手足厥逆，气从小腹上冲胸咽，手足痹，其面翕热如醉状，因复下流阴股，小便难，时复冒者，与茯苓桂枝五味甘草汤。”像这样下焦阳虚的人，服用“小青龙汤”也不曾有“发汗”的反应。本病患者服三剂后，亦没有“发汗”现象。

1974年11月20日复诊：咳嗽减轻，吐痰很痛快，但量仍多，胸胁满，眩晕毫未减轻，其脉沉弦，舌苔水滑。由于肺气宣肃的作用，病已有所好转，所以气较顺而咳减，痰活动而易出。但肝气又上逆，这是因为久病之脾，既无力以抵抗上逆的肝气，更不能充分地运化水饮。肝气逆而上扰则眩晕，痰饮弥漫胸胁则痞满。治以平肝降逆、扶脾祛饮之法，当以“苓桂术甘汤”为首选。

方如下：茯苓四钱，桂枝三钱，白术三钱，炙甘草二钱，炒枳壳二钱，泽泻五钱。清水煎，热服，三剂。

《金匮要略·痰饮咳嗽病脉证并治》中云：“心下有痰饮，胸胁支满，目眩，苓桂术甘汤主之。”又云：“心下有支饮，其人苦冒眩，泽泻汤主之。”用方之所以加“泽泻”就是合用“泽泻汤”的意思。加“枳壳”所以配合“桂枝”以平肝，其余诸药，均在恢复脾气，以利于水饮的运化。

1974年11月23日三诊：眩晕基本消失，痰亦大为减少，但咳嗽有反复，尤以早晚剧咳，并作干呕，胸满、脉沉、舌苔水滑。这是停蓄于胸中的痰饮水气没有得到根除之故，改用“苓桂五味甘草去桂加干姜细辛半夏汤”调治。

方如下：茯苓一两，甘草三钱，细辛二钱，干姜三钱，五味子一钱，清半夏四钱。清水煎，热服，三剂。

服“小青龙汤”后，肺中清肃之气已有所改善，所以咳痰显著减轻；服“苓桂术甘汤”后，肝气冲逆得平息，所以眩晕遽尔消除；现在咳嗽又有所加重，胸仍满，故必须大力温散水饮，使肺气肃降无所阻滞。方中“干姜”“细辛”的大辛大热以解水饮的凝冱，“茯苓”“半夏”导水使下行，这是全方主要力量，“五味”“甘草”之缓急止咳，究在治标尚非根本之图。

1974 年 11 月 26 日四诊：咳嗽大减，吐痰减少多半，胸满的程度亦有好转，白天很少咳嗽，只在入睡前要稍咳一阵，但吐痰并不多，晨起人清爽毫无病的感觉，这种情况已经十多年不曾有过了。目前主要问题是口淡、食欲不振、进食后嗳气，其脉沉弱无力，舌苔仍水滑，纯为脾虚之候，疏《外台秘要》之茯苓饮。

方如下：茯苓三钱，党参三钱，炒白术三钱，枳壳二钱，陈橘皮二钱半，生姜四钱。清水煎，热服，三剂。

脾胃虚弱，既不能消磨水谷，又不能运化水湿，这是“痰饮病”的根源所在。方用“党参”补胃，“白术”健脾，“茯苓”利湿，“陈皮”行气，“枳壳”宽胸，“生姜”通阳降逆，则脾胃健行而水饮可消，虚痞可散，湿浊可降，咳逆可止，诸症消失，靡有孑遗了。

1974 年 11 月 29 日五诊：咳痰、胸满等症完全消失，食欲亦有所增进，究未复原，其面色萎黄、脉虚无力，久病之后总应培补脾胃，使其能较快地恢复体力，尤其是于肺有关的病更应着重补养脾胃以巩固疗效，这是《素问》所谓“滋其化源”的方法，方用“异功散”。

方如下：党参二两，白茯苓二两，炒白术二两，炙甘草二两，陈橘皮二两。共研末，瓶收贮，每服二钱，加生姜二片、大枣三枚清水煎服。日服二次，连续服一月。

张介宾说：“久咳曾经泻肺，及饥饱劳倦伤中，以致脾肺虚而饮食少，面白少神，脉虚无力，宜异功散之类，理脾而咳嗽自止。”叶天士说：“脾者肺之母，虚则补其母。”这些都是经验之谈。西医学对于支气管炎病，只从支气管本身的病变考虑，故治疗方法较单纯，中医必须从和肺有关联的几个脏器来综合考虑，这是很有临床意义的。

急性支气管炎治验

【发病经过与现病史】武某，女，33 岁，某邮电局职员，初诊日期 1974 年 12 月 5 日。

患者主诉：从上月 17 日开始感冒，头痛、乏力、全身酸疼、鼻塞、流涕、喷嚏、畏寒、发热，当天试体温 38℃，第二天即现咳嗽、咽痒、声嘶，医务所给银翘解毒片两盒，服完后头痛减轻，其他无改变。第三天去医院检查，体温仍38℃，即予注射青霉素，第四天发热、全身酸疼症状消失，鼻已不塞，但仍畏寒，且咳嗽加剧，并出现胸骨后疼痛。开始仅是干咳，后继咳痰，且痰不易咳出，现在咳痰已松动，呈清稀黏液痰，此后便终日咳嗽，在晨起、晚睡体位改变或吸入冷空气后咳嗽尤为剧烈，并伴有胸部疼痛、恶心、呕吐、吐痰增多，随即发生气急、哮鸣。再去医院检查，胸部X线透视无异征，医生仅说肺底部听到湿性啰音，用复方甘草片、止咳糖浆治疗，服后毫无起色。2天前又出现发热、畏寒，接受了上次注射青霉素后咳嗽加剧的教训，患者拒绝了医院的治疗，特来就诊服中药。

【议治过程】1974年12月5日初诊：其脉浮弦而紧，苔白滑，发热、畏寒，从感冒以来一直无汗，咳嗽气急而喘，胸部满痛，咽干不欲饮，时吐大量清稀黏液痰，据以上表现，可断为“表寒里饮证”。本病发病于感冒，剧咳、胸痛表现极为突出，并已持续三周不愈，这些是较典型的急性支气管炎的表现。寒邪在表，本当用辛温解表法以疏解寒邪，乃用银翘解毒辛凉之剂不仅无以散寒，反足以使寒邪固冱于表而不得解；又用青霉素抗菌药，虽然抑制发热于一时，但寒邪毕竟未能外解，反而动其里饮，因此热退后又复发热、畏寒；此即表邪未解的表现，寒邪不得出外，势必从皮毛循手太阴经而及于肺，以致支气管黏液腺肥大，分泌物增加，黏膜下层水肿，肺底部有湿性啰音足以证明这一点，这就是所谓“里饮”证的病变。饮邪在肺，气失清肃，逆而上行，便引起咳嗽、气急、喘促；饮邪积而不散，有增无减，便胸满、胸痛，吐不完的清稀黏液痰；气管中病理性的黏液物增多，生理性的津液便减少，所以咽干不欲饮。似此“表寒里饮”之证，只宜散寒祛饮，表里两解，正合用仲景“小青龙汤”之意。

方如下：桂枝三钱，麻黄三钱，生姜三钱，炒白芍三钱，细辛二钱，炙甘草三钱，姜半夏四钱，五味子一钱。两剂，分两天服完，热服，取微汗。

1974年12月7日复诊：热退、咳止、胸痛消失，偶尔还吐一点清稀痰，嘱其不必再服药而去。外感寒邪，只宜辛温解表不宜辛凉之剂，本病如能及时解散表寒，支气管炎不一定要发生，乃一再用银翘散、青霉素去抑制外邪，表寒之邪无以祛除，终于牵动里饮（黏液腺肥大，分泌物增加），这是辨证论治不恰当的结果。

“小青龙汤”的组成，是合用“麻黄汤”“桂枝汤”以解表邪，加“半夏”“细辛”配合“麻黄”以温散里饮。所以柯韵伯在《伤寒来苏集》中说：“两青龙俱治有表里证，皆用两解法。大青龙是里热、小青龙是里寒（饮邪），故发表之药相同，而治里之药则殊也。”柯氏分析认为，“小青龙”与“五苓散”同为治表不解而心下有水气者，然“五苓散”治水之蓄而不行，故专渗泄以利水而微发其汗，使水从下而出也，“小青龙”治水之动而不居（指清稀痰的不断产生），故备举辛温以散水饮而大发其汗，使水从外而出（即解表）。

“小青龙汤”原方为“干姜”，因患者有“干呕”一症，故改用“生姜”。据我个人经验，凡用“小青龙汤”，“麻黄”的量不能少于“细辛”，“五子味”的量不能大于“细辛”，准此处方，疗效十分显著。“小青龙汤”在《伤寒论》中凡两见，一条云：“伤寒表不解，心下有水气，干呕、发热而咳，或渴、或利、或噎、或小便不利、少腹满、或喘者，小青龙汤主之。”另一条云：“伤寒，心下有水气，咳而微喘，发热，不渴，服汤已，渴者，此寒去欲解也，小青龙汤主之。”因此，“表不解，有水气”，是运用小青龙汤的临证指标，通过多年的临床实践，无论急性还是慢性支气管炎，只要是属于寒证而非热证，只要吐的是清稀黏液痰，而不是稠黏的脓性痰，都可应用“小青龙汤”治疗。

胃肠神经官能症治验

【发病经过与现病史】孙某，女，19 岁，某县医院化验员，初诊日期 1975 年 8 月 24 日。

患者主诉：本年二月患感冒，头痛、发热、畏寒、乏力、鼻塞、流涕、无汗，经医生用解热镇痛西药治疗，出了大量的汗，半天中换内衣三次，体温虽下降但未全退，前后经历了 9 天左右，感冒痊愈，但从此即开始腹胀。初始为上腹部胀满，继延及小腹亦胀，胸胁痞满，食欲一般，因食后胀满加剧便不敢多食，大便正常，又经县医院中西医结合治疗一个多月，中西药杂投，毫不见效，胀满有增无减；到运城地区医院检胃、肠、肝、胆各器官均未见异常，五月份去西安几个大医院检查，亦没有查出问题，仅提出印象为

“胃肠神经官能症”。嘱以食少渣、易消化食物为主，同时加强体育锻炼，还吃了一段时间的谷维素。截至目前，大小腹都胀得难受，尤以天气变化和情绪不好的时候胀满加重，甚至出现胸胁痞满、咽部有堵塞感，由于怕多吃东西，身体逐渐消瘦，大便二三日一行，略偏干。

【议治过程】1975 年 8 月 24 日初诊：诊其脉左关部弦，右关部却濡（软）而无力，舌苔薄白，除上述诸症外，还有阵阵心烦的感觉。她母亲在旁补充说：“她就是性情急躁，不能控制。”查问其月经情况，自从腹胀以后经期错乱不准，量极少，月经来时，腹胀明显加重。据此，诊断为“肝强脾弱，气滞不行”证，用“柴胡厚朴汤”调治。

方如下：软柴胡八钱，厚朴五钱，生姜五钱，清半夏五钱，党参三钱，枯芩三钱，川郁金六钱，甘草二钱。水煎服，两剂。

患者“大小腹胀满”起因于感冒大汗以后，这和《伤寒论·辨太阳病脉证并治》“发汗后，腹胀满者，厚朴生姜半夏甘草人参汤主之”证病机基本相同。因出汗太过，损伤脾胃津液，以致气滞不通，壅而为胀满，故用“厚朴生姜半夏甘草人参汤”和调脾胃以行气，胀满自消。这种腹胀满，一般都在脐以上，少有及于下腹的。本病患者，大小腹都胀，同时还有胸胁痞满、性情急躁、心烦、咽堵、经期错乱量少诸症，便不单纯是“脾胃”的问题，而是因于大汗之后，肝脾两伤。肝藏血，脾主津，《灵枢·营卫生会》中说：“夺汗者无血。”过汗伤血，血不足以养肝，肝气逆而上行，反映在经脉方面，便出现胸胁痞满、咽部发堵；反映在情志方面，则心烦急躁；影响到月经，则经期乱而量少；影响到脾胃，则滞而不运，故不欲纳食。两相比较，“厚朴生姜半夏甘草人参汤证”病位主要在“脾胃”，而本病患者主要责于“肝”，肝的经脉过阴器，抵小腹，所以小腹也胀。这个方子是“小柴胡汤”与“厚朴生姜半夏甘草人参汤”的复方，只不过是把大枣换成川郁金而已。用“小柴胡汤”以抑肝气之强，用“厚朴生姜半夏甘草人参汤”以扶脾之弱，只要肝气恢复正常，便解决了本病的主要矛盾，其他症状都可以迎刃而解。

1975 年 8 月 27 日复诊：腹胀满的情况大为减轻，约已去三分之二，胸胁部完全没有痞满感觉了，饮食量已恢复原状，目前比较突出的症状是咽部堵塞感，左手脉已无弦象，应是肝逆余气未清之故，再疏下方以善后。

方如下：柴胡四钱，半夏三钱，厚朴三钱，茯苓三钱，紫苏叶二钱，郁金三钱，甘草二钱。水煎服，三剂。

这是以“半夏厚朴汤”为主兼用“小柴胡汤”的意思。《金匮要略·妇人杂病脉证并治》中说：“妇人咽中如有炙脔，半夏厚朴汤主之。”“如有炙脔”就是一种堵塞感，多属于痰郁或气郁的病变，“半夏厚朴汤”的作用是解郁降逆，患者虽无痰，但上逆的肝气郁于咽部犹有未散者，所以堵塞感仍如故。本方既足以继续抑肝和脾，尤重在疏解肝经上逆的余气。

第二方三剂服完，诸症全愈，她的母亲又来请予诊治无名浮肿。10 月 5 日其母又介绍病人来诊，说她的女儿身体康复，一直在上班。

长期高热治验

【发病经过与现病史】赵某，男，51 岁，抗美援朝志愿军，下肢负伤残废，现为稷山县某公社社员，初诊日期 1975 年 12 月 26 日。

患者主诉：从 11 月 5 日午后开始，先觉畏寒，继即发热，傍晚全身出汗，热度随之下降，自以为感冒。第二天去公社医院诊治，经诊断是“感冒”，给银翘解毒片两管治疗，当时即用开水送服 6 片；午后又是先畏寒，后发热，继出汗，随即退热。上午一般没有什么不适，食欲很好，吃饭也香。20 片银翘解毒片服完后，再去公社医院诊治，医院安排住院观察，胸部透视未见异常，对肝、胆、脾进行检查也无异常发现，热度一直持续于 39℃ ~40℃，每天如此；30 多天的住院观察，经各种检查仍不能明确诊断，仅作些临时处理，如注射安乃近，服复方乙酰水杨酸片之类。12 月 7 日转送来稷山县医院继续检查，心脏听诊有轻度杂音，肺部 X 线透视检查，左肺上部有钙化瘢痕，抗链“O”不高，血沉不快，肝不肿大；经医院会诊讨论，怀疑为结核性发热，即用链霉素加异烟肼治疗；10 天后毫无效果，每天下午仍然有规律性的畏寒、发热、汗出、热退。又经讨论怀疑为“风湿热”，连续用水杨酸类药物和肾上腺皮质激素进行诊断性治疗了 10 天，仍无效果。从开始发热到现在已有 50 多天了。

【议治过程】1975 年 12 月 26 日初诊：诊其脉浮而弱，舌面满布薄白苔，项背强，上午精神颇佳，饮食正常，午后一至二时即开始畏寒，经十多分钟后便发热，热度总是在39℃上下，持续两个多小时以后即出汗，伴有口干、不甚思饮，汗出以后有疲乏感，便昏昏欲睡。据此脉证，应属于“太阳中风的表虚证候”。《伤寒论》云：“太阳中风，阳浮而阴弱。阳浮者，热自发；阴弱者，汗自出。啬啬恶寒，淅淅恶风，翕翕发热，鼻鸣干呕者，桂枝汤主之。”又：“太阳病，项背强几几，反汗出恶风者，桂枝加葛根汤主之。”患者亦时或有“干呕”惟不太重；除“鼻鸣”而外，与患者脉症完全符合，此因风邪羁迟于太阳经卫分，卫气不能驱之使去，仅与风邪保持着势均力敌的状态，所以每天均会恶寒、发热、出汗，由于出汗过多，津液逐渐缺少，项背肌肉神经得不到足够的津液营养，便出现拘强的症状，遂按《伤寒论》立法施治，用“桂枝加葛根汤”以生津解表。

方如下：葛根四钱，桂枝三钱，白芍三钱，炙甘草二钱，生姜三钱，大枣十二枚。清水煎，去滓，热服，三剂。

今本《伤寒论》方中有麻黄，惟宋臣林亿校书的意见谓不当有麻黄，成无己及《金匮玉函经》本均没有麻黄，《南阳活人书》亦认为麻黄有误，既言“汗出、恶风”，当然没有用麻黄的理由，且本病患者每天的“发热”都因“汗出”而退，也没有用麻黄的必要，因而便不用“麻黄”。

1975年12月29日复诊：服第二剂药后即不再发热，昨今两日的体温都在37℃，项背拘强的感觉亦已消失。持续50多天的高热，三剂“桂枝加葛根汤”竟得以完全治愈，不仅患者和县医院大夫均喜出望外，我在处方时亦只是根据脉证而书，认为应该用生津解表之剂而已，实未能预期到竟有如此神速的效果。见其薄白苔尚未退尽，脉尚微浮，再疏“桂枝汤”原方两剂与之，继续调理营卫，以善其后。

【评述】此病的辨证中尚有两个问题没有得到解答。第一，这不过是一般的太阳中风表证，何以竟持续至50多天，既不解肌而愈，亦不传里而剧？第二，太阳病的发热，少见有这样规律的时间性，而本病患者发热的时间性很强，每天都在午后一点多钟。病是治愈了，但这两个问题一直存在脑海。

关于第一个问题。《伤寒论》中有这样一些记载：“脉若静者，为不传。”“脉微缓者，为欲愈。”“太阳病，外证未解，脉浮弱者，当以汗解，宜桂枝汤。”“病人脏无他病，时发热自汗出而不愈者，此卫气不和也，先其时发汗则愈，宜桂枝汤。”患者尽管发了50多天的高热，脉象并不洪数而现浮而弱，说明患者的抵抗力还是比较安稳的，正符合“脉静不传”“脉微缓欲愈”的道理。虽然抵抗力比较安稳，病邪无由传变，毕竟风邪还是存在于卫分，50多天没有得到“桂枝加葛根汤”这样能“生津解表”的方药来帮助祛除风邪，单靠自身的抵抗力还是不足以战而胜之。所以“脉浮者当以汗解”“卫气不和先其时发汗则愈”，不能不借助于“桂枝汤”。

关于第二个问题，尤其费解。《伤寒论》说：“太阳病欲解时，从巳至未上。”下午1点多钟固属于未时，据成无己注“巳至未”是太阳的王时，果尔便是太阳经气之王时而不能振奋，所以到了未时不仅病无欲解之机，反为风邪所战胜而发病。如果这不足以说服人，便还有待于进一步的研究了。有人认为从方有执以后，多谓“桂枝加葛根汤”为太阳、阳明合病之的方，而阳明病便有“潮热，发作有时”的表现，但本病患者全无阳明的见症。葛根虽可谓阳明经药，而“项背强”绝非阳明症，只是因为汗出津伤项背肌肉失去濡养而拘急之故，取“葛根”入阳明经意在能摄取消化器官的营养液而外输于肌肉以缓和其拘急，所以“项背强”的症状得因之而消失。《本草》谓葛根能起阴气亦即输布津液之谓，惟不能以其能入阳明胃经，便谓“桂枝加葛根汤证”为太阳、阳明合病。看来，张志聪、张锡纯谓“桂枝加葛根汤”为太阳病项背强者之主剂似较方氏为胜，并因治疗本病的经验而益信。

术后腹泻治验

芦某，男，临汾军分区干部，先患胃溃疡，继又发现癌变，经某大医院手术切除后腹泻不止，多则日十余行，少则七八次，先后用西药、药用炭、四神丸、补中益气汤，经历5个月的治疗，毫不见效。

诊其脉舌均正常，除腹泻外，余无所苦，投以“赤石脂禹余粮汤”加“砂仁”“石榴皮”，甫四剂，大便即转正常。

按：《伤寒论》中云：“利不止，医以理中与之，利益甚，理中者，理中焦，此利在下焦，赤石脂禹余粮汤主之。”患者手术后仅腹泻而无它苦，服“四神丸”不效，非关肾也；服“补中益气”不效，非关脾也；此在下焦，为大肠之气不固所致，故用“赤石脂禹余粮汤”以收涩之，加“砂仁”“石榴皮”，增其收涩之效耳。《伤寒论》所谓“理中者，理中焦，此利在下焦”，实为治愈本病的思路所在。

高热后尿频治验

黄某，女，21岁，从6岁发高烧后即患排尿频急，夜里尿床两次均不自知，醒时欲尿未及便所即裤子尽湿，多次检查化验，均未见异常，西药用麻黄素、颠茄、阿托品、普鲁本辛、维生素B_1、谷维素等治疗，中药已服500余剂，还尝试针灸、耳针、穴位封闭等治疗方法，以及单方、验方等，15年来迁延不愈。

诊其脉，沉细而有力，询其症，口渴喜饮冷。10余年来每次小便时，尿道均有热感，尿黄，舌质正赤无苔，细检其已服之中药方，不外补中固肾之类，便断其病由“高烧”而起，其因于“热”也无疑，继又多年久服温补固涩之方，以至热闭留于膀胱而不得去，伤津败气，以至于入于膀胱之水即不能化又不能藏，不能化则尿量徒增多而渴饮，不能藏则膀胱失约小便失制，宜清肾中伏热以治。

故用李东垣“滋肾丸”原方，黄柏四钱，知母六钱，肉桂五分，连进六剂。

15年宿疾霍然而愈，此为通因通用之法也。

按：本方的作用全在黄柏、知母的清肾中伏热，又启水之上源，伏热清则病因除，上源启则水道调，加少量肉桂引火归源。

中风辨治及创制新方

【制方依据】中医在临床上所诊治的“中风”病，往往被西医学诊断为脑血栓形成、脑栓塞、脑溢血、面神经麻痹等，属风、痨、臌、膈四大疑难病之一。从《金匮要略》提出“邪在于络、邪在于经、邪入于腑、邪入于脏”以后，所有论中风者，无不以中经、中腑、中脏来辨治，至于其证究属阴、属阳、属虚、属实便少有论及。凡大秦艽汤、排风汤、八风汤、续命汤诸方，统列于治中风之方，亦不辨其阴阳虚实之合宜与否。

关于中风的病机，刘河间强调“火”，李东垣强调“气虚”，朱丹溪强调“湿热生痰”，所用方都不离“小续命汤”的范围，对于其证属阴阳虚实的分辨亦较粗略。到了王节斋写《明医杂著》，才畅发“阴虚”之论，到了叶天士才讲究“阴虚”之治，一改从前惯用“辛燥”诸方的偏向，但对于“阳虚”的方面还是考虑得不够。

张仲景对“中风”的讨论是相当率略的，在《金匮要略·中风历节病脉证并治》中仅有四条探讨了中风病的脉症，其较详的是第66和第68两条。第66条云：“寸口脉浮而紧，紧则为寒，浮则为虚。”并提到㖞僻不遂、肌肤不仁、舌即难言、口吐涎、不识人等临床表现，应属于阳虚之寒证。第68条云：“寸口脉迟而缓，迟则为寒，缓则为虚，荣缓则为亡血，卫缓则为中风。”并提到身痒、瘾疹、心气不足、胸满、短气等临床表现，应属于阴虚之挟热证。前人所称邪盛为“真中风”，其所指之证多属于第66条的阳虚挟寒证；其所称正虚为“类中风”，所指之证当属第68条的阴虚生燥证。经过反复学习《金匮要略》，结合临床所见，我体会“阴虚”与“阳虚”实为“中风”辨证的两大关键。至于真中、类中的区分，这对中风的辨证没有多大意义，因为这两种病况的根本原因，都是由于正气大虚转运之权无以自主，若猝为时令升降敛散之气所影响，便将不能适应，而引发“中风”。

据从临床上的一般观察，阳虚证的中风，因每遇寒冷季节，体内虚弱的阳气不能适应天气的敛降，故常发作于秋冬；阴虚证的中风，因每遇温热季节，体内亏损的阴精不能适应天气的发越，故常发作于春夏。只是阳虚挟寒者，由于阳气内结，多见外感之象，如恶寒、发热、肢体拘急、肌肉关节酸痛等，便认为是“真中风”；阴虚生燥者，卫气外泄，多现内虚之象，如突然昏倒、不省人事、目合口张、鼻鼾息微、肢体瘫痪、舌痿、自汗等，便认为是“类中风”。

在辨识“中风”的阴虚、阳虚两大证时，尤当分辨清楚两种情况：阳虚证有阴盛、有阴不盛者；阴虚证有阳盛、有阳不盛者。阳虚阴盛者，证属寒冷，应治以重热；阳虚阴不盛者，证属寒燥，应治以温润。阴虚阳盛者，证属燥热，应治以凉润；阴虚阳不盛者，证属虚燥，亦应治以温润。大抵治疗阳虚中风，药取其“气”，气重在“辛”；治疗阴虚中风，药取其“味”，味重在“酸”。而总须重佐之以“活血”，因为阳虚血必凝，不活血无以拨其机；阴虚血必滞，不活血无以通其经。这是治中风病的最关键处。

【制方方法】余尝制“豨莶至阳汤”，以治中风的阳虚证。方药为：九制豨莶草一两、黄芪三钱、天南星二钱、白附子二钱、川附片二钱、川芎一钱、红花一钱、细辛五分、防风二钱、牛膝二钱、僵蚕一钱、苏木二钱。凡阳虚证症见：突然口眼歪斜、皮肤麻木、言语失利、口角流涎、半身不遂，甚至猝然昏仆、不省人事、目合口张、汗出肢凉、呼吸微弱等。方以九制豨莶合“芪附汤”扶先后天之阳气为主；再以“细辛”领“天南星”“白附子”“防风”“僵蚕”行气分以熄风；“川芎”引“红花”“苏木”“牛膝”行血分以熄风；则三阴三阳诸经气调血畅，从根本上改善了中风的病变。

余又制“豨莶至阴汤”，以治中风的阴虚证，方药为：制豨莶一两、干地黄三钱、盐知母四钱、当归三钱、枸杞子三钱、炒赤芍四钱、龟板二钱、牛膝二钱、甘菊花三钱、郁金三钱、丹参三钱、黄柏一钱。凡阴虚症见：头晕耳鸣、目眩少寐、突然发生舌强言謇、口眼歪斜、半身不遂、两手握固、肢体强直、时或抽搐、面赤身热、烦躁不宁，甚则呈突然昏迷状态、言语失利、尿闭、便秘等。方用“豨莶草”合“大补阴丸”以滋养肾脏亏损的阴精为主，并以“当归”“枸杞”“牛膝”温养阴经外泄之气，“赤芍”“郁金”“丹参”“甘菊花”以活血平肝；庶几阴精复，阳气固，火以宁，风以息矣。

【制方效验】

案例1：严某，男，56岁，农民，住山西曲沃县史村公社，就诊日期为1975年11月6日。先患头晕，随即突然昏仆，不省人事，牙关紧急，面白唇暗，口角流涎，左半身瘫痪，四肢不温，口眼歪斜。先送县医院救治，不见好转，人劝其转送稷山县医院扎头皮针，经两日针刺，牙关松动，仍呈半昏迷状态，两侧瞳孔大小不等，对光反射减弱，诊断为“脑出血（内囊出血）”。医院病房请余会诊，诊其脉浮细而弦，舌淡苔薄，为元阳虚损盛阴闭塞清窍之候。先用“辛温开窍”法，以细辛一钱煎汤，化开“苏合香丸”一钱，灌服，3 小时内灌 2 次，下午 3 点钟左右，病人逐渐清醒，并有饥饿感。随即书“豨莶至阳汤”，加重川附片为三钱，红花为二钱，以其阳虚诸症颇著，而又偏于左半身也。连续进本方 11 剂，约 2 周，病人基本恢复正常，惟行动时左侧尚有沉滞感而已。

案例 2：陈某，男，50 岁，中学教员，初诊日期 1973 年 2 月 4 日。20 天前刚睡一觉醒来，想翻动身体，即觉手足不灵活，勉强从右侧翻到左侧，可再想翻回去就不行了，旋即口角歪斜、说话费劲、发音不清、舌头运动不自如、手足左半正常右半呈弛缓性瘫痪。经铁道医院诊断为“脑血栓形成”，住院半月，疗效不显，嘱其服中药治疗。余诊得脉弦细而数、舌质红、苔薄少津、胸闷、心烦、咽干思饮、小便色深，辨为阴虚热亢，内风暗动，经脉血滞之候。即书“豨莶至阴汤”，减“当归”为一钱，去“黄柏”，加“连翘”“栀子”“花粉”各三钱。服 3 剂后，病人烦热退，语言清，口角歪斜也有改善，是心经之热已退，而经筋中所滞之血热尚未清彻也。复于方中去“连翘”“栀子”，加“橘络”二钱、“广地龙”一钱，连进 14 剂，瘫痪恢复，手足运动正常。惟舌质尚红、脉仍弦细，阴虚尚待继续滋养，改用“六味地黄丸”加“知母”四钱，续服 10 剂，完全康复。

无黄疸型肝炎 54 例临证笔记

一、治疗组织及疗效

1960 年到 1961 年之间，北京地区流行着“传染性肝炎”（无黄疸型肝炎），在我院师生员工中罹患本病的亦不少，颇影响了工作与学习。院党委鉴于这一疾病流行的严重性，除及时教育大家提高警惕展开全院性的防治工作杜绝传染外，同时将已确诊而症状又比较严重的患者 54 人集中起来，组成肝炎临时病房，并以治疗较有经验的老大夫为主，配备青年大夫，成立了“北京中医学院肝炎临时病房治疗小组”（下简称“治疗小组”），运用中医辨证论治法则分区治疗。

1961 年 1 月 25 日治疗小组开始工作，截至 4 月 23 日止，先后共经历了 90 天，治疗效果显著，其中症状消失、肝不大、肝功能检查正常痊愈出院的有 27 人，其余 27 人虽未痊愈，但有的症状消失，有的肝大平复，有的肝功能正常，均取得不同的显著疗效，具体情况，如表 1 所示，其中“ - ”为阴性结果，“ + ”为阳性结果。

表 1　54 例无黄疸型肝炎中医辨治疗效一览表

症状消失	症状好转	肝大	肝功能	人数	百分比（%）
-		-	-	27	50
	-	+	+	5	9.26
-		+	+	2	3.7
	-	+	-	10	18.52
-		+	-	8	14.81
-		-	+	2	3.7

从表 1 可以看出，54 人中，痊愈者 27 人（各项检查指标均为“ - ”），痊愈率为 50%（27/54）；症状完全消失的 39 人，症状消失率为 72.21%（39/54）；症状好转的 15 人，症状好转率为 27.78%（15/54）；肝大平复的 29 人，肝大平复率为 53.7%（29/54）；肝功能恢复的 45 人，肝功能转阴率为 83.33%（45/54）。

治愈人中，后经过 3 个月的观察，复发的仅有 3 人。1 人愈后因连值夜班一周，1 人因活动过多，1 人原因不明。

治疗结果证明：中医辨证治疗肝炎的效果是良好的，因而这些方法有加以分析和研究的必要，以便进一步提高疗效。

二、中医认识无黄疸型慢性肝炎的方法和证据

现行的许多疾病名称虽不为中医文献所记载，但通过中医的辨证方法，不仅对这些疾病毫不陌生，并且还能提出恰当的方法来进行治疗，并获得优良之疗效。中医如何认识无黄疸型肝炎呢？首先是从分析本病案例的主要症状着手，54 例病人的症状统计如表 2 所示。

表 2　54 例无黄疸型肝炎临床表现一览表

症状	例数	百分比（%）	症状	例数	百分比（%）
右胁痛	53	98.15	气短	8	14.81
身倦	36	66.67	口干	8	14.81
头晕	26	48.15	吞酸	8	14.81
腹胀	24	44.44	心悸	7	12.96
不寐	23	42.59	心烦	5	9.26
胁胀	18	33.33	头痛	4	7.41
多梦	14	25.93	目眩	3	5.56
腰痛	12	22.22	耳鸣	3	5.56
恶心	12	22.22	嗳气	3	5.56
口苦	12	22.22	胃痛	3	5.56
肩背痛	12	22.22	肠鸣	3	5.56
小便黄	9	16.67	胸痞满	3	5.56
大便结	9	16.67	手心热	2	3.70
不欲食	9	16.67	盗汗	1	1.85
大便溏	8	14.81	小便数	1	1.85

通过表 2 观察，本病出现的症状是较复杂的，涉及的面亦相当广泛，共计 30 个症状。最集中的症状是“右胁痛”，98.15% 的人均出现此症，只有 1 人无此症状。其次是“身倦”，66.67% 的人出现此症，占半数以上。从 10 人以上所共有的（20% 以上）症状来分析，还包括头晕、腹胀、不寐、胁胀、多梦、口苦、恶心、腰痛、肩背痛 9 种症状。这 11 种症状，在 54 例病案中的分布情况如表 3 所示。

表 3　54 例无黄疸型肝炎患者主要症状分布表

右胁痛	身倦	头晕	腹胀	不寐	胁胀	多梦	腰痛	口苦	恶心	肩背痛	患者人数
+											17
+	+	+	+	+	+	+	+	+	+	+	12
+	+										10
+	+	+	+	+							6
+	+	+									3
+	+	+	+	+	+						3

续 表

右胁痛	身倦	头晕	腹胀	不寐	胁胀	多梦	腰痛	口苦	恶心	肩背痛	患者人数
+	+	+	+	+	+	+					2
			+		+		+				1
合计											54

通过表 3 的分析，54 例无黄疸型肝炎患者主要有 11 种症状表现，尤以右胁痛、身倦、头晕、腹胀、不寐、胁胀、多梦、腰痛 8 个症状最为多见；当然，辨证时亦不能不注意到不常出现的症状。根据这 8 个主要症状，中医是怎样认识的呢？中医学的辨证理论认为，这些症状属于肝的病变。华氏《中藏经》中云："肝者……其气嫩而软，虚而宽……太过则令人善妄，忽忽眩晕……不及则令人胸痛，引两胁胀满。大凡肝实则两胁下痛，引少腹，善怒。……其气逆，则头痛耳聋……胁肋满，小便难，头痛目眩，呕逆……虚则梦花草茸茸，实则梦山林茂盛……四肢不举。……肝中寒，则两臂痛不能举，舌本燥，多太息，胸中痛。……肝中热则喘满而多怒，腹胀满，不嗜食，所作不定，睡中惊悸。……肝虚冷则胁下坚痛，目盲臂痛。"（节录于《中藏经·论肝脏虚实寒热生死顺逆脉证之法》）这一讨论肝病表现的文献，把今日在临床上最常见的胁痛、身倦（四肢不举）、头痛、肩背痛、口干（舌本燥）、气短（多太息）、不欲食等症状都涉及了，这一比较系统的肝病记载，一方面是据《内经》中《玉机真藏论》《五藏生成》《经脉》《本藏》等诸篇文献相关内容所归纳，一方面是作者的临床实践所得，所以一直是中医系统地辨识肝病的重要论据。

肝脏病变为什么会出现这一系列的症状呢？这要从中医理论的整体观出发，从脏气间的关联关系来认识。肝属"木"，主春令生发之气，正如《中藏经》所说"嫩而软，虚而宽"，又主藏血，宜于和柔条达，或寒、或热均足以使其气血郁而不舒，逆而不畅，出现恶心、呕逆、太息短气、头晕、胸闷等症状；肝木养于水（肾）而生火（心），制于金（肺）而克土（脾），水不养木，则肝阳逆而亢盛，口苦、咽干、不寐、多梦、烦热、尿赤诸症便随之而作；金（肺）不制木（肝），则风木胜而克土（脾），嗳气、吞酸、腹胀、胸闷、身倦乏力诸症亦必然出现。这是肝脏气化病变最主要的三个方面，亦是辨识肝病最基本的依据。

中医学有关“经脉”的理论也能说明上述的病变。足厥阴肝的经脉，起于足大趾，从内踝上过腘，抵小腹、挟胃、属肝、络胆、布胁肋，上贯胸膈，循喉咙，入颃颡，连目系，上出额，与督脉会于巅。肝脏失调可通过经络反映出来，凡足厥阴经脉分布的地方均可见病变表现，而现腹胀痛、胃痛、胸闷、胸胁疼痛、两胁胀痛、目眩、头痛等症候。

三、病例选择与辨证治疗

（一）54 例肝炎的确诊

54 例患者均依照北京市卫生局发布的“肝炎诊断标准”进行确诊的，即患病时间在 10 个月以上，且以下 4 项中有 2 项持续呈阳性或反复发作（除外其他疾患）。

1. 症状：食欲不振，肝区痛，上腹或右上腹不适，腹胀，疲乏无力等。
2. 肝脏肿大有压痛，肝功能试验异常。
3. 黄疸。
4. 肝活体组织检查异常。

除症状已见表 2 外，兹将 54 例患者的病史、肝大、肝功能异常情况如表 4 所示。

表 4　54 例无黄疸型肝炎诊断依据统计表

项目	病史（确诊时间）			肝功能异常				肝大（厘米）									
诊断	1957 年	1959 年 12 月	1960 年 3 月	－	＋	＋＋	＋＋＋	0	0.5	1.0	1.5	2.0	2.5	3.0	3.5	4.0	4.5
例数	1	16	37	25	12	13	4	3	4	4	13	3	5	13	1	3	5
（%）	1.9	29.6	68.5	46.3	22.2	24	7.4	5.6	7.4	7.4	24	5.6	9.3	24	1.9	5.6	9.3
人数	54 人			54 人				54 人									

如表 4 所示，54 例患者确诊为“慢性肝炎”（无黄疸型肝炎）基本上是可以肯定的。

（二）54例肝炎的治疗

对这54例肝炎患者进行以中医中药为主的治疗，首先便是“辨证”问题，从肝经、肝脏的概念出发进行辨证，辨证适当与否，直接影响疗效。辨证确则施治准，疗效佳，相反，如果辨证不确，则施治不准，疗效不佳。因而“辨证”是整个治疗过程中的关键所在，必须根据中医的基本理论予以周密地考虑。前面已经提到肝脏主要的病变，不外气血、肝肾、肝脾三个方面，我们依据这一理论认识，对54例患者辨证的结果分为4证7型，兹将治疗法则和用方分述如下。

1. 气血不和证

肝气不疏影响经脉血流而瘀滞，是造成这一病证的主要病机。在54例患者中有14人属于这一证，其中又分为2型。

（1）**肝郁气滞证：**主要表现为肝区胀痛，或发牵掣性痛，甚至引及两侧，身倦无力，脉弦急，舌苔白腻。有5例患者属于此证。治法：疏肝理气，选用基础用方如下。

逍遥散：柴胡、白术、茯苓、当归、白芍、甘草、生姜、薄荷。本方有助土升木降、养肝利气的作用。

越鞠丸：制香附、苍术、川芎、山栀、神曲。本方善于利气行血、清火散结。

推气散：片姜黄、炒枳壳、桂心、生甘草、生姜。本方疏肝泻胆、调和气血。

四逆散：甘草、炒枳实、醋柴胡、炒白芍。本方最能开阳散郁、和营缓急。

以上4方：“逍遥散”多用于脾虚血少、肝失所养而气郁较甚者；“越鞠丸”多用于兼有湿郁、痰郁、食郁、火郁、血郁诸现象之一者；“推气散”多用于气滞不降，疼痛局限在右胁而不移者；“四逆散”多用于脾气不和、阳气内郁而四肢见麻木或冷者。总之，各随其显著的主要病症，而选择主方加减出入，既可以一方独用，亦可以两方、三方合用，以下各候均同。

（2）**气滞血瘀证：**主要表现为肝大，肝区疼痛较剧，痛而拒按，头晕身倦，脉沉而实，舌苔粗而微黄。有 9 例患者属于此证。治法：行气活血，选用基础用方如下。

当归芍药散：当归、川芎、白芍、茯苓、白术、泽泻；功能渗湿利气、润燥行血。

桂枝茯苓丸：桂枝、茯苓、丹皮、桃仁、赤芍；该方通肝阳、滋肝阴、养心气、运心血，使瘀结消散新血无伤是本方特长。

丹参饮：丹参、檀香、砂仁；功能导滞行瘀、活络止痛。

以上三方中，“当归芍药散”多用于脾土过燥或湿盛而血瘀气滞者，若燥甚则重用“当归”“川芎”“芍药”，若湿盛则重用“茯苓”“白术”“泽泻”；“桂枝茯苓丸”多用于肝阳郁而阴不足、心气衰而血不运者，“桃仁”须斟酌其瘀结的程度而量轻重用之；“丹参饮”多用于脾阳弱而血不运者。

2. 肾不养肝证

肾阴虚损、肝木失养是造成这一病证的病机所在。在 54 例中有 16 例属于这一病证，其中亦分做下列两型。

（1）**阴虚阳亢证：**症状可见两胁疼痛，腰酸腿软，头晕，身倦，咽干，耳鸣，失眠多梦，手心热，小便黄数，脉大而虚，舌苔干。有 14 例患者属于此证。治法：壮水制阳，选用基础用方如下。

一贯煎：北沙参、麦冬、生地黄、熟地黄、当归、枸杞子、川楝子；本方的主要功用为育阴滋燥、柔肝缓急。

六味地黄丸：干地黄、山茱萸、山药、丹皮、白茯苓、泽泻；该方功专益精涵木，以水济火。

天王补心丹：生地黄、北沙参、白茯苓、远志、石菖蒲、玄参、柏子仁、桔梗、天冬、丹参、酸枣仁、甘草、麦门冬、杜仲、茯神、五味子、当归；本方滋养精血、敛阳安神。

珍珠母丸：珍珠母粉、干地黄、熟地黄、当归、人参、柏子仁、酸枣仁、茯神、犀角、龙齿、沉香；本方益肾阴，平肝阳，最能安神入睡。

以上4方中，“一贯煎”多用于肝伤血燥而刺痛者；“六味地黄丸”多用于肾阴亏损，肝阳亢急者；“天王补心丹”多用于水亏火炎，肝阳、心阳均亢极不宁者；“珍珠母丸”多用于阴虚而肝魂不藏而失眠较甚或多恶梦者。

（2）**肝肾两虚证：**主要表现为胸胁疼痛，全身乏力，气短头晕，睡而多梦，梦而多恐，腰痛膝软，脉多沉而微弦，舌苔净而略枯。有2例患者属于此证。治疗：两补肝肾，选用基础用方如下。

调营敛肝饮：当归身、白芍、阿胶、枸杞、五味子、川芎、枣仁、茯苓、广皮、木香、大枣、生姜；本方能益肝阴以助少阳生气，敛肾阳以使真阴固藏。

滋肾生肝饮：干地黄、熟地黄、山茱萸、山药、茯苓、丹皮、泽泻、醋柴胡、五味子、白术、当归；这是平补肝肾、益母养子的方剂。

以上2方中，“调营敛肝饮”多用于肝虚胁痛而见燥证者；“滋肾生肝饮”多用于脾弱肺虚而肝气燥急者。

3. 肝木制脾证

肝经气盛，肺金不能制肝，从而克制脾土，是造成本证的基本病机。54例中有23例属于这一病证，其中亦分为两型。

（1）**肝强脾弱证：**主要表现为肝区疼痛，脘闷腹胀，痞闷不欲食，头晕身倦，大便溏，嗳气，脉左关弦甚，右关无力，舌苔滑腻。有16例患者属于此证。治法：健脾舒肝，选用基础用方如下。

香砂六君子汤：木香、砂仁、党参、半夏、白术、茯苓、甘草、陈皮、生姜；这是脾胃通补兼施的方剂。

香砂枳术丸：木香、砂仁、炒枳壳、土炒白术、干荷叶、陈仓米；本方舒肝健胃、破气行滞，有攻补兼施的作用。

理中汤加味：党参、炒白术、甘草、干姜、青皮、川郁金；本方健运中焦阳气，兼能舒肝解结。

小建中汤：桂枝、芍药（倍用）、甘草、生姜、饴糖；本方培土泻木、调和营卫。

参苓白术散：党参、白茯苓、於术、山药、石莲肉、白扁豆、桔梗、砂仁、薏苡仁、甘草、石菖蒲；本方平调肝脾、益气行滞。

小柴胡汤：柴胡、黄芩、党参、甘草、生姜、半夏、大枣；该方功专舒肝和胆、健脾快气。

以上6方中，“香砂六君子汤”多用于脾胃不和、气机停滞，痞闷较甚者；“香砂枳术丸”多用于脾胃既虚而气滞亦甚者；“理中汤加味”多用于中焦虚冷，无宣发能力，又兼肝气郁甚者；“小建中汤”多用于阳虚里急、营卫均不足者；“参苓白术散”多用于脾胃虚弱，食欲锐减而多困少气者；“小柴胡汤”用于少阳经气不和，痞闷胀痛诸症出没无常者。

（2）**脾虚湿滞证：**主要表现为两胁胀痛，心下痞满，四肢沉重，头晕身倦，胸闷腹胀，便溏微肿，脉濡弱，舌厚腻。有7例患者属于此证。治法：温中渗湿，选用基础用方如下。

补中益气汤：黄芪、党参、甘草、当归、陈皮、升麻、柴胡、白术、生姜、大枣；本方为甘温健脾、升举清阳的主要方剂。

五苓散：茯苓、猪苓、白术、泽泻、桂枝；该方功能为健脾利水、渗利湿浊。

二妙丸：苍术、黄柏；该方能除湿清热、健脾利水。

以上3方中，“补中益气汤”多用于清阳下陷，头晕、身倦诸症显著者；“五苓散”多用于水停有热而小便不利者；“二妙丸”多用于湿热偏盛下焦者。

4. 肝反侮肺证

在54例中，除上述三大证外，仅有1例为“肝反侮肺”的木火刑金证，其症状为肝区疼、胸热刺痛、头晕、心悸、口苦、咽干、频频咳嗽、痰稠、脉浮弦、舌苔黄，乃肝火灼燥肺津所致，拟泻火养阴法，用“麦门冬汤”（清半夏、麦冬、北沙参、生甘草、粳米、大枣）加“黄芩”“栀子”“芦根”“杏仁”之类，不数剂痊愈。

（三）54例肝炎的疗效

上述辨证施治的概况如表5所示。

表5　54例无黄疸型肝炎诊断辨证论治一览表

辨证	气血不和证		肾不养肝证		肝木制脾证		肝反侮肺证
分型	肝郁气滞	气滞血瘀	阴虚阳亢	肝肾两虚	肝强脾弱	脾虚湿滞	木火刑金
主要症状	肝区胀痛、牵扯性痛、甚引两胁、身倦无力	肝脾肿大、疼痛较剧、痛而拒按、头晕身倦	两胁疼痛、腰酸腿软、头晕身倦、咽干耳鸣、失眠多梦、小便黄数、手心热	胸胁疼痛、全身乏力、气短头晕、多梦多恐、腰痛膝软	肝区疼痛、脘闷腹胀、不欲饮食、头晕身倦、大便不畅、嗳气	两胁胀痛、心下痞满、四肢沉重、头晕身倦、胸闷腹胀、便溏微肿	肝区疼痛、胸热刺痛、头晕心悸、口苦咽干、咳嗽痰稠
脉	弦急	沉实	大而虚	沉而微弦	左关弦右关无力	濡弱	浮弦
舌	薄腻	粗而微黄	干	净而略枯	滑腻	厚腻	黄
治法	疏肝理气	行气活血	壮水制阳	两补肝肾	健脾舒肝	温中渗湿	泻火养阴
基础用方	逍遥散 越鞠丸 推气散 四逆散	当归芍药散 桂枝茯苓丸 丹参饮	一贯煎 六味地黄丸 天王补心丹 珍珠母丸	调营敛肝饮 滋肾生肝饮	香砂六君子汤 香砂枳术丸 理中汤加味 小建中汤 参苓白术散 小柴胡汤	补中益气汤 五苓散 二妙丸	加味麦冬汤
例数	5例	9例	14例	2例	16例	7例	1例

对以上54例肝炎患者，确立7种治疗方法，选用成方22个基础方剂，这些方剂在临床实际运用时，有的分用，有的合用，一方的药味加减出入变化较多。但治疗原则是一致的，即在辨证论治的理论指导下，治法因“证”而确立，方药因“法”而遣制，依据患者的临床表现，随医者的经验而灵活运用。在90天的疗程中，通过辨证治疗，效果是比较满意的。兹以症状、肝功能、肝大等3项指标作治疗前后的比较，如表6、表7、表8所示。

表6　54例无黄疸型肝炎治疗前后症状对照

症状	治疗前	治疗后			症状	治疗前	治疗后		
		消失	好转	不显著			消失	好转	不显著
右胁痛	53	23	22	8	气短	8	8		
身倦	36	28	4	4	口干	8	7	1	
头晕	26	19	1	6	吞酸	8	4	2	2
腹胀	23	14	1	8	心悸	7	7		
不寐	23	17	1	5	心烦	5	5		
胁胀	17	12	3	2	头痛	4	4		

续 表

症状	治疗前	治疗后			症状	治疗前	治疗后		
		消失	好转	不显著			消失	好转	不显著
多梦	14	113	目眩	3	3				
口苦	12	9	3 耳鸣	3	3				
恶心	12	11	1 嗳气	3	3				
腰痛	12	9	1	2	胃痛	3	3		
肩背痛	12	9	3 肠鸣	3	3				
小便黄	9	9	胸痞闷	3	3				
大便结	9	9	手心热	2	2				
不欲食	9	9	盗汗	1	1				
大便溏	8	8	小便数	1	1				

表 7　54 例无黄疸型肝炎治疗前后肝功能对照

肝功能	麝香草酚絮状				麝香草酚浊度					
	−	+	++	+++	<6 单位	6 单位	7 单位	8 单位	9 单位	10 单位
治疗前例数	25	12	13	4	25	4	15	5	4	1
治疗后例数	47	2	1	4	47	0	3	1	3	0

表 8　54 例无黄疸型肝炎治疗前后肝大对照

公分数	0	0.5	1.0	1.5	2.0	2.5	3.0	3.5	4.0	4.5
治疗前例数	3	4	4	13	3	5	13	1	3	5
治疗后例数	27	3	7	6	7	3	1	0	0	0

四、54 例肝炎典型案例

1. 肝郁气滞案例

翁某，男，27 岁，住院号 1211。自 1959 年冬患急性肺炎出院后，时感困倦，不耐劳作，上午头晕、食欲不振；至 1960 年春开始肝区疼痛，并牵引着腰痛；七月份进行检查，即肝大 1.5 厘米，肝功能转氨酶高，腰痛、肝区痛、困倦乏力等症状完全存在，同时更见头晕，腰腹胸胁均发胀，食后尤为胀满，轻度浮肿，脉迟滞，舌苔浊腻微黄；诊断为肝炎病气血不和证的肝郁气滞候，“逍遥散”合“四逆散”加减治疗。

方如下：赤芍三钱，白术三钱，醋柴胡二钱，厚朴二钱，半夏三钱，炒枳壳钱半、神曲四钱，车前子三钱，大腹皮三钱。

连服数剂后，胁胀痛大为减轻，食欲亦有好转，是木气得舒、肝郁渐和之象。

嗣因连日劳累，左右两胁疼痛又著，食欲亦不好，大便干燥。肝为罢极之本，所以劳累后诸症又作，惟肿胀没有再出现，气脉略躁急，诊断为脾伤血少不能养肝以致肝气又郁所致。

用上方去“车前”“厚朴”“大腹皮”，加入“生地”四钱，“陈皮”二钱，“麦芽”六钱，“郁李仁”二钱，“丹参”三钱，“炒栀子”一钱，以养肝舒郁。用此法加减，连服10余剂后，症状全部消失，并于2月24日检查肝功能恢复正常。

2. 气滞血瘀案例

肖某，女，21岁，住院号5936。曾右胁疼痛，因时作时止不甚注意，逐渐疼痛剧烈，尤其是肝区呈压迫性疼痛、拒按。于1960年12月4日检查，肝大一指，10日在北京协和医院作肝功能化验，转氨酶101单位，麝絮（+），伴有胸胁满痛、头晕、身倦、睡眠多梦、手足心热、月经闭止4个月未行，其脉沉实、舌苔粗、心烦、喜呕、口干不欲饮，诊断为肝炎病气血不和证的气滞血瘀候。以其疼痛剧而拒按，脉象又较沉实，“沉”为主里，“实”为有积，肝为藏血之脏，肝气郁遏于内，营血阻瘀于经。治用“当归芍药散”12包，“逍遥散”3包，连续服用一周后，疼痛大减，月经亦通，睡眠转佳，惟大便仍干结、小便黄，续用“当归芍药散”合“丹参饮”加减治疗。

处方如下：当归二钱，川芎一钱，白芍四钱，白术三钱，泽泻二钱，丹参一钱，砂仁壳二钱，茜草八钱，香附二钱，醋柴胡四钱，桂枝三钱，茯苓四钱。

先后服上方8剂，症状消失，肝功能检查正常，肝肿大亦恢复。

3. 阴虚阳亢案例

曲某，女，21岁，住院号5977。从1960年4月出现肝区痛，渐次皮肤发痒，口苦、呕酸，肝痛愈来愈剧，甚至两胁均痛，身倦乏力，睡眠多梦。肝功检查，麝酚浊度8单位，麝絮（+++），脑磷脂胆醇（+），伴有心烦、急躁、手心微热、自觉有热气阵阵上冲、头晕、目眩，其脉寸关弦大尺微弱，诊断为肝炎病肾不养肝证的阴虚阳亢候。尺脉微弱，肾阴亏虚之象；阴不为阳之守，阳亢于上，便为上冲、心烦、头晕诸症；肝脉布于两胁肋，肝既失养，势必血燥而痛；肝藏魂，阴虚阳亢，魂不能藏，因而失眠多梦。拟“壮水制阳”之法，用“六味地黄丸”合“丹栀逍遥散”加减治疗。

如下方：熟地黄四钱，泽泻三钱，山茱萸三钱，山药三钱，丹皮二钱，茯苓三钱，白芍四钱，当归二钱，白术二钱，炒栀子二钱，生龙骨、生牡蛎各二钱。

上方连续服一周，已无热气上冲感，睡眠转好，疼痛减轻，惟梦仍多、心烦、性急躁，用“天王补心丹”成方为主，间服“逍遥丸”，治疗2周后诸症消失，只肝区疼痛时止时作，再以“一贯煎”育阴滋燥、柔肝缓急治疗。

处方如下：北沙参三钱，麦冬三钱，生地黄四钱，熟地黄三钱，当归三钱，枸杞子二钱，川楝子二钱，炒白芍四钱，川郁金三钱。

以此方为主加减，先后服10余剂，2周后，肝区痛消失，肝功正常，肝大恢复。

4. 肝强脾弱案例

金某，女，20岁，住院号58102。1960年3月，病腹痛、腰酸、干呕、腹泻，检查即发现肝大，渐次出现头晕、头痛、胸胁闷胀、肝区刺痛；肝功能检查，麝酚浊度8单位，麝絮（+++），脑磷脂胆醇（+）；伴有腰疼无力、大便时干时溏、饮食无味、嗳气、恶心、时有白带、舌苔薄腻；其右关脉沉而濡弱，左手寸关脉浮弦。诊断为肝炎病肝木制脾证的肝强脾弱候。肝木主少阳春生之气，以柔为佳，今肝气过亢，躁急不柔，肝气随经上逆，以致胁疼、胸闷、头晕；肝木亢甚，脾土受制，不能运化，便时时嗳气、饮食无味。以健脾舒肝法为主治疗，方用“香砂六君子丸”合“左金丸”加减。

方如下：党参三钱，炒白术三钱，炙甘草二钱，茯苓三钱，木香二钱，砂仁二钱，吴茱萸一钱，黄连二钱，炒枳壳三钱，陈皮二钱，青皮二钱，生姜一钱。

服三剂后，胀痛大减，恶心、嗳气消失，饮食有味，惟胁痛胸闷如故、全身乏力，续用“小柴胡汤”和“香砂枳术丸”加减治疗，以舒肝行滞、健脾快气。

方如下：醋柴胡四钱，黄芩二钱，党参二钱，甘草二钱，生姜一钱，半夏二钱，木香二钱，砂仁二钱，炒枳壳二钱，土炒白术四钱，干荷叶一钱，陈仓米一钱。

用上方加减，每隔一日一剂，服四剂后，胸闷、身倦消失，胁痛大减，再用“参苓白术散”平调肝脾。

方如下：白茯苓三钱，土炒白术四钱，党参二钱，山药二钱，石莲肉二钱，白扁豆三钱，桔梗二钱，砂仁二钱，苡仁三钱，甘草一钱，石菖蒲一钱，川郁金三钱。

服此方五剂后，饮食正常，胁痛基本消失，惟有时仍隐隐出现，续用“参苓白术散”成品药，每日服一包，时而兼服“逍遥散”加郁金、半夏，至 3 月下旬病愈，肝功能恢复正常。

五、54 例肝炎治疗的体会

用中医辨证施治的方法治疗慢性肝炎，疗效是肯定的，不仅症状消失，肝功能和肝肿大也能恢复正常，取得显著的疗效。

“肝炎”是西医学提出的病名，中医学以此为治疗对象，首先也要辨识其属于中医的什么病，认病既清，从而辨证，从而分候，从而立法，从而处方，这便是中医辨证施治的知识体系。我们这次治疗 54 例无黄疸型慢性肝炎所获得的良好疗效，即是运用中医辨证施治这一理论的成果。

在治疗过程中，曾选择个别病例采用单方、验方治疗，其结果或效、或不效。如“田基黄鸡骨草汤”消湿热盛之肝肿大效果良好，施于其他病例则不显著，说明运用单方、验方亦必须辨证施治地使用，才能取得疗效。

在治疗过程中，还需注意调理患者的心理状态。只有心情愉快，才能充分发挥患者的主观能动性，增强患者必愈的信心，治疗起来效果便快捷。相反，以肝炎为思想负担，抑郁不释，治疗的效果便慢怠，且容易反复。

其次，要注意患者劳逸安排要适当，不能过分地疲劳。在寒假期间，我们让患者充分地休息，因此这段时间疗效特别好。《素问》所云“肝为罢极之本”的意思是说，“肝”主“筋”，极易受疲惫的影响，事实证明这话是有道理的。同时适当增加肝炎患者的营养，也是提高疗效的重要因素，因肝木为阴精所生，营养充则阴精足，精足养肝，肝木自能遂其柔和之性而条达舒畅。

慢性肝炎是较顽固的疾病，中医文献里亦有肝脏易实、易虚难以医治的记载。在这90天的疗程中，虽然获得了一定的疗效，今后如何通过中西结合的方法，把疗效提得更高，疗程缩得更短，实有待于进一步的努力。

中医诊断学研究

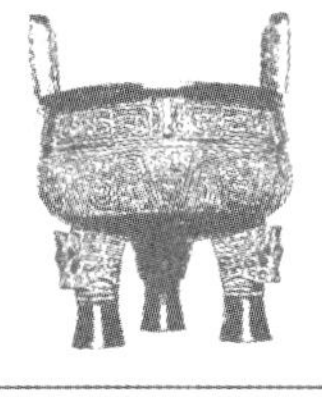

任应秋

医学全集

脉学研究十讲

1952年

序

尽管中国医学某些部分披着浓厚的唯心的玄学外衣，但其主流毕竟是经过了长期医疗实践经验的积累，在其“五运六气”学说之下仍有其合理的内核，不应将其全部否定，也不可能全部否定，还要将其中合于唯物辩证法法则的绝大部分内容挖掘发扬之，使之成为我国最可宝贵的财富之一。为此，就必须痛下科学的研究工夫，按照毛泽东主席所说，在其丰富的文献中“去粗取精，去伪存真，由此及彼，由表及里的改造制作”。无知的我，如何能够胜任起这个任务呢？尤其是中国医学的脉学部分，更是瑕瑜互见很难爬梳，非亲身于医疗实践而富有经验的人，或于古代的脉学知识颇有修养的人，万难做好这个工作。我今日的“试航”，多少有些不自量力。

有人说：“古医诊断疾病的方法，有望、闻、问、切四诊，检查脉搏是最主要。”（见《星群医药月刊·五期》陈公明著“脉搏在病理解剖学的地位”）我认为这话颇有商量的余地。因为诊断疾病最早见于文献记载的莫过于《周礼》，《周礼》中说：“以五气、五声、五色，眡其死生，两之以九窍之变，参之以九脏之动。”这明明在说“望”（五色）“闻”（五气）“问”（五声）是主要的，“切”（参九脏之动）是次要的。按照人类的进化的规律，语言、嗅觉、视觉、听觉是人类较早相伴劳动而发生的，这是由于社会生活的需要，在有了疾病的情况下，最能表达病情的也是这些器官，直到现在，不管物理诊断如何发达，“望”“闻”“问”三者，仍然是中医学判断疾病的有力方法。因为病人的病态、色泽、泪、涕、涎、汗、粪、尿、血、痰等各种排泄物的多寡、浓淡、颜色，以及病人的自觉、他觉症状，大部分都可以由此分辨出来，通过分析而成为理性的认识，以判断疾病的病因、病位、病性及病势。

“切脉”对疾病诊断有间接的作用，在中医的脉学理论还不十分成熟以前，是决不居主要地位的。如《难经》中说：“望而知之谓之神，闻而知之谓之圣，问而知之谓之工，切而知之谓之巧。”而且《素问》中也肯定地说：“诊病不问其始，忧患饮食之失节，起居之过度，或伤于毒，不先言此，卒持寸口，何能中病？妄言作名，为粗无穷。”这就是说，不要病人仔细告诉你症状，考查其原因，仅凭切脉是为害匪轻的。这也说明，单凭切脉的主观认识，不但不能判断疾病，而且流弊还很大，可见“切脉”在诊断方法中不占主要位置。今日研究中国医学，尤其是研究中医脉学，这是一个首先要解决的问题。

“凭脉断证”的观念，大约从《难经》成书的时期便开始了。王叔和的《脉经》出世以后，“凭脉断证”这种脱离实际的教条主义便越发茁壮起来。不仅没有发扬葛稚川确认病原体致病的辩证唯物精神（葛稚川说：马鼻疽乃因人体上先有疮而乘马，马汗及毛入疮中引发；沙虱病，乃因沙虱钻入皮里引发），即对张仲景的“平脉”“辨证”“论治”的方法论亦置而不谈，只是一味地割裂而片面地发展着凭脉断证的主张。

由于中医的部分理论中途走向了唯心论的道路上，一些思想不能随变化了的客观情况而变化的学者，尤其是赵宋以后的一些学者，对中医学理论的认识，一贯停止在旧阶段中，理论研究的思想方法离开了临床经验的实践检验，于是对整个中医理论的研究始终不能脱离“五运六气”的圈子。即以“脉学”研究而论，不从“心者生之本，神之变也，其华在面，其充在血脉”“在体为脉，在脏为心，在色为赤”这些比较接近科学的抽象出发，于临床应用中逐渐地深化，从而证实心脏、血液、脉搏休戚相关的联系，依据其客观现实来发展其理论，反而主观地随口大谈“肝脉”“肾脉”的空洞理论，致使千百年来部分中医走向“凭脉断证”这条主观主义的道路。所以不从实践中去认识理论、发展理论，是“中医科学化”前途的绝大阻碍。

“中医科学化”须得有西医的帮助，这是正确的，但帮助绝不是偏袒和姑息。近来见到医药书刊上有个别西医同志说：“古医按脉治疗疾病的原理，他的基础是建筑在帮助身体的自然疗能……所以《伤寒论》的疗法，是以脉搏的异常来做标准的。”（《星群医药月刊·五期》）有的说：“在古代的中国医学虽然没有如现代的物理学识，可是他们描写脉搏现象，亦颇合乎现代法则，其不同处，只是‘术语’上的不同和认识上的粗略而已。”（见《中医药进修手册·第一辑》）我认为这些说法缺少了批判性，事实上中医学对疾病的诊断，根本不是单凭切脉，而是还有其他的几个主要的诊断方法，何能说中医只是“按脉治疗”呢？按脉治疗只是个别中医的做法，尤其是张仲景更不提倡按脉治疗。张仲景在《伤寒论》中说“短期未知决诊，九候曾无髣鬃，明堂阙庭，尽不见察，所谓管窥而已”，从而创造了在临床上“病”“脉”“证”“治”系统全面的诊疗方法。如《伤寒论》中说：“太阳病，发热汗出，恶风，脉缓者，名为中风。”“太阳病或已发热，或未发热，必恶寒，体痛，呕逆，脉阴阳俱紧者，名为伤寒。”这都说明，张仲景是以“辨症”为主而“评脉”次之。又如：“太阳病，发热而渴，不恶寒者，为温病；若发汗已，身灼热者，名曰风温。”何为“温病”、何为“风温”？都是以证候表现为条件来分析的。只要证候具备，甚至不评脉也可以施行治疗。如《伤寒论》中说：“太阳病，头痛发热，汗出恶风者，桂枝汤主之。”“太阳病，发汗，遂漏不止，其人恶风，小便难，四肢微急，难以屈伸者，桂枝加附子汤主之。”当然，《伤寒论》中偶有按脉治疗或凭脉断症的记述，但十之八九都不是出于仲景，这一点前人早有定论。

正因为中医学缺乏现代物理知识，对于许多脉搏现象的观察不免有些繁而无当的弊病。即以“促”脉为例，《脉经》中说“数中一止”为促，“高阳生”在《脉诀》中说“寻之极数，并居寸口”为促，照此说法，所谓“促脉”除至数增加外，桡骨动脉的搏动部要较通常部位移向手掌一端才叫“促脉”，但这样的描述没有临床作依据，临床很少见到有这样的事实，这样难于切合实际的脉象只好留待研究了。然而某些同志解释说：数止为促，大概是脉搏快到了数不清的程度，则称为促脉（见《中医药进修手册·第一辑》）。“数止为促”绝不是“脉搏快到了数不清”的意思。假如不肯纠正古文献中的一些错误认识，不肯去粗取精，去伪存真地进行整理而加以重新认识，这就诚如斯大林所说，“离开实践的理论是空洞的理论”，空洞的理论便是不科学的。

总而言之，中医的脉学，有其合乎科学的部分，也有其不合乎科学的部分，我们要根据辩证唯物论的原则对中医脉学进行研究、认识、改造、实践，即研究中医脉学要掌握正确的思想方法，揭开其玄学的外衣，接受其合理的内核，既不是沾沾自喜于一得之功与一孔之见，也不能逐一逐二地按照科学理论机械地去作对照，因为中医学理论并不全都是科学的。事实上，新中国建国二三年来，中医师在人民政府英明的号召之下都积极地要求进步，对于古老的中医学都愿意重新认识，衡以科学的评价。

我是中医界中同样有这些要求的一员，只是才力薄弱，不自揣量，草拟了这册《脉学研究十讲》出来，不用说，距离实际合用至少还有十万八千里，这不过是我大胆的尝试和初步的探索。我在十年前曾写过一册《仲景脉法学案》，现在看来，那也是错误百出的，希望从我这册研究草稿中，对那本“学案”有些纠正。我怀抱万分热望，要求中西医先进给我严格的批评和指正。只有在大家的批评和指正下面，才能更正确地达到批判继承的任务。

1952 年 2 月苏联建军节

于江津寓所

第一讲 脉学溯源

有人认为，“切脉治病”已成为中医诊断学上唯一的武器，本来还有“望”“闻”“问”三种诊法，且《难经》中说：“望而知之谓之神，闻而知之谓之圣，问而知之谓之工，切而知之谓之巧。”这是中医学自古至今的“四诊”，但时下有些中医，竟不惜废弃了望、闻、问三种诊法而单讲切脉，因此一般病家找中医看病便直截了当地说“看脉”，“看脉开方”成了中医诊治疾病的全部内容，似乎这样就尽到了诊断之能事。甚至“上焉者”认为，通过切脉还能知其人的贫富贵贱、寿夭穷通，即所谓的“太素脉”。这样“神气”的脉学，究竟是哪个大发明家的发明？创始于什么时代？真有这样的“神气”吗？这些问题，都值得我们讨论一下。

《周礼》中说：“以五气、五声、五色眂其死生，两之以九窍之变，参之以九脏之动。”贾疏：“脏之动，调脉之至与不至，谓九脏在内，其病难知，但诊脉至与不至也。”这就是经书中关于“四诊”的主要根据，也可说是“切脉”在历史文献上的最早记载。《史记》中说太仓公“传黄帝扁鹊之脉书”，这根本是句空话，实际上无论是《黄帝脉书》还是《扁鹊脉书》都是不存在的。不独此也，我们在史册上曾见到这样一些脉书书目：《脉经》《脉经略》《黄氏脉经》《脉生死要说》《亡名氏脉经》《三部四时五脏辨诊色决事脉》《华佗观形察色并三部脉经》，以上可见《隋志》；《涪翁诊脉法》，可见《后汉书·郭玉传》；《素女脉诀》《夫子脉诀》，以上可见《礼记正义》；《黄帝脉经》《扁鹊脉经》《张仲景脉经》，以上可见《宋志》；《黄帝脉诀》《仓公生死秘要》，以上可见《崇文总目》；《扁鹊脉髓》，可见《菉竹堂书目》。

这些有名无实的脉书，很可能是出于好事者为自圆其说而伪造的。目前可以看到的脉书，除《内经》《难经》有内容谈脉而外，就以“王叔和”的《脉经》算是脉书最早的专著了。王叔和专心立志地著了一部脉书，他对脉学的看法是怎样的呢？《脉经·自序》中说：“脉理稍微，其体难辨，弦紧浮芤，展转相类，在心易了，指下难明，谓沉为伏，则方治永乖，以缓为迟，则危殆立至，况有数候均见，异病同脉者乎。”

王叔和这位大师，他对脉学的修养，也不过就是“在心易了，指下难明”如斯而已。王叔和是传脉学的祖师，他自己虽说是“撰集岐伯以来，逮于华佗”，但就《脉经》十篇的内容来看，并没有超出《难经》的范围。相传《难经》的作者是扁鹊，但扁鹊的特长是临床经验丰富、治疗技术高明，而不在传脉学。实际上，扁鹊就不十分讲究切脉。如《史记·扁鹊仓公列传》中说：“乃悉取其禁方书尽与扁鹊，忽然不见，殆非人也。扁鹊以其言饮药，三十日，视见垣一方人，以此视病，尽见五脏癥结，特以诊脉为名耳。”这明明是说，扁鹊得到长桑君传授的是“禁方”，吃了三十日的“上池水”，已能“尽见五脏癥结，视见垣一方人”，“切脉”对他来说已无用武之地了，即使是“切脉”，也无非是图个“名气”罢了（“特以诊脉为名耳”）。就是说，“切脉”对扁鹊来说，并不是主要的诊病方法，请看他的两个医案。

一则，《史记·扁鹊仓公列传》中记载：“当晋昭公时，诸大夫强而公族弱，赵简子为大夫专国事，简子疾，五日不知人……扁鹊曰：血脉治也，而何怪？昔秦穆公尝如此七日而寤……今主君之病与之同……居二日半，简子寤。”

二则，《史记·扁鹊仓公列传》中记载：“太子病气血不时……暴蹶而死。扁鹊曰：其死何如时？曰：鸡鸣至今日。收乎？曰：未也，其死未能半日也。……入诊太子，当闻其耳鸣而鼻张，循其两股以至于阴当尚温也……所谓尸蹶者也……扁鹊乃使弟子子阳厉针砥石，以取外三阳五会，有间，太子苏，乃使子豹为五分之熨，以八减之齐和煮之，以更熨两胁下，太子起坐，更适阴阳，但服汤二旬而复故。”

前一个医案，是扁鹊经验丰富的成功；后一个医案，是扁鹊临床诊察周详和针灸技术的高明。所以扁鹊直截了当地说：“越人之为方也，不待切脉。”他又坦白地说：“越人非能生死人，此自当生者。”余云岫先生骂扁鹊“是江湖医第一滑头货”我是不同意的。他为“带下医”“耳目痹医”“小儿医”，都享有盛名，这是扁鹊灵活运用经验，于临床精详不苟，实际技术高明的结果。不过“太史公”说：“天下言脉者由扁鹊也。”这应由太史公负责了，因扁鹊本人没有承认凭切脉治病，“长桑君”亦没有传脉学给扁鹊，“天下言脉由扁鹊”这句话从何说起呢？

唐王勃序《难经》时说："黄帝八十一难，是医经之秘录也。昔者岐伯以授黄帝，历九师以授伊尹，伊尹以授汤，汤历六师以授太公，太公授文王，文王历九师以授医和，医和历六师以授秦越人，越人始定章句，历九师以授华佗，佗历六师以授黄公，黄公以授曾夫子。"扁鹊既没有矜持切脉，也不曾著传脉学的《难经》，充其极也不过"定章句"而已。

反之，《史记·扁鹊仓公列传》中记载："太仓公者……传黄帝、扁鹊之脉书。"太仓公对于脉法倒还相当有兴趣，因为他的老师"公乘阳庆"曾以脉学教他，仓公自己亦说"谒受其脉书上下经"，因此，仓公的"神乎其技"完全凭切脉了。诸如《史记·扁鹊仓公列传》中说："齐侍御史成，自言病头痛，臣意诊其脉，得肝气，肝气浊而静，此关内之病也。脉法曰：脉长而弦，不得代四时者，其病主在于肝。""齐王中子诸婴儿小子病，召臣意诊，切其脉，告曰：气隔病……所以知小子之病者，诊其脉，心气也……脉法曰：脉来数，病去难而不一者，病主在心。""齐郎中令循病，众医皆为蹶，人中而刺之。臣意诊之，曰涌疝也，令人不得前后溲……所以知循病者，切其脉时，右口气急，脉无五脏气，右口脉大而数，数者中，下热而涌，左为下，右为上，皆无五脏应，故曰涌疝。""齐中御府长信病，臣意入诊其脉，告曰：热病气也……所以知信之病者，切其脉时，并阴。脉法曰：热病阴阳交者死，切之不交，并阴。并阴者，脉顺清而愈。"以下还有"齐王太后病"等十多个案例，都是凭脉断证，并根据"脉法"，道出病机，确定治法和预后。

以上这些都能证明，太仓公于脉学是有相当造诣的，他教徒弟亦主要是传脉学。例如《史记·扁鹊仓公列传》中说："问臣意曰：吏官尝有事学意方，及毕竟得意方不？何县里人？对曰：临菑人宋邑，臣意教以五诊，岁余。济北王遣太医王禹学，臣意教以经脉高下，及奇络结……岁余。菑川王遣太仓马长冯信正芳，臣意教以按法顺逆……高永侯家杜信喜脉，来学，臣意教以上下经脉五诊，二岁余。临菑召里唐安来学，臣意教以五诊上下经脉，奇咳四时应阴阳重，未成，除为齐王侍医。"其中所谓"五诊"，《正义》注曰："谓诊五脏之脉。"太仓公教这么多徒弟，都传以脉学，但他亦很矜持地说："意治病人，必先切其脉，乃治之，败逆者不可治，其顺者乃治之，心不精脉，所期死生，视可治，时时失之。"这是说，脉切得准，断病治疗就准，粗枝大叶，脉切不准，断病治疗就没有把握。像这样，太仓公还不够称是一位脉学大师么？所以说太史公言“天下言脉者由扁鹊”这个说法是不公道的。

中医单凭切脉诊病，应该以太仓公为祖师。有人说：“自晋王叔和作《脉经》，于是我国医士诊病专凭切诊。”这种说法也是不正确的。

王叔和的《脉经》，确是集《内经》《难经》脉学之大成，是中医脉学中的第一部专书。所以以后的脉书，都是祖述于他，甚至还伪托其名著成《王叔和脉诀》《王叔和小儿脉诀》等欺枉后世。那么，王叔和《脉经》的价值究竟怎样呢？徐灵胎在《医学源流论》中的批评比较公道：“所以《内经》《难经》及仲景之论脉，其立论反若甚疏，而应验如神；若执《脉经》之说，以为某病当见某脉，某脉当得某病，虽《内经》亦间有之，不如是之拘泥繁琐也。”的确，王叔和《脉经》和《难经》都说得繁琐剥杂，《内经》要比较具体而微，《伤寒论》《金匮要略》中的脉法倒是要着实得多。所以徐灵胎《医学源流论》中又说：“必当先参于《内经》《难经》及仲景之说而贯通之，则胸中先有定见，见后人之论，皆足以广我之见闻，而识力愈真，此读《脉经》之法也。”需要强调的是，不管《内经》《难经》还是王氏的《脉经》，都是不主张单纯切脉断证的。如《素问·徵四失论》中说：“诊病不问其始，忧患饮食之失节，起居之过度，或伤于毒，不先言此，卒持寸口，何病能中，妄言作名，为粗无穷。”

《难经》尽管论述庞杂，而《六十一难》中仍以切脉为“下乘”，不认为是诊断的唯一方法。王叔和固然立意传脉学，但他在《脉经》里亦强调地说：“声色症候，靡不该备。”《金匮要略》中也说：“上工望而知之，中工问而知之，下工切而知之。”“脉法”在汉唐以前也不过是这样一个地位。唐宋以后的脉学，愈是演绎支离而不可闻问。所以王元标说：“以两指按人之三部，逐定其某腑某脏之受病，分析七表八里九道，毫毛不爽，此不但世少其人，虽古亦难有也，此不过彼此相欺耳。”寇宗奭亦说：“据脉供药，是医家公患。”

于此，我可以做出三点结论：①望、闻、问、切，是中医具体的诊断方法，不能割裂单用，切脉的作用更不能大过于“望”“闻”“问”三诊，单凭切脉断证是不全面的；②切脉是古法，可能在周秦时候就有了，具体记载于《内经》中，实验于张仲景，演绎于王叔和；③扁鹊并不矜持脉法，单纯的据脉断证，作俑者始于太仓公。

第二讲 脉搏生理

有的中医为什么唯独着重切脉呢？大多由于养成了“取巧”的作风，中医学的“脉”是“视而不见，听而不闻”的（不包括血循环的含义），随便捉捉手，便可以任意地谈出一番道理来，在糊弄病人的同时又炫耀了自己的“工夫”，反正是没有根据的。这里有三种人：一是“下焉”者，一无所知；二是用切脉来装点门面，“一切病情先生已从脉上看出来了”；三是，按照“脉诀”对号入座，这是稍好一点的。

《脉赋》中云：“寸脉急而头痛，弦为心上之咎；紧是肚痛之征，缓即皮顽之候；微微冷入胸中，数数热居胃口；滑主壅多，涩而气少；胸连胁满只为洪而莫非，脐引背疼缘是沉而不谬。”于是这读过几首脉诀的，切着“急脉”便说病人头痛，切着“弦脉”便说病人心下有痰饮，切着脉“缓”便说皮肤不仁，切着脉“微”便说胸中有冷气似的，好像准此“无往而不利”，便凭着切脉来炫耀本领。“上焉”者，如太仓公之流，穿凿附会，头头是道。如《史记·扁鹊仓公列传》中记载：“齐王太后病，召臣意入诊脉，曰：风瘅客脬，难于大小便，溺赤，臣意饮以火齐汤，一饮即前后溲，再饮病已，溺如故，病得之流汗出滫，滫者，去衣而汗晞也。所以知齐王太后病者，臣意诊其脉，切其太阴之口湿然，风气也。脉法曰：沉之而大坚，浮之而大紧者，病主在肾，肾切之而相反也，脉大而躁，大者膀胱气也，躁者，中有热而溺赤。”齐王太后由于出汗感冒，出现便秘、尿赤，其实多喝点开水便可以解决问题，医者偏走了“太阴湿”“膀胱气”“主在肾”“大坚”“大躁”这一弯路，仍然说得不明不白，这些都是由于不明脉搏生理作用的缘故。

要懂得脉搏的生理，就先要懂得心脏的“唧筒”作用，《内经》有类似的论述。如《素问·六节藏象论》中云：“心者，生之本神之变也，其华在面，其充在血脉。”《素问·金匮真言论》中云：“南方生赤，入通于心……是以知其病之在脉也。”《素问·阴阳应象大论》中云：“在体为脉，在脏为心，在色为赤。”《素问·经脉别论》中云：“食气入胃，浊气归心，精淫于脉。”“心”是一个“唧筒”，它维持着血液的循环不息，以供给体内所有器官的需要，右心室唧血进肺循环（小循环），左心室唧血进体循环（大循环）。当左心室开始收缩的时期，这时候左心房里充满了血液，房室瓣是紧闭着的；这时肺静脉不断地把新鲜的血液注入左心房而增加了左心房里血压，这种压力终于冲开了二尖瓣，于是血液注入了左心室；左心室开始收缩所产生的压力，终于冲开了动脉瓣而把血液唧进主动脉；然后，左心室开始舒张了，压力消失了，但因为主动脉壁的弹性和血液的关系而将半月瓣压闭，血液向动脉的远端流去；当左心室把血液逼到主动脉的时候，就产生了一次脉搏，这个脉搏的波，比较血流的速率快得多，每秒钟可以推进九公尺；这种波愈离心愈弱，到了微血管就消失了。

如上所述，脉搏向外展开好像波浪一般，所以又叫作“脉搏波”。在动脉管系统的任何部位，管壁扩张很快地达到极点，惟在往后的回位则较缓。在毛细管中，因流床骤然变广，脉搏波便消失了，但如果小动脉扩大，有时脉搏也很可能传至毛细管的，脉书上所载的浮、沉、迟、数各种现象，都从这种脉搏波一一反映出来。

循环所需的时间相当的短，一滴血的微粒从某一处开始运行，经过肺循环与体循环仍回到原处，仅需23秒钟；一般的心跳27次，血液即可循环一周。影响心动速率的因素很多。一般大象，每分钟心动20次，兔子是120次，老鼠是700次，总之，身体愈大，心动速率便愈低。女性平均每分钟心跳动70次到80次，男性每分钟是65次到72次。胎儿平均每分钟心跳140次，婴儿每分钟110次到130次，儿童是72次到92次，成人更慢。人在饭后心动速率要增高，运动时比安静时心动速率也增高，情绪受到刺激的时候心动速率也会有一个暂时的增高。归纳影响心动速率的因素有三：化学的；温度的；神经的。于此我们便知道心动的速率，便是脉搏波动的速率，影响心动速率的原因，也就是影响脉搏波动的原因。

上述脉搏的生理过程，古人的认识不是很具体和确切的。例如《灵枢·脉度》中说：“气之不得无行也，如水之流，如日月之行不休，故阴脉荣其脏，阳脉荣其腑，如环之无端，莫知其纪，终而复始。其流溢之气，内溉脏腑，外濡腠理。”以意测之，“内溉脏腑”是指肺循环，“外濡腠理”是指体循环，这样的“如环无端，终而复始”理论是比较正确的。如《灵枢·五十营第十五》中说：“人气行一周，千八分。日行二十八宿，人经脉上下左右前后二十八脉，周身十六丈二尺，以应二十八宿，漏水下百刻，以分昼夜。故人一呼，脉再动，气行三寸；一吸脉亦再动，气行三寸，呼吸定息，气行六寸，十息气行六尺，日行二分，二百七十息，气行十六丈二尺，气行交通于中，一周于身，水下二刻，日行二十五分，五百四十息，气行再周于身，水下四刻，日行四十分，二千七百息，气行十周于身，水下二十刻，日行五宿二十分，一万三千五百息，气行五十营于身，水下百刻，日行二十八宿，漏水皆尽，脉终矣。”《素问·平人气象论》中说：“黄帝问曰：平人何如，岐伯对曰：人一呼脉再动，一吸脉亦再动，呼吸定息，脉五动，闰以太息，命曰平人，平人者，不病也。常以不病调病人，医不病，故为病人平息以调之为法。人一呼脉一动，一吸脉一动，曰少气。人一呼脉三动，一吸脉三动而躁，尺热曰病温，尺不热脉滑曰病风，脉涩曰痹。人一呼脉四动以上曰死，脉绝不至曰死。……胃之大络，名曰虚里，贯鬲络肺，出于左乳下，其动应衣，脉宗气也。”“左乳下”正是心尖的部位，“其动应衣”正是心脏唧血的跳动，为脉搏动的原动力而称为“脉宗气”，这也是对的。但牵涉到“胃大络”，那又不对了。“宗气”亦只可以当原动力讲，是说得过去的；如果以为“人气行一周”那样说法，就不对了。因为心脏的唧血搏动作用，主要是由于心肌的特性，并不是另外有什么“气”在推动。有人说：中医学的“气”，许多地方都代表了“神经”的作用，但用在这里仍然说不通，因为心肌的有节律地收缩功能是先天的，和“神经”的关系不太大，事实上在胚胎时期，神经尚未形成之前，心脏已经能收缩了。至“几寸”“几丈”云云，不但不正确，现在已根本用不着了，切脉时只需用附有秒针的时表，计其二十秒的至数而三倍之，或三十秒之至数而二倍之，充其量，计足一分钟，便得之矣。

脉的搏动率即是心脏缩张的搏动率，也就是说，脉至数就是心脏缩张的至数，于是便知道脉搏搏动的变化，首先是代表心脏疾病的变化，或是全身疾病的变化，切脉就是考察心脏与全身病变方法的一种，无所秘密、无所神气。不过要注意的一点，动脉管本身有了病变，也是常常影响脉搏的，不容漠视。有的中医过于偏信脉法，不惜穿凿附会，也就是没有彻底了解脉的生理的缘故。

第三讲　三部脉法与桡骨动脉

只要是动脉浅在的地方都可以数到脉搏，除我们一般使用的腕部的桡骨动脉外，在耳前也可以摸到颈外动脉的颞上支，胸锁乳突肌的前缘可以摸到颈总动脉，腹股沟中点可以摸到股动脉，腘窝里可以摸到腘动脉，以及脚上的胫前动脉等，不一而足。在古时只要审到脉管显露，或者“脉动应手”，甚至看到“其动应衣”的地方，都要进行“切脉”。《素问·三部九候论》中云：“帝曰：何谓三部？岐伯曰：有下部，有中部，有上部，部各有三候，三候者，有天，有地，有人也，必指而导之，乃以为真。上部天，两额之动脉；上部地，两颊之动脉；上部人，耳前之动脉。中部天，手太阴也（王冰注：在掌后寸口中，是谓经渠，动应于手）；中部地，手阳明也（王冰注：在手大指次指歧骨间，合谷之分，动应于手也）；中部人，手少阴也（王冰注：在掌后锐骨之端，神门之分，动应于手也）。下部天，足厥阴也（王冰注：在毛际外，羊矢下一寸半陷中，五里之分，卧而取之，动应于手也，女子取太冲，在足大指本节后二寸陷中是）；下部地，足少阴也（王冰注：在足内踝，后跟骨上陷中，太溪之分，动应手）；下部人，足太阴也（王冰注：在鱼腹上趋筋间，直五里下箕门之分，宽巩足，单衣沉取乃得之，而动应于手也，候胃气者，当取足跗之上，冲阳之分，穴中脉动乃应手也）。”

以上动脉，除两额、两颊、耳前的都很明显外，手太阴以下的分列于下：经渠，桡骨动脉，即所谓“手太阴”；合谷，桡骨动脉，即所谓“手阳明”；神门，掌侧动脉，即所谓“手少阴”；五里，外阴部动脉，即所谓“足厥阴”；太冲，趾骨动脉，即所谓“足厥阴”；太溪，后胫骨动脉，即所谓“足少阴”；箕门，膝关节动脉，即所谓“足太阴”；冲阳，循背骨间动脉，即所谓“候胃气”。由此可知，古人切脉是要切遍头、手、足的，只有这些地方的动脉比较显露，容易诊察。虽然其中言“天”“地”“人”，其取义不过就在这一点，也就是“三部九候”的精义。在临床实践中，诊一个病要切这多处动脉的脉搏是极不方便的，久而久之，就在方便的地方随便巧切两处，不方便的地方干脆就不切了。兼以《内经》中一再强调“人迎”“寸口”“少阴”三部脉的重要，于是为了简约起见，切脉便舍去“九候”，只诊“三部”。

《灵枢·经脉》中说："肺手太阴之脉……盛则泻之……不盛不虚，以经取之，盛者，寸口大三倍于人迎；虚者，则寸口反小于人迎也。大肠手阳明之脉……盛则泻之，虚则补之，热则疾之，寒则留之，陷下则灸之，不盛不虚，以经取之，盛者，人迎大三倍于寸口，虚者，人迎反小于寸口也。胃足阳明之脉……盛则泻之，虚则补之……不盛不虚，以经取之，盛者，人迎大三倍于寸口，虚者，人迎反小于寸口也。脾足太阴之脉……盛者，寸口大三倍于人迎，虚者，寸口反小于人迎也。心手少阴之脉……盛者寸口大再倍于人迎，虚者，寸口反小于人迎也。小肠手太阳之脉……盛者，人迎大再倍于寸口，虚者，人迎反小于寸口也。膀胱足太阳之脉……盛者，人迎大再倍于寸口，虚者，人迎反小于寸口也。肾足少阴之脉……盛者，寸口大再倍于人迎，虚者，寸口反小于人迎也。心主手厥阴心包络之脉……盛者寸口大一倍于人迎，虚者，寸口反小于人迎也。三焦手少阳之脉……盛者，人迎大一倍于寸口，虚者，人迎反小于寸口也。胆足少阳之脉……盛者，人迎大一倍于寸口，虚者，人迎反小于寸口也。肝足厥阴之脉……盛者，寸口大一倍于人迎，虚者，寸口反小于人迎也。"又云："……其虚实也，以气口知之……"《灵枢·动输》中云："黄帝曰：经脉十二，而手太阴、足少阴、阳明独动不休，何也？岐伯曰：足阳明胃脉也，胃者，五脏六腑之海也，其清气上注于肺，肺气从太阴而行之……气之过于寸口也，上十焉息，下八焉伏……足之阳明何因而动？……其悍气上冲头者……合阳明，并下人迎，此胃别走于阳明者也。……足少阴何因而动？岐伯曰：冲脉者，十二经之海也，与少阴之大络，走于肾……并少阴之经……出属跗上，入大指之间，注诸络，以温足经，此脉之常动者也。"

十二经的盛衰，都可以在"人迎""寸口"这两处的脉搏看出来，而常动的脉，又只有"寸口""人迎""少阴"（太溪）或"跗阳"这三处，于是便有充分理由省略其他部位而只切按这三处了。"人迎"在颈结喉两旁，即颈部的左右总动脉，"太溪"和"跗阳"，一个是后胫骨动脉，一个是胫前动脉，"寸口"即桡骨动脉，这几处脉管都极显露，正如《灵枢》所谓"脉之见者"，是切脉最便利的地方。如张仲景在《伤寒论·自序》中说："观今之医，不念思求经旨，以演其所知，各承家技，始终顺旧，省疾问病，务在口给，相对斯须，便处汤药，按寸不及尺，握手不及足，人迎趺阳，三部不参，动数发息，不满五十，短期未知决诊，九候曾无仿佛，明堂阙庭，尽不见察，所谓管窥而已。”

这个省略的“三部切脉”法，到了后汉时，切脉在临床上还嫌不够方便，仍在不断地探讨其更简便有效的脉法，发展的结果便是现在的单诊寸口脉，即桡骨动脉。如廖平在《人寸诊补正》中说：“《内经》针法，于足厥阴肝经云：男子取五里，女子取足太冲，考男女穴法皆同，无别取之必要，经之所以男女异穴而取者，以期门穴必卧而取之，其穴又近毛际，故避而取于足之大趾，久之，妇女足趾亦不可取，俗医乃沿古经异穴之法，取之于手，行之便利，又推于男子，至喉头之人迎亦缩于两寸，人迎虽不如太冲期门之窒碍，以手扪妇女喉头，亦属不便，数十百年，天下便之，而后《难经》盛行，故欲行古法，必须女医。”又在《脉学辑要评》中云：“脉法缩三部于两寸，于女子缠足大有关系，读小学载一旗妇，不肯医持手诊脉，宁病而死。仲景叔和，妇女皆诊喉足，齐梁俗医，乃改古法，妇女自难诊喉，足弓鞋窄侧，其风渐甚，诊足之法不能行，医者从俗，妇女但诊两手，一时利其巧便，因推其法于男子，久之，而《难经》《脉诀》出焉；推其原理，当由缠足阶之厉也。”

在封建社会里，由于旧礼教的关系，把诊三部脉蜕变而为单诊寸口，是否纯属这个原因姑不置论，惟《难经》《脉经》问世以后，独诊寸口之风盛行，这却是显然可见的。仲景书中虽亦间或谈到“关”“尺”，那都是后人加入的，这早已有人评论过。如廖平在《三部篇补正》中说：“动输篇三部，寸口，人迎，少阴，为仲景所祖，仲景书中的三部，三处，皆据此而然……间有关尺字，皆为后人所羼，如平脉言三处，后人于其上加入寸口、关中、尺上六字是也。”

余云岫在《医学革命论》中也说：“张仲景的《伤寒论》，他常常说寸口趺阳，趺阳在什么地方，学者意见颇有不同，这是另一个问题，但是可以证明仲景不是只诊寸口动脉的，而且《伤寒论·自序》里面，也很说坐持寸口的丑话，更可以见得仲景是反对只诊寸口动脉的人。后来杨上善等，对于寸口脉法也表示不满足，可见得寸口诊脉的法儿，在汉魏六朝的时候不是正法，一般学者都看不起。但是他的起源却是在于《难经》。”

《难经·第一难》便说：“十二经中皆有动脉，独取寸口以决五脏六腑死生吉凶之法，何谓也？然：二寸口者，脉之大会，手太阴之动脉也。”这个理由是多么牵强呀，假如“脉之大会”可以成为理由，诊“冲脉”当比诊“寸口”还重要才对。《灵枢·海论》中说：“冲脉者，为十二经之海，其输上出于大杼，下出于巨虚之上下廉。”《灵枢·逆顺肥瘦》中说：“夫冲脉者，五脏六腑之海也，五脏六腑皆禀焉。”《素问·痿论》中说：“冲脉者，经脉之海也，主渗灌溪谷。”

为什么不诊“冲脉”呢？陆渊雷在《诊断治疗学》中说：“寸口较之人迎、趺阳，尤为便利合用而已，并无他种深妙理由。”的确，桡骨（寸口）动脉，浅在皮下，最容易触知，诊断时不仅使病人省却麻烦，即用器械检查亦最适当。至于“大会”之说，虽说言之有理，却是持之无据，没有根据的理论是不足以说服人的。

桡骨动脉沿前臂外侧向下，到桡骨茎突上方，本支转为桡骨外侧，再向下经过第一掌间隙而到手的掌面构成手深弓，最后和尺动脉的掌深支吻合，这是桡骨动脉一般的解剖情况。但有的人越骨而走于外上方，中医学称为“反关脉”。因为正当桡骨突起处，旧说叫作“关”的缘故，这种“反关脉”不能在平常部位触知，把病人掌侧放起，要在大拇指后面的腕部侧才能切得脉搏，这是解剖上的异常现象。还有一种是尺骨动脉比桡骨动脉要粗大得多，以致寸口的脉搏异常微小，必须靠小指的一边去切按尺骨动脉，这是生理上的异常现象。这两种异常现象，不管在两手或一只手，临床都是可以遇着的。

“切脉”省略到“寸口”以后，又出现了一个变象的“三部九候”说，作俑的也是《难经》。《难经·十八难》中说：“脉有三部九候，各向所主之？然：三部者，寸关尺也；九候者，浮、中、沉也。上部法天，主胸以上至头之有疾也；中部法人，主膈以下至脐之有疾也；下部法地，主脐以下至足之有疾也。”这样一变，俨然远古时“人迎”“寸口”“少阴”各部“天”“地”“人”之法均备。这时，一般医生更乐得应用，进而祖述不休。关于“寸”“关”“尺”之分，《难经·三难》中说：“从关至尺，是尺内，阴之所治也；从关至鱼际，是寸内，阳之所治也。故分寸为尺，分尺为寸，故阴得尺内一寸，阳得寸内九分，尺寸终始一寸九分，故曰尺寸也。”

至于“关”的定位法，在《千金方·平脉大法第一》有明确的记载：“问曰：何谓三部脉？答曰：寸关尺也。凡人修短不同，其形各异，有尺寸分三关之法，从肘腕中横文，至掌鱼际后文，却而十分之，而入取九分，是谓尺；从鱼际后文却还度取十分之一，则是寸；寸分之而入取九分之中，则寸口也，此处其骨自高故云。阴得尺内有寸，阳得寸内九分，从寸口入却行六分为关分，从关分又入六分为尺分。又曰：从鱼际至高骨却行一寸，其中名曰寸口，从寸口至尺，名曰尺泽，故曰尺寸；寸后尺前，名曰关，阳出阴入，以关为界。”高骨（桡骨的突起处）为“关”，关前为“寸”，关后为“尺”，从此便成了寸口诊脉法之定案。

寸口的三部切脉法，“朱肱”在《活人书》中说得很清楚：“先以中指揣按得关位，乃齐下前后二指为三部脉……先诊寸口，浮按消息之，次中按消息之，次重按消息之，次上竟消息之，次下竟消息之，次推指外消息之，次推指内消息之。”这个诊桡骨动脉的切脉法，流传到现在依然一成未变，百家恭奉，尤其是宋朝大儒朱熹跋《郭长阳医书》还推崇备至地说：“予尝谓古人之于脉，其察之固非一道，然今世通行惟寸关尺之法为最要，且其说具于《难经》之首篇。则非下俚俗说也。故郭公（郭雍）此书备载其语，而并取丁德用密排三指之法以释之，夫《难经》则至矣。至于德用之法，则余窃意诊者之指有肥脊，病者之臂有长短，以是相求，或未得定论也。盖尝细考《经》之所以分寸尺者，皆自关而前却（犹言前后）以距乎鱼际尺泽。是则所谓关者，必有一定之处，亦若鱼际尺泽之可外见而先识也。然今诸书皆无的然之论，惟《千金》以为寸口之处，其骨自高，而寸关尺皆由是而却取焉，则其言之先后，位之进退，若与经文不合，独俗所传《脉诀》五七言韵语者，词最鄙浅，非叔和本书明甚，乃能直指高骨而为关，而分其前后以为寸尺阴阳之位，以得《难经》本旨。”

章太炎对中国医学本有很多识见，独于“诊脉”则模糊其词，这也是由于不识得脉搏生理的缘故。章氏论诊脉有详略之法云：“寸口三部，其血管则一耳，寸之浮，关之平，尺之沉，以肌肉厚薄使然。因以浮者候心肺，平者候肝脾，沉者候两肾及腹，其取义若是矣。及其病也，迟、数、浮、沉、大、小之度，诡于恒时，而三部亦有错异，或乃一脏病剧，则一部独应，此固非古人虚说，今世医师，人人皆得验而得之？实征既然，不能问其原也，脉本属心，而他脏腑之病亦可形之于脉，实征既然，亦不能问其原也。”章氏既知道桡骨动脉只得一条，“脉本属心”，偏又说它能够“一部独应”，“他脏腑之病亦可形之于脉”，理由是“实征既然，亦不能问其原也”。试问，如果没有理论（原），哪里会有实践（实征）来，没有理论指导（不能问原）的实践，还能算是正确的“实征”吗？所谓“实征既然”纯出于主观的见解，章氏这样的治学态度是不能满人意的。关于这一点，廖平的见解要比章氏正确得多。廖平在《黄帝太素人迎脉口诊补证》中说：“特各经之病，必专诊本经之脉，乃为切直，使两寸可代九脏，则三部九候，经又何必立此繁重之法以困后人哉；必知两手只为手太阴肺经之脉，脉只一条，非有三截，又非三条可分脏腑，仲景本经专诊本经之脉，最为捷便，十一经有病，必辗转假借于寸口，毫厘之差，千里以谬，细考李所说，本因妇女而杜撰诊法，以求通俗，此为齐梁以后，私家求售之市道，其不足以言医，固不待烦言而解矣。”桡骨动脉只此一条，非有三截，只能切得一种脉象，万不能把十一经的病辗转假借于寸口，这是可以“问原”的“实征”，廖氏之说是正确的。

第四讲　质疑寸口脉分主脏腑

“动脉”是从心脏运血出去富于弹性可以伸缩质颇强韧的血管，在解剖学上可以分为三层：内层为血管内膜，是弹力纤维组织；中层为肌层，是由平滑肌夹杂弹力纤维构成；外层为血管外膜，是由弹力纤维构成。动脉血管的作用收到传入神经和传出神经的指使，如迷走神经把靠近心脏大血管的感觉送到中枢神经系统，这是“传入神经”。血管收缩神经，能收缩血管的肌层，以适应周围的抗力。收缩中枢神经在延髓里，假使这个中枢受到了抑制或是机能不足，血管就会比平时还要扩大；但若是相反，这个中枢机能过分亢进，血管也就异于寻常的缩小。其次是血管舒张神经，当它的指令传递到血管时，血管的直径就扩大到极度。血管收缩神经、血管舒张神经，属于“传出神经”。无论传入神经、传出神经，统属于血管运动中枢神经控制，因此这个中枢就包括了使血管收缩和舒张的两个作用，受着血液成分及从许多传入路线冲动的影响。动脉管的解剖生理清楚了，便可以理解动脉搏动除受心脏影响而外的一些原因。

根据上述动脉血管的解剖生理来看，脉搏的动作直接受着心脏唧血以及血管运动中枢的指使，没有其他的脏器可以影响到脉动。至于“桡骨动脉”，它仅是"肱动脉"的分支之一（另一支是尺动脉），肱动脉是"腋动脉"的续行段，推源而往仍是由心脏出来的，也没有任何脏器与之有关，这些交代清楚了，看看寸口脉动有分主脏腑的可能吗？

寸口脉动分主脏腑，实滥觞于《难经》，创立于王叔和。如《难经·十八难》中说："上部主胸以上至头之疾，中部主膈以下至脐之疾，下部主脐以下至足之疾。"这无异乎说：头部和胸腔里脏器的病脉见于"寸"，胸腔到肚脐这一段脏器的病脉见于"关"，肚脐以下脏器和两足的病脉见于"尺"，理由是"上以候上，中以候中，下以候下"。又《难经·第四难》中说："呼出心与肺，吸入肾与肝，呼吸之间脾。"即呼吸也分主脏腑。其中又说："浮而大散者，心也；浮而短涩者，肺也；牢而长者，肝也；按之濡，举指来实者，肾也；脾者，中州，故其脉在中。"切脉的"浮""中""沉"也分主脏腑。又《难经·第九难》中说："数者，腑也；迟者，脏也。"即脉搏的快慢也分主脏腑。不过这还是笼统的分法，还没有分配给左右手。及王叔和著《脉经》时，分主脏腑的立论便更具体了。例如《脉经·两手六脉所主五脏六腑阴阳逆顺第七》中说："肝心出左，脾肺出右；肾与命门，俱出尺部。"（原书谓出《脉法赞》）自此以后，两手六脉都各有其所主的脏腑了。但历代医家的意见并不一致，兹把主要几家的说法，列表如下。

			王叔和	张景岳	李时珍	医宗金鉴
左手	寸	外	心	心	心	膻中
		内	小肠	膻中	膻中	心
	关	外	肝	肝	肝	胆
		内	胆	胆	胆	肝
	尺	外	肾	肾	肾	小肠膀胱
		内	膀胱	膀胱大肠	小肠	肾
右手	寸	外	肺	肺	肺	胸中
		内	大肠	胸中	胸中	肺
	关	外	脾	脾	胃	胃
		内	胃	胃	脾	脾
	尺	外	命门	肾	肾	大肠
		内	三焦	小肠	大肠	肾

上述四家对寸口脉分主脏腑的意见，可说没有哪一部是认识统一的，言

人人殊，难坏了陈修园在其间“折冲樽俎”方方应付，认为都有道理。他在《公余六种》中很圆滑地说：“王叔和以大小二肠配于两寸，取心肺与二肠相表里之义也。李濒湖以小肠配于左尺，大肠配于右尺，上下分属之义也。张景岳以大肠宜配于左尺，取金水相从之义。小肠宜配于右尺，取火归火位之义，俱皆近理，当以病症相参……一家之说，俱不可泥如此。况右肾属火，即云命门，亦何不可。三焦鼎峙两肾之间，以应地运之右转，即借诊于右尺，亦何不可乎。”这样左右之说都有理由，反而使人莫知所从了，好在“脏腑不语，又何伤”。这些在寸口主张分主脏腑的见解，从明朝以后都抬出《内经》来立论，大谈其根据。陈修园也是其中的一个，他们依据是《素问·脉要精微论》曾说：“尺内两傍，则季胁也，尺外以候肾，尺里以候腹中，附上左外以候肝，内以候鬲，右外以候胃，内以候脾，上附上，右外以候肺，内以候胸中，左外以候心，内以候膻中，前以候前，后以候后，上竟上者，胸喉中事也；下竟下者，少腹腰股膝胫足中事也。”

但是，《内经》中的“尺”字，多不是指的脉搏言，而是指皮肤言。例如《素问·平人气象论》中说：“尺热曰病温，尺不热，脉滑，曰病风……尺涩脉滑，谓之多汗，尺寒脉细，谓之后泄。”意思是说：皮肤发热的是病“温”，皮肤不热而脉滑的是病“风”，皮肤涩而脉滑的，伴有多汗、皮肤冷而脉细的，为后“泄”。又如《灵枢·论疾诊尺第七十四》中说：“尺肤滑，其淖泽者，风也；尺肉弱者，解㑊安卧……尺肤滑而泽脂者，风也；尺肤涩者，风痹也；尺肤粗如枯鱼之鳞者，水泆饮也；尺肤热甚，脉甚躁者，病温也；尺肤寒其脉小者，泄、少气；尺肤炬然，先热后寒者，寒热也；尺肤先寒，久之而大热者，亦寒热也。”《灵枢·邪气藏府病形》中说：“夫色脉与尺之相应也。如桴鼓影响之相应也，不得相失也……脉急者，尺之皮肤亦急；脉缓者，尺之皮肤亦缓；脉小者，尺之皮肤亦减之而少气；脉大者，尺之皮肤亦贲而起；脉滑者，尺之皮肤亦滑；脉涩者，尺之皮肤亦涩。凡此变者，有微有甚。”上述列举的《内经》中的“尺内”“尺外”之说，都是古人诊皮肤之法。正如廖平所说：“论疾诊尺之尺字，为皮字之剥文”。不过这里还需说明的是：古文献中凡“尺内尺外”和“尺之皮肤”等语，都是指“尺泽”而言，尺泽穴在桡骨与上膊的关节部，当二头膊肌腱的外缘，膊桡骨肌起始部的内缘，循返迴桡骨动脉分布桡骨神经，外膊皮神经等；“尺热”“尺涩”等语，是泛指一般皮肤。

以上说明，以“寸”“关”“尺”分主脏腑，不是出自《内经》，而且在《内经》里丝毫找不出“关脉”的线索来。然则，寸口脉分主脏腑完全没有根据吗？不是的。根据于《五行大义》引用的《河图说》中说：“肝心出左，脾肺出右；肾与命门，并出尺部。”而王叔和《脉经》所引用的《脉法赞》中说：“肝心出左，脾肺出右；肾与命门，俱出尺部。”这里只是一个“俱”字和“并”字之差，可见王叔和根据《脉法赞》，《脉法赞》根据《五行大义》所引的《河图说》。《五行大义》是讲灾异的纬书，充满了不可捉摸的玄学。主张寸口脉分主脏腑者，认为这个依据不可靠，便想以《内经》来做立论之本。不管怎样，“左手心肝肾，右手肺脾命”这种生吞活剥的分主方法，总没有离开“五行生克”的理论，否则是无法说服人的。如《难经·十八难》中说：“脉有三部，部有四经，手有太阴阳明，足有太阳少阴，为上下部，何谓也？然：手太阴阳明金也，足少阴太阳水也，金生水，水流下行而不能上，故在下部也，足厥阴少阳木也，生手太阳少阴火，火炎上行而不能下，故为上部，手心主少阳火，生足太阴阳明土，土主中宫，故在中部也，此皆五行子母更相生养者也。”又如，储泳在《祛疑说》引《尊生经》云：“左手之寸极上，右手之寸极下，男子阳顺，自下生上，故极下之地，右手之尺，为受命之根本，如天地未分，元气混沌也，既受命矣，万物从土而出，惟脾为先，故右手尺上之关为脾，脾土生金，故关上之寸为肺，肺金生水，故右手之寸，越左手之尺为肾，肾水生木，故左手尺上之关为肝，肝木生火，故关上之寸为心。”

总而言之，强以一条动脉分主脏腑的理论，上不宗《内经》，下难符科学，凭空臆说仍不离五行往复，无论于古于今，稍为明理者都不足置辨，即以古还古，请看几辈古人的批评罢。

李时珍在《濒湖脉学》中说：“余每见时医于两手六部之中，按之又按，曰某脏腑如此，某脏腑如彼，俨若脏腑居于两手之间，可扪而得，种种欺人之丑态，实则自欺之甚也。”《吴草芦文集》中说：“医者于寸关尺辄名之曰……此心脉，此肺脉，此肝脉，此脾脉，此肾脉者，非也，五脏六腑凡十二经，两手寸关尺者，手太阴肺经之一脉也……肺为气所出之门户，故名曰气口，而为脉之大会，以占一身焉！”王正宗在《难经疏义》中说：“诊脉之法，当从心肺俱净，肝肾俱沉，脾在中州之说，王叔和独守寸关尺分部位，以测五脏六腑之脉者，非也。”

以上李、吴、王的说法，固然不尽如人意，然而他们都不信任“寸”“关”“尺”分主脏腑之说，这一点是正确的。

第五讲　机械脉法论

脉搏同心脏的关系，脉搏和心脏的生理，我们都有了比较明确的认识，于是心脏的强和弱，心动的规则与否，有没有歇止，以及脉管壁有无硬变，血压的高和低，这些现象是可以从脉搏上直接觉察得出来的。尤其是关于热性病的诊断和预后，关系尤大。所以在已经有了体温计、血压计、脉波计等物理诊断器械的今日，切脉仍然未可忽视。如伤寒、肺炎之类，体温升高固然是由于病性使然，无足介意，而脉搏的状态如何，确可为吉凶的预兆。例如伤寒初期超过每分钟 130 至者，即可知其为重症，宜加以警惕；脉数动摇而忽速忽迟的，也要留意；脉数阶梯形渐增，呼吸随之急促时，这是心脏衰弱的预告；不仅此也，就是脉之大小、脉之张力、脉之息止等，都有关系；真性肺炎，脉搏在 130 至以上者，预后亦多不良。

诊察脉搏的主要作用，在这些方面是很显著的。如要间接揣知疾病的具体趋势，自古以来，都要四诊合参，不可单凭切脉。所以《素问·阴阳应象大论》中说：“善诊者：察色按脉，先引阴阳，审清浊而知部分，视喘息，听声音而所苦，观权衡规矩而知病所苦，按尺寸，观浮沉滑涩而知病所生，以治则无过，以诊则不失矣。”现在有部分中医，不论诊察什么病，把脉不到两分钟，便信口说“头痛”“腰痛”“口干”“发热”等，像真有“洞见垣一方人”的神气，诚如张仲景所谓“相对斯须，便处方药”，连“省疾问病，务在口给”这点工夫都省却了，甚至有的病人要多说两句话，反觉得啰嗦。他们的本领为什么有这样的“高强”呢？无他，就是记熟几篇《脉诀》，如斯而已。这些人机械到怎么样的程度呢？从诊断、治疗，以至预后，无所不包。《脉经》以后，像这类的著作真已“各尽其长”，兹举几个典型的例子表列如下，便可以窥其全貌了。李中梓的《诊家正眼》中寸口脉机械主病式，如表 1 所示。

表 1

脉名	原 因	主 病					
		寸		关		尺	
		左	右	左	右	左	右
浮	病在表	伤风、头痛、鼻塞		中焦风	风疾在膈	下焦风火小便不通	
沉	病在里	短气、胃痛引胁		中寒、痛结、满闷		背痛、湿痒、淋浊	
迟	病为寒	上寒、心痛、停凝		中寒、癥瘕、挛筋		火衰小便不禁	
数	病为热	喘咳、口疮、肺痈		胃热、邪火上攻		相火遗浊淋癃	
滑	痰液	咳嗽、胸满、气逆		胃热、壅气伤食		淋、痢、男溺血、女经郁	
涩	血少、精伤	心痛、怔忡		阴虚中热		淋、血痢	
虚	血虚、伤暑	惊悸、怔忡	自汗气怯	血不营筋	不消化	腰膝痿痹	寒证
实	火热壅结	舌强气涌	呕逆咽痛	胁痛	气痛	便秘腹痛	相火亢逆
长	气逆火盛	君火为病	满逆	木实	胀闷	奔豚	相火盛
短	气虚	心神不足	头痛	伤肝	膈病	少腹痛	真火衰
洪	盛满气壅	心烦舌破	胸满气逆	肝气太过	胀热	水枯便难	龙火盛
微	气血大衰	惊怯	气促	寒挛	胃冷	精枯	阳衰
细	诸虚劳损	怔忡不寐	呕吐气怯	肝竭	胀满	泄痢遗精	下元冷
濡	髓竭精伤	健忘惊悸	腠虚自汗	血不营筋	脾虚	精血枯	火真元
弱	真气弱竭	惊悸健忘	自汗短气	挛急	水谷病	阳虚	阳陷
紧	寒邪诸痛	心满急痛	喘嗽	伤寒	伤食	脐下痛	奔豚，疝
缓	胃脉、不主病						
弦	痛疟、痰饮	心痛	胸头痛	疟、癥瘕	胃寒膈痛	下焦饮	足挛疝痛
动	痛、惊	惊悸	自汗	惊悸拘挛	心脾痛	亡精	龙火盛
促	火亢、物停	心火	肺鸣	血滞	食滞	遗精	灼热

续 表

脉名	原 因	主 病					
		寸		关		尺	
		左	右	左	右	左	右
结	阴寒凝结	疼痛	气寒	疝瘕	痰滞食停	痿躄	阴寒
代	脏衰危候	两动一止 三四日死		四动一止 六七日死			
革	表寒、中虚	虚痛	气壅	疝瘕	虚痛	精空	死
牢	坚积、病在内	伏梁	息贲	血积	阴寒痞癖	奔豚	疝瘕
散	危脉	怔忡	自汗	胀满	溢饮	水竭	死
芤	失血	心丧血	肺阴亡	肝失血	脾不摄血	便血	精漏
伏	久病	血郁	气郁	肝血在腹	寒凝水谷	疝瘕	少火消亡
疾	危象						

据《脉经》上载，由切脉诊断为某病后，并由此确定应用何药、何方以为治疗，这在“评三关脉”“治宜”等章中都有详细的记载，列表如表2。

表2

脉部 脉状	症 状			治 法		
	寸	关	尺	寸	关	尺
浮	中风发热头痛	腹满不欲食	下热、风、小便难	桂枝葛根汤	平胃丸	瞿麦汤
紧	头痛骨肉痛	苦满急痛	脐下痛	麻黄汤	茱萸当归汤	当归汤
微	苦寒为衄	心下拘急	厥逆小腹中拘急	五味子汤	附子汤	小建中汤
数	热在胃	胃有客热	恶寒脐下热痛	吐法	知母丸	鸡子汤
缓	皮肤不仁，风寒在肌肉	不欲食	小便赤黄、脚热下肿、小便难、有余沥	防风汤	平胃丸	滑石散
滑	胸中壅满吐逆	胃中有热、食即吐	妇：经脉不利 男：尿血	前胡汤	紫菀汤	朴硝煎、大黄汤

续　表

脉状＼脉部	症状			治法		
	寸	关	尺	寸	关	尺
弦	心下愊愊微头痛	胃寒心下厥逆	心腹痛拘急	甘遂汤	茱萸汤	建中汤
弱	自汗出而短气	胃虚有客热	发热骨烦	茯苓汤	竹叶汤	前胡汤
涩	胃气不足	血气逆冷	足胫逆冷、小便赤	地黄汤	干地黄汤	附子四逆汤
芤	吐血衄血	大便下血数升	下焦虚、小便出血	竹皮汤	生地黄汤、生竹皮汤	竹皮生地黄汤
伏	噎塞不通	中焦有水气溏泄	小腹痛、癥疝、水谷不化	前胡汤	水银丸	大平胃丸
沉	胸中引胁痛	心下有冷气苦满吞酸	腰背痛	泽泻汤	白薇茯苓丸	肾气丸
濡	自汗出	虚冷脾热	小便难	干地黄汤	赤石脂汤	瞿麦汤
迟	心痛咽疼吐酸	胃中寒	下焦有寒	附子汤	桂枝汤	桂枝丸
实	生热	胃痛	小腹痛、小便不禁	竹叶汤	栀子汤	当归汤
虚	生寒			茱萸丸		
细	发热呕吐	脾胃虚		黄芩龙胆汤	生姜茱萸蜀椒汤	
洪大	胸胁满			生姜汤		
牢		脾胃气塞，盛热，腹满响响	腹满阴中急		紫菀丸	葶苈子茱萸丸
洪		胃气烦满			平胃丸	

《脉经》里凭着切脉，便可断定人的生死，其中有些内容，固不无经验，亦有相当的理由，但便以一概而论，未免过于武断，《中藏经》里论诊杂病必死脉便举了 59 种之多，兹就《脉经》诊百病生死等章中所载数例，表列于表 3。

表3

	病名	症状	生脉	死脉
发热性病	伤寒	热盛	浮大	沉小
	温病	三四日以下无汗	大疾	细小难得
	热病	已得汗	静安	躁
出血性病	吐血衄血		滑小弱	实大
	金创	血出太多	虚细	数实大
	肠澼	下脓血	沉小流连	数疾且大
其他	消渴		数大	细小浮短
	咳嗽		浮直软	沉紧小沉
	疟疾		弦	大散代
	下利		滑沉弱	强大浮速
	呕吐		浮滑	沉数涩
	霍乱			代
	喘息		滑	涩四肢寒
	癫		虚	实
	腹水	腹大如鼓	实	虚

《医宗必读》中还有所谓“内因”“外因”和“不内外因”之脉象：如喜虚、忧涩、怒濡、恐沉、惊动、悲紧，内因脉也；寒紧、暑虚、燥涩、湿濡、风浮、热洪，外因脉也；劳神虚涩、劳力紧、房帷过度微涩、饥缓弦、饱滑实，不内外因脉也。

切脉不独诊病，持旧脉法的机械论者还施于妊娠诊断上，亦极有把握?《脉经》中说：“妊娠初时，寸微小，呼吸五至，三月而尺数也；脉滑疾重，以手按之散者，胎已三月也；脉重手按之不散，但疾不滑者五月也。”不仅诊断妊娠，男女胎儿亦可由脉断定。《脉经》中有“妊脤四月，左疾为男，右疾为女，俱疾为生二子”的记载，《脉诀》亦直捷地说：“左手带纵两个男，右手带纵一个女；左手脉逆生三男，右手脉顺还四女。”至于持“太素脉”者，凡人生的贵贱、寿夭、贫富、僧道、智慧、水火、官禄妻儿等，无一不可占于脉、决于脉，这些更是脉学中的玄虚之说。

但是这些不合理的机械脉法论，不但未足以取信于今日，即古之明达之士亦曾否定之。如寇宗奭在《本草衍义》中说：“《素问》言凡治病察其形气色泽，观人勇怯、骨肉、皮肤，能知其情，以为诊法，若患人脉病不相应，既不得见其形，医只据脉供药，其可得乎。”吴又可在《温疫论》中说：“夫脉不可一途而取，须知形气神色病症相参，以决安危为善。”李时珍在《濒湖脉学》中说：“世之医病两家，咸以脉为首务，不知脉乃四诊之末，谓之巧者尔，上工欲会其全，非备四诊不可。”

第六讲　脉搏的性类

在张仲景之前，凡大、小、滑、涩、浮、沉、迟、数、坚、散、细、弱、紧、虚、实、动、弦、微、结、促、革等脉搏的性状已分别有所记载，应用之于临床初无分类，自《脉诀》出现后，归纳出“七表”“八里”“九道”等名目，而为“二十四脉”。所谓“七表”，是指浮、芤、滑、实、弦、紧、洪等七脉，均属“阳脉”，因为“七”是奇数；所谓“八里”，是指微、沉、缓、涩、迟、伏、虚、弱等八脉，均为“阴脉”，因为“八”是偶数；所谓“九道”，是指长、短、虚、促、结、代、牢、动、细等九脉，因为“天有九星，地有九州，人有九脏，以应九宫”。李时珍在《濒湖脉学》中增列“数”“微”“散”三种脉象，而为“二十七脉”（有说李时珍益以长、短、牢三者为二十七，非也），李中梓的《诊家正眼》又增一“疾”脉，于是就有了现在的所谓“二十八脉”。

危亦林的《得效方》本“孙思邈”死脉之说，又列出“十怪脉”来，其说如下：弹石脉，来迟去数，如指弹石；解索脉，或聚或散，如绳索之解；雀啄脉，来三去一，若雀之啄食；屋漏脉，极缓，二息一至；虾游脉，忽有忽无，行尸之候；鱼翔脉，如鱼之摶尾动头；釜沸脉，如釜中沸汤；偃刀脉，如手循刀刃，无进无退，数无准；转豆脉，脉形如豆，周旋展转，并无息数；麻促脉，脉如麻子之纷乱细微。这些怪脉，一言以蔽之，总是心脏极度衰弱以及脉管硬变弛纵的征象。若硬要说出某怪脉主某脏绝，或某脏绝一定会出现某怪脉，这都没有临床事实的依据，因此也没有多大的价值。

脉搏的性类，归纳得这样复杂，多半都是在空谈，切合实际应用的并没有多少。如滑寿在《诊家枢要》中主张分为“浮、沉、迟、数、滑、涩”六脉，已足应用，其他脉搏的性类，都可以包括在这六脉里面。表释如下：

- 浮沉
  - 浮而极有力，如按鼓皮曰革。
  - 浮而极无力，如帛在水中曰濡。
  - 浮沉均有力，应指愊愊然曰实。
  - 浮沉均无力，应指豁豁然曰虚。
  - 浮沉大，中空外实，如捻葱曰芤。
  - 沉而极有力，按之着骨始得曰伏。
  - 沉而有力，位于沉伏之间曰牢。
  - 沉而极无力，细按之乃得曰弱。
- 迟数
  - 息四至，曰缓脉。
  - 缓而时止曰结。
  - 迟数不时止曰代。
  - 至数不齐曰散。
  - 数脉在关，无头尾曰动。
  - 来去数，时一止复来曰促。
  - 七至八至曰疾。
- 滑涩
  - 如按琴瑟弦状曰弦。
  - 来往有力如转索曰紧。
  - 不大不小如长竿曰长。
  - 来盛去衰，来大去长曰洪。
  - 如豆之形，应指而回曰短。
  - 极细而软，按之欲绝曰微。
  - 如微而细曰细。

陈修园则主张用“浮、沉、迟、数、细、大、长、短”等八脉，这些都是“由博返约”的主张，现在一般中医，不管他对切脉是怎样的矜持，其临床应用也不过就是陈氏主张的八脉罢了，因此“七表”“八里”“九道”等主张，我认为没有必要采纳。

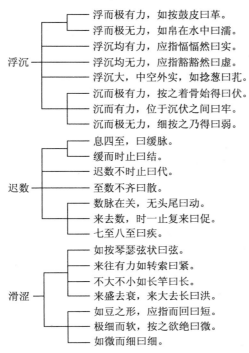

所有“二十七脉”的名状究竟怎么样呢？兹就主要的几家的意见列举如下。浮脉：举之有余，按之不足（《脉经》）；在肉上行（《难经》）。沉脉：重手按至筋骨乃得（《脉经》）；取于肌肉之下得之（王士亨）。迟脉：呼吸三至，去来极迟（《脉经》）；呼吸定息，不及四至，而举按皆迟（张路玉）。数脉：去来促疾（《脉经》）；一呼一吸，病者脉来六至（吴山甫）。滑脉：不涩也，往来流利，如盘走珠（《千金》）；按之如动珠子（滑伯仁）。涩脉：往来时不利而蹇涩（王太仆）；脉来蹇涩细而迟，不能流利圆滑（戴同父）。虚脉：迟大而软，按之不足，隐指豁豁空（《脉经》）；无力也，无神也（张介宾）。实脉：脉之来，举指有余，按之不乏，浮中沉皆有力而言之也（黎民寿）。长脉：举之有余曰长，过于本位亦曰长（高阳生）。短脉：指下寻之，不及本位（高阳生）。洪脉：大而实也，举按皆有余（张介宾）；大而鼓也（吴山甫）。微脉：似有若无，欲绝非绝，而按之稍有模糊之状（张路玉）。紧脉：来往有力，左右弹人手（《素问》）；如转索无常（张仲景）。缓脉：应指和缓，往来甚匀（张太素）。芤脉：浮大中空，按之如葱管（张介宾）。弦脉：如筝弦，长过指而有力（严三点）；端直以长（《素问》）。革脉：如按鼓皮，内虚空而外绷急也（何梦瑶）。牢脉：按之实强，有似沉伏（《千金翼方》）；按之但觉坚极（杨玄操）。濡脉：脉极软而浮细（《脉经》）；虚软无力，应手细散（滑伯仁）。弱脉：极软而沉细，按之欲绝指下（《脉经》）。散脉：涣漫不收（崔紫虚）；来去不明，漫无根底（滑伯仁）。细脉：形减于常脉一倍者曰"小"（吴山甫）；"小"大于"微"，常有但"细"耳（《脉经》）。伏脉：极重指按之，著骨乃得（《脉经》）。动脉：数而跳突名"动"（何梦瑶）；厥厥然动摇（《脉经》）。促脉：促急有来无去（王士亨）；数急时似止而复来（杨仁斋）。结脉：来去时一止，无常数（《难经》）；脉来缓，一止复来（张仲景）。代脉：动而中止，不能自还，因而复动（张仲景）。

对上述这二十七脉的个别性类，陆渊雷按照西医切脉来区分，分别归入"至数""调节""性质"三目中，"数""促""迟"属于脉的至数，"缓""结""代"属于脉的调节，"浮""芤""洪""弦""紧""沉""伏""革""牢""实""微""涩""细""濡""弱""虚""散""动"都属于脉的性质；至于"长""短"二脉，是因体质有肥瘦、血管有显藏所致，为生理上的殊异，不入于以上三目中。认为这样可以统一对脉搏的认识，勿沉迷于"二十七脉"繁琐渺茫之中，这是合理的，但除去"长""短"二脉，便只有二十五脉了。

姜白鸥的主张，二十八脉中值得保留者，只有十八脉，如浮、沉、滑、涩、虚、实、长、短、散、动等十脉，皆不足为独立成脉，他在《中医脉学之检讨》中说："浮沉是指医者切脉而言，滑脉同于洪脉，涩脉与缓脉类似，虚实是相对的代名词，长、短、散、动，皆不足以象脉。"并将其他十八脉都按着血循环的生理进行分类。按心脏排血量之关系归类：排血量充实者，为洪脉；排血量小弱者，为芤脉、微脉、弱脉、涩脉。按血管之关系归类：脉管粗而排血量充实者，为洪脉；脉管细而排血量充实者，为弦脉；脉管紧张程度减低者，为濡脉；脉管纤微萎缩及变硬者，为紧脉、革脉；血管收缩者（末梢动脉收缩），为弦脉、迟脉；血管扩张者（末梢动脉扩张），为数脉、洪脉。按心动速度之关系归类：心动弛缓者，为迟脉；心动亢进者，为数脉。按血压之关系归类：血压亢进者，为牢脉；血压低降者，为濡脉。按心脏组织机能障碍之关系归类：僧帽瓣口狭窄，心力衰弱者，为濡脉、伏脉、细脉；大动脉瓣闭锁不全者，为疾脉；大动脉瓣口狭窄者，为缓脉；瓣膜闭锁不全者，为促脉、结脉、代脉；血管栓塞者，为促脉、结脉、代脉。

姜氏之说固不无见地，但因脉管扩张，有多量血液流向表层的时候，何尝不可以见到浮脉？又如内部动脉充血致浅层动脉贫血的时候，又何尝不可以见到沉脉？前者属于西医“大脉”之类，后者属于西医“小脉”之类。“滑脉”亦等于西医的“疾脉”，不是因于脉管的缩张皆速，便是由于大动脉瓣闭锁不全而心脏肥大的缘故。“涩脉”亦等于西医的“徐脉”，多由于动脉硬化而脉管的弹力减少，或脉管紧张过甚，弹力减少，而致脉搏扩张徐缓的缘故。脉管弛缓且血少，心力弱，血压低，其脉必“虚”，犹西医的“软脉”，血液充盈而血压高涨者，其脉必“实”。使血管神经失其紧张而缓纵，便成“散脉”。“疾脉”的重复见，便成“动脉”。等等，姜氏一概弃而不谈，这是不够全面。

总之，二十八脉的各种分类方法，多而不精切，许多都是重复见的，甚至有的是空谈、臆度，西医有一时期亦犯了这个毛病，列了许多脉名，今已弃而不用。

第七讲　切脉的方法

过去对脉搏的认识有许多是不够正确的。元滑寿曾说：上焉者，倚重脉法，穿凿附会，诩诩以为神奇；下焉者，虽没有十分本领，然而伸出三个指头按看病人桡骨动脉，凝神壹志似的，俨然洞知癥结，装出十分高明的样子；照“男左女右”的规矩，即是男性病人一定先要看左手，女性病人一定先要看右手，假如对男性病人先切其右手，“先生”要骂你不懂规矩，若对女性病人先切其左手，同样的也要被骂，如当“先生”的不讲究“男左女右”，被同行知道了，也要受到非议。这是由于封建社会的习俗使然，于医学是没有什么关系的。

中医学讲究切脉时间。一般来说是有病便诊，在古人则以“平旦”最好。如《素问·脉要精微论》中说：“黄帝问曰：诊法何如？岐伯对曰：诊法常以平旦，阴气未动，阳气未散，饮食未进，经脉未盛，络脉调匀，气血未乱，故乃可诊有过之脉。”“平旦”切脉固然好，但不能把每个病人，不分缓急的都固定在平旦来诊断。至于说“饮食未进，气血未乱”，是有相当理由的，很值得注意。例如在食后或饱食以后，或者是摄取了滚热的饮食后，在一二小时中，脉搏是一定会增加的，绝食时则减少。再如，身体运动也常使脉搏至数增加，甚至仅变动体位即受其影响，平卧时脉数最减，端坐起立脉数增加，如重病恢复期的病人尤为明显，即使其在床上起坐，便见脉搏显著的增进。所以切脉而候其至数，以仰卧的位置为最好。而一般中医切脉，则往往与此相反，就是卧床不起的病人，亦必勉强扶掖而起以端坐切脉，这不怕“乱其气血”吗？

关于切脉的至数，中医是凭自己的呼吸来测知病人脉搏至数的多寡。如《素问·平人气象论》中说：“黄帝问曰：平人何如？岐伯对曰：人一呼脉再动，一吸脉亦再动，呼吸定息，脉五动，闰以太息，命曰平人。平人者，不病也，常以不病调病人，医不病，故为病人平息以调之，为法。”

董西园说：“一息中得四至之半，乃为和平之脉。”张路玉说：“数脉者，呼吸定息，六至以上而应指急数。”一般来说，都以一息五至为平脉，以每分钟呼吸十六次计之，则一息五至，每分钟便八十至。求之实际，健康人脉搏的至数，一分钟平均在七十至七十六至之间，这亦不差上下。古人限于时代环境，没有钟表器具，故以呼吸定息未尝不可，今日钟表普遍，仍以时表计算，最为合宜。不然，便如余云岫在《百之斋随笔》中所说：“以不病之人调有病之人，故必须医者不病，然后可以调病人之息及脉，若医者自己有病，即不能调矣。况平人之息亦有少异，甲医以其息调此病人之脉，乙医亦以其息调此病人之脉，甲乙两医之息异，则其所得之脉亦异，安能得正确之数乎？杨上善注《太素》曰：‘平人脉法，先医人自平，一呼脉再动，一吸脉亦再动，是医不病，调和脉也。然后数人之息，一呼脉再动，一吸脉再动，即是彼人不病者也。’是杨氏之意，乃谓以病人之息调病人之脉矣，其所得者只脉与息之相应与否，而病人之息，病人之脉之异于平人与否，不可得而定也。余尝视一病童，其体温在摄氏四十度左右，其脉在一分钟内为七十二至，其病为肠伤寒，若仅以脉论，其至数与平人无异，然以脉与体温之相应论之，则脉迟矣。盖依常法，大约体温增高摄氏一度，脉数当增多八至也，而医家脉案，皆书脉数，岂非大谬，知旧医视脉之标准，疏漏不可恃如此，由其用主观故也。”时表是客观的器械，所以切脉最好用它来做标准计算。

切脉还有所谓“手法”，这也是有些中医最矜持的。但也难怪，在前辈人中就有这样的矜持了。如朱奉议在《活人书》中说：“凡初下指，先以中指端按关位，掌后桡骨为关，乃齐下前后二指，为三部脉，前指寸口，后指尺部也。若人臂长乃疏下指，臂短则密下指。”汪石山在《脉诀刊误附录》中说：“揣得桡骨，压中指于高骨，以定关位，然后下前后二指，以定尺寸，不必拘一寸九分之说也。”杨仁斋在《察脉真经》中说：“关于部位，其肌肉隐隐而高，中取其关而上下分之，则人虽长短不谋，而三部之分，亦随其长短而自定。是必先按寸口，次及于关，又次及尺。”王士亨在《全生指迷方》中说：“寸关尺在腕上侧，有骨稍高曰高骨，以中指按骨，搭指面落处谓之关，前指为寸部，后指为尺部。”滑伯仁在《诊家枢要》中说：“凡诊脉之道，先须调平自己气息，男左女右，先以中指定得关位，却齐下前后二指。”这些都是一致主张切脉须用三指，先以中指定高骨，再下先后二指；惟杨仁斋主张先下示指（先按寸口），次下中指（次及于关），次下环指（又次及尺），这样依次顺序下指，其实这是不用争论的，先下后下，其下一也。在前面已经说了“寸、关、尺”是假设的，就用两个指拇，也未尝不可。一般的脉搏，两只手都差不多的，只看左右任何一只手都可以（一般看右手），必要时亦得看左右两手，但如滑伯仁所谓“男左女右”之说，那是无稽之论。

以上“定指”，是切脉“手法”之一，定指以后，在切按时又有手法了。如杨仁斋在《察脉真经》中说：“每部下指，初则浮按消息之，次则中按消息之，又次则沉按消息之……于是举指而上，复隐指而下，又复摎相进退，心领意会，十得八九，然后三指齐按，候其前后往来，接续间断如何耳。”滑伯仁在《诊家枢要》中说：“初轻按以消息之，次中按消息之，然后自寸关至尺，逐步寻究。”又曰：“持脉之要有三：曰举、曰按、曰寻，轻手循之曰举，重手取之曰按，不轻不重委曲求之曰寻。”汪石山在《脉诀刊误》中说："按消息，谓详细审察也，推，谓以指挪移于部之上下而诊之，以脉有长短之类也。又以指挪移于内外而诊之，以脉有单弦双弦之类也，又以指推开其筋而诊之，以脉有沉伏止绝之类也。"凡切脉只将手指轻贴桡骨动脉上，不用力压便是正法，以上诸家臆说徒乱人意耳。

廖平对切脉评议颇多精当语，值得介绍给一般中医们作参考。如他在评朱奉义三指说云："古法诊脉只用一指，或用全手如扪循，凡用三指者皆伪法。"评朱奉义、汪石山时说："案二说原于《脉经》分别三关境界，脉候篇此书既不同三部说，一指可也，既不分左右男女，各诊一手可也，有此思想，然后可徐引之于道。"评杨仁斋时说："既不用两手三部之法，则如少阴人迎，一指诊之足矣，何以仍采三指三部之说耶。"评滑伯仁时说："九候云独大独小，独徐独疾者病，谓遍诊九穴，其穴异常，即为病脉，乃与别部比较，非于一部之中强立名号。"评滑伯仁时说："于寸口一部，以浮沉分脏腑，又以浮中沉分占五脏位次，全出《难经》，皆为魔语。"评汪石山时说："《四诊心法》云'脉只有一条'，弦之名词，已属误解，更造单双弦之说，使人迷惘，真以魔术魔人。"评张景岳时说："古法只用一指专诊各穴，如以人寸少阴三部言，三部形状，迥然不同，比较自易，两寸同为太阴脉，既不别左右，又不分关尺，一指诊之，何等简易。今于一脉之中，强分左右，又分三部，一部之中又分脏腑下指，莫不迷惘，学者苟不自欺，则莫不以诊脉为苦。"又评张景岳时说："诊脉必明白浅易，老妪可解，初学能行，扫除一切悠谬迷惘之言，非彰明古法，简而能博，易记难忘，不足以明经立教。"

第八讲　脉法的意义

时下一般中医讲"脉法"，文化水平较高的，都去钻研《内经》《难经》《脉经》，以为这些是讲脉法的根底书籍。不错，这些"经"固然是脉法的滥觞者，即或一成不变，他们局限于当时那个时代，其最高的理论也不过是以上综述的那些内容，而况时有蜕变，屡有杂羼，大部分已经是换形脱骨一再变质了。其次便是读通俗的《脉诀》，很机械地生搬硬套，更没有多大价值。

其实，真要反求诸古，张仲景的脉法（不包括其中的"平脉法"）到是一部比较近情合理的脉书。仲景切脉，他自己说是撰用了《素问》《九卷》，可见他的根据同样出于《内经》，但他当时去古未远，所见到的《素问》，当然要详实可靠一些。张仲景说："平脉辨证，为《伤寒杂病论》。"可见他是理论与经验结合的实践者，既能批判地接受理论，复能灵活地运用于临床，所以《伤寒论》和《金匮要略》两书，是诊断和治疗相互结合的实况实录，两书中对每一类病症，都叫作"病、脉、证并治"，决不类于一般凭空臆说的脉书。也即是说，张仲景凭脉和辨症是并重的，是相依为用的，他决不孤立地武断地仅凭脉而"神乎其技"。张仲景对于切脉的灵活应用，主要发挥在下列几方面。

（一）病机转变的窥测

人体发生了病变，紧随着病变而来的，必然要发生一种应付这病变的抗体，抗体能够应付病变，必然获得好的转归，也就是疾病会被抗体消灭。如抗体不足以应付，那么疾病的机转将深入发展下去，而抗体乃告失败，抗体和病变孰胜孰败，与心脏的强弱、血循环的亢进和衰减是有相当关系的。心脏强、血循环机能亢进，则细胞所需要的营养素和酸素有所补给，组织细胞产生的种种废物，如碳酸、尿酸盐等有所排除，防御病害的各种抗体以及内分泌腺产生的内泌素等也能很好的运输，而继续对疾病发生抵抗作用，以至获得最后的胜利而恢复健康。反之，心脏不好，甚至血循环发生退行的变化，就无法战胜疾病，必将每况愈下的。

如《伤寒论·辨太阳病脉证并治上》中说："伤寒一日，太阳受之，脉若静者，为不传；颇欲吐，若躁烦，脉数急者，为传也。"这是说，若病轻，体力适应裕如，脉搏正常，预示病变机转不会深入发展下去的，是为"脉静不传"。假如有"欲吐""躁烦"等现象，交感神经也兴奋，脉搏加速而"数急"，这说明病势重笃，原因复杂，不单纯是"太阳病"（太阳病不吐不烦），疾病的机势还在深入发展；所以说："颇欲吐，若躁烦，脉数急者，为传也。"

又如《伤寒论·辨太阳病脉证并治上》中说："太阳中风，阳浮而阴弱，阳浮者，热自发，阴弱者，汗自出，啬啬恶寒，淅淅恶风，翕翕发热，鼻鸣干呕者，桂枝汤主之。”所谓“阳浮阴弱”，即轻按脉搏便得浮象，重按之便觉缓弱无力。为什么从“阳浮”便知其要发热，“阴弱”便要出汗呢？因为浅层动脉充血，脉必见浮，既已充血，体温将随之而升高发热；浅层动脉神经弛缓，重按脉搏，即可触知其不很紧张而缓弱，浅层动脉神经既已弛缓，则肌肤里的汗腺，亦将受其影响而弛缓放汗，这都是体力适应病变的一种必然趋势。

又如《伤寒论·辨太阳病脉证并治上》中说：“太阳病，得之八九日，如疟状，发热恶寒，热多寒少，其人不呕，清便欲自可，一日二三度发，脉微缓者，为欲愈也。脉微而恶寒者，此阴阳俱虚，不可更发汗、更下、更吐也。面色反有热色者，未欲解也；以其不能得小汗出，身必痒，宜桂枝麻黄各半汤。”病了八九天，每天经过二三度发热恶寒的发作，但是并没有现其他的杂症（不呕，清便自可），脉管自然不能有适量的紧张而“微”，但其搏动节律均匀而“缓”，这说明病者的体力还很正常，容易恢复健康。如脉搏微弱，不惟不带“缓”象，反而继续“恶寒”，这说明是心脏衰弱，血液不足，体温过低的“阴阳俱虚”现象。若面色潮红，这是体温郁结，未得放汗自散，宜其皮下发痒。

（二）治疗方法的确定

脉搏既能直接窥测心脏和血循环的健全与否，间接也能测知疾病的趋势和抗力的亢进与衰减，在这中间辨认清楚了，对于治疗方案的确定是有一定的帮助的。张仲景于此尤有不少的宝贵经验，试举《伤寒论》中数条为例。

《伤寒论·辨太阳病脉证并治上》中说：“桂枝本为解肌，若其人脉浮紧，发热汗不出者，不可与之也，当须识此，勿令误也。”皮肤缩而汗孔闭，体温也不能正常发散，便成“发热汗不出”的症候。浅层动脉神经因随着皮肤汗腺而收缩，但血液则反因高温继续充盈不已，脉搏必然会触切到“浮紧”的现象，这时切要之图，只有“发汗”以放散体温，宜“麻黄汤”之类，“桂枝汤”是不中用了。

但是切脉对确定治疗方案的帮助并不是决定性的，所以张仲景说：“观其脉证，知犯何逆，随证治之。”绝不是孤立的“随脉治之”。如《伤寒论·辨太阳病脉证并治上》中说：“服桂枝汤，大汗出，脉洪大者，与桂枝汤，如前法。若形如疟，一日再发者，汗出必解，宜桂枝二麻黄一汤。”又说：“服桂枝汤，大汗出后，大烦渴不解，脉洪大者，白虎加人参汤主之。”散温机能亢进的“大汗出”症，“桂枝汤证”和“白虎汤证”都可见到，由于心机亢进而脉管充血的“洪大”脉，只见于“白虎汤证”而不见于“桂枝汤证”，惟“白虎汤证”还有其一个主要的症候，即唾腺黏膜分泌缺乏的“烦渴”。因此，前一条没有白虎汤证的“烦渴”主症，张仲景便不凭脉而凭症，用“桂枝汤”治疗；后一条，白虎汤证的主症具备，便用了“白虎汤”。这说明诊断上的“辨症”重于“凭脉”，也说明张仲景是决不孤立地凭脉断证而确定治疗方案的。正因为不孤立的凭脉，而是灵活的凭脉辨症，反能相得益彰，有助于治疗方案的确定。

又如《伤寒论·辨太阳病脉证并治中》中说：“伤寒十三日，过经谵语者，以有热也，当以汤下之。若小便利者，大便当鞕，而反下利，脉调和者，知医以丸药下之，非其治也；若自下利者，脉当微厥，今反和者，此为内实也，调胃承气汤主之。”患伤寒十多天，因高热而谵语，用“承气汤”之类泻下大便，减轻温度，这是合理的治疗；今病人大便已经泻下，仍谵语，却不见高热的脉象，这是前医没有把神经镇静下来，从病人脉搏正常来分析，知其体温不高，只是胃肠里的毒物未能清涤干净，宜用“调胃承气汤”以清涤胃肠，镇静神经，止其谵语。这是凭其脉搏，知道没有高热，所以不用大剂清凉药的例子。

（三）用于预后的推测

脉象对于预后的关系已如第五讲所说，尤其是诊察热性诸病是不容忽视的。张仲景对于预后脉搏的诊察亦有很好的经验。如《伤寒论·辨少阴病脉证并治》中说：“少阴病，下利脉微者，与白通汤。利不止，厥逆无脉，干呕烦者，白通加猪胆汁汤主之，服汤脉暴出者死，微续者生。”心脏已衰弱至不能搏动，因被强心剂的刺激而脉搏“暴出”，这不过是暂时的搏动一下，药力消逝了，心脏终究要停止下来而归于不治。假如心脏的机能缓缓地恢复了唧血作用，脉搏的搏动是由渐而微，那么病机一定有良好的转归，这确是老于临床的经验之谈。

又如《伤寒论·辨厥阴病脉证并治》中说：“伤寒下利日十余行，脉反实者死。”这是由于心脏的虚性兴奋，最后挣扎而显现的脉象，心脏终究会愈益陷于疲惫而不救的，这种脉搏，但觉血液在血管中劲疾直前，不复有波动起落，因为脉管已失掉了弹力，而心脏仅作最后的虚性兴奋罢了。

第九讲　张仲景脉法

根据以上所引的例子（同样的例子当然还多），张仲景在临床上的凭脉辨症，是“脉”与“症”分不开的，而且是相依为用的，所以他记载那么多的病例，都有理论、有经验，决非《难经》《脉经》的徒托空谈可以比拟的。因此，中医学还在施用对症疗法的今天，张仲景所累积下来那些凭脉辨症的经验和方法的实例，是后人学习脉学的有价值的唯一读物。兹将张仲景《伤寒论》《金匮要略》两书所有的脉法，分别类列于后以见一般。

1. 数　脉

《伤寒论·辨太阳病脉证并治中》第129条云：“病人脉数，数为热，当消谷引食，而反吐者，此以发汗，令阳气微，膈气虚，脉乃数也，数为客热，不能消谷，以胃中虚冷，故吐也。”

《伤寒论·辨阳明病脉证并治》第263条云：“病人无表里症，发热七八日，虽脉浮数者，可下之，假令已下，脉数不解，合热则消谷善饥，至六七日，不大便者，有瘀血，宜抵当汤，若脉数不解，而下不止，必协热便脓血也。”

《伤寒论·辨厥阴病脉证并治》第336条云：“伤寒始发热六日，厥反九日而利，凡厥利者，当不能食，今反能食者，恐为除中，食以索饼，不发热者，知胃气尚在，必愈。恐暴热来出而复去也。后三日脉之，其热续在者，期之旦日夜半愈，所以然者，本发热六日，厥反九日，复发热三日，并前六日，亦为九日，与厥相应，故期之旦日夜半愈。后三日脉之而脉数，其热不罢者，此为热气有余，必发痈脓也。”

《伤寒论·辨厥阴病脉证并治》第365条云：“下利脉数，有微热汗出，令自愈，设复紧，为未解。”

《伤寒论·辨厥阴病脉证并治》第372条云：“下利脉数而渴者，令自愈，设不差，必圊脓血，以有热故也。”

《金匮要略·百合狐惑阴阳毒病证治》第56条云：“病者脉数，无热微烦，默默但欲卧，汗出，初得之三四日，目赤如鸠眼，七八日，目四眦黑，若能食者，脓已成也，赤小豆当归散主之。”

《金匮要略·肺痿肺痈咳嗽上气病脉证治》第99条云：“问曰：热在上焦者，因咳为肺痿，肺痿之病，从何得之？师曰：或从汗出，或从呕吐，或从消渴，小便利数，或从便难，又被快药下利，重亡津液，故得之，曰：寸口脉数，其人咳，口中反有浊唾涎沫者何？师曰：为肺痿之病，若口中辟辟燥，咳即胸中隐隐痛，脉反滑数，此为肺痈，咳唾脓血，脉数虚者为肺痿，数实者为肺痈。”

《金匮要略·肺痿肺痈咳嗽上气病脉证治》第110条云：“咳而胸满，振寒脉数，咽干不渴，时出浊唾腥臭，久久吐脓，如米粥者，为肺痈，桔梗汤主之。”

《金匮要略·消渴小便利淋病脉证并治》第221条云：“趺阳脉数，胃中有热，即消谷引食，大便必坚，小便即数。”

《金匮要略·水气病脉证并治》第233条云：“趺阳脉当伏，今反数，本自有热，消谷小便数，今反不利，此欲作水。”

《金匮要略·惊悸吐衄下血胸满瘀血病脉证并治》第286条云：“夫吐血，咳逆上气，其脉数而有热，不得卧者死。”

《金匮要略·呕吐哕下利病脉证治》第300条云：“问曰：病人脉数，数为热，当消谷引食，而反吐者何也？师曰：以发其汗，令阳微，膈气虚，脉乃数，数为客热，不能消谷，胃中虚冷故也。”

《金匮要略·呕吐哕下利病脉证治》第325条云：“下利脉数，有微热汗出，令自愈，设脉紧，为未解。”

《金匮要略·呕吐哕下利病脉证治》第326条云：“下利脉数而渴者，令自愈，设不差，必圊脓血，以有热故也。”

《金匮要略·疮痈肠痈浸淫病脉证并治》第347条云："肠痈之为病，其身甲错，腹皮急，按之濡，如肿状，腹无积聚，身无热，脉数，此为肠内有痈脓，薏苡附子败酱散主之。"

《金匮要略·妇人杂病脉证并治》第392条云："妇人之病，因虚积冷结气，为诸经水断绝，至有历年血寒，积结胞门，寒伤经络，凝坚在上，呕吐涎唾，久成肺痈，形体损分，在中盘结，绕脐寒疝，或两胁疼痛，与脏相连，或结热中，痛在关元；脉数无疮，肌若鱼鳞，时着男子，非止女身。"

所谓"数脉"，即脉搏的搏动频数，与脉搏的减少相对立的，中医以息凭脉，凡一息六至以上便是"数脉"，一息六至约为每分钟96至，一息七至约为每分钟为112次。一般以"数脉"为有热，这不可一概而论，惟热性诸病往往可见"数脉"就是了。原因为高热或细菌毒素持久地刺激心肌及交感神经中枢，使迷走神经麻痹，而心脏以无禁的冲动致交感神经异常兴奋，随见心动亢进而使然。"数为热""脉数其热不罢""脉数有微热汗出""其脉数而有热"诸条，都是属于热性诸病的"数脉"。

反乎此，虽然体温热度高，而因其生理、病理的关系，脉搏也会不数而徐缓。如《伤寒论·辨厥阴病脉证并治》第337条说："伤寒脉迟六七日，而反与黄芩汤彻其热，脉迟为寒，今以黄芩汤复除其热，腹中应冷，当不能食，今反能食，此名除中，必死。"

同时，又与此相反，并无热型，而脉搏能见数者。如"令阳气微，膈气虚，脉乃数也""振寒脉数""病者脉数，无热微烦""身无热，脉数"诸条均是，凡热性病于虚脱时，体温虽较常下降，其脉搏往往"数"且"小"，这是由于心脏衰弱或麻痹的缘故。一切疼痛性病及惊愕畏怖症等，脉搏亦常见频数，肺痈、肠痈、妇人杂病诸条的脉数，应属于这一类。

2. 数急脉

《伤寒论·辨太阳病脉证并治上》第4条云："伤寒二日，太阳受之，脉若静者为不传，颇欲吐，若躁烦，脉数急者，为传也。"

"数急脉"是频数度还大的脉搏，当在100至或120至左右，体温当在高热时期，这是由于交感神经兴奋，心动亢进，体温和脉搏比例上升所致。这说明病势还在发展，所以称“传”。

3. 迟　　脉

《伤寒论·辨太阳病脉证并治中》第52条云：“脉浮紧者，法当身疼痛，宜以汗解之，假令尺中迟者，不可发汗，何以知然？以营气不足，血少故也。”

《伤寒论·辨太阳病脉证并治下》第151条云：“妇人中风，发热恶寒，经水适来，得之七八日，热除而脉迟身凉，胸胁下满，如结胸状，谵语者，此为热入血室也，当刺期门，随其实而取之。”

《伤寒论·辨阳明病脉证并治》第204条云：“阳明病脉迟，食难用饱，饱则微烦头眩，必小便难，此欲作谷瘅，虽下之，腹满如故，所以然者，脉迟故也。”

《伤寒论·辨阳明病脉证并治》第217条云：“阳明病脉迟，虽汗出，不恶寒者，其身必重，短气腹满而喘。”

《伤寒论·辨阳明病脉证并治》第240条云：“阳明病脉迟，汗出多，微恶寒者，表未解也，可发汗，宜桂枝汤。”

《伤寒论·辨厥阴病脉证并治》第337条云：“伤寒脉迟，六七日而反与黄芩汤彻其热，脉迟为寒，今以黄芩汤复除其热，腹中应冷，当不能食，今反能食，此名除中，必死。”

《金匮要略·黄疸病脉证并治》第261条云：“阳明病脉迟者，食难用饱，饱则发烦头眩，小便必难，此欲作谷疸，虽下之，腹满如故，所以然者，脉迟故也。”

《金匮要略·妇人杂病脉证并治》第387条云：“妇人中风，发热恶寒，经水适来，得七八日，热除脉迟，身凉和，胸胁满，如结胸状，谵语者，此为热入血室也，当刺期门，随其实而取之。”

一息不及四至便是“迟脉”，即脉来的搏动很迟缓。凡迷走神经兴奋，必致心动弛缓，而出现脉迟。如脂肪心、脑疾患、黄疸、大动脉口狭窄、铅及酒精中毒、急性热病分利后，以及下腹脏器之疼痛等病，都往往可见“迟脉”。迟脉的见症，一般为血压低降、体温低落、体力衰弱等。因为体力衰弱了，所以“尺中迟者，不可发汗”，因为体温低降，所以“热除而脉迟、身凉”，这些都是以脉迟属“寒”的根据。然而也有热性病而脉迟的，已如前述，如妇人中风的脉迟、伤寒黄芩汤证的脉迟，都是有热的脉迟，这是由于高温灼刺神经，或由于病原体毒素刺激迷走神经而兴奋的缘故，阳明病的脉迟，应多属于这一类。

4. 迟浮弱脉

《伤寒论·辨太阳病脉证并治中》第103条云：“得病六七日，脉迟浮弱，恶风寒，手足温，医二三下之，不能食，而胁下满痛，面目及身黄，颈项强，小便难者，与柴胡汤，后必下重。”

这是心动弛缓而心力又颇衰弱的脉搏，但病有胃肠炎症的表现，这当舍脉从症。

5. 迟紧脉

《金匮要略·疮痈肠痈浸淫病脉证并治》第348条云：“肠痈者，少腹肿痞，按之即痛如淋，小便自调，时时发热，自汗出，复恶寒，其脉迟紧者，脓未成，可下之，当有血。”

心动弛缓，而脉管壁的收缩神经又兴奋，则见迟紧脉，这与疼痛性质的疾病有关系，但不能根据脉的迟紧，便断其脓未成。

6. 迟滑脉

《金匮要略·呕吐哕下利病脉证治》第335条云：“下利脉迟而滑者，实也，利未欲止，急下之，宜大承气汤。”

心动虽然弛缓，而脉管的缩张却速，便见迟滑脉，这就是脉搏的至数虽不足，而每至的起止却有躁急之象，身体素弱而患热性病的人多见这样的脉象。

7. 迟涩脉

《金匮要略·水气病脉证并治》第256条云："师曰：寸口脉迟而涩，迟则为寒，涩为血不足。"

迟涩脉是由于心脏的速度不足，脉管的弹力亦复减少而致。所谓寒，即指心脏机能衰减；所谓血不足，应为脉管弹力的减少，并不是由于血液的量少了。

8. 迟缓脉

《金匮要略·中风历节病脉证并治》第67条云："寸口脉迟而缓，迟则为寒，缓则为虚，营缓则为亡血，卫缓则为中风，邪气中经，则身痒而瘾疹，心气不足，邪气入中，则胸满而短气。"

迟缓脉，当为一息四至脉，是迟脉的比较好者，即是说心动虽弛缓而不甚，寒云虚云，当为《脉经》家言，非仲景意。

9. 促　脉

《伤寒论·辨太阳病脉证并治上》第23条云："太阳病，下之后，脉促胸满者，桂枝去芍药汤主之。"

《伤寒论·辨太阳病脉证并治上》第36条云："太阳病，桂枝证，医反下之，利遂不止，脉促者，表未解也，喘而汗出者，葛根黄芩黄连汤主之。"

《伤寒论·辨太阳病脉证并治下》第147条云："太阳病，下之，其脉促，不结胸者，此为欲解也。"

《伤寒论·辨厥阴病脉证并治》第353条云："伤寒脉促，手足厥逆者，可灸之。"

促脉的原因有三：一是，心脏张缩，自有间歇；二是，心脏衰弱，不能充分喷射血液于桡骨动脉；三是，瓣膜的闭锁不全，以及血管的栓塞。张仲景所经验的促脉四条，大半都是占验于下利后，是体力尚未至于十分衰弱之征。王叔和说："脉来数，时一止复来，名曰促。"是说促脉止而复来，大有卷土重来、重整旗鼓之势，故手足虽至厥逆，其脉促者，还可用灸法，以兴奋其机能，助其自然疗能的恢复。

10. 缓　　脉

《伤寒论·辨太阳病脉证并治上》第2条云："太阳病，发热汗出，恶风脉缓者，名曰中风。"

缓脉是平和整齐之脉象，脉搏节律的常态脉，太阳中风虽然症见"发热"，但经过出汗后体温仍不很高，脉搏的节律也就没有受其影响而缓。姜白鸥谓大动脉瓣口狭窄者其脉必缓，他把"缓脉"和"涩脉"看成一种类型，十年前余亦从其说，但于仲景验案中无根据，临床上亦殊不尔。

11. 结　　脉

《伤寒论·辨太阳病脉证并治下》第186条云："脉按之来缓，时一止复来者，名曰结，又脉来动而中止，更来小数，中有还者反动，名曰结，阴也。"

凡体温低降，静脉的还流减少，心脏的搏动失去平衡，便于迟缓中频见息止，而少顷又来搏动的，便是"结脉"，所以"阎德润"以为就是现在所谓的"不整脉"。

12. 代　　脉

《伤寒论·辨太阳病脉证并治下》第186条云："脉来动而中止，不能自还，因而复动者，名曰代，阴也，得此脉者，必难治。"

凡神经衰惫，心脏搏动时有间歇性的休止，便是"代脉"，相当于过去西医所称的"互脉"，这是体力衰惫不振的象征，所以称"难治"。

13. 结代脉

《伤寒论·辨太阳病脉证并治下》第185条云："伤寒脉结代，心动悸，炙甘草汤主之。"

陆渊雷说："一止之后继以特殊数脉，一若补偿前一止之搏动者，是为结，所谓自还也；一止之后，继来不数，无以补偿者，是为代，所谓不能自述也。"《诊断治疗》中说："血液虚少，血压有低落之虞，心脏起代偿性搏动兴奋，故一方面自觉心悸亢进，一方面因血液不能充盈其脉管，心房虽大起大落，其搏动不能依次传达于桡骨动脉，故脉有结代也。"总之，"结代脉"便是有间歇性的脉搏，其间歇者为结、为代，须老于临床有经验的才能了然。

14. 大　　脉

《伤寒论·辨阳明病脉证并治》第195条云："伤寒三日，阳明脉大。"

《伤寒论·辨厥阴病脉证并治》第370条云："下利脉沉弦者，下重也，脉大者，为未止。"

《金匮要略·痉湿暍病脉证治》第35条云："湿家病，身疼发热，面黄而喘，头痛鼻塞而烦，其脉大，自能饮食，腹中和无病，病在头中寒湿，故鼻塞，内药鼻中则愈。"

《金匮要略·血痹虚劳病脉证并治》第82条云："夫男子平人，脉大为劳，极虚亦为劳。"

《金匮要略·血痹虚劳病脉证并治》第90条云："人年五六十，其病脉大者，痹侠背行，若肠鸣，马刀侠瘿者，皆为劳得之。"

《金匮要略·呕吐哕下利病脉证治》第322条云："下利脉沉弦者，下重，脉大者，为未止。"

神经弛缓，脉管扩张，脉的搏动自"大"；如脉管因血液充盈被动地扩张，这种"大脉"，象征着体力的亢进，如"阳明脉大""脉大为未止"，都属于这一类。如因脉管失却弹力而自动地扩张，这种大脉，是软弱性的，如

“脉大为劳”“脉大者痹侠背行”便属于这一类。“湿家病脉大”，为流行性感冒，是发热而充血旺盛之大脉。

15. 大紧脉

《金匮要略·腹满寒疝宿食病脉证治》第145条云：“脉大而紧者，阳中有阴，可下之。”

脉管虽萎缩，而血行颇亢奋，便可见“大”而“紧”的脉搏。

16. 洪大脉

《伤寒论·辨太阳病脉证并治上》第27条云：“服桂枝汤，大汗出，脉洪大者，与桂枝汤如前法，若形如疟，一日再发者，汗出必解，宜桂枝二麻黄一汤。”

《伤寒论·辨太阳病脉证并治上》第28条云：“服桂枝扬，大汗出后，大烦渴不解，脉洪大者，白虎加人参汤主之。”

《金匮要略·趺蹶手指臂肿转筋阴狐疝蚘虫病脉证治》第357条云：“问曰：病腹痛有虫，其脉何以别之？师曰：腹中痛，其脉当沉若弦，反洪大，故有蚘虫。”

体温升腾，心机亢进，血流加速，血压增高，末梢的动脉充血，势必见“洪大”的脉搏。服“桂枝汤”两条的脉搏洪大，便是由于造温机能的亢盛，心房的张缩力强而速，浅层动脉扩张的缘故。至“洪大脉”是有蛔虫的象征，于学理、于经验都无凭据，恐仲景不会书此。

17. 洪数脉

《金匮要略·疮痈肠痈浸淫病脉证并治》第348条云：“肠痈者，少腹肿痞，按之即痛如淋，小便自调，时时发热，自汗出，复恶寒，其脉迟紧者，脓未成，可下之，当有血，脉洪数者，脓已成，不可下也，大黄牡丹汤主之。”

患盲肠炎的脉搏可见“洪数”脉，是炎症蔓延，病机尚趋于亢进中，大有溃脓之象。

18. 浮　脉

《伤寒论·辨太阳病脉证并治上》第1条云：“太阳之为病，脉浮，头项强痛而恶寒。”

《伤寒论·辨太阳病脉证并治上》第7条云：“若发汗已，身灼热者，名风温，风温为病，脉阴阳俱浮，自汗出，身重，多眠睡，鼻息必鼾，语言难出。”

《伤寒论·辨太阳病脉证并治上》第31条云：“伤寒，脉浮，自汗出，小便数，心烦，微恶寒，脚挛急，反与桂枝汤，欲攻其表，此误也，得之便厥。”

《伤寒论·辨太阳病脉证并治中》第39条云：“太阳病，十日以去，脉浮细而嗜卧者，外已解也，设胸满胁痛者，与小柴胡汤；脉但浮者，与麻黄汤。”

《伤寒论·辨太阳病脉证并治中》第47条云：“太阳病，先发汗不解，而复下之，脉浮者不愈，浮为在外，而反下之，故令不愈，今脉浮，故在外，当须解外则愈，宜桂枝汤。”

《伤寒论·辨太阳病脉证并治中》第53条云：“脉浮者，病在表，可发汗，宜麻黄汤。”

《伤寒论·辨太阳病脉证并治中》第73条云：“太阳病，发汗后，大汗出，胃中干，烦躁不得眠，欲得饮水者，少少与饮之，令胃气和则愈，若脉浮，小便不利，微热消渴者，五苓散主之。”

《伤寒论·辨太阳病脉证并治中》第118条云：“伤寒，脉浮，医以火迫劫之，亡阳，必惊狂，卧起不安者，桂枝去芍药加蜀漆牡蛎龙骨救逆汤主之。”

《伤寒论·辨太阳病脉证并治中》第121条云：“脉浮，热甚，而反灸之，此为实。”

《伤寒论·辨太阳病脉证并治中》第123条云：“脉浮，宜以汗解，用火灸之，邪无从出，因火而盛。”

《伤寒论·辨太阳病脉证并治下》第147条云：“太阳病，下之，其脉促，不结胸者，此为欲解也；脉浮者，必结胸。”

《伤寒论·辨太阳病脉证并治下》第162条云：“心下痞，按之濡，其脉关上浮者，大黄黄连泻心汤主之。”

《伤寒论·辨太阳病脉证并治下》第178条云：“伤寒，脉浮，发热无汗，其表不解者，不可与白虎汤。”

《伤寒论·辨阳明病脉证并治》第201条云：“阳明病，脉浮而紧者，必潮热，发作有时，但浮者，必盗汗出。”

《伤寒论·辨阳明病脉证并治》第230条云：“阳明病……若脉浮，发热，渴欲饮水，小便不利者，猪苓汤主之。”

《伤寒论·辨阳明病脉证并治》第234条云：“脉浮，发热，口干鼻燥，能食者则衄。”

《伤寒论·辨阳明病脉证并治》第238条云：“阳明病……病过十日，脉续浮者，与小柴胡汤，脉但浮，无余症者，与麻黄汤。”

《伤寒论·辨阳明病脉证并治》第241条云：“阳明病，脉浮，无汗而喘者，发汗则愈，宜麻黄汤。”

《伤寒论·辨太阴病脉证并治》第380条云：“太阴病，脉浮者，可发汗，宜桂枝汤。”

《伤寒论·辨阴阳易差后劳复病脉证并治》第399条云：“伤寒差以后，更发热者，小柴胡汤主之，脉浮者，以汗解之。”

《金匮要略·脏腑经络先后病脉证》第9条云：“师曰：病人脉浮者在前，其病在表；浮者在后，其病在里，腰痛背强不能行，必短气而极也。”

《金匮要略·脏腑经络先后病脉证》第12条云：“五邪中人，各有法度，风中于前，寒中于暮，湿伤于下，雾伤于上，风令脉浮，寒令脉急。”

《金匮要略·痓湿暍病脉证治》第38条云：“风湿，脉浮身重，汗出恶风者，防己黄芪汤主之。”

《金匮要略·血痹虚劳病脉证并治》第83条云：“男子面色薄者，主渴及亡血，卒喘悸，脉浮者，里虚也。”

《金匮要略·肺痿肺痈咳嗽上气病脉证治》第106条云：“咳而脉浮者，

厚朴麻黄汤主之。”

《金匮要略·肺痿肺痈咳嗽上气病脉证治》第112条云：“肺胀，咳而上气，烦躁而喘，脉浮者，心下有水，小青龙加石膏汤主之。”

《金匮要略·五脏风寒积聚病脉证并治》第160条云：“心中寒者，其人苦病心如啖蒜状，剧者心痛彻背，背痛彻心，譬如蛊注，其脉浮者，自吐乃愈。”

《金匮要略·消渴小便利淋病脉证并治》第217条云：“脉浮，小便不利，微热消渴者，宜利小便发汗，五苓散主之。”

《金匮要略·消渴小便利淋病脉证并治》第226条云：“脉浮发热，渴欲饮水，小便不利者，猪苓汤主之。”

《金匮要略·水气病脉证并治》第227条云：“风水，其脉自浮，外症骨节疼痛，恶风；皮水其脉亦浮，外症浮肿，按之没指，不恶风，其腹如鼓，不渴，当发其汗。”

《金匮要略·水气病脉证并治》第248条云：“风水，脉浮，身重，汗出恶风者，防己黄芪汤主之，腹痛者加芍药。”

《金匮要略·水气病脉证并治》第249条云：“风水恶风，一身悉肿，脉浮，不渴，续自汗出，无大热，越婢汤主之。”

《金匮要略·水气病脉证并治》第252条云：“水之为病，其脉沉小，属少阴。浮者为风。”

《金匮要略·黄疸病脉证并治》第260条云：“尺脉浮，为伤肾。”

《金匮要略·黄疸病脉证并治》第263条云：“酒黄疸者，或无热，靖言了了，腹满，欲吐，鼻燥，其脉浮先吐之，沉弦者先下之。”

《金匮要略·黄疸病脉证并治》第274条云：“诸家病黄，但利其小便，假令脉浮，当以汗解之，宜桂枝加黄芪汤主之。”

《金匮要略·惊悸吐衄下血胸满瘀血病脉证并治》第282条云：“师曰：尺脉浮，目睛晕黄，衄未止，晕黄去，目睛慧了，知衄令止。”

“浮脉”是血管扩张而血液充盈的现象。据张仲景的经验，浮脉于临床上的应用有三途：一是，体内对疾病抵抗力的亢奋，如“脉浮汗出”“风命脉浮”“脉浮病在表”“咳而脉浮”“浮者为风”，以及“桂枝汤”“麻黄汤”等证的“浮脉”，都属于这一类，都意示着自然疗能驱除病变的努力，这种抗力强者汗出而病去，抗力不够的还有待借助于“桂枝汤”和“麻黄汤”等；二是，病毒亢盛的现象，如“脉浮热甚”“脉浮发热”“风湿脉浮身重”“脉浮者，心下有水气”等，都属这一类，都意示着疾病机势的进展；三是，体温外脱的先兆，如“男子面色薄者，主渴及亡血，卒喘悸，脉浮者，里虚也”，这种浮脉，病者本来是劳瘵质的人，且病已经发展到了心脏极度衰弱的阶段，脉管收缩，神经衰弱，而呈现的虚性兴奋，所以称“里虚”。

关于“浮脉”还需要说明以下几点：“浮脉”的性质本与“大脉”“洪脉”差不多，其不同的是，浮脉是由于脉管充血，洪大脉是由于心机亢盛而充血，因此浮脉的搏动必软于洪，而不必如其数；抵抗力强，病机亢盛，虚性兴奋，同样的能见到“浮脉”，这就绝对要参考症状进行综合诊断，于临床才有意义；还有肥人皮下的组织丰隆，纵然体内功能亢奋亦不见浮脉；有些瘦人生来的脉搏就很细弱，无论体内功能亢奋还是病机亢盛都不能见到浮脉。所以单是凭脉论证，是极度危险的事。

19. 浮紧脉

《伤寒论·辨太阳病脉证并治上》第18条云：“桂枝本为解肌，若其人脉浮紧，发热汗不出者，不可与之也。”

《伤寒论·辨太阳病脉证并治中》第40条云：“太阳中风，脉浮紧，发热恶寒，身疼痛，不汗出而烦躁者，大青龙汤主之。”

《伤寒论·辨太阳病脉证并治中》第48条云：“太阳病，脉浮紧，无汗，发热，身疼痛，八九日不解，表症仍在，此当发其汗。”

《伤寒论·辨太阳病脉证并治中》第49条云：“太阳病，脉浮紧，发热，身无汗，自衄者愈。”

《伤寒论·辨太阳病脉证并治中》第52条云：“脉浮紧者，法当身疼痛，宜以汗解之。”

《伤寒论·辨太阳病脉证并治中》第57条云：“伤寒，脉浮紧，不发汗，因致衄者，麻黄汤主之。”

《伤寒论·辨太阳病脉证并治中》第114条云：“伤寒腹满谵语，寸口脉浮而紧，此肝乘脾也，名曰纵，刺期门。”

《伤寒论·辨太阳病脉证并治中》第159条云：“脉浮而紧，而复下之，紧反入里，则作痞，按之自濡，但气痞耳。”

《伤寒论·辨阳明病脉证并治》第198条云：“阳明中风，口苦咽干，腹满微喘，发热恶寒，脉浮而紧，若下之，则腹满小便难也。”

《伤寒论·辨阳明病脉证并治》第210条云：“阳明病，脉浮而紧者，必潮热发作有时，但浮者，必盗汗出。”

《伤寒论·辨阳明病脉证并治》第230条云：“阳明病，脉浮而紧，咽燥口苦，腹满而喘，发热汗出，不恶寒，反恶热，身重。”

《金匮要略·中风历节病脉证并治》第65条云：“寸口脉浮而紧，紧则为寒，浮则为虚，寒虚相搏，邪在皮肤。”

《金匮要略·水气病脉证并治》第230条云：“太阳病，脉浮而紧，法当骨节疼痛，反不疼，身体反重而酸，其人不渴，汗出即愈，此为风水，恶寒者，此为极虚，发汗得之。”

排血量虽充盈，而脉管纤维已萎缩呈硬化的紧张状态，便可见“脉浮紧”。脉管纤维既萎缩，必缺乏伸展性，触觉上但觉绷急状。据张仲景的经验，凡症见“浮紧脉”，大半都伴“无汗”，因此治疗上当从汗解，假如不帮助其发汗，那么浅层动脉越是紧张，内部的血管肌肉越弛缓，血液越发不能输送到体表，越是不能出汗；如“桂枝本为解肌，若其人脉浮紧，发热汗不出者，不可与之也，当须识此，勿令误也”，这是因为“桂枝汤”的发汗力量小了，势必要用“麻黄”类的药才能济事。若未得到适当的发汗，因而会高热致衄，这是由于体内需要有散温的出路，因衄血而体温低降，所以云“自衄者愈”。“紧为寒，浮为虚”，是对“表虚感寒”的演绎，即是生理机能失调而感冒的意思，并不是指真正的虚弱而言。

20. 浮缓脉

《伤寒论·辨太阳病脉证并治中》第41条云：“伤寒，脉浮缓，身不疼，但重，乍有轻时，无少阴证者，大青龙汤发之。”

《伤寒论·辨阳明病脉证并治》第196条云：“伤寒，脉浮而缓，手足自温者，是为系在太阴。”

《伤寒论·辨太阴病脉证并治》第282条云：“伤寒，脉浮而缓，手足自温者，系在太阴。”

《金匮要略·黄疸病脉证并治》第259条云：“寸口脉浮而缓，浮则为风，缓则为痹，痹非中风，四肢苦烦，脾色必黄，瘀热以行。”

“浮缓脉”是浮脉之较轻者，应该是没有很重笃的病变表现，所以“乍有轻时”，这时体温也不很高了，并没有“发热”的表现，在临床上事实也是如此。“缓则为痹”等说，是经络家所言。“大青龙汤”亦处理得不很适当。

21. 浮数脉

《伤寒论·辨太阳病脉证并治中》第51条云：“脉浮数者，法当汗出而愈。”

《伤寒论·辨太阳病脉证并治中》第54条云：“脉浮而数者，可发汗，宜麻黄汤。”

《伤寒论·辨太阳病脉证并治中》第74条云：“发汗已，脉浮数，烦渴者，五苓散主之。”

《伤寒论·辨阳明病脉证并治》第263条云：“病人无表里证，发热七八日，虽脉浮数者，可下之。”

《伤寒论·辨厥阴病脉证并治》第368条云：“下利，寸脉反浮数，尺中自涩者，必圊脓血。”

《金匮要略·腹满寒疝宿食病脉证治》第135条云：“病腹满，发热十日，脉浮而数，饮食如故，厚朴七物汤主之。”

《金匮要略·消渴小便利淋病脉证并治》第215条云：“趺阳脉浮而数，浮即为气，数即消谷而大坚，气盛则溲数，溲数即坚，坚数相搏，即为消渴。”

《金匮要略·水气病脉证并治》第234条云：“趺阳脉浮而数，浮脉即热，数脉即止，热数相搏，名曰伏。”

《金匮要略·呕吐哕下利病脉证治》第329条云：“下利，寸脉反浮数，尺中自涩者，必圊脓血。”

《金匮要略·疮痈肠痈浸淫病脉证并治》第345条云：“诸脉浮数，应当发热，而反洒淅恶寒，若有痛处，当发为痈。”

“浮数脉”，为交感神经刺激，心动加快，血管充盈，收缩力增强的脉象，是热邪病机向外发展的征兆，张仲景以上所经验的各条皆是。

22. 浮弱脉

《伤寒论·辨太阳病脉证并治上》第13条云：“太阳中风，阳浮而阴弱，阳浮者热自发，阴弱者汗自出，啬啬恶寒，淅淅恶风，翕翕发热，鼻鸣干呕者，桂枝汤主之。”

《伤寒论·辨太阳病脉证并治上》第44条云：“太阳病，外症未解，脉浮弱者，当以汗解，宜桂枝汤。”

《金匮要略·中风历节病脉证并治》第73条云：“少阴脉浮而弱，弱则血不足，浮则为风，风血相搏，即疼痛如掣。”

《金匮要略·黄疸病脉证并治》第265条云：“酒疸下之，久久为黑疸，目青面黑，心中如啖蒜齑状，大便正黑，皮肤爪之不仁，其脉浮弱，虽黑微黄，故知之。”

《金匮要略·惊悸吐衄下血胸满瘀血病脉证并治》第285条云：“病人面无血色，无寒热，脉沉弦者衄，浮弱手按之绝者，下血，烦咳者必吐血。”

浅层动脉充血，触觉上固见浮脉，但以动脉神经弛缓之故，重按之即觉其缓弱而不紧张，这便是“浮弱脉”的机理。若脑溢血、黄疸病人症见浮弱脉，不仅神经弛缓，血液也极度减少，这是与“桂枝汤证”大不相同之处。

23. 浮细脉

《伤寒论·辨太阳病脉证并治中》第39条云：“太阳病十日以去，脉浮细而嗜卧者，外已解也，设胸满胁痛者，与小柴胡汤，脉但浮者，与麻黄汤。”

病机不复亢奋，体力稍呈衰弱现象，因此脉搏浮细而嗜卧，这是疾病转好后的必然现象。

24. 浮大脉

《伤寒论·辨太阳病脉证并治上》第32条云：“问曰：证象阳旦，按法治之而增剧，厥逆咽中干，两胫拘急而谵语，师曰：言夜半手足当温，两脚当伸，后如师言，何以知此？答曰：寸口脉浮而大，浮为风，大为虚，风则生微热，虚则两胫挛，病形象桂枝，因加附子参其间。”

《伤寒论·辨太阳病脉证并治下》第139条云：“结胸症，其脉浮大者，不可下，下之则死。”

《伤寒论·辨少阴病脉证并治》第272条云：“三阳合病，脉浮大，上关上，但欲眠睡，目合则汗。”

《金匮要略·疟疾病脉证并治》第59条云：“师曰：疟脉自弦……浮大者，可吐之。”

《金匮要略·血痹虚痨病脉证并治》第85条云：“劳之为病，其脉浮大，手足烦，春夏剧，秋冬瘥，阴寒精自出，酸削不能行。”

《金匮要略·肺痿肺痈咳嗽上气病脉证治》第101条云：“上气，面浮肿，肩息，其脉浮大，不治，又加利，尤甚。”

《金匮要略·肺痿肺痈咳嗽上气病脉证治》第1条云：“咳而上气，此为肺胀，其人喘，目如脱状，脉浮大者，越婢加半夏汤主之。”

《金匮要略·腹满寒疝宿食病脉证治》第146条云：“问曰：人病有宿食，何以知之？师曰：寸口脉浮而大，按之反涩，尺中亦微而涩，故知有宿食，大承气汤主之。”

“浮大脉”，当为大脉之一种，因于心机亢盛动脉扩大所致。“阳旦病”“结胸症”“三阳合病”“疟疾”的脉浮大，都为急性热病进行期中的脉搏，是病机亢奋的现象，所以常见于“谵语”“结胸”（胃炎）“合目则汗”“疟”“肺胀”等热性病症，不过“阳旦症”的叙述与临床不符。至于上气喘息的脉浮大，多半是心室代偿性肥大的缘故，是急性支气管炎、肺气胀的习见脉象。劳之为病，其脉浮大，与前面“脉大为劳”是一个道理。

25. 浮滑脉

《伤寒论·辨太阳病脉证并治下》第 145 条云：“小结胸病，正在心下，按之则痛，脉浮滑者，小陷胸汤主之。”

《伤寒论·辨太阳病脉证并治下》第 147 条云：“太阳病下之……脉浮滑者，必下血。”

《伤寒论·辨太阳病脉证并治下》第 184 条云：“伤寒，脉浮滑，此以表有热，里有寒，白虎汤主之。”

《金匮要略·中风历节病脉证并治》第 72 条云：“趺阳脉浮而滑，滑则谷气实，浮则汗自出。”

脉管扩张而血液充实流利，便可见“浮滑脉”，多见于热病而心力亢奋的时期。

26. 浮迟脉

《伤寒论·辨阳明病脉证并治》第 232 条云：“脉浮而迟，表热里寒，下利清谷者，四逆汤主之。”

《金匮要略·消渴小便不利淋病脉证并治》第 214 条云：“寸口脉浮而迟，浮即为虚，迟即为劳，虚则卫气不足，劳则荣气竭。”

《金匮要略·水气病脉证并治》第 234 条云：“寸口脉浮而迟，浮脉则热，迟脉则潜，热潜相搏，名曰沉。”

“浮迟脉”相当于“迟浮弱脉”，是由于心力不足而虚性兴奋的脉象，所以称为“表热里寒”（假热象），是卫气不足荣气衰竭的缘故。

27. 浮虚脉

《伤寒论·辨阳明病脉证并治》第 246 条云：“病人烦热，汗出不解，又如疟状，日晡所发热者属阳明也，脉实者宜下之，脉浮虚者宜发汗。下之宜大承气汤，发汗宜桂枝汤。”

"浮虚脉"，即浮脉之一种，本是浮脉，不过脉管是宽软的，便带一种"虚"象罢了，并不是亏损的虚弱脉。

28. 浮芤脉

《伤寒论·辨阳明病脉证并治》第252条云："脉浮而芤，浮为阳，芤为阴，浮芤相搏，胃气生热，其阳则绝。"

"芤脉"为失血过甚的脉象，是心脏排血量极度弱小的一种反应，因组织失掉营养，尽量扩张血管，企图得到多量的血液分布于各小血管以营养组织，虽然血管已尽量扩张，而因血已大量消失之故终究不能充满脉管，这时诊察脉搏便会得到"芤"象，正因其脉管过分扩张，故于芤之中见浮，这种脉搏，象征着心机衰弱、血压低落，多属危候，故云"其阳则绝。"

29. 浮涩脉

《伤寒论·辨阳明病脉证并治》第253条云："趺阳脉浮而涩，浮则胃气强，涩则小便数，浮涩相搏，大便则鞕，其脾为约，麻子仁丸主之。"

《金匮要略·五脏风寒积聚病脉证并治》第166条云："趺阳脉浮而涩，浮则胃气强，涩则小便数，浮涩相搏，大便则坚，其脾为约，麻子仁丸主之。"

《金匮要略·呕吐哕下利病脉证治》第302条云："趺阳脉浮而涩，浮则为虚，涩则伤脾，脾伤则不磨，朝食暮吐，暮食朝吐，宿谷不化，名曰反胃。"

脉管弛缓而宽软，血液复枯减，神经失养，血流濡滞，便可见"浮涩脉"，脾约两条，脉症相参，当为身体衰弱者的习惯性便秘，"反胃"疑是衰弱者的胃炎病。

30. 浮洪脉

《金匮要略·水气病脉证并治》第228条云："脉浮而洪，浮则为风，洪则为气，风气相搏，风强则为隐疹，身体为痒，痒为泄风，久为痂癞；气强则为水，难以俛仰，风气相击，身体洪肿，汗出乃愈。”

“浮洪脉”当同于“浮大脉”，而病机的亢奋最甚，隐疹洪肿等，都为热性病中所常见，风气云云，理难说通。

31. 浮动数脉

《伤寒论·辨太阳病脉证并治下》第141条云：“太阳病，脉浮而动数，浮则为风，数则为热，动则为痛，数则为虚，头痛发热，微盗汗出，而反恶寒者，表未解也。”

“浮数脉”而兼见重复脉，便是“浮动数脉”，其病理与“浮数脉”相同，不过其神经系尤为兴奋，脉管愈显得紧张而已。其风、热、痛云云，一律视为对神经症状的概念的描述，于理略可通，否则颇不合逻辑。

32. 浮虚涩脉

《伤寒论·辨太阳病脉证并治下》第182条云：“伤寒八九日，风湿相搏，身体疼烦，不能自转侧，不呕不渴，脉浮虚而涩者，桂枝附子汤主之。”

脉管虽扩张，而心脏排血量颇弱小，故脉搏浮中而见“虚涩”，这是体力衰弱的象征，风湿病由于汗腺排泄机能的阻滞，亦或可见这种脉象。

33. 浮弱涩脉

《金匮要略·血痹虚劳病脉证并治》第86条云：“男子脉浮弱而涩，为无子，精气清冷。”

脉浮弱而涩，是肌肉薄血管浅露（浮）而血液不足心机衰弱也。这殆为衰弱者的授胎不能症。

34. 浮微涩脉

《金匮要略·疮痈肠痈浸淫病脉证并治》第349条云："问曰：寸口脉浮微而涩，法当亡血，若汗出，设不汗者云何？答曰：若身有疮，被刀斧所伤，亡血故也。"

"浮微涩脉"与"浮弱涩脉"同属一理，故云"法当亡血"。

35. 浮细滑脉

《金匮要略·痰饮咳嗽病脉证并治》第190条云："脉浮而细滑，伤饮。"

"浮细滑"，即"浮滑脉"之次者，或者脉本为浮滑，因其人脉管细小之故，不能凭脉遽指其为伤饮，此非"仲景"言。

36. 细　　脉

《伤寒论·辨太阳病脉证并治下》第156条云："伤寒五六日，头汗出、微恶寒、手足冷、心下满，口不欲食、大便鞕，脉细者，此为阳微结，必有表复有里也。"

《伤寒论·辨厥阴病脉证并治》第355条云："手足厥寒，脉细欲绝者，当归四逆汤主之。"

《金匮要略·五脏风寒积聚病脉证并治》第171条云："诸积大法，脉来细而附骨者，乃积也。"

凡神经衰疲，血压低降，末梢动脉管收缩者，其脉必细，正因其血压低降，所以手足厥冷。"细而附骨"是细小之极的脉象。

37. 细数脉

《伤寒论·辨太阳病脉证并治中》第127条云："太阳病当恶寒发热，今自汗出，反不恶寒发热，关上脉细数者，以医吐之过也。"

《伤寒论·辨太阳病脉证并治下》第147条云："太阳病，下之……脉细数者，头痛未止。"

体力已衰惫，而病机犹亢奋未已，是以脉搏于细中见数。第127条是因吐而引起胃机能的兴奋，第147条是于下后而头部犹充血，都是同样的机理。

38. 细沉数脉

《伤寒论·辨少阴病脉证并治》第289条云："少阴病，脉细沉数，病为在里，不可发汗。"

细沉数脉，即细数脉，所谓细沉，犹《金匮要略·五脏风寒积聚》第171条所谓"脉来细而附骨"者。

39. 沉　　脉

《伤寒论·辨太阳病脉证并治中》第96条云："病发热头痛，脉反沉，若不差，身体疼痛，当救其里，宜四逆汤。"

《伤寒论·辨阳明病脉证并治》第227条云："伤寒五六日，脉沉而喘满，沉为在里，而反发其汗，津液越出，大便为难，表虚里实，久则谵语。"

《伤寒论·辨少阴病脉证并治》第305条云："少阴病，始得之，及发热脉沉者，麻黄附子细辛汤主之。"

《伤寒论·辨少阴病脉证并治》第309条云："少阴病，身体疼，手足寒，骨节痛，脉沉者，附子汤主之。"

《伤寒论·辨少阴病脉证并治》第327条云："少阴病，脉沉者，急温之，宜四逆汤。"

《金匮要略·肺痿肺痈咳嗽上气病脉证治》第107条云："脉沉者，泽泻汤主之。"

《金匮要略·痰饮咳嗽病脉证并治》第181条云："胸中有留饮，其人短气而渴，四肢历节痛，脉沉者，有留饮。"

《金匮要略·水气病脉证并治》第227条云："石水，其脉自沉，外症腹满不喘。"

《金匮要略·水气病脉证并治》第231条云："里水者，一身面目黄肿，其脉沉，小便不利，故令病水。"

《金匮要略·水气病脉证并治》第237条云："脉得诸沉，当责有水，身体肿重，水病脉出者死。"

《金匮要略·水气病脉证并治》第238条云："夫水病人，目下有卧蚕，面目鲜泽，脉伏，其人消渴，病水腹大，小便不利，其脉沉绝者，有水，可下之。"

《金匮要略·水气病脉证并治》第254条云："问曰：黄汗之为病，身体重，发热汗出而渴，状如风水，汗沾衣，色正黄如柏汁，脉自沉，何从得之。"

《金匮要略·黄疸病脉证并治》第267条云："脉沉，渴欲饮水，小便不利者，皆发黄。"

血压低降，末梢动脉血液减少，即浅层动脉贫血，于桡骨动脉便诊得"沉脉"，一般为体力衰惫之象，所以《伤寒论》中的沉脉都用"四逆汤""麻黄附子细辛汤""附子汤"这类兴奋强壮药。水肿病的沉脉于体力衰竭固然亦有关系，然因其肌肉浮肿，末梢动脉被压迫着，当然得见沉脉。

40. 沉紧脉

《伤寒论·辨太阳病脉证并治中》第69条云："伤寒若吐若下后，心下逆满，气上冲胸，起则头眩，脉沉紧，发汗则动经，身为振振摇者，茯苓桂枝白术甘草汤主之。"

《伤寒论·辨太阳病脉证并治下》第142条云："伤寒六七日，结胸热实，脉沉而紧，心下痛，按之石鞕者，大陷胸汤主之。"

《伤寒论·辨太阳病脉证并治下》第147条云："太阳病，下之……脉沉紧者，必欲呕。"

《伤寒论·辨太阳病脉证并治下》第156条云："伤寒五六日，头汗出，微恶寒，手足冷，心下满，口不欲食，大便鞕……脉虽沉紧，不得为少阴病。"

《伤寒论·辨阳明病脉证并治》第271条云："本太阳病不解，转入少阳者，胁下鞕满，干呕，不能食，往来寒热，尚未吐下，脉沉紧者，与小柴胡汤。”

《金匮要略·痰饮咳嗽病脉证并治》第195条云：“膈间支饮，其人喘满，心下痞坚，面色黧黑，其脉沉紧，得之数十日，医吐下之不愈，木防己汤主之。”

《金匮要略·水气病脉证并治》第247条云：“问曰：病者苦水，面目身体四肢皆肿，小便不利，脉之，不言水，反言胸中痛，气上冲咽，状如炙肉，当微咳喘，审如师言，其脉何类？师曰：寸口脉沉而紧，沉为水，紧为寒，沉紧相搏，结在关元。”

脉管纤维萎缩而排血量亦复不足，脉搏所见便为“沉紧”。《伤寒论》所述颇类似胃炎一类症候，《金匮要略》所述，前条类似慢性肋膜炎，后条类似腹底骨盆腔内有积水。是“沉紧脉”常见于水中毒一类证候，或为收缩神经被刺激的反应使然。

41. 沉迟脉

《伤寒论·辨太阳病脉证并治中》第64条云：“发汗后，身疼痛，脉沉迟者，桂枝加芍药生姜各一两人参三两新加汤主之。”

《伤寒论·辨厥阴病脉证并治》第361条云：“伤寒六七日，大下后，寸脉沉而迟，手足厥逆，下部脉不至，喉咽不利，唾脓血，泄利不止者，为难治，麻黄升麻汤主之。”

《伤寒论·辨厥阴病脉证并治》第371条云：“下利，脉沉而迟，其人面少赤，身有微热，下利清谷者，必郁冒汗出而解，病人必微厥，所以然者，其面戴阳，下虚故也。”

《金匮要略·水气病脉证并治》第227条云：“正水，其脉沉迟，外证自喘。”

《金匮要略·水气病脉证并治》第246条云：“师曰：寸口脉沉而迟，沉则为水，迟则为寒，寒水相搏，趺阳脉伏，水谷不化，脾气衰则鹜溏，胃气衰则身肿。”

《金匮要略·呕吐哕下利病脉证治》第331条云：“下利，脉沉而迟，其人面少赤，身有微热，下利清谷者，必郁冒汗出而解，病人必微厥，所以然者，其面戴阳，下虚故也。”

心动弛缓，排血量减少，同时脉管收缩，脉搏即见“沉迟”。上列“沉迟脉”，或于汗后，或于下后，均为津液大伤，心机衰弱，血液减少的缘故。水肿病的脉沉迟，与上列“沉脉”“沉紧脉”同属一理。

42. 沉微脉

《伤寒论·辨太阳病脉证并治中》第63条云：“下之后，复发汗，昼日烦躁不得眠，夜而安静，不呕不渴，无表证，脉沉微身无大热者，干姜附子汤主之。”

《金匮要略·痰饮咳嗽病脉证并治》第207条云：“青龙汤下已，多唾口燥，寸脉沉，尺脉微，手足厥逆，气从小腹上冲胸咽，手足痹，其面翕热如醉状，因复下流阴股，小便难，时复冒。”

左心室排血量弱小，因而脉跃不足，则见“沉微脉”。所以身无大热、手足厥逆；所以要用“干姜”“附子”的强壮剂。

43. 沉结脉

《伤寒论·辨太阳病脉证并治中》第132条云：“太阳病，身黄，脉沉结，少腹鞕，小便不利者，为无血也，小便自利，其人如狂者，血证谛也，抵当汤主之。”

不仅脉跃不足，而且瓣膜闭锁不全，血行时有止息，便为“沉结脉”，此证可见于溶血性黄疸。

44. 沉滑脉

《伤寒论·辨太阳病脉证并治下》第147条云：“太阳病下之……脉沉滑者，协热利。”

《金匮要略·水气病脉证并治》第229条云：“寸口脉沉滑者，中有水气，面目肿大有热，名曰风水。”

脉于沉部而得流利的脉波，是为“沉滑脉”，原因为排血量颇充实。既充实而尚以沉见者，在太阳病条，是因误下而体力先惫，病机渐转于亢奋；后条的沉滑，或因于桡骨部水肿的关系。

45. 沉弦脉

《伤寒论·辨厥阴病脉证并治》第370条云：“下利脉沉弦者，下重也，脉大者，为未止，脉微弱数者，为欲自止，虽发热不死。”

《金匮要略·痰饮咳嗽病脉证并治》第192条云：“脉沉而弦者，悬饮内痛。”

《金匮要略·黄疸病脉证并治》第263条云：“酒黄疸者，或无热，靖言了了，腹满，欲吐，鼻燥，其脉浮者先吐之，沉弦者，先下之。”

《金匮要略·惊悸吐衄下血胸满瘀血病脉证并治》第285条云：“病人面无血色，无寒热，脉沉弦者衄。”

《金匮要略·呕吐哕下利病脉证治》第322条云：“下利，脉沉弦者，下重。”

脉管于沉部仍见紧张而富弹力者便是“沉弦脉”，多因于血少，不能充盈其血管，血管紧缩以维持其血压的缘故。至于“里急后重”的下利，或为肠神经及腹直肌挛急而痛，影响到收缩神经所致。

46. 沉实脉

《伤寒论·辨阴阳易差后劳复病脉证并治》第399条云：“伤寒，差以后更发热者，小柴胡汤主之，脉浮者，以汗解之，脉沉实者，以下解之。”

“沉实脉”颇同于“沉滑脉”，病新愈后，脉沉中见实，这是动脉血液已逐渐在充盈之象，也就可以知其所以复“发热”的原因了。

47. 沉小脉

《金匮要略·水气病脉证并治》第252条云：“水之为病，其脉沉小，属少阴。”

“沉小脉”略同于“沉微脉”，仍为排血量弱小的缘故。

48. 沉大滑脉

《金匮要略·脏腑经络先后病脉证》第11条云：“问曰：寸脉沉大而滑，沉则为实，滑则为气，实气相搏，血气入脏即死，入腑即愈，此为卒厥。”

“沉大而滑”之脉，为内热亢盛之候，“大”与“滑”都是因脉管充血，以“沉”部见者，或为其人的素质使然。卒厥云云，经脉家的赘词，颇难通。

49. 沉小迟脉

《金匮要略·血痹虚劳病脉证并治》第91条云：“脉沉小迟，名脱气，其人急行则喘喝，手足逆寒，腹满，甚则溏泄，食不消化也。”

“沉小迟脉”颇同于“沉迟脉”，不过心脏机能尤为衰弱罢了。

50. 沉弱脉

《金匮要略·中风历节病脉证并治》第71条云：“寸口脉沉而弱，沉即主骨，弱即主筋，沉即为肾，弱即为肝，汗出入水中，如水伤心，历节黄汗出，故曰历节。”

“沉弱脉”颇同于“沉微脉”，这是偻麻质斯病（历节病）极度贫血的必然现象，主骨、主筋之说，固为附会，而偻麻质斯的病灶大都在“筋”与“骨”。

51. 沉细脉

《金匮要略·痓湿暍病脉证治》第19条云：“太阳病发热，脉沉而细者，名曰痓，为难治。”

《金匮要略·痉湿暍病脉证治》第30条云："太阳病，关节疼痛而烦，脉沉而细者，此名湿痹，湿痹之候，小便不利，大便反快，但当利其小便。"

心脏衰弱的，脉搏便沉细；"痉病"多为脑脊髓膜炎，病而至于心脏衰弱，当然难治；"湿痹"多为关节炎。

52. 沉迟小紧数脉

《金匮要略·胸痹心痛短气病脉证并治》第119条云："胸痹之为病，喘息咳唾，胸背痛，短气，寸口脉沉而迟，关上小紧数，栝蒌薤白白酒汤主之。"

"胸痹"包括肋间神经痛及胃神经痛，唯其所述脉搏太复杂，而且"迟""数"并见，这是不足取信的，按其症状，脉搏或多为"沉紧"。

53. 伏　脉

《金匮要略·痰饮咳嗽病脉证并治》第189条云："病者脉伏，其人欲自利，利反快，虽利，心下续坚满，此为留饮欲去故也，甘遂半夏汤主之。"

《金匮要略·水气病脉证并治》第232条云："趺阳脉当伏，今反紧，本自有寒，疝瘕腹中痛，医反下之，下之即胸满短气。"

《金匮要略·水气病脉证并治》第232条云："趺阳脉当伏，今反数，本自有热，消谷小便数，今反不利，此欲作水。"

《金匮要略·水气病脉证并治》第238条云："夫水病人，目下有卧蚕，面色鲜泽，脉伏，其人消渴。"

脉沉至极便为"伏脉"，多为腹内脏器有急剧病变，血液集中病所，以为救济，而桡骨动脉的搏动便极微薄；抵抗急性重病，心力一时衰竭不能为济，脉亦见"伏"。首条的脉伏，属于前者，水气人的脉伏，便属于后者。

54. 伏弦脉

《金匮要略·痉湿暍病脉证治》第24条云："暴腹胀大者，为欲解，脉如故，反伏弦者，痓。”伏弦脉即过去西医的小硬脉，即是上述伏脉之第一种。

55. 芤动微紧脉

《金匮要略·血痹虚劳病脉证并治》第 87 条云：“脉得诸芤动微紧，男子失精，女子梦交。”

“芤”与“微”，属于一个性质的脉象，都是血液减少、血压低降、神经衰惫之象；而“动”与“紧”，为另一性质同属的脉象，都是血液充沛、血压增高、脉管紧张之象。此二者万难同时并见，因前者为衰减性，后者为亢奋性。失精的虚弱人，可能见前者脉搏；梦交有属于脑神经充血而亢奋，可能见后者脉搏。丹波元胤说：“芤与微反，动与紧反，盖芤动与微紧，自是二脉。”不知其作何解释。

56. 弦　　脉

《伤寒论·辨太阳病脉证并治下》第 147 条云：“太阳病，下之……脉弦者，必两胁拘急。”

《伤寒论·辨太阳病脉证并治下》第 150 条云：“太阳与少阳并病，头项强痛，或眩冒，时如结胸，心下痞鞕者，当刺大椎第一间肺俞，慎不可发汗，发汗则谵语脉弦，五日谵语不止，当刺期门。”

《伤寒论·辨阳明病脉证并治》第 221 条云：“伤寒若吐若下后不解，不大便五六日，上至十余日，日晡所发潮热，不恶寒，独语如见鬼状，若剧者，发则不识人，循衣摸床，惕而不安，微喘直视，脉弦者生，涩者死，微者但发热。”

《金匮要略·腹满寒疝宿食病脉证治》第 131 条云：“寸口脉弦者，即胁下拘急而痛，其人啬啬恶寒也。”

《金匮要略·腹满寒疝宿食病脉证治》第 145 条云：“其脉数而紧乃弦，状如弓弦，按之不移。”

《金匮要略·五脏风寒积聚病脉证并治》第 161 条云：“心伤者，其人劳倦，即头面赤而下重，心中痛而自烦发热，当脐跳，其脉弦，此为心脏伤所致也。”

《金匮要略·痰饮咳嗽病脉证并治》第183条云：“夫病人饮水多，必暴喘满，凡食少饮多，水停心下，甚者则悸，微者短气，脉双弦者寒也，皆大下后喜虚，脉偏弦者，饮也。”

《金匮要略·痰饮咳嗽病脉证并治》第203条云：“咳家，其脉弦，为有水，十枣汤主之。”

《金匮要略·呕吐哕下利病脉证治》第300条云：“脉弦者虚也，胃气无余，朝食暮吐，变为胃反，寒在于上，医反下之，今脉反弦，故名曰虚。”

《金匮要略·呕吐哕下利病脉证治》第327条云：“下利脉反弦，发热身汗者，自愈。”

《金匮要略·妇人妊娠病脉证并治》第362条云：“妇人怀娠六七月，脉弦发热，其胎愈胀，腹痛恶寒者，少腹如扇，所以然者，子脏开故也，当以附子汤温其脏。”

脉管壁的收缩神经兴奋，脉搏即“弦”，惟其属于神经的病变，影响所及，多为神经系统的病症，如“谵语”“痛”“拘急”，就是这个理由。“弦脉”的脉管虽紧张，而其血液不充盈，重按即陷，血流的搏动显于脉管的两边，这叫作“双弦”，也就是其脉弦属虚的由来。病到了“不识人”的时候，谓“脉弦者生”，这是见其于血行减退之中而犹有抵抗力与病势相争的缘故。下利后的“脉弦”“发热”“身汗”自愈，也是这个道理。

57. 弦细脉

《金匮要略·辨少阳病脉证并治》第270条云：“伤寒脉弦细，头痛发热者，属少阳。”

“弦脉”的血液本不充盈，今更因排血量弱小，便于“弦”中显“细”，是体力不很好之象。

58. 弦迟脉

《伤寒论·辨少阴病脉证并治》第328条云：“少阴病，饮食入口则吐，心中温温欲吐，复不能吐，始得之，手足寒，脉弦迟者，此胸中实，不可下也，当吐之。”

《金匮要略·疟病脉证并治》第59条云：“师曰：疟脉自弦，弦迟者多寒……弦迟者可温之。”

动脉管收缩而心动复弛缓者，便见弦迟脉，正因其心动弛缓，排血量不充分，所以症见手足寒。

59. 弦小紧脉

《金匮要略·疟病脉证并治》第59条云：“师曰：疟脉自弦……弦小紧者，下之差。”

“弦”与“紧”，同为脉管壁的收缩神经兴奋所致，所以最易同见，不过“紧”脉可充血，“弦”脉不会充血；“小”脉徒见其浅层动脉收缩之极；言其“弦小”已足，不必言“紧”；至于凭“弦小紧”脉，便云“下之差”，这是没有根据的诊断治疗，非出自仲景。

60. 弦紧脉

《金匮要略·疟病脉证并治》第59条云：“师曰：疟脉自弦……弦紧者可发汗，针灸也。”

《金匮要略·腹满寒疝宿食病脉证治》第142条云：“腹痛，脉弦而紧，弦则卫气不行，即恶寒，紧则不欲食，邪正相搏，即为寒疝。”

《金匮要略·水气病脉证并治》第235条云：“寸口脉弦而紧，弦则卫气不行，即恶寒，水不沾流，走于肠间。”

“弦紧脉”，就是“紧脉”，“弦紧”字重复用，反觉其不可通。

61. 弦数脉

《金匮要略·疟病脉证并治》第59条云：“师曰：疟脉自弦，弦数者多热……弦数风发也，以饮食消息止之。”

《金匮要略·痰饮咳嗽病脉证并治》第191条云："脉弦数，有寒饮，冬夏难治。"

收缩神经与交感神经同时兴奋，一面浅层动脉收缩，一面心动亢进，便见"弦数脉"，是病机亢奋之象。"冬夏难治"云云，不可训。

62. 弦浮大脉

《伤寒论·辨阳明病脉证并治》第237条云："阳明中风，脉弦浮大而短气，腹都满，胁下及心痛，久按之气不通，鼻干不得汗，嗜卧，一身及目悉黄，小便难，有潮热，时时哕，耳前后肿。"

"弦浮大"脉，略同于"弦数脉"，病机正亢盛也。从"耳前后肿"来看，这是急性的流行性腮腺炎病。

63. 弦细芤迟脉

《金匮要略·痓湿暍病脉证治》第41条云："太阳中暍，发热恶寒，身重而疼痛，其脉弦细芤迟，小便已，洒洒然毛耸，手足逆冷，小有劳，身即热，口前开，板齿燥。"

浅层动脉微见收缩，津液不足，血中水分少，因而脉象"弦细芤"，继以体温不足，心搏动弛缓，脉搏至数亦不足而"迟"，所以洒洒然毛耸，手足厥冷。

64. 紧　　脉

《伤寒论·辨太阳病脉证并治上》第3条云："太阳病或已发热，或未发热，必恶寒，体痛，呕逆，脉阴阳俱紧者，名曰伤寒。"

《伤寒论·辨太阳病脉证并治下》第147条云："太阳病，下之……脉紧者，必咽痛。"

《伤寒论·辨阳明病脉证并治》第201条云："阳明病，初欲食，小便反不利，大便自调，其人骨节疼，翕翕如有热状，奄然发狂，濈然汗出而解者，此水不胜谷气，与汗共并，脉紧则愈。”

《伤寒论·辨少阴病脉证并治》第287条云：“病人脉阴阳俱紧，反汗出者，亡阳也，此属少阴，法当咽痛而复吐利。”

《伤寒论·辨少阴病脉证并治》第291条云：“少阴病，脉紧，至七八日自下利，脉暴微，手足反温，脉紧反去者，为欲解也。虽烦下利，必自愈。”

《伤寒论·辨厥阴病脉证并治》第359条云：“病人手足厥冷，脉乍紧者，邪结在胸中，心下满而烦，饥不能食者，病在胸中，当须吐之，宜瓜蒂散。”

《伤寒论·辨厥阴病脉证并治》第365条云：“下利，脉数，有微热，汗出，令自愈，设复紧，为未解。”

《金匮要略·腹满寒疝宿食病脉证治》第151条云：“脉紧，头痛风寒，腹中有宿食不化也。”

《金匮要略·腹满寒疝宿食病脉证治》第150条云：“脉紧，如转索无常者，有宿食也。”

《金匮要略·水气病脉证并治》第232条云：“趺阳脉当伏，今反紧，本自有寒，疝瘕腹中痛，医反下之，下之即胸满短气。”

《金匮要略·黄疸病脉证并治》第260条云：“趺阳脉紧，为伤脾，风寒相搏，食谷即眩，谷气不消，胃中苦浊。”

《金匮要略·呕吐哕下利病脉证治》第316条云：“吐后渴欲得水而贪饮者，文蛤汤主之，兼主微风脉紧头痛。”

《金匮要略·呕吐哕下利病脉证治》第325条云：“下利脉数，有微热汗出，令自愈，设脉紧，为未解。”

“紧脉”与“弦脉”，同为脉管壁的收缩神经兴奋的结果，其不同于“弦脉”者，紧脉的张度要比较“弦脉”硬而实大，这是由其浅层动脉充血的缘故。如“脉阴阳俱紧者，名曰伤寒”，就是浅层动脉的收缩神经与皮肤汗腺同时收缩，血液复继续充盈不已而见的“紧张”，不过就是由感冒的刺激所致，是一时性的；而“少阴病脉紧”，是由于皮下脂肪消尽，组织萎缩所致。这都是一时性的，应当增加营养，救济体能为是。“紧反去者，为欲解也”“设复紧，为未解”，便是这个道理。一般说“紧脉”为有寒，是属于前者；“宿食”虽亦现紧脉，而于外感亦有关系，一般的消化不良往往由感冒而引起，所以说："脉紧头痛风寒，腹中有积食不化也。"

65. 紧弦脉

《金匮要略·痓湿暍病脉证治》第 25 条云："夫痓脉，按之紧如弦，直上下行。"

《金匮要略·腹满寒疝宿食病脉证治》第 140 条云："胁下偏痛，发热，其脉紧弦，此寒也，以温药下之，宜大黄附子汤。"

"紧弦"之脉，同属一体，为紧为弦，便在充血之有无来区分。

66. 紧沉脉

《金匮要略·水气病脉证并治》第 236 条云："少阴脉紧而沉，紧则为痛，沉则为水，小便即难。"

理与"沉紧脉"同。

67. 紧数脉

《金匮要略·黄疸病脉证并治》第 260 条云："趺阳脉紧而数，数则为热，热则消谷，紧则为寒，食即为满。"

交感神经与收缩神经同时兴奋，便可见"紧数脉"，即脉管紧张而至数亦增加，这是病机亢奋的现象。

68. 紧大迟脉

《金匮要略·腹满寒疝宿食病脉证治》第 145 条云："脉紧大而迟者，必心下坚。"

"脉紧大而迟"便是"大紧脉"，所以与"大紧脉"用同一治疗法，其"迟"无非是脉至稍减一至半至而已。

69. 革　　脉

《金匮要略·血痹虚劳病脉证并治》第92条云："脉弦而大，弦则为减，大则为芤，减则为寒，芤则为虚，寒虚相搏，此名为革，妇人则半产漏下，男子则亡血失精。"

《金匮要略·惊悸吐衄下血胸满瘀血病脉证并治》第288条云："寸口脉弦而大，弦则为减，大则为芤，减则为寒，芤则为虚，寒虚相搏，此名曰革，妇人则半产漏下，男子则亡血。"

《金匮要略·妇人杂病脉证并治》第395条云："寸口脉弦而大，弦则为减，大则为芤，减则为寒，芤则为虚，寒虚相搏，此名曰革，妇人则半产漏下，旋复花汤主之。"

"革脉"为营养失常，血液稀薄，神经虚性兴奋，脉管硬变所致。所以上列同样的三条，都为寒为虚，为亡血，为失精。

70. 弱　　脉

《金匮要略·辨太阳病脉证并治中》第119条云："形作伤寒，其脉不弦紧而弱，弱者必渴，被火必谵语，弱者发热，脉浮解之，当汗出愈。"

《金匮要略·辨阳明病脉证并治》第257条云："得病二三日，脉弱，无太阳柴胡证，烦躁，心下鞕，至四五日，虽能食，以小承气汤，少少与，微和之，令小安。"

《金匮要略·辨太阴病脉证并治》第284条云："太阴为病，脉弱，其人续自便利，设当行大黄芍药者，宜减之，以其人胃气弱易动故也。"

《金匮要略·辨厥阴病脉证并治》第364条云："下利有微热而渴，脉弱者，令自愈。"

《金匮要略·辨厥阴病脉证并治》第382条云："呕而脉弱，小便复利，身有微热，见厥者，难治，四逆汤主之。"

《金匮要略·痰饮咳嗽病脉证并治》第205条云："久咳数岁，其脉弱者可治。"

《金匮要略·呕吐哕下利病脉证治》第311条云："呕而脉弱，小便复利，身有微热，见厥者难治，四逆汤主之。"

《金匮要略·呕吐哕下利病脉证治》第325条云："下利有微热而渴，脉弱者，令自愈。"

心力弱而血又少，因而神经衰惫，官能减退，动脉血压低降，便可见"弱脉"。弱脉虽和"软脉"很相似，但"软"为脉管的弛缓，而"弱"为心力的衰弱，是其大较。"弱"而渴，是津液的枯竭；"弱"而利，是胃肠机能的衰减；久病脉"弱"，是官能减退的一般现象；"脉弱者，令自愈"是对待病机亢进时的脉搏而言。

71. 弱涩脉

《伤寒论·辨少阴病脉证并治》第290条云："少阴病，脉微，不可发汗，亡阳故也，阳已虚，尺脉弱涩者，复不可下之。"

"脉弱涩"同上"弱脉"，不过这尤见其搏动的徐缓濡滞而然。

72. 微　　脉

《伤寒论·辨太阳病脉证并治上》第25条云："太阳病，得之八九日，如疟状，发热恶寒，热多寒少，其人不呕，清便欲自可，一日二三度发，脉微缓者，为欲愈也。脉微而恶寒者，此阴阳俱虚，不可更发汗更下更吐也。"

《伤寒论·辨太阳病脉证并治中》第51条云："脉浮数者，法当汗出而愈，若下之，身重心悸者，不可发汗，当自汗出乃解，所以然者，尺中脉微，此里虚，须表里实，津液自和，便自汗出愈。"

《伤寒论·辨太阳病脉证并治中》第98条云："太阳病未解，脉阴阳俱微，必先振慄汗出而解，但阳脉微者，先汗出而解；但阴脉微者，下之而解，若欲下之，宜调胃承气汤。"

《伤寒论·辨太阳病脉证并治中》第111条云："伤寒十三日，过经谵语者，以有热也，当以汤下之，若小便利者，大便当鞕，而反下利，脉调和者，知医以丸药下之，非其治也，若自下利者，脉当微厥，今反和者，此为内实也，调胃承气汤主之。”

《伤寒论·辨太阳病脉证并治下》第168条云：“伤寒吐下后发汗，虚烦，脉甚微，八九日心下痞鞕，胁下痛，气上冲咽喉，眩冒，经脉动惕者，久而成痿。”

《伤寒论·辨阳明病脉证并治》第251条云：“脉阳微，而汗出少者，为自和也。”

《伤寒论·辨少阴病脉证并治》第290条云：“少阴病，脉微，不可发汗，亡阳故也。”

《伤寒论·辨少阴病脉证并治》第291条云：“少阴病，脉紧，至七八日，自下利，脉暴微，手足反温，脉紧反去者，为欲解也，虽烦下利，必自愈。”

《伤寒论·辨少阴病脉证并治》第294条云：“少阴中风，脉阳微阴浮者，为欲愈。”

《伤寒论·辨少阴病脉证并治》第319条云：“少阴病，下利，脉微者，与白通汤。”

《伤寒论·辨少阴病脉证并治》第321条云：“少阴病，下利清谷，里寒外热，手足厥逆，脉微欲绝，身反不恶寒者，其人面色赤，或腹痛，或干呕，或咽痛，或利止，脉不出者，通脉四逆汤主之。”

《伤寒论·辨厥阴病脉证并治》第342条云：“伤寒，脉微而厥，至七八日肤冷，其人躁无暂时安者，此为脏厥，非蚘厥也。”

《伤寒论·辨厥阴病脉证并治》第347条云：“伤寒六七日，脉微，手足厥冷，烦躁，灸厥阴，厥不还者死。”

《伤寒论·辨霍乱病脉证并治》第390条云：“恶寒，脉微，而复利，利止，亡血也，四逆加人参汤主之。”

《伤寒论·辨霍乱病脉证并治》第395条云：“既吐且利，小便复利，而大汗出，下利清谷，内寒外热，脉微欲绝者，四逆汤主之。”

《伤寒论·辨霍乱病脉证并治》第395条云：“吐下已断，汗出而厥，四肢拘急不解，‘脉微’欲绝者，通脉四逆加猪胆汤主之。”

《金匮要略·血痹虚劳病脉证并治》第81条云：“血痹，阴阳俱微，寸口关上微，尺中小紧，外证身体不仁，如风痹状，黄芪桂枝五物汤主之。”

心弱血少，脉管又不能适量紧张，便成“微脉”，兼而有“软（濡）脉”和“弱脉”的病理，是神经衰惫、动脉血压低降的征候。如“脉微而恶寒”“脉微里虚”“虚烦脉微”“下利脉微”“脉阳微而汗出少”“脉微不可发汗”“脉微手足厥冷”等，都是由于心脏衰弱，血液减少，体温低落而引起的。但是与此相反的，其中偏有“脉暴微，手足反温，脉紧反去，为欲解”的病例，这是说明先存在的“紧脉”，殆由于病毒刺激收缩神经而然，现在病毒消失了，收缩神经恢复了正常，而心脏在这七八日抗病期间衰弱已极，则“紧”去“微”显，因此主病欲解，脉虽“微”而手足反“温”，更知其心脏在衰弱之中已逐渐地在恢复。

73. 微缓脉

《伤寒论·辨太阳病脉证并治上》第25条云：“太阳病，得之八九日，如疟状，发热恶寒，热多寒少，其人不呕，清便欲自可，一日二三度发，脉微缓者，为欲愈也。”

“缓脉”是调节均匀的脉搏，微中带缓，病机已渐作良好的转归，故为欲愈。

74. 微弱脉

《伤寒论·辨太阳病脉证并治上》第29条云：“太阳病发热恶寒，热多寒少，脉微弱者，此无阳也，不可发汗，宜桂枝二越婢一汤。”

《伤寒论·辨太阳病脉证并治中》第40条云：“太阳中风，脉浮紧，发热恶寒，身疼痛，不汗出而烦躁者，大青龙汤主之，若脉微弱汗出恶风者，不可服之。”

《伤寒论·辨太阳病脉证并治下》第146条云：“太阳病二三日，不能卧，但欲起，心下必结，脉微弱者，此本有寒分也。”

《金匮要略·痉湿暍病脉证治》第43条云：“太阳中暍，身热疼重，而脉微弱，此以夏月伤冷水，水行皮中所致也，一物瓜蒂汤主之。”

《金匮要略·妇人产后病脉证并治》第375条云：“妇人郁冒，其脉微弱，呕不能食，大便反坚，但头汗出，所以然者，血虚而厥，厥而必冒，冒家欲解，必大汗出。”

中暑、中热的脉搏“微弱”，这是必然现象，由于心力一时性的衰惫所致。妇人得产褥热的脉搏“微弱”，或因新产血虚使然，故曰“血虚而厥”。

75. 微数脉

《伤寒论·辨太阳病脉证并治中》第122条云：“微数之脉，慎不可灸，因火为邪，则为烦逆。”

《金匮要略·百合狐惑阴阳毒病脉证并治》第44条云：“论曰：百合病……其脉微数，每溺时头痛者，六十日乃愈。”

《金匮要略·中风历节病脉证并治》第64条云：“夫风之为病，当半身不遂，或但臂不遂者，此为痹，脉微而数，中风使然。”

《金匮要略·肺痿肺痈咳嗽上气病脉证治》第100条云：“问曰：病咳逆，脉之，何以知此为肺痈，当有脓血，吐之则死，其脉何类？师曰：寸口脉微而数，微则为风，数则为热，微则汗出，数则恶寒。”

《金匮要略·呕吐哕下利病脉证治》第301条云：“寸口脉微而数，微则无气，无气则荣虚，荣虚则血不足，血不足则胸中冷。”

心力不足，血液减少，而动脉神经反呈虚性兴奋，则可见“微数脉”，因此不可用灸，再刺激其兴奋，而衰竭其心脏。若患神经衰弱（百合病）的人，心力已弱，而神经又易于兴奋，其脉亦微弱；中风人的脉微弱，心力早衰，血管又硬变的缘故；染肺病见“脉微数”，也是由于荣养不良引起的虚性兴奋；患胃病的人见“脉微数”，亦是营养障碍的特征；所以说：“无气则营虚，营虚则血不足。”

76. 微沉脉

《伤寒论·辨太阳病脉证并治中》第131条云：“太阳病，六七日，表证仍在，脉微而沉，反不结胸，其人发狂者，以热在下焦，少腹当鞕满，小便自利者，下血乃愈。”

“微沉”之脉为脉跃不足，因而脉搏的起落不很明显。胃炎病见“脉沉微”，多为水中毒之故，其心脏仍然是很衰惫的，所以症见“发狂”而“脉微沉”。

77. 微涩脉

《伤寒论·辨阳明病脉证并治》第223条云：“阳明病，谵语发潮热，脉滑而疾者，小承气汤主之，因与承气汤一升，腹中转矢气者，更服一升，若不转矢气者，勿更与之，明日又不大便，脉反微涩者，里虚也，为难治，不可更与承气汤也。”

《伤寒论·辨少阴病脉证并治》第329条云：“少阴病，下利脉微涩，呕而汗出，必数更衣，反少者，当温其上，灸之。”

《伤寒论·辨霍乱病脉证并治》第389条云：“伤寒，其脉微涩者，本是霍乱。”

《金匮要略·血痹虚劳病脉证并治》第80条云：“问曰：血痹病，从何得之？师曰：夫尊荣人，骨弱，肌肤盛，重困疲劳，汗出，卧不得动摇，加被微风，遂得之，但以脉自微涩，在寸口关上小紧，宜针引阳气，令脉和紧去则愈。”

《金匮要略·腹满寒疝宿食病脉证治》第146条云：“问曰：人病有宿食，何以知之？师曰，寸口脉浮而大，按之反涩，尺中亦微而涩，故知有宿食，大承气汤主之。”

“微涩脉”亦同于“微弱脉”，心脏弱，血液少的缘故，所以“主里虚”“宜针引阳气”。霍乱与下利见到“脉微涩”，同为体液消失过多之候。

78. 微细脉

《伤寒论·辨太阳病脉证并治中》第62条云：“下之后，复发汗，必振寒，脉微细，所以然者，以内外俱虚故也。”

《伤寒论·辨少阴病脉证并治》第285条云：“少阴之为病，脉微细，但欲寐也。”

少阴病为全身机能衰减的病证，脉搏“微细”，是其心脏衰弱之一端；“但欲寐”又是脑神经的贫血。

79. 微浮脉

《伤寒论·辨太阳病脉证并治下》第174条云：“病知桂枝证，头不痛，项不强，寸脉微浮，胸中痞鞕，气上冲咽喉，不得息者，此为胸有寒也，当吐之，宜瓜蒂散。”

《伤寒论·辨少阴病脉证并治》第294条云：“少阴中风，脉阳微阴浮者，为欲愈。”

《伤寒论·辨厥阴病脉证并治》第331条云：“厥阴中风，脉微浮为欲愈，不浮为未愈。”

“微浮脉”是心脏已由衰竭而逐渐地转向正常之象，所以于“微弱”之中而略带“浮”象，这证明心脏的唧筒作用在开始恢复，能够渐次地正常排血了，是以“浮”为欲愈，“不浮”为未愈。“微”中带“浮”，亦象征着病机的向上迫，兼以有“气冲咽喉不得息”的症候，便就其势而吐之。

80. 微实脉

《金匮要略·妇人产后病脉证并治》第380条云：“产后七八日，无太阳证，少腹坚痛，此恶露不尽，不大便，烦躁发热，切脉微实，再倍发热，日晡时烦躁者，不食，食则谵语。”

产后因失血，脉固“微”，但其心脏素强，又因其正在发热，所以“微而带实”。

81. 微弦脉

《金匮要略·腹满寒疝宿食病脉证治》第127条云：“趺阳脉微弦，法当腹满，不满者必便难，两胠疼痛，此虚寒从下上也，当以温药服之。”

《金匮要略·趺蹶手指臂肿转筋阴狐疝蚘虫病脉证治》第355条云：“转

筋之为病，其人臂脚直，脉上下行，微弦。转筋入腹者，鸡屎白散主之。”

排血量弱，动脉神经失于濡养而紧张，脉可见“微弦”。急性腹膜炎症，固常见这样的脉搏，如前条便是。转筋而“脉微弦”者，是脉管神经同时痉挛的缘故。

82. 微迟脉

《金匮要略·水气病脉证并治》第256条云：“趺阳脉微而迟，微则为气，迟则为寒，寒气不足，则手足逆冷。”

心动弛缓，血液不足，脉见微迟，必然血压下降，体温低落，所以“手足逆冷”。

83. 微大迟脉

《金匮要略·惊悸吐衄下血胸满瘀血病脉证并治》第290条云：“病人胸满唇痿，舌青口燥，但欲漱水，不欲咽，无寒热，脉微大来迟，腹不满，其人言我满，为有瘀血。”

“脉微大迟”，是心脏大作张缩，欲冲去血管中的栓塞，张缩大则力不继，因此济之以“迟”。

84. 微弱数脉

《伤寒论·辨厥阴病脉证并治》第370条云：“下利，脉沉弦者，下重也；脉大者，为未止，脉微弱数者，为欲自止，虽发热不死。”

《金匮要略·呕吐哕下利病脉证治》第322条云：“下利……脉微弱数者，为欲自止，虽发热不死。”

“微弱数脉”颇同于“微数脉”或“微浮脉”，须凭症判断。

85. 微细沉脉

《金匮要略·辨少阴病脉证并治》第304条云：“少阴病，脉微细沉，但欲卧，汗出不烦，自欲吐，至五六日自利，复烦躁不得卧寐者死。”

“微细沉脉”略同于“微沉脉”，是心弱血少的征候。

86. 微涩长脉

《伤寒论·辨太阴病脉证并治》第278条云：“太阳中风，四肢烦疼，阳微阴涩而长者，为欲愈。”

脉搏于“微涩”中见“长”象，是其虽为心弱血少，但其动脉神经已逐渐条达，血流已逐渐畅和，预示其功能逐渐恢复而有向愈的机转。

87. 虚　　脉

《伤寒论·辨厥阴病脉证并治》第351条云：“伤寒五六日，不结胸，腹濡，脉虚，复厥者，不可下，此为亡血，下之死。”

《金匮要略·血痹虚劳病脉证并治》第82条云：“夫男子平人，脉大为劳，极虚亦为劳。”

《金匮要略·痰饮咳嗽病脉证并治》第205条云：“久咳数岁，其脉弱者可治，实大数者死，其脉虚者，必苦冒，其人本有支饮在胸中故也。治属饮家。”

动脉管的扩张和收缩两种神经都不兴奋，以致脉管弛缓，而且血液亦极度减少，这便构成了“虚脉”的条件，所以称“亡血”，多见于劳病，见于久咳之人。

88. 虚沉弦脉

《金匮要略·血痹虚劳病脉证并治》第84条云：“男子脉虚沉弦，无寒热，短气里急小便难，面色白，时目瞑兼衄，少腹满，此为劳使之然。”

“虚沉弦脉”略同于“沉弦脉”，不过其脉的本质，尤其虚弱也。

89. 虚芤迟脉

《金匮要略·血痹虚劳病脉证并治》第87条云："夫失精家，少腹弦急，阴头寒，目眩，发落，脉极虚芤迟，为清谷亡血失精。"

"虚芤迟脉"，这是心弱血少，已虚弱到极度的脉象，宜其见以上的证候。

90. 虚弱细微脉

《金匮要略·血痹虚劳病脉证并治》第89条云："男子平人，脉虚弱细微者，喜盗汗也。"

"虚弱细微脉"，这都是虚弱到了极度的脉象；"盗汗"也是虚弱人极常见的症候。

91. 实　　脉

《伤寒论·辨阳明病脉证并治》第246条云："病人烦热，汗出则解，又如疟状，日晡所发热者，属阳明也，脉实者，宜下之。"

《伤寒论·辨阳明病脉证并治》第251条云："阳脉实，因发其汗，出多者，亦为太过。"

《伤寒论·辨厥阴病脉证并治》第374条云："伤寒下利，日十余行，脉反实者死。"

动脉血液充盈，血压亢进，便可见"实脉"，这是病机在亢进时期，而体力亦努力抵抗的现象，所以宜下、宜汗。至于在"下利"的疲惫之下而见"实脉"者，这是心脏的虚性兴奋，以图背城借一，终究会益陷于疲惫而不可救。

92. 实大数脉

《金匮要略·痰饮咳嗽病脉证并治》第205条云："久咳数岁，其脉弱者可治，实大数者死。”

久病者的体力早已衰竭，反而见这“实大数脉”，必然是由于心脏的最后挣扎使然，终会不久因不能为继而不治。

93. 滑　脉

《伤寒论·辨厥阴病脉证并治》第354条云：“伤寒脉滑而厥者，里有热也，白虎汤主之。”

《金匮要略·呕吐哕下利病脉证治》第336条云：“下利，脉反滑者，当有所去，下乃愈，宜大承气汤。”

脉管的缩张都加快，而脉波充实流利，便为“滑脉”，这是体温升腾、血压亢进的象征。

94. 滑数脉

《伤寒论·辨阳明病脉证并治》第262条云：“阳明少阳合病，必下利……‘脉滑而数’者，有宿食也，当下之，宜大承气汤。”

《金匮要略·肺痿肺痈咳嗽上气病脉证治》第99条云：“师曰：为肺痿之病，若口中辟辟燥，咳即胸中隐隐痛，脉反滑数，此为肺痈咳唾脓血。”

《金匮要略·腹满寒疝宿食病脉证治》第147条云：“脉数而滑者，实也，此有宿食，下之愈，宜大承气汤。”

《金匮要略·妇人杂病脉证并治》第404条云：“少阴脉滑而数者，阴中即生疮，阴中蚀疮烂者，狼牙汤洗之。”

“滑数脉”略同于“数急脉”，是心动亢进、血流充实所致，多见于炎症蔓延，体温上升的时期。

95. 滑疾脉

《伤寒论·辨阳明病脉证并治》第223条云：“阳明病，谵语发潮热，脉滑而疾者，小承气汤主之。”

神经紧张、心动亢进，脉管内血流过度的充盈，便可见“滑疾脉”，常见于高热期。

96. 动弱脉

《金匮要略·惊悸吐衄下血胸满瘀血病脉证并治》第281条云：“寸口脉动而弱，动则为惊，弱则为悸。”

神经兴奋，脉管紧张，脉波降落时有小隆起而富弹力，便可见“动脉”，多见于神经系的疾病。“动”而“弱”是由于排血量的弱小所致。

97. 涩　　脉

《金匮要略·腹满寒疝宿食病脉证治》第146条云：“问曰：人病有宿食，何以知之？师曰：寸口脉浮而大，按之反涩，尺中亦微而涩，故知有宿食，大承气汤主之。”

《金匮要略·呕吐哕下利病脉证治》第329条云：“下利，寸脉反浮数，尺自涩者，必圊脓血。”

《金匮要略·辨太阳病脉证并治中》第50条云：“何以知汗出不彻，以脉涩故知也。”

《金匮要略·辨阳明病脉证并治》第221条云：“伤寒若吐若下后不解，不大便五六日，上至十余日，日晡所发潮热，不恶寒，独语如见鬼状，若剧者，发则不识人，循衣摸床，惕而不安，微喘直视，脉弦者生，涩者死。”

《伤寒论·辨厥阴病脉证并治》第368条云：“下利，寸脉反浮数，尺中自涩者，必圊脓血。”

血液枯减，神经失养，血流黏滞，甚或动脉硬化而脉管的弹力减少，便可见“涩脉”，这是体力衰竭之象。“下利，寸脉反浮数，尺中自涩者，必圊脓血”；“浮数脉”才会见“圊脓血”，“脉涩”应见于圊脓血以后。

98. 涩弦脉

《伤寒论·辨太阳病脉证并治中》第105条云：“伤寒，阳脉涩，阴脉弦，法当腹中急痛，先与小建中汤，不差者，小柴胡汤主之。”

“涩”而“弦”的脉象，是血流弱小、脉管收缩神经紧张所致；其所以“弦”，是由于剧痛的反应。

99. 涩小脉

《金匮要略·中风历节病脉证并治》第74条云：“盛人脉涩小，短气，自汗出，历节疼，不可屈伸，此皆饮酒汗出当风所致。”

肥盛人的脉搏，因其肌肉特厚，常见“涩小”脉，这是体质使然，不必因于“饮酒汗出当风”。

100. 急　　脉

《金匮要略·脏腑经络先后病脉证》第13条云：“寒令脉急。”

“急”即“紧急”之意，是和“紧脉”一个机理。

101. 急紧脉

《伤寒论·辨太阳病脉证并治中》第90条云：“衄家不可发汗，汗出必额上陷，脉急紧，直视不能眴，不得眠。”

血管收缩，以维持血压，脉显“急紧”状，这常见于体液过分消失的证候。

102. 小　　脉

《伤寒论·辨少阳病脉证并治》第275条云：“伤寒三日，少阳脉小者，为欲愈也。”

神经衰弱，动脉血压低减，抵抗力薄，脉象便显“小”。在旧说，少阴脉本应见“弦紧”，“小者为欲已”，可能是指“弦紧”的脉象已减退的缘故，不然，于意不可通。

103. 小紧脉

《金匮要略·血痹虚劳病脉证并治》第80条云："血痹病，在寸口关上小紧，宜针引阳气，令脉和紧去则愈。"

《金匮要略·血痹虚劳病脉证并治》第81条云："血痹病，阴阳俱微，寸口关上微，尺中小紧，外证身体不仁，如风痹状，黄芪桂枝五物汤主之。"

浅层动脉收缩，便可见"小紧脉"，惟其收缩之故；体温不能随着血液的流行充沛肌表，所以"身体不仁"，故宜针引阳气。

104. 小弱脉

《金匮要略·妇人妊娠病脉证并治》第360条云："师曰：妇人得平脉，阴脉小弱，其人渴，不能食，无寒热，名妊娠，桂枝汤主之。"

"小弱脉"本是体力衰惫之脉象，没有症候的凭据，不能断为妊娠。

小　结

仲景书中各病条下所列这些脉搏，有的固然出自仲景的精确记载，有许多是伪出于后人，尤其是关于凭脉断证这一类病条的脉搏，十之八九都不可靠。例如："寸口脉迟而缓，迟则为寒，缓则为虚，营缓则为亡血，卫缓则为中风。""寸口脉浮而紧，紧则为寒，浮则为虚，寒虚相搏，邪在皮肤。""寸口脉浮而缓，浮则为风，缓则为痹，痹非中风，四肢苦烦。""趺阳脉浮而数，浮脉即热，数脉即止，热止相搏，名曰伏。""趺阳脉浮而涩，浮则为虚，涩则伤脾。""脉浮而洪，浮则为风，洪则为气。"像这一类的以脉断证，很可能是王叔和之流所附益的，殊无取法价值。

陆渊雷在《金匮今释》中说："惟叔和欲以脉法解决疾病，若仲景则辨证为主，不专恃脉也。"这应是我们读仲景书的基本要点。要之，前人的记载，只有供给我们作参考的价值，决不能一成不变，死板板地将其作为教条，甚至还要如法炮制，这是行不通的。要知道社会上的事事物物总是推移的，毛泽东在《实践论》中说："任何过程，不论是属于自然界的与属于社会的，由于内部的矛盾与斗争，都是向前推移，向前发展的，人们的认识运动也应跟着推移与发展。"

第十讲　切脉的临床应用

中医的脉学，内容自然是很丰富的，但其中也不免混杂有很多不适用的东西，如果我们不加以研究、批判、整理，一成不变的将其接受下来，这不仅难于解决临床问题，对于发扬祖国医学遗产也没有尽到一定的责任。西医因其物理诊断方法的日益昌明，检查脉搏（切脉）早不居诊断中的重要地位。惟中医于物理诊断的方法既没有掌握，而古代遗留下来的这些古老的"脉学"，复不加以研究整理，依旧凿空虚谈，不结合实际，这不是科学的研究态度。那么，究应如何合理的运用切脉来辨认疾病呢？我认为有以下三方面。

（一）关于脉象的至数

健康成人的脉搏至数约每分钟自 70 到 75 至，脉搏至数的计算最好用时计表，不要凭自己（医生）的呼吸（理由见前），以时表的秒针做根据，这是最精当的方法。

脉搏至数与年龄有关：初生儿，每分钟 130～140 次；一岁，每分钟 120～130 次；二岁，每分钟约 105 次；三岁，每分钟约 100 次；四岁，每分钟约 97 次；五岁，约每分钟 94～90 次；十岁，每分钟约 90 次；十岁至十五岁，每分钟约 76 次；十五岁至五十岁，每分钟约 70 次；六十岁，每分钟约 74 次；八十岁，每分钟约 79 次。脉搏至数与男女有关，女子的脉至数要比同年的男子稍多。脉搏至数与时间有关：日中脉搏至数增，入夜减少，日晡时达到当日的最高值，清早则降到最低值。脉搏至数与饮食有关：食后，尤其是饱食后，以及摄取了热烫饮食物后，在一二小时中脉搏便增加了；绝食时，脉搏至数便减少。脉搏至数与运动有关：身体运动必然引起脉搏至数的增加，偶有比常至数增加到一倍的；也有仅仅变动位置，而脉搏即受其影响的，平卧时的脉至数最少，端坐起立至数略增；重病恢复期的病人，仅使其在床上起坐，其脉至数便会有著明的增进；因此，切脉以仰卧的位置行之最标准。脉搏至数与精神有关：精神的兴奋，寻常都会影响到脉至数的增加；神经过敏的人，其影响较健康人更为明显。脉搏至数与气温有关：外界气温有较大变化时，脉搏亦会受到影响，每每气温升高脉搏便增快，气温降低脉搏至数便减少。

关于脉象的至数，主要表现在“数脉”和“迟脉”。

1. 数　　脉

“数脉”是指脉搏动频数每分钟超过平常数的脉象，所谓的“疾”脉，也属于这一类。

常见于下列各病：①热性诸病，由于高温的刺激，脉搏随之而增加，每100至示中热，120至以上示高热，160至以上便预后不良；所谓“数脉为热”，便指此而言。②心脏病，如瓣膜异常症及其炎症，尤以僧帽瓣膜异常最为常见。③热性病的虚脱期，心脏衰弱或麻痹时，脉数而小，《金匮要略》上亦有“振寒脉数”“身无热，脉数”的记载，代偿机能有障碍的心瓣膜病，以及因心肌疾病而心脏麻痹者，都可见数脉，但都不属热证。④迷走神经麻痹，因迷走神经能制止心脏的运动，一经麻痹心脏的运动便无所制而加速，因此可见数脉，如神经性的心悸亢进（怔忡之类），都会出现脉来疾数。⑤一切疼痛性病及惊愕畏怖等，亦可见数脉，如《金匮要略》记载的“肠痈”脉数，妇人绕脐寒疝的两胁疼痛的脉数等。

脉来频数，而其桡骨动脉的搏动部有趋于手掌一端之势（出于鱼际），叫作促脉，于临床上虽偶有见，而应用的时候不太多。

2. 迟　　脉

“迟脉”是指脉搏迟缓的脉象，每分钟不及平常数，甚至在30至以下亦时或有之。

常见于下列诸病：①脂肪心（主要症见喘息、皮肤发紫、下肢肿）、心肌炎（主要症见心悸、喘息、胸苦闷疼痛）等，常引起冠状动脉硬变，因而可见脉迟；②大动脉口狭窄（主要症见颜面苍白、眩晕、卒倒、癫痫样发作等），因流入动脉之血液减少，亦可见迟脉；③大失血后，动脉血压遽然减低，脉必现迟；④胃溃疡、铅中毒、疝痛等下腹脏器的疼痛性疾病；⑤神经衰弱症；⑥肝性黄疸病，由于胆酸混入血液，因心脏神经节的作用而微弱，故脉迟；⑦诸急性肾炎，因左心室的肥大，脉亦可见迟；⑧脑出血、脑水肿、脑肿疡等，因脑压增加，迷走神经被刺激而兴奋，脉可见迟；⑨急性热病分利后，脉搏随着热度降低而减少。

以上迟脉，除⑥⑦两项外，与旧说“迟为寒”（衰减性）的理论，大致是合理的。

（二）关于脉象的节律

健康人的脉搏是均匀而整齐的，张元素描写健康脉的“缓”脉时说：“应指和缓，往来甚匀。”所以旧说的“缓脉”不应该认作病脉，一旦病了，脉搏便往往失调，而见着种种不整齐的脉象。

例如：①僧帽瓣口狭窄（主要症见颜面苍白，两颊、鼻翼、口唇等处小静脉怒张而发紫，心脏部隆起等），脉搏细小频数而不整；②心肌炎，脉搏细小弱频数，每分钟数可达150至而常不整；③各种心瓣膜异常病，以及重症心脏衰弱，脉搏都呈不整的搏动。

不整脉的具体表现有如下列的脉象：歇止脉，心脏的缩张有时歇止；间歇脉，心脏并不歇止，而其收缩力太弱，血液不能充分送入桡骨动脉。以上两种脉搏，统称之曰“结代脉”，相当于旧说的“结脉”；交换脉，脉波一大一小，交互搏动；二联脉、三联脉、四联脉，每于二至或三至四至……之后，必有一至间歇不见，相当于旧说之“代脉”，习见于代偿机能有障碍的心脏病。

（三）关于脉象的性状

脉象的性状，全凭指端的触觉，概括起来可分为下列六种。

1. 大　　脉

凡动脉管宽广，心脏机能强盛，以及左心室肥大时，必现“大脉”。如因于心机亢盛脉管充血的“洪脉”，浅层动脉扩张而充血的“浮脉”，血液充盈、血压高涨的“实脉”，扩张神经兴奋而脉管扩大、血液虚少的“芤脉”，都属于大脉一类。

2. 小　　脉

凡动脉管狭窄，心脏机能衰弱，以及动脉系内血量的减少，如高度贫血、僧帽瓣口狭窄时，则可见“小脉”。如因心力不强、血液不充的“细脉”，内部动脉充血而浅层动脉贫血的“沉脉”，心力衰弱搏动不显的“伏脉”，都属于“小脉”一类。

两手脉也有大小各异的，在健康人，是因两手脉管生理不同的缘故。在病人，则因血塞、血栓、大动脉或无名动脉生动脉瘤，妨碍血行，以及一侧的动脉受到胸腔中肿疡的压迫等的缘故。

3. 硬脉（紧张脉）

左心室肥大，用强力输送血液到脉管里去，以及动脉硬变的脉体等，便可见硬固或紧张的脉象。“硬脉”是肾萎缩（主要症见顽固头痛、视力障碍、耳鸣、多尿、喘息、心悸等）兼心脏肥大者的特征；铅中毒、疝痛、脑膜炎、脑卒中初期，亦可见到“硬脉”，由于血管神经遭受刺激而致。如因收缩神经兴奋而不充血的“弦脉”，浅层动脉充血而硬度较大的“紧脉”，动脉硬化的“革脉”和“牢脉”等，都属于“硬脉”一类。

4. 软　　脉

凡僧帽瓣狭窄，以及心机能衰弱，致动脉系中的血量减少，便可见“软脉”，其软度于指下稍压即不波动。如因于心力衰弱血压低落的“濡脉”，心力衰弱而又血少的“弱脉”，心弱血少而脉管失去弹力的“微脉”“散脉”，脉管弛缓而血少的“虚脉”，都属于“软脉”一类。

5. 疾　　脉

脉波疾起疾落，搏动颇短，于大动脉瓣闭锁不全时最易见到“疾脉”。因血液从肥大的左心室强力地射到动脉里，动脉因而强劲且迅速膨胀，血液一面向寻常径路送往毛细血管，一面由于瓣膜闭锁不全而逆流入左室，因此动脉于膨起后便又急行收缩，而现“疾脉”。其他足使动脉壁弛缓的诸病也可见“疾脉”，如脚气病、水血症（因水分排泄不充分，而致血液水分过多）、热水浴后等。他如因脉管缩张皆速，以及热病而心力亢奋的“滑脉”，心力强而脉管的紧张力减弱的“动脉”，都属于“疾脉”一类。

6. 徐　　脉

凡大动脉口狭窄和动脉硬变，都可见“徐脉”。前者因血液徐徐流过狭窄的脉口，以至于动脉亦徐徐扩张，徐徐收缩的缘故；后者则以动脉管弹力减少，于其扩张多有反抗，而收缩亦迟徐。临床上铅中毒、疝痛、腹膜炎等，多可见“徐脉”。因脉管硬化而乏弹力的“涩脉”，便属于“徐脉”这一类。

小　　结

了解了脉搏的至数、节律、性状三事，并知道了多种脉性的所属（“长脉”“短脉”是指脉动显现部的修促，属于生理现象，故无所主病），便足够于临床应用了。

参考文献

全书主要参考引用书目如下：贾公彦的《周礼注疏》；司马迁的《史

记》；长孙无忌的《隋志》；王勃的《王子安集》；沈约的《宋志》；王尧臣的《崇文总目》；叶盛的《菉竹堂书目》；朱熹的《朱文公集》；吴草庐的《吴草庐文集》；王冰注的《素问》；《灵枢经》；吕复的《灵枢经脉笺》；王叔和的《金匮玉函要略方论》《脉经》《难经疏义》；孙思邈的《千金要方》；杨玄操的《八十一难经注释》；王九思等的《难经集注》；张景岳《景岳全书》；成无己的《注解伤寒论》；张路玉的《诊宗三昧》；滑伯仁的《诊家枢要》；李中梓的《诊家正眼》；杨仁斋的《察脉真经》；寇宗奭的《本草衍义》；汪石山的《脉诀刊误》；钱斗保等的《医宗金鉴》；王邦傅《脉诀乳海》；王士亨《全生指迷方》；李时珍的《濒湖脉学》；徐灵胎的《医学源流论》；陈修园《陈修园医书》；吴又可《温疫论》；朱肱《活人书》；廖季平《人寸诊补正》《脉学辑要评》《三部篇补正》；章太炎的《章太炎医学遗著》；汤本求真的《皇汉医学》；蔡翘的《生理学》；丁惠康的《现代看护学》；阎德润的《脉辨》；余云岫的《医学革命论》；陆渊雷《诊断治疗》《伤寒论今释》《金匮要略今释》；汤尔和的《诊断学》；邱倬的《邱氏最新内科学》；陈方之的《急慢性传染病学》；苏醒的《生理解剖学》；任应秋的《仲景脉法学案》；祝味菊的《诊断提纲》。

散见各医志论文不录。

中医病理学概论

1955年

序　言

在人生活的过程中，“病理”与“生理”具有对立统一的关系。人是自然界的有机体，与周围的空气、温度、气压、动植物、地心吸力……自然环境有着极为密切的联系，如机体细胞的原浆，经常与外界进行物质交换而不断地运动、发展、变化，以维持其均衡。所以外界的物质，如氧、蛋白质、脂肪、碳水化合物、生活素、水、食盐、外力、电、光、化学品及物理变化的温度、气候等，对机体有了量变的影响，过多或不足，都会导致体内物质基础的量变，因失却平衡而引起质变，这种“质变”就是病理学研究的范畴。像这样，机体与周围环境平衡的破坏，以及质量互变的关系，祖国医学在长期和疾病做斗争的过程中有深刻的体会，他们概括地以“邪之所凑，其气必虚”或者“体虚而受风寒”等说法来加以认识。前者包涵着外在的量变将会引起内在质变的意义，后者包涵着内在的对立统一被破坏便不能适应外在环境变化的意义。

有人说，祖国医学对病理的认识只是一种概念，而于病理的形态学、解剖学、组织学等概属无知。但我的看法是，在这方面固然是祖国医学的缺点，可是翻开英美国家的病理学教科书，在讨论某种病的病理时，似乎天经地义地只论述它的病理形态学、病理解剖学和病理组织学，这些几乎就是病理学的全部，这仍然是有莫大缺陷的。例如，有些肾脏的疾病，在病理形态学上说在肾小管，肾小球方面没有病理的改变，但是病人有蛋白尿表现，他们称这一类情形为“官能性”的改变，但是究竟这些官能性的改变的本质是什么，从细胞病理学上便找不到答案了。原因就在于西方的病理学，忽略了“疾病”是人这个有机整体所表现出的现象之一，并且是在不断发展着、变化着的现象，决不能将其从整个有机体中孤立出来加以片断地了解，更不是仅仅从病理形态学上考察就能有全盘的了解的。

所以时至今日，用传统的切片、染色等方法来研究疾病的形态学，几乎已经达到登峰造极的地步，而对于疾病的治疗，却表现出异常的贫乏。祖国医学却与此不同，提出“证候”是机体生理和病理斗争的外在反应的认识。依据这一认识，凡证候愈猛，说明生理与病理斗争之激烈，生理的战斗力亦愈强大，这时病人自觉症状的痛苦虽甚，并不等于疾病发展到了危险的阶段；相反，疾病日久不愈，病人自觉症状减轻，痛苦不大，这实质上是生理的战斗力日趋下降，病理的状况占了优势，因体内物质基础消耗太大，病人身体会日渐衰惫，这才是病人步入危险阶段的征兆。祖国医学认为，前者为“三阳”证，后者为“三阴”证；前者为“实”证，后者为“虚”证。这样从整体上对疾病的认识，为治疗打开了广泛的门径，这是祖国医学的优势所在。

于此，我们认识到，祖国医学辨识病理从“证候”，确定治疗方法也从“证候”。疾病是随时发展着的、变动着的，因此证候也是极其复杂而多变的，合多种症状表现而概括成一“证”名，谓之“阴”“阳”“表”“里”“寒”“热”“虚”“实”，以及“风”“寒”“暑”“湿”“燥”“火”等等，此既为辨识证候性质的关键，也是临床治疗的依据。像这样，证候与治疗密切配合的病理知识，具有非常现实的实践意义，祖国医学悠久的历史就说明了这一点。能够通过实践的知识，便有其不可磨灭的真理存在其中，也就更有其不断变革、升华发展的前途。

这是我写“中医病理学概论”的基本出发点，约略说明如上。

任应秋

1955 年建军节于重庆

第一章　病理学概念

医学的目的，是对防病、治病、保健的方法进行科学的研究。所以医学的各科都是为达到此目的而进行分工的。病理学是探究人类疾病的医学科学。当人落生的时候，或还在子宫内生活的时候，即是生理现象和病理现象的统一体，从这个角度来看，人体不可能有绝对的健康。

例如检查不同年龄人的心冠状动脉时，在个别婴儿即已发现内膜有类脂体的沉着，即动脉硬变的初期变化；又如各婴儿的肝脏、肾脏或脾脏等脏器的状态均不相同。由此可知，人体为生理现象和病理现象的统一体。当生理支配机体时，可称为健康；当病理支配机体时，便发生疾病，所以不论健康或疾病都是相对的。

病理学是究明疾病的发病条件、发病经过及其结果的学问，其研究对象是人体。人类随着年龄的增加，病理状态胜过生理状态时就发生疾病。因而，从事疾病理论的研究，必须了解人体生理现象的本态。从形态学上看，人体是由细胞及其产生物所构成，在机能上则是由大脑皮质所支配调节下的脏器和组织互相关联而进行活动的统一体。由于病因的作用，使此统一的关系发生异常时，则出现疾病的症状，疾病的症状可以说是人体对于病因作用的反应。

例如，人在发热、咳嗽、呼吸困难、疼痛等状态时叫作“病人”，此时就可以说这个人患着某种疾病。但是在有些情形下，甚至是有经验的医师也不容易确定某人是否患病，因为有时很难划分健康和病态之间的界限。若只把那些自己感到某种不适的人当做病人，这是不全面的，因为有许多疾病，甚至是很重的病，可能暂时是无痛苦的，在病人自觉方面没有任何异常，如心脏瓣膜障碍、贫血等。

所以，生命体在某种作用的影响下，其某器官发生机能上或构造上变化的状态，就可以叫作疾病，常于患病时组织（器官）的机能和构造呈暂时的障碍状态。这个定义对于大多数的疾病来说是正确的，但不能把某种机能变化或者甚至是器官的变化，都认为是疾病。如果一个人因为吃了不良质的食物而致腹泻，这是患病；如果腹泻是因为服了泻药而起时，就不可认为是患病了。如果一个人截断了手指或足趾，则在创伤治愈之前，可以认为是病人；如果一个人在若干年前失去了手指或足趾，或在以前曾将阑尾割掉，而且现已经康复，就不可以把他当作病人。这些例子是在说明，要把病态和健康态精确地分界是不可能的。

《说文解字》云：“疒，倚也，有人疾病，象箸之形，凡疒之属皆从疒。”胡吉宣氏说：“疒，籀作⿰爿片，横视之象人卧床，未有疾病也。”《素问·病能论》中说：“人有卧而有所不安者，何也？岐伯曰：脏有所伤，及情有所倚，则卧不安，故人不能悬其病也。”这说明，古人以病到“卧床”才叫疾病，乃失之狭隘。但《素问·病能论》所谓的“脏有所伤，及情有所倚”，则又似指人体某器官发生构造上或机能上变化的状态而言，不过不太明确就是了。

【本章要点】

1. 要认识到人体是生理的现象和病理现象的统一体。

2. 病理学是究明疾病的发病条件、发病经过及其结果的学问，研究的对象是人体。

3. 生命体在某种作用的影响下，其某器官发生机能上或构造上异常的状态，就可以叫作疾病，常于患病时组织（器官）的机能和构造呈现出暂时的障碍。

4. 《内经》解释“病能”认为“脏有所伤，情有所倚”，可能是指人体器官组织发生构造上或机能上的异常而言。

【复习题】

1. 什么叫作疾病？

2. 病理学的概念是怎样的？

第二章　疾病与环境

苏联生物学家认为，生命体和其生活的环境（其居住的环境）是一个整体，所以米丘林学说认为，环境条件是生命体发育最重要的因素。每个生命体为其存在和发育要求着一定的环境条件，如果这些条件发生变化，生命体就会顺应此环境条件而于发育上发生变化，固着于生命体的一些变化可遗传给下一代。

苏联生理学者巴甫洛夫氏曾观察过动物的生命体与周围环境的统一性关系，患病的生命体和周围环境之间也存着此种关联关系。按巴甫洛夫的学说，疾病应被了解成为有机体与环境正常相互关系之破坏。疾病不仅取决于有机体活动的障碍，也受着破坏了的自然关系之复原及促进恢复健康机能之影响。病理过程通过疾病局部症状表现出来，其过程取决于有机体的整体状态，也就是全身状态及局部过程的特征都能左右病理过程。从本质上来讲，西方医学之病理学，仅研究了非条件性质的反应（属于病原因子的作用），今后应当展开研究条件反射的反应（中性刺激物的作用），以及神经性因子的病原作用（如高级神经活动障碍、内脏机能障碍等）。如旧的魏尔啸的病理学观念，认为只有组织的损伤，才能成为病原因子，已完全不合实际的应用了。

生命体和病理和环境的统一观念，中医在很早的时候便具有一些雏形的创见。如《素问·上古天真论》说："有圣人者，处天地之和，从八风之理，适嗜欲于世俗之间，无恚嗔之心，行不欲离于世，举不欲观于俗，外不劳形于事，内无思想之患，以恬愉为务，以自得为功，形体不敝，精神不散，亦可以百数。"这就是说，一个人生活在社会上，一面固然要积极的工作，为大众服务（行不欲离于世），一面也要适当的保持身体健康，不要过于疲劳（外不劳形于事），不要有不良的嗜欲（适嗜欲于世俗之间），不要做损人利己的事（无恚嗔之心），轻松愉快（内无思想之患，以恬愉为务），身心健康（形体不敝，精神不散），这样身体机能便能适应环境的改变（处天地之和，从八风之理），而获得长寿（亦可以百数）。又《素问·异法方宜论》中说："医之治病也，一病而治各不同，皆愈，何也？曰：地势使然也。东方之域……鱼盐之地，海滨傍水，其民食鱼而嗜咸，皆安其处，美其食，鱼者使人热中，盐者胜血，故其民皆黑色疏理，其病皆为痈疡，其治宜砭石……西方者，金石之域，沙石之处……其民陵居而多风，水土刚强，不衣而褐荐，华食而脂肥，故邪不能伤其形体，其病生于内，其治宜毒药……北方者，地高陵居，风寒冰冽，其民乐野处而乳食，脏寒生满病，其治宜灸焫……南方者，其地下，水土弱，雾露之所聚也，其民嗜酸而食胕，皆致理而赤色，其病挛痹，其治宜微针……中央者，其地平以湿，其民食杂而不劳，故其病多痿厥寒热，其治宜导引按跻。……圣人杂合以治，各得其所宜，故治所以异而病皆愈者，得病之情，知治之大体也。”其中某些具体事实虽未必尽然，但他们把疾病与对生命体发生作用的周围环境（主要指的是气候、饮食、生活、体质）联系起来，认为疾病的发生与生命体和周围环境之间的相互关系有直接关联，并因此而用各种不同的方法来与疾病做斗争，这在原则上是极其正确的。

但是，这些知识在中医文献上是极不成系统的，还有很多封建毒素参杂其间，我们之所以要略提出一二来讨论是有理由的。因为，远古劳动人民在生活斗争中已经逐渐体会到生命体和周围环境的关联关系，并提出了“精神内守，病安从来”“虚邪贼风，避之有时”的主张，这很近似高级神经活动学说的主张。但由于中医学在漫长历史过程中浸润于封建社会里，这些知识不仅没有得到很好的发展，反而走上了“形而上学”的一途。近百年来，西方医学流入中国的结果，以认为疾病是局部损伤的简单、机械的概念企图影响中国的医学，竟无原则地以“不科学”三字，否定了中国几千年来劳动人民所发明的中国医学的全部知识，这仍然是形而上学的另一表现。

现在我们批判地认识了劳动人民对祖国医学发明的合理部分，同时在对巴甫洛夫学说（神经论）的学习中，应该确认生命体对于外界温度的变化、化学作用、食物品质、传染物（病原微生物）的侵入等是有相应反应的，人生活着的社会环境对于疾病的发生尤有很大的影响，如不卫生的居住条件，不足的和不完备的营养，难耐受的繁重工作等，都是发生各种疾病的因素。在资本主义国家，尤其是在殖民地国家中，有着很高的罹病率，就是这一事实的证明。在社会主义国家的苏联，劳动者的福利，文化水平的增高，宽大的住宅建筑，遂使罹病率一直在下降。在解放四年来的新中国，由于广大劳苦大众的生活基本上得到改善，正确的卫生政策贯彻执行，使旧社会里广泛流行的天花、霍乱、鼠疫等，在全国已接近获得基本消灭，人民健康水平大大提高，这些都是有力的说明。

生命体借助生理的调节性适应功能，在一定限度内可抵抗环境的有害作用。例如，生命体对于外界温度的适应作用，在低温时热能放散减少，在高温时热量放散增加。正如《中藏经》中所说：“阳生于热，热则舒缓，阴生于寒，寒则拳急。”如果把手浸在 40～42 度的热水中，由于水温的刺激而发生反射性的皮肤毛细血管扩张，因而皮肤发红；于热水的作用停止后，也就是刺激停止后，发红渐渐消退，因为毛细管恢复了普通的状态。这就是生命体对于变化的外界环境条件的生理适应。如果热度再高时，则于热水的作用停止后，发红既不消退，并形成了烫伤（皮肤炎症）。这个例子说明，生理的调节作用是有一定限度的，若是超过此限度时，正常的调节就发生障碍而呈病理反应，也就是说罹病器官的生理过程将采取与正常不同的经过。由此可知，不仅是致病因素，就是生命体自身的状态对于发病上也发生了作用。同样的外界作用，对于某些生命体可引起疾病，而对另一些生命体就不能引起疾病；同样的食物，对于此人可引起胃肠病，而对另一个人不起同样作用；侵入体内的某种传染物，对某人可导致相应的疾患，但对另一人却不能引起疾患，这是因为他的生命体有很大的安定性和抵抗力，能更好地适应于变化了的外界环境条件之故。

总之，疾病是复杂有机体的反应，经常是全身性的，而且是整个有机体和周围环境之间的互相关系被破坏所致。

【本章要点】

1. 环境条件是生命体发育的主要因素，因此，每个生命体为了要很好的生存和发育，必须要有一定的环境条件支持。

2. 疾病应被理解为有机体与环境相互关系之破坏，所以疾病不仅取决于有机体机能的障碍，同时还受着被破坏的自然关系之复原及促进恢复健康现象之影响。

3. 中医学基本肯定了不同的环境条件对生命体的影响，强调生命体对不同环境条件的适应，即“处天地之和，从八风之理”。

4. 生命体借着生理的调节作用，与外在环境条件相适应，在不能适应时所发生的全身反应，便是疾病。

【复习题】

1. 生命体借什么作用来适应生活环境？

2. 生命体有些时候为什么不能适应生活环境？

第三章　疾病的原因

发病的原因很多，凡外界环境的各种作用都可能引起生命体的病理过程，这类病因叫作外界的病因（外因）；发生于生命体本身的病因，因其有某些特点，叫作内在的病因（内因）。但不可把外因和内因割裂开来孤立地来看，因为生命体的内在环境与外界环境有极为紧密的互相关系。病因除了可分为外因的和内因的之外，还可分为发病的原因和发病的素因。例如，对生命体某部组织的持续不断地刺激，可能成为该处形成恶性肿瘤的素因。毫无疑问，引起结核病的原因是结核性病菌的感染，但是不良的劳动和生活的条件（繁重的劳动、不足的营养、不良的居住条件等），常成为发病及经过不良的素因。

自从张仲景提出“千般疢难，不越三条”（出自《金匮要略·脏腑经络先后病脉证篇》，但怀疑非仲景原文）的主张后，“三因鼎立”之说，便普遍流行于中医界。《金匮要略》中云：“一者，经络受邪入脏腑，为内所因也；二者，四肢九窍，血脉相传，壅塞不通，为外皮肤所中也；三者，房室金刃，虫兽所伤，以此详之，病由都尽。”这三条病因，前两条是非常含糊而不明确的，后一条可能为机械的原因和局部感染。到了宋代陈无择氏，便以“六淫”所感为外因，“七情”所伤为内因，“房室”“金刃”“虫兽”所伤为不内外因，虽较明确，但又过分的把病因割裂了。至于“不内外因”，仍超不出外因或内因的范围，因而“三因鼎立”之说，实有予以重新界定的必要。

第一节　外界的原因

人生活着的自然条件是引起各种疾病的外界原因。应分为机械的、物理的、化学的、生物学的，以及不充足和不正确的营养。除了自然环境的作用之外，人生活着的社会环境的影响，对于疾病的发生和发展上也起到重要的作用。此外，语言的作用即所谓语言的刺激（巴甫洛夫所说的第二信号系统）也可能是致病的原因。兹分述如下。

1. 机械致病原因

打扑伤、外伤、骨折、关节脱臼、关节捩转、组织破裂或粉碎、脑震荡等，皆属于机械的原因。至其病状的轻重，应按照其作用的强度、范围的大小而定，更主要的是按照其罹患器官的机能和构造的状态而定。当损伤生活上重要的器官如脑髓或心脏时，可能很快地致死；损伤血管时，发生显著的甚至可致死的出血；损伤中枢或末梢神经系统时，便出现麻痹。

有些中医文献把这些很显著的外因致病，认为是“有背常理”（陈无择语），而列为“不内外因”，这是不够妥当的。

2. 物理致病原因

（1）关于温度的影响：最重要的物理致病因是温度的作用，即“热”和“冷”。它可以呈显局部的或全身的作用。于热或冷的局部作用时，即形成不同范围和程度的烧伤与冻伤，其详细情形应于外科中叙述，兹不赘。但亦应知道局部病变的形成，仍然受到中枢神经系统很大的作用，如炎症病灶的血管扩张现象，是经由中枢神经系统而反射地发生的。

外界气温上升时，身体往往能通过温中枢的调节作用，借皮肤的弛缓、发汗、体温产生的抑制等而保持其正常体温。如气温上升超过了一定程度，特别是同时并有过劳的情形时，生命体便将失却体温调节作用而陷于“热中症”（高热、困惫、失神），或叫作“热射病”。《诸病源候论·冒热困乏候》中说：“触冒大热，热毒气入脏腑，则令人烦闷郁冒至于困乏也。”说的就是这种物理性的热射病表现。因为体表若有二分之一或三分之一蒙受高热时，其直接作用可能会引起一时性的冲戟（休克），间接也会影响神经障碍，血栓形成等。在炎日下能引起日射病，此系由于太阳的赤外线强烈刺激引起了颅内过热，可能形成严重的脑症状，甚者引起死亡，古人叫作中“暍”。《金匮要略》中说：“太阳中热者，暍是也”。《诸病源候论·中热暍候》中更具体地指出：“夏日炎气，人冒涉途路，热毒入内，与五脏相并，客邪炽盛，或郁瘀不宣，致阴气卒绝，阳气暴壅，经络不通，故奄然闷绝，谓之暍。”须知日射病是以体内热（尤其是脑过热）的郁积为主，而外界的湿度增高是帮凶。因体内积热，血和氧的结合力减弱了，便使组织所需的氧量不足，产生燃烧不全的中间性代谢产物，如丙酮、碳酸、乳酸等，其量又不断地增大，超过了血内缓冲作用的范围而发生酸中毒。这样一个病理过程，可以把古人“热毒入内，郁瘀不宣”的道理略予以说明了。其次，体温虽为微热，如长期继续时，亦能引起生命体的消耗，高热时则大脑、心脏等均要发生障碍，

《诸病源候论》说："热病，脉代一日死，热而痉者死。"都是经验之谈。

和热相反，冷（低温）的全身作用，特别是剧冷的长期作用时，亦将使人陷于困惫、眩晕、嗜眠等状态，终至冻死（体温降至30度以下时）。人将冻死的时候，先发生寒战，这是由于体温大量发散的原故；血管先收缩后麻痹，于是皮肤呈显先红后白终紫的色彩；复因中枢神经的兴奋性低下，于是疲劳、欠伸、渴睡、行步蹒跚、眼前漆黑诸症毕露，终至意识不清、血压渐降、血糖渐少、体温渐低、呼吸渐微，心脏停止。若心未停而息微，肛门温尚在24度以上，则为假死，还可图救。《诸病源候论·冻死候》中说："人有在于途路，逢凄风苦雨，繁霜大雪，衣服沾滞，冷气入脏，致令阴气闭于内，阳气绝于外，荣卫结涩，不复流通，故致噤绝而死。"讲的就是冷冻伤的症候。其实生命体对于低温作用的抵抗比对高温强，可以通过皮肤毛细血管的收缩，使热的放散缩到最小限度；一方面又能使体内产热旺盛，故可以调节其自身的体温。所以生命体被冻死者往往有其他原因：第一是泥醉后血管运动神经麻痹，使其不知寒冷而熟睡，致失温冻死；第二是雪山迷路，饥寒交迫，也可冻死。小儿老人较易冻伤，肥胖者较能耐寒，于是"阴气闭于内，阳气绝于外"这两句话值得我们玩味了，也就是说生命体内在有缺陷者，便容易遭受外界低温的威胁。

"寒冷"对感冒有重要的临床意义，也是引发多种疾病的常见诱因。"感冒"可以理解为全身或个别体部突然遇冷引起的，例如足部浸湿或寒冷、咽喉剧烈寒冷等。所谓"感冒病"，如流行性感冒、支气管炎、急性咽炎、肺炎等皆属于其中，是因某种传染物所引起。身体遇冷（感冒），会使生命体的抵抗力减弱，而在各组织及器官中，为体内已存在的细菌发育上构成了较好的条件。由此可知，在此类疾病中传染物是发病的根本原因，而感冒是促成感染的诱因。尚须指出，在此类病例中不仅是传染物和感冒，即生命体的安定性（情志）也对发病起着作用。所以经常锻炼和从事体育活动的人较少患病，即使患病也较轻，而缺乏锻炼的人就常易患病，患病也较重。这些道理都说明，疾病是由于外界因素与生命体在其作用下的反应，二者之间的互相作用的结果。

《沈氏尊生书》说："感冒，肺（肺主皮毛）病也，元气虚而腠理疏也。"《经》曰"虚邪贼风，阳先受之"，"盖风者，天之阳气，其乘于人则伤卫，卫者，阳也，故曰阳先受之，卫又即气也，肺主气，脾生气，故伤风虽肺病而亦有关于脾，以脾虚则肌肉不充，肺虚则玄府不闭，皆风邪之所由以入也”。这意思是说，生命体的安定性差了，不能适应低温的剧变，便会感冒，所谓“肺”“脾”“阳”“卫”“气”“玄府”等，其意可通，某词不必从，读中医书应往往如此。

（2）**关于光的影响**：光能，有时也是致病的物理因素。如紫外线在日光系中，能引起严重的灼伤（皮肤先发生反射性充血，后渐成为渗出性炎症），生命体受日光的灼伤不仅是由于过度的太阳热（红线和红外线），还由于光线（紫线和紫外线）而引起。平素被裹在衣服里面的脆弱部分最易被侵害；幼儿易发光病，其理由亦在于皮肤的脆弱；初生儿若经长时间的航海，甚至可因日光性皮炎而丧生；大陆上的尘埃能吸收光线，故海上和高山上的日光强烈；山上空气稀薄，比海上尤烈，若再加以白色的反射光，则很快可引起皮炎，这就是冰雪烧灼伤；通常所称的“雪盲”，其理正同，由于视网膜易于被光线破坏的原故；日光疗法若行之不当，往往可引起夏日斑，使潜伏的非活动性结核病灶反而趋于活跃，甚且发热、咯血，发生险情，不可大意。所以在夏天，尤其是太阳好像不大炽热的春天，应当渐渐地晒太阳，以免引起严重的灼伤。

（3）**关于电的影响**：电流也可引起局部及全身烧伤，甚至引起即时死亡，这种作用即“电击”，一般也叫作“雷殛”。通常直电流在300伏特以下不致于丧命，但交流电危险极大，普通电灯用110伏特，若完全接地就可致人于死亡。生命体的抵抗大小，也可左右电击的轻重。皮肤干燥时一般有50000欧姆的抵抗力，若为汗水所湿润可低至1200欧姆，普通的110伏特电压就可致命。踏脚物体的性质，也可左右电击的轻重，通常脚在水中比在地上危险。电流所过的时间愈长电击愈重，低电压的交流电可使心室发生纤维性颤动，而致心动停止；相反的，高电压的电流反而不损害心肌，专作用于中枢神经，且制止呼吸。所以欧美的电刑，先用2000伏特的强电数秒，使被刑者的意识不清；再通过400伏特的弱电30秒，使其心脏完全麻痹。

（4）**大气压力的影响**：气压的变化可引起各种病状。人体生活在地球上，习惯于1个气压（水银柱760公厘）的环境中，若气压上下波动就可发生病态。如跋登高山、高空飞行，大抵到了4000公尺以上，便逐渐感觉不快；5000 公尺以上，若没有纯氧吸入，生命就要发生危险。高气压本身并不有害，因人能耐 6 个气压，惟于高气压转移向低气压之际，特别于急速转换时，便愈会引起显著的障碍。例如潜水病，因在高气压下溶解在血液中的空气（尤其是氮气），在低气压时会产生气泡，便于肺、脊髓等部引起栓塞，甚至窒息而死亡。

以上光线、电流、气压等物理因素，是中医最缺乏的知识，应及时学习而补充之。但中医于此之外，反有“六淫”之说，即风、寒、暑、湿、燥、火（热）。“暑”和“热”都是高温，“寒”即低温，已述于前；而“风”“湿”“燥”“火”是否能成立为外界的物理因素呢？确应该仔细地分析认识一下。

（1）风：根据文献记载，“风”有下列几种含义。

①风为百病之总因：《素问·风论》中云：“风之伤人也，或为寒热，或为热中，或为寒中，或为疠风，或为偏枯，或为风也。其病各异，其名不同，或内至五脏六腑……故风者，百病之长也，至于变化，乃为他病也，无常方”。

②泛指神经系统病：《备急千金方》：“岐伯曰：中风大法有四，一曰偏枯，二曰风痱，三曰风懿，四曰风痹。夫诸急卒病多是风，初得轻微，人所不悟，宜速与续命汤，依输穴灸之。夫风者，百病之长，岐伯所言者，说其最重也。……偏枯者，半身不随，肌肉偏不用而痛，言不变，智不乱，病在分腠之间。……风痱者，身无痛，四肢不收，智乱不甚，言微可知，则可治，甚即不能言，不可治。风懿者，奄忽不知人，咽中塞，窒窒然舌强不能言……风痹、湿痹、周痹、筋痹、脉痹、肌痹、骨痹、胞痹，各有症候，形如风状，得脉别也，脉微涩，其证身不仁。”据此，偏枯和风痱都是脑出血症，偏枯轻而风痱重；偏枯仅半身不随，风痱则四肢不收；偏枯言不变、智不乱，风痱智已、言微，甚且不能言；偏枯痛，风痱不痛（痛觉神经麻痹）；偏枯的病灶小，仅及大脑的半球，风痱的病灶大，已及大脑两半球。至“风懿”，涉及舌咽神经的病变，急性脑贫血及急性脑充血亦应包括在内。诸痹，则仅为末梢神经的病变。

③泛指高热急性病：《伤寒论》中云：“太阳病，发热汗出，恶风脉缓者，名为中风。”又云：“太阳病，发热而渴，不恶寒者为温病；若发汗已，

身灼热者，名为风温。风温为病，脉阴阳俱浮，自汗出，身重，多眠睡，鼻息必鼾，语言难出。”《刘完素六书》中云：“经云：‘风者，百病之始，善行而数变者也。’风本生于热，以热为本，以风为标，凡言风者，热也。叔和云：‘热则生风，冷生气。’是以热则风动，宜以静胜其燥，是养血也。”以后的“风温”“风疟”“风疹”“风痰”“风热”，以至“马脾风”“缠喉风”“历节风”“惊风”“脐风”等，无一不有热型的存在。

据此可以归纳为三个要点：第一，认为“风”是很客观的东西，非寒非热，亦寒亦热；第二，用“风”来描述神经系的病变；第三，“风”是热病的代名词。准此三义，“风”都是不能单独存在的，把“风”列为外界病因之一，似有不够妥当之处。

（2）**湿**：中医学“湿”的概念非常广泛而又复杂，要约言之亦有五端。

①用湿来描述多汗及水肿：指汗多肤润，以及体液浸润皮下组织，发为浮肿等症状。如《素问·痹论》中云：“其汗多而濡者，此其逢湿甚也。”又《素问·气交变大论》中云“岁水不及，湿乃大行……民病寒疾于下，甚则腹满浮肿”等是。

②用湿来描述腹泻及痰饮：泛指小肠吸收机能障碍和支气管渗出性炎症等疾病。如《素问·阴阳应象大论》中云：“湿甚则濡泻。”又云：“秋伤于湿，冬生咳嗽。”

③泛指胃肠机能障碍的疾病：如《素问·气交变大论》中云：“岁土太过，雨湿流行……体重烦冤……中满、食减，四肢不举。”又云：“湿气变物，病反腹满，肠鸣，溏泄，食不化，渴而妄冒。”又《素问·六元正纪大论》中云：“太阴所至为湿生……为积食痞隔，为中满霍乱吐下。”

④泛指黄疸诸病：如《金匮要略·黄疸病脉证并治》中云：“黄家所得，从湿得之，一身尽发热而黄。”又《金匮要略·痉湿暍病脉证》中云：“湿家之为病，一身尽疼，发热，身色如熏黄也。”

⑤泛指脑脊髓以及末梢神经的疾病：如痹、疼痛、痿、拘挛、身重等，均为脑脊髓以及末梢神经的疾病。如《素问·生气通天论》中云：“因于湿，首如裹，湿热不攘，大筋緛短，小筋弛长，緛短为拘，弛长为痿。”又《素问·通评虚实论》中云：“跖跛，寒湿之病也。”又《素问·痹论》中云：“风寒湿三气杂至，合而为痹也。其风气胜者为行痹，寒气胜者为痛痹，湿

气胜者为著痹也。”又《素问·六元正纪大论》中云：“其病湿下重。”《金匮要略·痓湿暍病脉证第二》中云“湿家病身烦疼”，又云“风湿、脉浮身重”等都是。

总之，所谓“湿”，是病理变化的过程和结果，而不是致病的因素。虽是在黄梅时节或潮湿的地区，空气中的水蒸气常处于饱和状态，可能会影响汗腺不能适量排泄，是亦应为感冒之类，所以张仲景主张“若治风湿者，发其汗，但微微似欲出汗者，风湿俱去也”，他主张发汗驱风湿的方剂首为“麻黄加白术汤”，亦相当于一般的发汗法，似不必再列“湿”为独立的外界因素之一。

（3）**燥**：湿度不足便是“燥”，生命体上发生“燥”的病变总是分泌液的缺乏。其所以缺乏，不是由于炎症或高热的消耗便是营养不良，在治疗上，前者用清凉剂，后者用滋养剂，这是中医临床的一般规范。因而“燥”仍为病变的后果，也不是病因。如《素问·气交变大论》中云：“岁金太过，燥气流行……甚则喘咳逆气。”《素问·五常政大论》中云：“审平之纪……其令燥，其藏肺，其畏热，其病咳。”这是呼吸道炎症的症状。《素问·气交变大论》中云：“燥气流行，民病两胁下少腹痛……胸痛引背，两胁满且痛。”又云：“燥乃大行……民病喜呕，呕有苦，善太息，心胁痛。”又云：“燥湿所胜，民病左胠胁痛，腹中鸣，注泄鹜溏。”这是消化道的炎症。金元以后研究“燥”的有两个代表人物，一为刘河间，他伪造的经文说“诸涩枯涸，干劲皴揭，皆属于燥”；一为喻嘉言，他说“经曰：‘燥胜则干’，夫干之为害，非遽赤地千里也，有干于外而皮肤皴揭者，有干于内而精血枯涸者，有干于津液而荣卫气衰，肉烁而皮著于骨者，随其大经小络所属，上下中外前后，各有病所，燥之所胜，亦云熯矣”，这些都是属于营养不良的疾病，所以他的“清燥救肺汤”中纯是一派清润之药，“吴鞠通”因而亦以甘淡凉润法来治秋燥病。据此，“燥”亦不得列为外因“六淫”之一。

（4）火：举凡植物性神经系（时亦包括其他神经）的亢奋现象，中医通叫作“火”。如《素问·至真要大论》中云：“诸热瞀瘛，皆属于火……诸逆冲上，皆属于火……诸躁狂越，皆属于火……疼酸惊骇，皆属于火。”“瞀”即昏蒙现象，“瘛”即掣痉，因此“瞀瘛”和“诸躁狂越”本属证候范畴，不过前者轻而后者重，都是高热熏灼所引起的神经系症状，尤其是知觉运动神经和脑脊髓的证候，“疼”“酸”“惊”“骇”亦复如是。至“诸逆冲上”，无论是指呕吐，是指气的冲逆，都是植物神经亢奋的结果。又如李东垣说：“火与元气不相立，一胜则一负，脾胃气虚……阴火上冲，则气高，喘而烦热，为头痛，为渴而脉洪……乃生寒热……与外感风寒所得之证颇同而实异，内伤脾胃，乃伤其气，外感风寒，乃伤其形。”是李氏言“火”的证候，为气高而喘，为身热而烦，为脉洪，为头痛，为渴，为恶寒，这些证候都是亢奋现象，都是不可以意识左右的表现，所以都认为是植物性神经系的亢奋。而且李氏特别指出是由火“伤其气”，是内伤非外伤，“气”字在中医文献上往往是指神经作用。可见“火”为神经亢奋系列表现的描述，尤其是指植物神经的亢奋。就火证而言，见于外感病而属于实证的，为实火、为邪火，现在一般都叫作“热”，不叫作“火”了，治法宜清宜泻；见于内伤病而属于虚证的，为虚火、为相火，或者单叫作“火”。属虚证的“火”又要分做两种，由于营养不足（阴虚）的，宜滋阴，由于机能衰弱的，宜补阳，“火”的含义，不过如此。至于机能衰弱而见亢奋的症状，这和心脏衰弱者见到数脉是一个道理。这说明“火”仍为病变现象，而不是致病原因，更不是属于外在的。

据此，中医界盛称外感的“六淫”，除“寒”和“暑”（包括热）可能为外界存在的物理原因外，其余风、湿，燥、火都大成问题。而且“寒”除了低温的本义而外，还具有指生命体机能衰减的意义。如《素问·逆调论》中云：“阳气少，阴气多，故身寒，如从水中出。”《金匮要略》中云：“腹满时减，复如故，此为寒，当与温药。”前者为体温低落，后者是胃肠机能衰减。至于“暑”，除为日射病而外，还包括了夏季的外感，即传染性热病，如《济生方》中云：“暑喜伤心，令人身热痛，状类伤寒，但背寒面垢，此为异耳。”《证治要诀》中云：“伤暑必自汗背寒，面垢，或口热烦闷，或头疼发热，神思倦怠殊甚。”这些都不可能是物理的日射病，而为传染性热病的证候。

总之，风、寒、暑、湿、燥、火，列为外界致病原因的“六淫”是不够妥当的，古代的“六淫”，原是指“阴”“阳”“风”“雨”“晦”“明”，源出《左传》，汉唐人屡屡沿用；宋元以后，列出“风”“寒”“暑”“湿”“燥”“火”六淫，明言根据《素问》运气诸大论，而《素问》仅有“热”

“火”而无“暑”，也不是《内经》的本来面目，特此提出讨论如上。

3. 化学致病原因

某种物质进入生命体内而引起化学性变化以威胁生命的，通常称为“化学毒物”。化学毒物的性质固有剧烈与缓和的分别，但毒性缓和的物质若其量大，亦可致人于死，如盐和水若量过大时，便可因中毒而死。相反，毒性剧烈的物质若其量微，往往可以有保健的作用，如用“砒”治疗贫血症等。所以化学毒物的利害关系多与“量”有关，“量”的问题比“质”的问题还重要。

一般化学毒物的分类约有下列六种：腐蚀类；重金属；类金属；麻醉药；赝碱类；食物类。中医关于这类的知识从汉代张仲景始便有多种记载，如《金匮要略》中云“盐多食，伤人肺”“矾石，生入腹，破人心肝”“水银入人耳及六畜等，皆死”。这些都是化学原因中毒的记载，只是不够明确就是了。

4. 生物致病原因

生物致病因即是指生物学的病原体，其侵入人体可引起各种疾病，最重要的是传染性疾患，乃因周围环境病原微生物进入体内而致病。微生物经由空气、食物、水、牛乳、污手、衣类、器具等感染后进入体内。人在吸气时，与空气同时吸入的尘埃中可能含有大量微生物；病人在咳嗽和喷嚏时，排出的不显著的痰星、黏液和唾液，可能将病菌传染给周围的人；污染的或不良品质的食物也是传染来源；污水内可能含有肠伤寒杆菌、霍乱弧菌及其他细菌；在患有结核病牛的乳中有结核杆菌，传染物经由污染的手、鼻涕、手帕、毛巾、器具等，可进入口中。在此种种情形下，传染物经呼吸器官和消化器官进入体内。在大多数情形下，细菌不能经由未受损伤的黏膜和皮肤进入体内，但如在眼、性器及泌尿器有轻微的损伤时，就可成为传染物的入口；同样，皮肤的很小擦伤，也可能成为微生物的入口。如酿脓性微生物，可引起局部的疾病（脓肿疖）；细菌进入全身血流中时，能引起全身血液感染（败血病）；有些吸血昆虫在叮咬皮肤时，把病人血液中的传染物传给健康人，如疟蚊传播疟疾，虱子可传播回归热和斑疹伤寒，跳蚤可传播鼠疫，扁虱可传播回归热等。

各种寄生虫也属于生物学的致病原因，其中包括各种内脏寄生虫。

在传染病的形成上，如感冒、饥饿、过劳等不良的社会条件（慢性饥饿、难耐的沉重劳动、不卫生的居住环境）等诱因，都起到了推波助澜的作用。因为这些诱因可使身体衰弱，减低生命体的安定性，减弱其对于某种传染病的免疫性。由此可知，在传染病的发生上，不仅是微生物的主要作用，尤其是大生命体（人）的安定性、免疫性，于传染病的发生上有着很重要的影响。

免疫性，有天然的，即是某种动物或人类所天然存在的免疫能力。例如，动物不患麻疹、伤寒，而人类不患某些侵犯动物的传染病，如牛羊的鼠疫或犬鼠疫等。后天的免疫性，通常患过某种传染病的人，其在一生中可获得后天的免疫能力。

俄国学者美奇尼可夫氏，首先阐明白血球可吞噬进入血内的与生命体内不同的物质并将其消化，细菌也在其内，美奇尼可夫将此细胞叫作“吞噬细胞”。除了吞噬细胞之外，生命体的组织和细胞在与传染物的斗争中还可以产生抗体，它可杀死细菌并破坏细菌所排出的毒素。在患过“痘疮”“麻疹”“肠伤寒”等传染病之后，生命体内所产生的抗体能保存多年，当相同的传染物再度侵入时，则抗体可将其杀灭，所以具有后天免疫性的人就能不再患同样的病。

免疫性可分做绝对钝感性和相对钝感性两种。所谓“钝感性”，即生命体对传染病的保护性反应；天然免疫多为绝对钝感性，即人类无论何时也不罹患某些传染病；在患过某些传染病（如斑疹伤寒、霍乱、白喉）之后，可获得相对的、不牢固的钝感牲。遗传和体质的因素，以及生命体后天的锻炼，在相对钝感性的形成上起着作用。生活于良好的社会条件中，对于相对钝感性的形成有很大的意义。

与生命体对传染病的保护性反应不同，生命体对于传染病可形成另一种反应，叫作“变态反应”。能引起变态反应的物质，叫作“变态反应原”。变态反应原可能是进入生命体血内的细菌、细菌毒素、细菌崩坏产物，以及非细菌的蛋白质（异体蛋白）。凡各种食物（卵、虾、草莓）、花粉、羊毛、马毛等，皆属于异体蛋白。各种变态反应原，不仅不能引起钝感性，相反地会引起感受性增高。生命体对于同种变态反应原的反复侵入呈显出敏感性，如反复地注入微量的此种变态反应原，则会出现剧烈反应而形成某种病状，如偻麻质斯、支气管性气喘、荨麻疹等，都属于变态反应性疾病。于结核病、败血性疾病及其他疾患时，在病程的某一阶段中，亦可看到变态反应。苏联学者们基于巴甫洛夫的学说，证明了生命体的全身反应状态（包括免疫性和变态反应），也受着中枢神经系统的调节。如于多次的动物（海狈）实验证明，海狈冬眠期大脑皮质停止工作时，对于各种传染有很大的抵抗力，同时海狈也不能形成免疫性反应或变态反应。

根据《诸病源候论》（610）的记载，中医学在第七世纪初，便具有接近现代生物学病因的知识。如《诸病源候论·毒注候》中云：“毒者，是鬼毒之气，因饮食入人腹内，连滞停留，故谓之毒注。”又《诸病源候论·恶注候》中云：“恶毒之气，人体虚者受之，毒气入于经络，遂流移心腹，故名曰恶注。”又《诸病源候论·殃注候》中云：“人有染疫疠之气致死，其余殃不息，流注子孙亲族，得病症状与死者相似，故名为殃注。”又《诸病源候论·食注候》中云：“有人因吉凶坐席饮啖，而有外邪恶之气随饮食入五脏，乍瘥乍发，以其因食得之，故谓之食注。”又《诸病源候论·中恶候》中云：“中恶者，是人精神衰弱，为鬼神之气卒中之也，若将摄失宜，精神衰弱，便中鬼毒之气，若余势停滞发作，则变成注。”这些“鬼毒”“恶毒”“殃注”“疫疠”等，古人已经确定它们是病源，而且有严重的传染性（曰“注”）；其传染的路径，有的是“因饮食入腹内”，有的是“坐席饮啖”经口传染；有的为“流注子孙亲族”的家族传染；更明白地提出“体虚者受之”和“精神衰弱”等生命体抵抗力缺乏和感受性的关系，尤为可贵。中医学在缺少科学工具（显微镜）的时代，无法看到微生物的存在，仅根据现象而名之曰“鬼毒”“恶毒”“殃注”“疫疠”之气罢了。

5. 营养致病原因

由生理学可知，只有在“量”的方面和“质”的方面都有足够的营养条件之下，生命体才能正常的发育而发挥正常的机能。严重的饥饿可使身体十分消瘦，内脏器官机能障碍，最终导致死亡。食物中某种成分的缺乏，如蛋白质和脂肪的缺乏等，使身体中部分养分长时缺乏，也可引起各种体内机能的障碍。在形成疾病上最有意义的是，由于在食物中某种维生素缺欠或不足，即可形成所谓维生素缺乏病，如“佝偻病”“坏血病”等即属于这一类。营养缺乏，也可成为引起其他疾病（如结核病和贫血症）的诱因。反之，过度营养，也可促成各种代谢疾患，如肥胖病、动脉硬化、糖尿病等。

《备急千金方》中云：“安身之本，必资于食……不知食宜者，不足以生存也；……是故能排邪而安脏腑，悦神爽志，以资血气，若能用食平痾，释情遣疾者，可谓良工……高平王熙称，食不欲杂，杂则或有所犯，有所犯者，或有所伤，或当时虽无灾苦，积久为人作患……鱼肉果实，取益人者而食之，凡常饮食，每令节俭，若贪味多餐，临盘大饱，食讫觉腹中膨胀短气或致暴疾。”孔子说：“肉虽多，无使胜食气。”饮食和生命的关系，慎节饮食以维持身体健康，这些知识古人是具备的，只是不那么具体，不了解各种食物所含的具体成分及其具体的营养价值。

6. 社会致病原因

除了上述的外界致病因素之外，生活着的社会环境对于人的疾病形成也有很大的影响。在对劳动者肆行着残酷的剥削制度的国家，尤其是对于妇女和儿童缺乏保护的情况下，结核病、性病、佝偻病、贫血症、胃肠病等疾患很为猖獗。过重的劳动，不足的营养，不卫生的居住条件，失业、贫困、饥饿……所有这些遂使身体衰弱，而致劳动者的罹病率大大地提升，没有劳动保护和没有对不良劳动条件的改善，遂招来很高的罹病率，因此也招来很高的工业负伤率。在有的国家中，性病很为普遍，这主要是由于卖淫现象所致；贫困和不卫生的生活条件，导致肠胃病及其他疾病猖獗，招来很高的儿童死亡率。

大家都知道，中枢神经系统的状态对于疾病发生是有很大影响的。如果在一个国家中，高失业率威胁着每一个人，尤其是生活在底层的劳动者，他们经常担心着明天的生活，恐怕失去面包，恐怕其家族陷于饥饿和贫困，在这样的国家中，罹病率和死亡率高居不下，说明国家的制度也是疾病发生的重要因素。相反地，社会主义制度则构成了所有扑灭疾病及改善劳动者生活的条件。所以苏联由于社会制度的优越性，便逐年地减低了死亡率和罹病率，性病亦近于完全扑灭，结核病、伤寒、儿童传染病等的罹病率亦显然减少。

我国在解放前，鼠疫、霍乱、天花等急性传染病，年年流行，甚而大流行，解放四年来，这几种病基本上算是扑灭了。这也就说明由于社会制度的改善，是消灭疾病的主要因素之一。一个国家，随着劳动者生活水平的不断提高，对明天的生活有安定的信赖，对妇女和儿童的关怀，治疗、预防设施网的建立，全民健身及体育事业的发展，这些都是强健人民体魄和扑灭疾病的前提。

徐灵胎的“病随国运论”云：“天地之气运，数百年一更易，而国家之气运亦应之，上古无论，即以近代言，如宋之末造，中原失陷，主弱臣弛，张洁古、李东垣辈立方，皆以补中宫，健脾胃，用刚燥扶阳之药为主，局方亦然。至于明季，主暗臣专，膏泽不下于民，故丹溪以下诸医，皆以补阴益下为主。至我本朝，运当极隆之会，圣圣相承，大权独揽，朝纲整肃，此阳盛于上之明征也，又冠饰朱缨，口燔烟草，五行唯火独旺，故其为病，皆属盛阳上越之症，数十年前，云间老医知此义者，往往专以芩连知柏，挽回误投温补之人，应手奇效，此实与运气相符。”这一论述完全把现实的社会原因，附会成为唯心的说法，实质上毫无意义，应予以彻底扬弃；不过他说的“口燔烟草”，由于当时的政治腐败，帝国主义的鸦片烟大量倾销中国，确实极大地影响了人民的身心健康。

7. 精神致病原因

巴甫洛夫的研究证明，中枢神经系统在生理和病理上起着主导作用，自然，精神对某些种疾病的发生是有影响的。如前所述，不良的社会条件，能引起中枢神经系统的过度紧张，各种突然的痛苦、精神的创伤，是许多疾病的原因，如内科病、皮肤病、妇科病等；惊愕、愤怒等情绪，常常引起心脏、血管、肠胃等的疾病，便是这个原因。

由于听到或看到的语言，可对人类高级神经系统（精神）形成刺激。巴甫洛夫氏曾说：“就动物的环境来说，可以作为信号者，几乎仅仅是直接地由视觉、听觉及生命体其他受体（感觉器末梢）的特殊细胞而传至大脑半球的刺激及影响。这也就是我们由自然的或由社会的周围外界环境而来的印象感觉及观念，除开听到和看到的言语，这些就是我们和动物所共通的环境的第一信号系统。但是言语对我们既是第一信号的信号，又构成了为我们所特有的第二信号系统。”巴甫洛夫认为第二信号系统的作用，与第一信号系统有密切关系。如果由第一信号系统而得到刺激可成为各种疾病的原因时，那末听到或看到的人类语言也可能是形成各种病理过程的原因。例如，当听到或看到关于亲人死亡的信息时，可能给予大脑皮质以剧烈的刺激，继之引起各种疾病。持续不断的、慢慢的言语刺激，也像由外界环境而来的其他刺激一样，可能引起疾病。有时由于医师不慎的话语，不准确的诊断结论，也可因此引发疾病。所以医务工作者，在病人床边谈论患者的病状，说许多多余的话，都可能给病人很大的害处。尤其是敏感的和神经质的人，在听到此类不慎的谈话之后，认为自己患的严重的疾病，如癌瘤、结核、心瓣膜障碍等疾病而平添精神负担，病人一经有了这些刺激，要想再转变其意念是非常困难的。

《灵枢·师传》中云“临病人问所便”，即是说当着病人面，要迎合病人的心理，最好是能从心所欲，这样病人的精神愉快，可能有助于病的好转。徐灵胎说：“若与病症无碍，而病人之所喜，则从病人之便，即所以治其病也。”这也是极有至理的经验之谈，也可以说这是中医学最早的医疗保护理论。

中医另有喜、怒、忧、思、悲、恐、惊“七情”的说法，从文献考证来看，“七情”之说还是不够准确的。《素问·阴阳应象大论》有“人有五藏化五气，以生喜、怒、悲、忧、恐”，并不言七情；同篇里载的“怒伤肝，喜伤心，思伤脾，忧伤肺，恐伤肾”又和上面的五气有出入了；《素问·至真要大论》中云“热客于胃，善惊”，《灵枢·本神》中云“心气虚则悲”等，这些是散在各篇中的。传统中把“七情”列为内因，其实都是大脑皮质的事，都属于第二信号刺激的反应，还是属于外在的因素引起，假如没有外界的刺激，便谈不上什么喜怒哀乐。大脑皮质和内脏固然是互相联系的，当大脑皮质受到外界的刺激，可以影响内脏的状态，因此不能把心、肝、脾、肺、肾等脏器与大脑的活动割裂开来，那样便是机械的、唯心的，而且不是事实。

【本节要点】

1. 疾病致病因素分为内因和外因，中医学的“三因”说，殊欠明确，事实上可能只限于外因而言。

2. 六淫中的“寒”和“热”，既列于外因，应被理解为物理致病因素，属于两种不同的温度变化的致病因素。

3. 高热之所以引发疾病，可能是由于神经障碍、血栓形成或产生中间代谢产物而发生酸中毒等。

4. 过度的寒冷，可致神经兴奋性低下，发生血管麻痹、血压下降、体温低落、循环和呼吸障碍等病变。

5. 感冒的主要原因，是由于生命体的安定性失去调节作用，古人说感冒是由于“元气虚而腠理疏”，这是很有道理的。

6. 光线的强刺激对人体有烧灼作用，可导致体内蛋白质的破坏而发病。

7. 电殛对人体的伤害，主要是损害神经系统，麻痹心脏。

8. 气压低，会使人体缺氧，气压愈高，会引起血循环障碍而引发脏器各处的栓塞。

9. “风”“湿”“燥”“火”，在中医文献里主要是用来表达某些病理变化所反映出的病变表现，而不是致病因子。

10. 钝感（免疫）性与变态反应，同样随外在条件和高级中枢调节功能的不同而变异。

11. 社会条件的良否，关系生命体的健康与否，因此社会环境成为主要的外在致病因素之一。

12. 外界刺激，可以使内在的生理状态改变，主要是由于大脑皮质的条件反射作用所引起的。

13. 所谓喜、怒、忧、思、悲、恐、惊等“七情”，都是大脑皮质对外界刺激做出的反应，因此它们并不是致病因子。

【复习题】

1. 你如何重新认识“三因鼎立”说?

2. “七情”可以完全理解为“内因”吗?

3. 根据古人对“六淫”的解释，究为疾病原因，抑系病变的反应? 试提出你的意见。

4. “不内外因”之说，有存在的必要吗?

5. 什么叫作发病原因? 什么叫作发病因素?

第二节　内在的原因

巴甫洛夫氏不仅重视对外界环境的研究，即对于生命体内在环境也很重视。他曾说："与广大的外界代表者的同时，还有广泛的身体内部代表者，即是器官和组织群的工作状态，内部有机过程群的工作状态。"又说："或由外界或由身体本身内部而来的无数的刺激，不断地进入大脑半球。"又说："整个身体借大脑半球的作用，可将其现象表现在其所有组成部分中。"据此，凡由父母遗传的，或在其生活中由生命体与周围环境互相作用而获得的，由构造、机能或新陈代谢上的特点而在其体内发生的，都是内在病因的研究范畴。

中医虽很早就有"内因"之说，但所论是不够明确的。如《金匮要略》中云："经络受邪入脏腑，为内所因也。"从外在经络受邪进入脏腑，这明明是外因病。其下文接着作了这样的解释："若人能养慎，不令邪风干忤经络；适中经络，未流传脏腑，即医治之。"这难道不是外因病吗？陈无择虽然比较明确地把"七情"所伤列入内因，但已如前述，那仍是首先受到外界刺激而引起的精神病变，不能算是内因。今日所谓的"内因"，约有下列几种情况。

1. 遗传性疾病

每个生命体都保有与其父母亲类似的特点，继承了其父母亲身体构造和机能的特征。经数代固着于其双亲身体的或其双亲后天所获得的某些病理特征，也同样地可以继承下来，这便叫作"遗传"。

要想正确地了解遗传在某些疾病发生上的作用，应该对于有关遗传的现代学说有一个概念。苏联学者米丘林及李森科，以确凿的事实证明了门德尔·外斯曼及莫尔干所创建的遗传学的虚伪和反动。这些唯心主义的学说认为，遗传性的保有者是一种假定的物质——"遗传因子"，它只存在于性细胞的易染体中，遗传物质、遗传因子是不变的，是不受周围环境的影响的，遗传因子将双亲的遗传性毫无变化的一代一代地传给子孙。若按这种学说看来，遗传的疾病乃是宿命的（不可避免的）了，科学对此无能为力，也不能预防其发生，因为这病是来自不可变化的遗传因子的。但经苏联学者证明，遗传性不但是源于性细胞的易染体，还源于全身细胞的易染体来遗传；体内细胞中的变化，也可引起性细胞中的变化；同时还证明，由于外界环境（包括社会环境）对身体的影响而引起的固着于身体的后天特征也可遗传。这种对遗传上意见的根本变化，对于医学上、疾病的研究上、疾病的预防和治疗上有着重大的意义，现在我们都知道并没有不可避免的、宿命的、不能防治的疾病。虽然有某些疾病尚不明了其病因及疗法，但并非因为它们是“遗传的”“宿命的”，而是因为科学尚未阐明其原因以及不知晓其疗法之故，随着时间的推移和科学的发展，这类疾病将逐日地减少。业经确认，许多在以前以为多半是遗传的疾病（如高血压）等，现在已逐渐知道它是在不良的外界条件下而引发的了。可以说身体的某种不安定性能够遗传，即是遗传下来对某种疾病的某些因素，如所谓遗传的新陈代谢病（肥胖病、痛风、糖尿病），在不良的外界条件及社会条件下可能发生，但在另外的条件中也可能不发生。

中医对遗传的知识也是最脆弱的。《素问·奇病论》中云：“人生而有病巅疾者，病名曰何？安所得之？岐伯曰：病名为胎病，此得之在母腹中时，其母有所大惊，气上而不下，精气并居，故令子发为巅疾也。”所谓“巅疾”即是癫痫病，凡家族有精神病或神经性疾病的，往往能间接影响其素质而遗传。但许多中医往往把严重的急性传染病如天花、麻疹等，也认为是属于遗传性的“胎毒”所致，这是最值得提出批判的。

2. 先天性疾病

先天性疾病与遗传性疾病是有区别的。先天的疾病是在胎儿发育时发生的各种病理过程。例如在某种不良的条件下胎儿不正常地发育，有时可招来先天性畸形。某些微生物能经过胎盘侵至胎儿引起相应的疾病，例如人在胎儿时期可能由母体感染上梅毒而成为先天性的梅毒患儿。

中医学的“先天”“后天”说，多指人的体质言，其义不同，便不述于此。

3. 体质特点的影响

人的体质在疾病的发生和发展上有某些意义，凡是具有正常构造和正常机能的健康人，彼此各不相同，即各有其个别的性质和特点。由于双亲的遗传性，或由于身体与周围环境互相作用而后天获得的某种性质，所形成的人体在解剖上及生理上的性质及个别的特点，叫作“体质”。所有人类按其一切特点可概括的分为三种基本的体质类型，即中间型及两种极端相反的类型。

著名的苏联学者切尔诺鲁茨基，提议将中间型体质叫作“正常体力型”，一种极端的体型叫“无力型”，另一种极端的为“强力型”。无力型体质的特征为，颜面狭长、颈细长、胸廓狭长扁平、腹小、四肢细长、肌肉组织的发育衰弱、皮肤菲薄苍白；强力型体质恰与此相反，头呈圆形、颜面宽、颈短粗、胸廓宽短、腹大、容积大、四肢短粗、皮肤坚厚。而正常体力型，便居于这两型之间。

体质类型的区分是概要的，恰好适当于上述型的人不甚常见，所以在大多数的情况下，可以说某人接近于某种体质类型。当然，无论何种体质类型本身并不是某种疾病发生的原因，但可看到某种体质类型的人在不良的条件下较易罹患某种疾病，而另一种体质类型的人，在不良的条件下则较易罹患另种疾病。例如，在无力型体质的人中，常看到全身衰弱现象和胃肠病，在强力型体质的人中常看到新陈代谢病、肾脏病、动脉硬化等疾病。唯心主义的学者认为人的体质类型是可以遗传的，而在其一生中虽受外界环境的作用亦不变化，所以他们对于人的体质特点极为重视。苏联的学者对体质的见解，由上述对体质的界定上即可知道，他们认为人的体质在社会环境及其他外界因素的影响下是可以改变的，变化了的体质特征反倒能够遗传于下一代，所以人的体质在疾病形成上的作用，只能成为某些疾病发生的因素之一。

张介宾说：“先天强厚者多寿，先天薄弱者多夭，后天培养者，寿者更寿，后天斫削者，夭者更夭……身虽羸瘦，而动作能耐者吉，体虽强盛而精神易困者凶。……先天之强者不可恃，恃则并失其强矣；后天之弱者当知慎，慎则人能胜天矣。”张氏所指的“先天”“后天”，便是指两种极端不同类型的体质，他认为这两种不同类型的体质在社会环境及其他外界因素的影响下是可以变化的。这一认识与苏联的先进理论相符合，这便是中医学的精华所在。徐灵胎说：“夫七情六淫之感不殊，而受感之人各殊，或气体有强弱，质性有阴阳，生长有南北，性情有刚柔，筋骨有坚脆，肢体有劳逸，年力有老少，奉养有膏粱藜藿之殊，心境有忧劳和乐之别……故医者必细审其人之种种不同，而后轻重缓急，大小先后之法，因之而定。”徐氏主张个别的体质不同，可以影响病理变化的过程，亦是值得参考的。

4. 精神活动的影响

苏联生理学者巴甫洛夫在多年研究动物和人类高级神经（精神）的活动

的实验中，曾证明所有由外界（以及内部）环境而来的刺激均由大脑感受，大脑是生命体一切机能的主要联系和调节的中枢，中枢神经系统将人体（以及高等动物）的所有组织及器官连接起来。巴甫洛夫确认：在正常情况下，可以看到高级神经系统基本性质的不同类型，这些性质取决于动物生命体对外界周围条件的高级适应性。巴甫洛夫指出有4种高级神经活动的基本类型：衰弱型；活泼型；兴奋或不能抑制型；安静型。“衰弱型”的动物，在困难的生活状态下，很快地并时常地成为神经衰弱的患者，吾人在艰难的神经负担下也发生同样情形；“兴奋型”的动物，其兴奋过程比抑制过程显著地占优势，因此也常为疾病所苦。于此可知，不同型对于同样的刺激呈不同的调节状态。如所周知，许多内科病（高血压病、溃疡病、内脏器官的神经官能病等）是因为强度的精神负担、精神外伤及长期的神经紧张而引起。我们应当意识到：高级神经活动型的性质，尤其是“衰弱型”和“兴奋型”，乃是某些疾病发生的因素。

中医学对于神经系统的知识是脆弱的，应从头学起，更好地丰富我们的临床经验。

5. 年龄性别的影响

人的年龄和性别在解剖生理上的特点，也是易患某些疾病的内在原因。儿量所特有的疾病如麻疹、水痘、百日咳、佝偻病，少年和青年易患肺结核和偻麻质斯，老年人易患动脉硬化、新陈代谢病，妇女多患子宫病、脏躁，男人多患溃疡病、疝气病等都是和年龄与性别有关的疾病。

【本节要点】

1. 凡由父母遗传的，或在其生活中由于生命体与其周围环境经常地互相作用而获得的，在构造上、机能上或新陈代谢上的某些特点，都可能是疾病发生的内因。

2. 遗传具有动摇性，可随外在、内在环境的相互作用而随时变异，并只能遗传疾病的素因，不能遗传疾病的本身。

3. 不同的体质，可感受不同的疾病，但这只是疾病发生的素因而不是原因。

4. 各种不同的神经活动类型，可能对同样的刺激呈显不同的调节状态，而成为不同疾病发生的因素。

5. 疾病发生原因分为外因和内因两种，其内因包括：遗传性疾病；先天性疾病；体质特点对疾病的影响；精神活动对疾病的影响；年龄和性别对疾病的影响。

【复习题】

1. 本书所谈的内因，与旧的“七情”说比较，其优劣怎样？
2. 遗传是否是“宿命的”，怎样正确理解遗传说？
3. 体质特点是某些疾病的绝对原因吗？
4. 精神类型有几种？在病因学上有什么关系？

第四章 发病的机制

为了解疾病的病理过程，不但要知晓疾病发生的原因，关于病原体怎样侵入体内以及病状是怎样发生的，也需要了解，而且这很重要。例如，结核病是由结核杆菌引起的，但是结核菌是怎样进入肺内或淋巴腺内的呢？结核菌的感染通常是由支气管黏膜侵入肺组织而引起炎症，更由此经淋巴系统进入邻近的所属淋巴腺；结核菌的另一条感染途径，细菌进入血液后，可由血行（液体经路）侵犯任何器官。再如，患偻麻质斯时，可见到关节多发性罹患及心脏罹患，这种病理过程又是怎样发生的呢？偻麻质斯的病原完全是另一样了，它是一种变态反应的疾病，传染物可能存在于扁桃体中，而变态反应原（此时即是细菌的活力产物）进入血内，引起生命体个别组织的过敏（感受性增高），因此当变态反应原反复地进入血液时，在许多器官都会发生炎症病变。

巴甫洛夫就其多年间所做的实验研究证明了，中枢神经系统（大脑皮质）可调节身体的所有生理的及病理的过程，他的学生贝柯夫氏也证明了大脑皮质与内脏诸器官之间联系的存在。由于这些研究，逐步明确了许多疾病的病因及病原。例如高血压病，乃因中枢神经系统（大脑皮质）过度兴奋，经由植物性中枢及末梢神经而引起小动脉收缩，遂引起血压增高的结果。巴氏另一学生斯塔兰斯基氏也认为，组织和器官的所有病理过程乃因其所支配神经的营养障碍而引起。总之，巴甫洛夫学说确认某些病理过程与大脑半球皮质的状态有关，“大脑半球皮质在罹患身体受障碍机能的恢复上”的作用，以及“神经系统在病理过程的发生、经过和结果上”的意义，都是很明显的。也就是说，中枢神经系统在各种疾病的病原上起着主导的作用，不能认为传染物一经侵入体内，即直接引起其病理（炎症）过程，病理过程是因生命体的免疫性反应或变态反应所引起的，所有病理过程，包括炎症、生命体的免疫、变态反应等全程，都在中枢神经系统的调节作用参与下发生的。

中医学没有神经系统的解剖生理等知识，当然不可能认识到大脑皮质对于病理机制所起的主导作用，但中医学对人这个整体与疾病之间的关系是有认识的，这就是中医学的整体观。如《金匮要略》中云：“风气虽能生万物，亦能害万物，如水能浮舟，亦能覆舟，若五藏元真通畅，人即安和。”即是说，只要身体能适应外界的复杂环境，便会相安无事；相反，便如《素问·评热病论》中所云“邪之所凑，其气必虚”，便是说身体不能适应环境时，就给疾病提供了发作的机会。中医学的“元真”是什么呢？就是一般所说的“元气”。《金匮要略》中云：“三焦通会元真之处，为血气所注。”这可以理解为是生命体的调节机能。这调节机能是谁在主宰呢？《灵枢·本神》中云：“天之在我者，德也，地之在我者，气也，德流气薄而生者也，故生之来谓之精，两精相搏谓之神，随神往来谓之魂，并精而出入者谓之魄，所以任物者谓之心，心有所忆谓之意，意有所存谓之志，因志而存变谓之思，因思而远慕谓之虑，因虑而处物谓之智，故智者之以养生也，必顺四时而适寒暑，和喜怒而安居处，节阴阳而调刚柔，如是则邪僻不生，长生久视。”这一叙述是说，这些因“气”而变生的“精”“神”“魂”“魄”“心”“意”“志”“思”“虑”“智”，无一不是高级中枢活动的作用。高级中枢的活动正常，便能适应外界和内在的环境，而“邪僻不生”；反之，一切病变，亦无一不从属高级中枢的调控。所以《素问·举痛论》中云：“余知百病生于气也，怒则气上，喜则气缓，悲则气消，恐则气下，寒则气收，热则气泄，惊则气乱，劳则气耗，思则气结。”《灵枢·本藏》中云：“志意和，则精神专直，魂魄不散，悔怒不起，五藏不受邪也。”这所谓的“志”“意”“精神”“魂魄”“悔怒”，仍然属于高级中枢活动的状态，这些认识，可以说与认为病理过程是从属于高级中枢神经调节作用的理论是一致的。

但这并不是说，古人在几千年前便有了与巴甫洛夫相等的高级神经活动学说，他们在提出这些议论的时候，实还不知“神经”为何物，更不可能有完整的神经学说，不过这一整体观念的思维仍然是伟大的，很可以借巴甫洛夫的高级神经活动学说来解释、说明之，我们的目的是要向新的道路发展，而不是永远停留在精、气、神等等知识上。

【本章要点】

1. “发病”是指疾病及其各种表现的发生机制，这是一个过程，这个过程不是由致病病原体直接引起的每一个反应过程，而是许许多多的反应过程联合到一起而形成的复杂状态，这一状态在形成和发展过程中，中枢神经系统起着主导的作用。

2. 中医学在2000多年前，虽不明了高级神经对于发病机制的主导作用，但他们认为生命体内有一种“正气”和“元真”的东西，在主宰生命体的调节机能，这一认识虽然抽象，但可以用高级神经活动学说来加以解说。

【复习题】

1. 试述中枢神经系统在发病机制中的主要作用。

2. 中医学对发病机制的认识是怎么样？

第五章　辨证论治体系

“辨证论治”是中医学在临床上不可缺少的基本知识，所以张仲景的《伤寒论》和《金匮要略》两书中，有数十篇都贯以“病脉证并治”或“病脉证治”的标题。但中医的“证候”不同于西医的“症状”：中医的“证候”，完全是施治用药的标准；而西医的症状，不过是描写病人的异常状态，殊非诊断治疗上的关键。现在举“五苓散证”来加以说明。

《伤寒论》中记载：“太阳病发汗后……若脉浮，小便不利，微热，消渴者，五苓散主之。”“发汗已，脉浮数，烦渴者，五苓散主之。”“伤寒汗出而渴者，五苓散主之。”“中风发热，六七日不解而烦，有表里证。渴欲饮水，水入则吐，名曰水逆，五苓散主之。”“太阳病，其人发热，汗出，不恶寒而渴者……宜五苓散。”“伤寒汗出而心下悸，渴者，五苓散主之。”“……其人渴而口燥烦，小便不利者，五苓散主之。”“病在阳……意欲得水……不差者，与五苓散。”

《金匮要略》中记载：“脉浮，小便不利，微热消渴者，宜利小便发汗，五苓散主之。”“渴欲饮水，水入则吐者，名曰水逆，五苓散主之。”“假令瘦人，脐下有悸，吐涎沫而颠眩，此水也，五苓散主之。”

综合以上“五苓散”的证候为：①消渴；②小便不利；③渴欲饮水，或水入则吐；④脉浮；⑤发热；⑥脐下悸；⑦出汗。口渴、饮水多而小便量少，水到在体内好像马上被消耗掉了似的，所以称“消渴”，这里的“消渴”与“小便不利”可以说是相互影响的结果；脉浮、发热、出汗，体温升高，浅层动脉有充血的现象，汗腺还勉强维持其排泄作用以企图减轻积水，这三者也是有关联的；脐下悸、水入则吐，说明腹中有积水，是饮多尿少的后果。整个五苓散证的病理状态是：肾脏机能有了障碍，不能正常排泄小便；小便排泄得少，腹里水增多，消化道的吸收作用因而减低；同时也就阻碍了腺体的分泌，唾液的分泌减少，便不断地口渴；积水太多，肠管表现出脐下悸，呕吐中枢由于积水的刺激而引起反射性的呕吐。分析这些症状表现和病理状态，中医得出个总的概念，即五苓散证属于“阳”证候、“实”证候，而不是“阴”证候、“虚”证候。“阳”是代表生命体生理机能的亢进，正在与疾病作“两不相下”的斗争，“实”是指腹腔里有“积水”这种实在的物质，脉浮、发热、出汗、呕吐等，是生理机能与病理状态做斗争的反应，正要想借着这些表现来解决“渴”和“小便不利”的实邪问题。当人体自身的力量不能够战胜疾病时，于是便要用“五苓散”中寒泄通利的方药来帮助人体康复。

陆渊雷说：“五苓散仅五味药，而茯苓、猪苓、泽泻三味都是利尿药，是帮助肾脏机能恢复的主力，因为要把小便通了，血液里陈宿的水分才可逐渐地排泄掉，才会向肠胃里吸收新的水分来补充，各组织也才能吸收血液来作营养，所以才用白术来催促组织的吸收力，组织里吸收了营养分，唾腺也就跟着恢复了它的分泌机能，而解决了渴的问题。一方面利用桂枝有扩张肌表细血管的作用，帮助脉浮、发热、出汗等生活机能继续亢进，使汗出得通彻，这就帮助了肾脏不少的忙。桂枝同时还有降冲逆的力量，把三味利小便药导引下去。这样说来，五苓散的妙处，全在一味桂枝，现在的医生，通行叶天士的甘寒药，把桂枝当作大热之品，抵死不敢用它，要用五苓散时，也得除去了桂枝，叫作四苓散，这就好比一条船没有了舵，还能够行动自如么？再从另一方面来看，小小一首药方，却是面面照顾着，关系到全身种种机转的整体。”这就是中医辨证论治的主要精神所在。

总之，中医的辨证论治，注重于生命体病变的全身证候，务使身体的生理机能恢复其正常状态，也就是说要把患者整个病理机转一变而为生理机转。例如体温放散过少，以致郁积成热的（发热、无汗），便发汗以解热；体温形成多，以致放散不及的（发热、自汗），便凉解以平泄；生理机能过于亢进的（阳证、热证），消之使不亢进；生理机能过于衰弱的（阴证、寒证），温之使不衰弱；全身细胞生活力退减的（阳虚），便宜兴奋，即所谓“温经回阳”；全身细胞原形质缺损的（阴虚），便宜补益，即所谓“养阴补血”。其间斟酌损益的微妙处，全在这辨证论治之中。

第一节 阴阳的含义

“阴”和“阳”，照旧的说法谈来很玄妙，其实就是代表一切事物矛盾的两方面，不能有其他含义。所以《素问·阴阳离合论》中云：“天为阳，地为阴，日为阳，月为阴……阴阳者，数之可十，推之可百，数之可千，推之可万，万之大不可胜数。然其要一也。”即是说，任你把阴阳推演得怎么样的繁复，归根结底不过是代表事物矛盾双方面的一个意义。中医用“阴”“阳”两个字来辨识证候，仅具有这样的一个意义。如在病理变化中，有热、实、兴奋、亢进等现象时，统属“阳”；相反，有寒、虚、抑制、衰减等现象时，统属“阴”。从解剖部位和生理机转上来看，上、左、外、大、气体、机能等统属“阳”；下、右、内、小、液体、物质等，统属“阴”。如《素问·调经论》中云：“阳虚则外寒，阴虚则内热，阳盛则外热，阴盛则内寒。”生理机能衰减了（阳虚），体温便会低落（外寒），少阴证的“恶寒”就是属于这一类；生理机能亢进了（阳盛），体温便会升高（外热），阳明证的“恶热”便属于这一类。前者叫作“阴证”，后者叫作“阳证”。营养不良（阴虚）的时候，常引起机能的虚性兴奋而过分的分解燃烧（内热），这就是一般虚劳病所谓的“消耗热”；心脏衰弱，循环障碍，出现严重的腹水，这就是“阴盛内寒”，实际与“阳虚”是一个机理，这两种情况都属于阴证。《伤寒论》中说：“发热恶寒者，发于阳也，无热恶寒者，发于阴也。”前者是机能亢进的现象，后者是机能衰竭的表征，中医辨识证候之阴阳莫不如此。兹将证候的阴阳征象，列表如下：

证候 属性	体温	脉搏	颜貌	眼光	声音	举动	消化系	神经系	四肢
阳	上升	有热性脉 （浮脉等）	潮红 有光彩 明亮	明亮 有光力	透彻 爽亮	轻快	口内干燥 舌有苔 大便秘结	头痛过敏 羞明不眠 错觉谵语	温暖
阴	不上 升， 反下 降	无热性脉 （沉脉等）	暗淡 甚者 青红色	矇眬 无光力	不透彻 嘶哽	钝重 踡卧	口内湿润 舌滑润 下利	无力嗜眠 昏迷钝感 遗尿谵语	厥冷

辨识了证候的阴性、阳性以后，治疗才有着手处。中医学治疗的最终目的，就是要把阴与阳不平衡的两个极端，而使之趋于平衡，阴与阳平衡了，这便是生命体生理机能的正常状态。《素问·生气通天论》中云“凡阴阳之要，阳密乃固，两者不和，若春与秋，若冬与夏，因而和之，是为圣度”就是这个道理。

第二节　表里的含义

“表”和“里”，在病理变化上代表外内、轻重、浅深的意思。中医文献讨论表里最清楚的，莫如张仲景的《伤寒论》。兹分别例举说明如下。

一、表证辨识

《伤寒论》中记载：“太阳病，脉浮紧，无汗发热，身疼痛，八九日不解，表证仍在，此当发其汗。”“脉浮者，病在表，可发汗。”“伤寒表不解，心下有水气，干呕发热而咳……小青龙汤主之。”“伤寒大下后，复发汗，心下痞，恶寒者，表未解也，不可攻痞，当先解表。”“阳明病，脉迟，汗出多，微恶寒者，表未解也，可发汗。”“太阳病，下之微喘者，表未解也。”“伤寒，脉浮，发热无汗，其表不解，不可与白虎汤。”

基于上述的内容，我对表证有如下几点认识：①脉浮、有汗、发热、恶寒等，这些是表证表现，即是说这些病变都可以体表外面被觉察到的；②表证，示意着人体抵抗力与病邪斗争有驱之使出的征象，如抗力把病邪战胜了，脉浮、发热、恶寒等表现消失了，这就是“表已解”，如抗力和病邪始终相持着，不断地表现出脉浮、有汗或无汗、发热、恶寒等，这是“表未解”；③有表证一定要解表（病在表可发汗），因为表证示意着抵抗力对病邪的反抗，必得用兴奋的药物去帮助抗力，使其战胜病邪（表不解……小青龙汤主之），万不可用抑制性的药物去降低抵抗力，而使病情恶化（表不解，不可与白虎汤），凡病在表而无其他原因的，一般都可以用解表的方法而归于治愈，所以说“表证”意味着病邪在外，尚属不严重的轻病。

二、里证辨识

《伤寒论》中记载：“小便少者，必苦里急也。”“伤寒十余日，热结在里。”“脉浮而紧，而复下之，紧反入里，则作痞。”“伤寒，发汗已，身目为黄，所以然者，以寒湿在里不解故也。”“伤寒瘀热在里，身必发黄。”

以上把“小便少”“痞”“发黄”等表现认为是“里证”。分析可知：“小便”是肾和膀胱所司；所谓“痞”者，一般都是指消化道的表现；“发黄”是胆囊和胆管的病变表现。这就比较清楚了，凡胸腹腔中各脏器的病变，都属“里证”表现。推而广之，举凡心脏、肝脏、脾脏等的病变表现，无一不谓之“里证”。所以可以这样说，“里”表示“内在”的和“深在”的意思，正因为“深在”“内在”的关系，因而“里证”便要比“表证”的病情要严重些了。

属性 / 证候 / 类别	表	里
部位	皮肤，汗腺，表层血管及神经，肌肉组织等	心，脑，肺，肾，胃，肠，以及体腔内的脏器组织及神经等
症状	恶寒，发热，头痛，身疼，四肢酸软，皮肤炎症，肿疡等	高热，神昏，烦躁，口渴，胸痞，呕吐，腹痛，下利，二便闭结，内脏炎症疼痛等
脉象	浮	沉
舌苔	白薄或无苔	黄糙或干黄
病机	病变轻或抵抗力强	病变重或抵抗力弱

三、辨别表里的临床意义

《伤寒论》中记载："……表里俱热，时时恶风，大渴，舌上干燥而烦，欲饮水数升者，白虎加人参汤主之。""伤寒，脉浮滑，此表有热，里有寒，白虎汤主之。""中风发热，六七日不解而烦，有表里证，渴欲饮水，水入则吐，名曰水逆，宜五苓散。""太阳病，外症未除，而数下之，利下不止……表里不解者，桂枝人参汤主之。""太阳病，先下而不愈，因复发汗，以此表里俱虚。""伤寒五六日，头汗出，微恶寒……大便硬……必有表复有里也"。

以上的病变机势是表里相持的，也就是说"内在"和"外在"的病理变化是两不相下而相互影响的，需要采用表里俱治的方法，这里面还要斟酌病情是"虚证"或"实证"。如"五苓散证"和"白虎汤证"，是表里俱实的（病变亢进）；"五苓散"里面有发汗药、利尿药，发汗是解表，利尿是清里；"白虎汤"有镇静热中枢的药，有滋养体液的药，镇静热中枢是清里，滋养体液是固表；"桂枝人参汤证"是治表里俱虚（抗力衰减）的，因为"人参"配"桂枝"可以解表，"人参"配"白术""干姜"可止下利是治里。

又如："伤寒四五日，脉沉而喘满，沉为在里，而反发其汗，大便为难，表虚里实，久则谵语。""汗出谵语者……以表虚里实也。"

所谓"表虚"，是指病人有"出汗"症而言，可能是脱水而神经失掉营养；所谓"里实"是指有"高热"和"便秘"等表现的证候，这时正好斟酌用"白虎加人参汤"的方法治疗，因为既要镇静高热治"里实"，又要防止体液的消失之"表虚"，不然颇难解除其"谵语"的症状。这些都是表里兼治的办法。

又如："太阳中风，下利呕逆表解者，乃可攻之……干呕短气，汗出不恶寒者，此表解里未和也。""伤寒不大便六七日，头痛有热者，与承气汤，其大便圊者，知不在里仍在表也当须发汗。""伤寒，医下之，续得下利，清谷不止，身疼痛者，急当救里，复身疼痛，清便自调者，急当救表，救里宜四逆汤，救表宜桂枝汤。""下利，腹胀满，身体疼痛者，先温其里，乃攻其表，温里宜四逆汤，攻表宜桂枝汤。"

这里是讲，表里要分先后缓急的治法，这种治法仍然是根据病变机转的客观趋势而决定的。即是强调要认识“表证”和“里证”孰轻孰重，严重者应先治，不严重的可后治。“下利”“呕逆”，分明是消化道的病（里证），假如这时还同时有较严重的“发热”“恶寒”“出汗”等表证症状，便应帮助机体抗力先行解表，如机体的抗力强，表证得解，“呕逆”“下利”等消化道病变可霍然而愈；若要是“下利”“呕逆”愈趋严重而出现“干呕”“短气”，这时又无发热、恶寒等表证，便可判断为“表解里未和”，方可以针对着消化道的病变进行医治，可选用“黄芩汤”“黄芩加半夏生姜汤”等。“不大便六七日”“头痛”“有热”，这些是里证表现，因“大承气汤”可通便、降高热，这是最合宜的。假如“头痛”“有热”，而“大便圊”，这说明身体抗力仍集中于肤表，欲从表解，消化道里还没有若何病变，因而“知不在里仍在表”，这要顺着抗力的趋势用发汗法从表解，仍然合用“桂枝汤”之类。同样是一个“身体疼痛”的症状，假若是因下利缺液所引起，这是心脏衰弱，神经失掉营养的结果，便宜急用“四逆汤”来强心救里，也叫作“温里法”；如“身体疼痛”而“清便自调”，这说明并不是由于脱水的关系，而是肤表的散温机能不够所影响，仍属表证，宜应用“桂枝汤”的解表法，身体疼痛便会自然消失了。这些辨证方法在临床上非常重要，万一弄不清楚，便有促使病变恶化的可能。正如《伤寒论》中云：“外证未除，而数下之，遂协热而利，下利不止。”有云：“发汗多，若重发汗者，亡其阳。”前者是不应攻里而攻里，后者是不应解表而解表，都是会闹出乱子来的。

第三节　寒热的含义

中医学的“寒”一般是指生命体机能的衰减；“热”是指病理性的机能亢进或生命体机能的亢进而言，包括体温调节机能和心脏、血管、胃肠等等的机能，这些机能和疾病做斗争的结果，若属于衰减性的便是“寒证”，若属于亢进性的便是“热证”。兹举例来说明。

如《素问·逆调论》中云：“黄帝问曰：人身非常温也，非常热也，为之热而烦满者，何也？岐伯对曰：阴气少而阳气胜，故热而烦满也。帝曰：人身非衣寒也，中非有寒气也，寒从中生者何？岐伯曰：是人多痹气也，阳气少，阴气多，故身寒如从水中出。”阳气盛了便会症见烦满，即所谓“热证”，这是由于发热中枢亢进，体液循环加快，氧化率增高，因而出现了高热的表现（非常温也，非常热也），“烦满”可能是脏器的炎症，如消化道充血、肝脾肿大等。阳气少了便会症见如从水中出，即所谓“寒证”，这是由于中枢神经的抑制，机能衰减，体液循环变慢，因而出现了体温低落的证候（身寒如从水中出），这种寒证是由于机能衰减的结果，所以说和“衣寒”“寒气”都没有关系。前者是生温机能亢进的热证，后者是生温机能衰减的寒证。

《素问·气穴论》中云：“邪溢气壅，脉热肉败，荣卫不行，必将为脓，内销骨髓，外破大䐃，留于节凑，必将为败，积寒留舍，荣卫不居，卷肉缩筋，肋肘不得伸，内为骨痹，外为不仁，命曰不足，大寒留于溪谷也。”“邪溢”，是指病原体的毒素以及病变机势的剧烈；“脉热”，是指正气与病变做斗争，循环加快、血管充血等的表现；是病邪和身体抗力相持的结果，使组织及血球都有所损伤，“肉败”“为脓”“销骨髓”“破大䐃”，就是这一损伤的结果。“积寒留舍”，是由于机能逐渐的衰减（积寒），并迁延而为慢性的发展（留舍），出现体温低落、营养不良（荣卫不居）的结果，因而引起“卷（踡）肉缩筋，肋肘不得伸”等症状。前者是病势和抗力互为亢进的热证，多见于急性病；后者是生活机能逐渐衰减的寒证，多见于慢性病。

《灵枢·经脉》中云：“凡诊络脉，脉色青则寒，手鱼之络多青矣，胃中有热，鱼际络赤。”“脉色青”是浅层末梢静脉郁血，其原因或为心脏衰弱，或为呼吸障碍，或为肌肉运动废绝；“脉色赤”，是由于浅层末梢动脉的充血，其原因或在血管壁，或在司张缩血管的神经。总之，前者是机能衰减的病变，属于寒证；后者是机能亢进的病变，属于热证。

《伤寒论》中云：“自利不渴者，属太阴，以其藏有寒故也，当温之，宜四逆辈。”又云：“下利欲饮水者，以有热故也，白头翁汤主之。”下利不渴，是肠的吸收机能减退，属脏有寒，故为寒证；下利而渴，是失水过多，炎症仍剧的表现，故为热证。

再如，急性脑充血，中医学称“中热”；急性脑贫血，中医学称“中寒”。仍然一个为亢进，一个为衰减；换言之，除物理原因的高温（热）低温（寒）致病因子而外，寒热之辨证都可由此类推，已无余蕴。

属性 症状 四诊	寒	热
望	衰颓惫乏，似有睡意，喜缩脚，复身踡卧；面萎色白，眼清，或闭目不欲见人；唇淡白青黑，爪甲青紫，舌无苔或有白苔滑而湿润，舌质淡嫩	神气充实，动躁不安，身轻易转，喜伸脚仰卧；面赤，貌盛，目赤浊，开目欲见人；唇焦干红肿，爪甲红润，舌苔粗而干黄或生芒刺，或干黑
闻	懒言语，声不响亮，郑声（无力之自言自语），痰多，咳声重浊	言语响亮，谵语（有力之自言自语），无痰，咳声清高
问	不渴恶饮，喜热食，唾液多；小便清白淡黄，大便不实，或完谷泄泻；气少难以布息，口鼻之气，往来自清；手足厥冷	口渴，喜饮，喜冷食，唾液少；小便或赤或黄，大便或秘或硬而热臭；口鼻之气往来自热；手足温暖
切	脉象：沉、细、迟、缓而无力	脉象：浮、洪、数急而有力
病机	生理机能衰减	病变或生命体机能的亢进

除此而外，“寒”“热”在临床经验上还有一种错综复杂的现象，也不能不辨识。

如《伤寒论》中云：“病人身大热，反欲得衣者，热在皮肤，寒在骨髓也。身大寒，反不欲近衣者，寒在皮肤，热在骨髓也。”“皮肤”为表，“骨髓”为里，表热里寒，是虚性兴奋的表现。如云：“少阴病，下利清谷，里寒外热，手足厥冷，脉微欲绝，身反不恶寒，其人面色赤，或腹痛、或干呕、或咽痛、或利止脉不出者，通脉四逆汤主之。”便属于这类证候。表寒里热，是热聚于里，体温不得外达所致（可能是循环障碍）。如《伤寒论》中云：“伤寒脉滑而厥者，里有热也，白虎汤主之。”便属于这一类证候。

表热里寒证，一般叫作“真寒假热”；表寒里热证，一般叫作“真热假寒”。前者当温里，所以要用“四逆汤”；后者当清里，所以要用“白虎汤”。关于这一点，一定是老于临证经验者才有此识别的工夫。

第四节　虚实的含义

“虚”和“实”，一般是相对机体抗力和病变机转而言。《素问·通评虚实论》中云：“邪气盛则实，精气脱则虚。”“邪气”即指病变机转，“精气”即指机体抗力。因此在中医学虚实辨证的概念中，“虚”都是指机体抗力之不足，“实”都是指病变机转的亢进。兹就《伤寒论》所载例释如下。

一、虚　证

《伤寒论》中记载：“发汗病不解，反恶寒者，虚故也，芍药甘草附子汤主之。”“下利后更烦，按之心濡者，为虚烦也，宜栀子豉汤。”“伤寒，中风，医反之下，其人下利，日十数行，谷不化，腹中雷鸣……此非热结，但以胃中虚……甘草泻心汤主之。”“太阳病，得之八九日……脉微而恶寒者，此阴阳俱虚，不可更发汗，更下，更吐也。”“下之后，复发汗，心振寒，脉微细，所以然者，以内外俱虚故也。”“太阳病，先下之不愈，因复发汗，以此表里俱虚其人因致冒。”“阳明病，谵语……不大便，脉反微涩者，里虚也，为难治，不可更与承气汤。”“阳明病，不能食，攻其热必哕，所以然者胃中虚冷故也，以其人体虚，攻其热必哕。”“若胃中虚冷不能食者，饮水则哕。”“少阴病，不可发汗，亡阳故也，阳已虚尺脉弱涩者，复不可下之。”“少阴病……自利而渴……虚故引水自救……”

下后、汗后而“虚”者，这是体液消失、生活机能减退的虚证，对这种虚证的治疗便不能再汗、再下了；太阳病有恶寒者，这是表证的表现，但若其脉搏不足而微细者，说明是心脏衰弱的体质，汗、吐、下法均不可用；阳明病而谵语、不大便者，这是里证的表现，但若其脉搏微涩，说明心脏有衰竭的现象，便不能用“下”法；阳明病而不能食者，不能简单地认为是承气汤证，有由于胃肌弛缓而机能减退的情况，也有由于吸收障碍而食欲减退的情况，这两种都是虚证，都不能照承气汤证的实证来处理。《伤寒论》的这些论述说明，“虚”是机体生理机能不足，殊无疑义。

二、实　证

《伤寒论》中记载：“阳明之为病，胃家实是也。”“不更衣内实，大便难者，此名阳明也。”“正阳阳明者，胃家实是也；少阳阳明者，发汗利小便已，胃中燥烦实，大便难是也。”“日晡所发热者，属阳明也，脉实宜下之。”“伤寒六七日……无表证，大便难，身微热者，此为实也，急下之，宜大承气汤。”“阳明病，下血谵语者，此为热入血室，但头汗出者，刺期门，随其实而泻之，已然汗出而愈。”“伤寒十三日不解，胸胁满而呕……潮热者，实也，宜小柴胡汤以解外，后以柴胡加芒硝汤主之。”“妇人中风……胸胁下满，如结胸状，谵语者，此为热入血室也，当刺期门，随其实而泻之。”“若下利，脉当微厥，今反和者，此为内实也，调胃承气汤主之。”“本太阳病……大实痛者，桂枝加大黄汤主之。”“少阴病，饮食入口则吐……此胸中实，不可下也，当吐之。”

所谓“胃家”不一定是指“胃”而言，应该是指整个消化道，尤其多是指肠道。由于病变的机转而使肠管的蠕动障碍，引起肠道充实而显硬满，甚至出现疼痛的反应，便是所谓阳明病“胃家实”的证候。换言之，这是病变的机转正在进行着，而机体抵抗力亦复亢进的表现，此即所谓“实证”。这种实证在胃，可以用药帮助抗力而促其吐，即可采用吐法；实证在肠道，可以用药帮助抗力而促其下，即可采用下法；实证表现在皮肤，可以用药帮助抗力而促其汗，即可采用汗法。

属性 证候 类别	虚	实
病性	慢性，退行性，机能衰减性，贫血性，营养不良等	急性，进行性，机能亢进性，炎证之充血性，出血性等
症状	恶寒，厥冷，下利清谷，小便不禁，健忘，神短，胆怯，阴疽等	壮热，烦躁，大便燥结，小溲热痛，谵狂妄动，痈毒等
脉象	细、小、微、弱	实、大、长、滑
舌苔	舌苔薄，舌质淡嫩	舌苔厚腻、粗糙，舌质红绛
病机	生理机能的衰减	病变机转的亢进

正因为“虚”是指生理的抗力而言，所以中医学只有“正气虚”的说法，而不言“正气实”；正因为“实”是指病变而言，所以中医只有“邪气实”的说法，而不言“邪气虚”。正气虚是“阴证”，邪气实是“阳证”，所以治正气虚的阴证，务在兴奋其正气，也就是增强其抵抗力，治邪气实的阳

证，务在抑制和排除其邪气，以减轻其病变反应。

以上阴、阳、表、里、寒、热、虚、实，是中医辨证论治的关键之处，而且这个关键是彼此关联、相互制约，并以极错综复杂的方式运动而变化的，决不能用孤立、机械、割裂的方法来认识。否则，便不能认识疾病的机转而收到很好的治疗效果，甚至于反要出医疗事故。《素问·阴阳应象大论》中云："谨守病机，各司所属，有者求之，无者求之，盛者责之，虚者责之，令其调达，而致和平。"这便是指导我们掌握阴、阳、表、里、寒、热、虚、实辨证论治法则的要诀。

苏联医学主张认为：我们不是治疗某一疾患，而是治疗病人，于治疗时应当注意病人身上发生的变化总和；在看护病人时必须考虑整个病人，而不是单注意于罹患器官。（克里斯特曼《内科学》）我认为，中医学辨证论治的体系与这个先进的医学理论是殊途同归的。

第五节　六经的界说

《伤寒论》中所体现出的"六经辨证"，是综合了中医辨证论治知识而提出的概念，是阴、阳、表、里、寒、热、虚、实辨证的综合产物。所谓"六经"即指太阳、阳明、少阳、太阴、少阴、厥阴而言，为什么说它是辨证论治知识综合的产物呢？因为在临床辨证时，太阳证、阳明证、少阳证，都为阳性疾病，太阴证、少阴证、厥阴证，都为阴性疾病；太阳证、阳明证、少阳证，都代表热性疾病，太阴证、少阴证，厥阴证，都代表寒性疾病；太阳证、阳明证、少阳证，都属于实性疾病，太阴证、少阴证、厥阴证，都属于虚性疾病。这阴、阳、寒、热、虚、实之中，又有在表、在里、在半表半里的不同。太阳证在表，少阴证也在表，太阳之表属热属实，少阴之表属寒属虚；阳明证在里，太阴证也在里，阳明之里属热属实，太阴之里属寒属虚；少阳证在半表半里，厥阴证也在半表半里，少阳之半表半里属热属实，厥阴之半表半里属寒属虚。太阳、少阴都是表，太阳之表证表现为发热、恶寒，少阴之表证表现为无热、恶寒；阳明、太阴都是里，阳明之里证表现为胃实，太阴之里证表现为自利；少阳、厥阴都是半表半里，少阳的半表半里证表现为寒热往来，厥阴的半表半里证表现为厥热进退。太阳、少阴都是表，太阳之表证可汗，少阴之表证不可汗；阳明、太阴都是里，阳明之里证可下，太阴之里证不可下；少阳、厥阴都是半表半里，少阳之半表半里证可以清解，厥阴之半表半里证不可以清解。如此错综复杂，便构成了中医辨证论治的完整体系。

兹再进一步就《伤寒论》所记载六经的主要证候来作临床的辨识如下。

脉浮、头项强痛而恶寒，这一证候群被叫作“太阳病”，是一切疾病前驱的先兆症。因为人体生理机能有缺陷时，便给以各种病原体侵犯的机会和提供了适合它们繁殖的环境，这时机体活力受到来自病原体的刺激，便奋起反抗而与病邪做斗争，“发热”“恶寒”就是这种斗争的反应，所以《伤寒论》中说：“或已发热，或未发热，必恶寒。”头痛、项强、体痛、脉浮，是由于发热而充血作用引起，这时因汗腺或弛张、或紧缩的不同情况，而反应出“有汗”（为中风证）、“无汗”（为伤寒证）的两大证候。所谓“伤寒证”，是汗腺紧缩，散温机能衰减为特点，故用“麻黄汤”发其表；所谓“中风证”，是汗腺弛张，散温机能亢进为特点，故用“桂枝汤”解其肌。凡此，属于前驱阶段的“伤寒”“中风”证，都可以用“发表”（重发汗剂）和“解肌”（轻发汗剂）两种汗法来治疗。伤寒证、中风证，都属太阳病，都为表证。

“胃家实”是阳明病的见症，多见于病变机转的增进期和极期。由于人体机能和疾病持续的斗争，“发热”愈来愈高，高热的结果引发了“发狂”“谵语”等神经症状，体液耗散的结果，引发了“烦渴”“燥屎”等消化系统的病变，这些证候群就是“胃家实”，反映出病变的机转还在作进行性的演变，并影响了整个的消化器官，可说是由“表”入“里”了，这时的热型多呈弛张状，所以称作“阳明病”。“阳明”含有发高热的意义，所以在治疗方面主要目标是消退高热和排泻消化道的有毒物质，轻则用“白虎汤”，重则用“承气汤”。

口苦、咽干、目眩，这是“少阳病”的见症，《伤寒论》中关于这病程阶段的证候群还做了进一步的描写。如《伤寒论》中云：“伤寒五六日，中风，往来寒热，胸胁苦满，默默不欲饮食，心烦喜呕，或胸中烦而不呕，或渴或腹中痛，或胁下痞硬，或心下悸，小便不利，或不渴，身有微热，或咳者，小柴胡汤主之。”这可以说是人体机能和疾病做斗争而两不相下、互有胜负的阶段，这时已引起淋巴系统和消化系统等机能的过敏，甚至肋膜腔里的脏器都有过敏的现象，因而出现了胸胁满、心烦喜呕、咳、痞、渴、悸、小便不利等，这些症状固然不一定都同时出现，然而已较在太阳病阶段是加剧了，惟热型时高时低，说明人体机能尤其是中枢神经系统仍在竭力地维持体内的平衡，阻止疾病的深入进行，因此这时病变机转的“入里”“出表”都有极大的可能性，因而把“少阳病”看作是“半表半里”的阶段。

腹满而吐、食不下、自利益甚、时腹自痛，这是消化器官病变机转逐渐走向衰减的“太阴病”的见症。由于消化机能的衰减，不能经营正常的消化作用，便吃不下饮食了，肠管的吸收机能减退，便出现下利、肚子痛。《伤寒论》描写这一阶段病证的还有两处：一云“伤寒，本自寒下，医复吐下之，寒格更逆，若食入即吐，干姜黄连黄芩人参汤主之”；一云“发汗后，腹胀满者，厚朴生姜半夏甘草人参汤主之”。这两个方剂，都是治疗胃肠肌弛缓的要方。“太阴病”与“阳明病”正相反：阳明病是消化器官充实性的、热性的、阳性的、亢进性的、积极性的病变；太阴病是消化器官虚弱性的、寒性的、阴性的、衰减性的、消极性的病变。因而在中医学的概念中是：阳明病“热”而太阴病“寒”，阳明病“实”而太阴病“虚”。“理中汤”温中祛湿，振奋胃肠机能，鼓舞人体活力，所以是太阴病的专剂。

脉微细、但欲寐，这是“少阴病”的见症，是心脏和神经衰弱的表现。心脏是血循环的原动力，血循环的作用是为输送养料到各细胞组织里去，心脏衰弱了势必影响血循环的运行，全身的组织因而都得不到充分的营养而逐渐委顿，脉搏之所以微细、精神之所以萎靡（但欲寐），便是由于这种影响而来的，进而出现“下利”“厥逆”。所以在临床经验上，假使患者的脉搏沉细无力，即使有发热、恶寒、头痛等太阳病表现，也应该意识到患者虽罹有外感病（急性热病），但心脏已弱，便不宜用发汗的解热药，必协同以强心药才能兼顾。《伤寒论》中的“麻黄附子甘草汤”“麻黄附子细辛汤”等，便是为这等证候而设的。心脏衰弱的原因很多，大别之不外两种：一是来自慢性病的心肌疲劳，二是来自热性病的心肌或心脏运动神经感受了微生物毒素的刺激而陷于麻痹。前者用“四逆汤”“附子汤”急强其机能；后者一方面热不减、神识昏迷，一方面心脏麻痹、交感神经障碍，“四逆汤”“附子汤”都不宜用，便以“冰片”“麝香”“蟾酥”之类最为适合了。于此知道了少阴病与太阳病的表现正相反，太阳病必发热而恶寒，少阴病必恶寒而不发热。

体温低落而“发厥”，这是“厥阴病”的主要表现。所以《伤寒论》的厥阴篇常常这样说：“诸四肢逆厥者，不可下之。”又说：“伤寒先厥后发热而利者，必自止，见厥复利。”又云：“伤寒始发热六日，厥反九日而利，凡厥利者，当不能食。”又云：“厥深者，热亦深；厥微者，热亦微。”又云：“伤寒病，厥五日，热亦五日，设六日，当复厥。”又云：“凡厥者阴阳气不相顺接，便为厥，厥者，手足逆冷是也。”这些论述说明，厥阴病是人体抗力和疾病做斗争而消长进退的重要阶段，因而表现出的证候常常是“厥”和“热”的互为来复。若“热”多于“厥”，便是机体抗力有战胜疾病恢复其原有机能的希望；假使“厥”多于“热”，是机体抗力不能战胜疾病，有愈趋严重的机势；假使但“厥”无热，机体抗力将一蹶不振，病的转机便毫无希望了。厥阴病和少阳病正相反：少阳病的往来寒热，尚未致影响到心脏，厥阴的厥热来复，便直接关系于心脏，生死出入，关系极大。因而治疗厥阴病的主剂离不了“当归四逆汤”“当归四逆加吴茱萸汤”等强心剂。

六经辨证论治体系关系表

六经						
六经	三阳	太阳	主要证候：发热恶寒 论治：发汗	表	热证、实证	辨证
		阳明	主要证候：胃家实 论治：泻下	里		
		少阳	主要证候：往来寒热 论治：清解	半表半里		
	三阴	少阴	主要证候：无热恶寒 论治：扶阳	表	寒证、虚证	
		太阴	主要证候：自利 论治：温中	里		
		厥阴	主要证候：厥热进退 论治：温经回阳	半表半里		

总观《伤寒论》“六经”的概念，其要点如下：三阳病惟恐其热，三阴病惟恐其寒；三阳病惟恐其实，三阴病惟恐其虚；三阳病的体力抵抗都未至于衰减，因此三阳病很少死证；三阴病的体力抵抗都感不足，因此三阴病机势最为危殆。

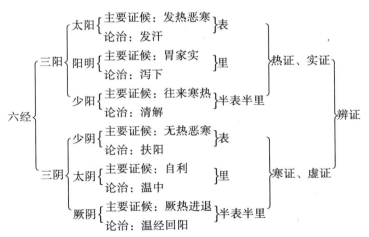

经临床上观察，太阳病多属于疾病的初期，少阳病是渐进期，阳明病是

亢极期，太阴病是渐衰期，少阴病是衰减期，厥阴病是极弱期。所谓“六经万变”，亦不过如斯而已。

【本章要点】

1. 中医学辨证论治的方法，是依据机体病理变化的若干证候群，辨识为某种性质的证候，而确定其治疗。因为构成证候的证候群，就是病理机转的具体征象，而“证候”就是病理机转征象的总和，也就是对疾病本质的观察和认识。根据这一观察、分析和认识进行治疗，便是辨证论治。

2. 阴阳学说在医学上的应用，乃指生理或病理两种不同的机转及其相互关联、相互制约的现象而言，辨识阴阳的目的，就在窥测其两种（阴阳）机转偏盛偏衰之所在，而趋之于平衡。

3. 认识表证的目的，主要是抓住机体抵抗力这个重点，及时抵抗疾病，使病邪随表而出，这就是表证以“解表”为第一要义的原因。至里证较表证的病变之所以要严重些，有二义：一是病变的亢进；二是机体内在的器官有了病变。值得注意的是，表证、里证往往不是单一出现的，须于复杂的病理变化过程中辨识表证、里证轻重缓急之所在，而确定治疗。

4. 辨证上的所谓“寒”和“热”，已多半不属于物理作用的范围，中医学以“寒”来代表生理机能的衰减，以“热”来代表生理或病变机转的亢进。值得注意的是，在寒证、热证辨别的基础上，必须要辨别虚、实、表、里，及其先后的复杂情况。

5. “虚”多半是指生理机能（正气）的状态，“实”多半是指病理变化（邪气）的状态，这是限于辨证论治而言，“虚”“实”是临床治疗的主要依据之一。

6. 六经辨证之说是建立在表、里、寒、热、虚、实“六辨”基础上形成的，可以说是“六辨”在临床上错综复杂出现时的六个界说、六个系统，它的性质是经常变动的，而不是静止的，在临床上能帮助医生更准确地辨识疾病，有极大的便利，可以认识整个病变机转的属性。

【复习题】

1. 什么叫作症状？什么叫作证候？

2. 中医临床治疗是对症状处理呢，还是对证候处理？

3. 阴阳应作如何体会？

4. 辨识表里在临床上有什么作用?

5. 什么是“真寒假热”“真热假寒”? 你在临床上有这样体会吗?

6. 怎样理解中医学“虚”和“实”的理论?

7. 六经分三阴三阳，你如何认识它?

8. 辨证论治的体系，如何才能灵活地掌握运用?

第六章 症状的审辨

徐大椿说：“凡症之总者谓之病，而一病必有数症。如太阳伤风是病也，其恶风、身热、身汗、头痛，是症也，合之而成为太阳病，此乃太阳病之本症也；若太阳病而又兼泄泻、不寐、心烦、痞闷，则又为太阳病之兼症矣。如疟病也，往来寒热、呕吐、畏风、口苦，是症也，合之而成为疟，此乃疟之本症也；若疟而兼头痛、胀满、嗽逆、便闭，则又为疟疾之兼症矣。若疟而又下痢数十行，则又不得谓之兼症，谓之兼病，盖疟为一病，痢又为一病，而二病又各有本症、各有兼症，不可胜举。以此类推，则病之与症，其分并何啻千万，不可不求其端而分其绪也。”(《医学源流论》)

其实中医所谓的“病”，还是某些证候群的归纳。如徐氏所谓的“太阳病”，就是这一类，其所谓疟疾、痢疾，虽可以认为是独立的病，但其命名之始，仍是从疾病的现象观察得来。如《释名》云：“疟，酷疟也。凡疾或寒或热耳，而此疾先寒后热，两疾，似酷疟者也。”其时，并不懂得是疟原虫引发了疟疾。《释名》又说：“泄利，言其漏泄而利也，下重而赤白曰腨，言厉滞而难也。”也不懂得有阿米巴、杆菌或大肠菌的问题，还是从疾病反应的表征而命名的。因此，中医学的诊断和治疗，不主要是对“病”，而主要是对“证”，尤其最主要是对“证候”。如徐氏所举的太阳病例，实质就是太阳病证候，可能是许多病都可出现的。但“证候”是建筑于各种症状上的，要想辨识清楚“证候”，便得先行把各种不同或类似的症状审辨清楚，才能给辨识“证候”打下基础。兹特将临床上常见的一些症状简述如下。

第一节 辨 热

不管周围的环境如何，人的体温总是恒定的，所有温血动物也是如此。

人的体温在一昼夜间的波动极微，据一般检查，成年健康人的体温波动仅在36.4～36.9度。由生理学中可知，在氧化过程时组织中产生“热”，“热”是由于机体所有细胞的活动产生的，尤其是肌肉组织细胞的活动能产生大量的“热”。人体温的恒定，是由热的产生及其放散之间的关系来调节的。体内产生的热越多，其排出也越多，如果在肌肉工作时，体内的热量显著地增大，则其过剩者排出于周围环境中（如出汗）。这一调节机能，是由存在于间脑的神经中枢来完成的。一旦体温调节出现障碍时，如热产生比热放散占优势时，就会出现体温升高的现象，中医学叫作“发热”。即《内经》所云“阳盛生外热”。

“发热”是机体对某种刺激产生的全身性反应之一，而“发热”的产生又是机体反应性的一种证实，因而“发热”对机体和对疾病转归的意义是特别复杂的，因此成为许多学者研究的对象。他们研究“发热”时机体内发生的变化，研究“发热”究竟在何种程度上对于传染性疾病的病程有好的或坏的影响。在临床观察证实，对某些传染病的经过，全身罹患沉重而发热反应微弱时，则为不良的征象。又如，有些“发热”能使机体产生免疫体，而有些高温和“发热”时，机体内便形成一系列的有毒物质，对于神经系以及通过神经系对于内脏发生不良的影响，引起内脏在机能上和构造上发生病理性障碍，尤其是心脏血管系的障碍对于生命的威胁更是严重。

但是《汉医学要诀》中云：“所谓发热者，不必达体温计之标准始谓之，凡局部之有热感者，亦可谓之热。同时热之云云，即寓今日炎症之意，西医别为热型、热势。热型，分稽留热、弛张热、间歇热；热势，分亚热、轻热、中等热、高热、过热。但此等分类法，与直接治疗法无关。反之《皇汉医学》上，将辨为阳证之热乎，阴证之热乎，实热乎，虚热乎。更进一步，如已认为阳证之热者，又将从何审辨为太阳病之热乎，少阳病之热乎，抑或阳明病之热乎。”的确，中医学对发热的认识和分析最少有下列几种。

一、发　热

陆士谔云：“怫怫然发于皮肤之间，熇熇然而成热者，名曰发热。……发热之怫怫然发于肌表，有时而已，时发时止也。……发热在表者，翕翕发热是也，有在里者蒸蒸发热是也，所谓蒸蒸发热者，言若熏蒸之蒸，明其热在肌肉也。”（《医学南针》）麻黄汤证之“无汗”“发热”“身疼痛”，是为表实证的发热；桂枝汤证之“发热”“汗出”“头痛”，是为表虚证的发热。两者同为热放散之障碍，不过麻黄汤证重，而桂枝汤证轻。调胃承气汤证的“汗出不解蒸蒸发热”，是为阳明证的发热，与麻黄汤证、桂枝汤证的发热都属于阳证的发热。相反，四逆汤证的“头痛”“发热”“脉沉”，这是表热里寒，真武汤证的“汗出不解”“其人仍发热”，都属于阴证的发热，因为两者都为虚性兴奋的真寒假热的缘故。

二、往来寒热

“恶寒”“发热”来去分明，即是“往来寒热”，其特点是“寒”时便不热，“热”时也不寒。假若寒热不分，随寒随热，随热随寒，这便是“发热”“恶寒”，而不是“往来寒热”了。往来寒热，属于半表半里证的少阳热，疟疾的发热即其代表，是为机体抗力与疾病斗争互不相下的征象。如小柴胡汤证的“往来寒热”，柴胡桂枝干姜汤证的“头汗出”“往来寒热”“心烦”，都同样是属于阳证的发热。

三、潮　热

《伤寒明理论》中云：“潮热，若潮水之潮，其来不失其时者也。一日一发，指时而发者谓之潮热。若日三五发者，即是发热，非潮热也。潮热属阳明，必于日晡时发。”日人中西维忠云：“潮热者热之发也，必有时矣，犹潮汐之来去以时也，所以名曰潮也，且其于常也必身热，当其发也必恶热，所以使人烦躁也。”陆渊雷云：“无病人之体温，亦有一度半度之上下，日晡时最高，夜间亦高于昼日。病则按时比例增高，故通常热病，多昼轻夜剧，而潮热亦于日晡时发也。盖病至承气时期，病毒已制伏，不复需抗病力，故不复发热，惟久热之后，司热中枢甚易兴奋，体内犹有特殊代谢废料未排除，故于日晡时发潮热，而余时热甚微。”

总之，“潮热”是属于里热，而不是表热，而且是属于阳性的实热，所以柴胡加芒硝汤证是“潮热者，实也”（《伤寒论》），大承气汤证是“有潮热者，此外欲解，可攻里也”（《伤寒论》）。

四、烦　热

陆士谔云：“烦热者，烦而热，为热所烦，其热无时而歇者也。”“烦热”也有阴证、阳证之不同。如温经汤证的“手掌烦热”“唇口干燥”，小建中汤证的“手足烦热”“咽干”“口燥”，都为营养不良的虚性兴奋现象。日本丹波氏云：“虚阳外泛，故手足烦热，上焦液枯，故咽干口燥，皆是莫不自阴虚所致。”这属于阴证的烦热。而栀子豉汤证的“烦热”“胸中窒”，小柴胡汤证的“四肢苦烦热”，都是阳性证的烦热，因为此两证都有充血的情况。所以陆渊雷说：“若阴证之虚烦，岂得用栀豉之苦寒哉。”

五、微　热

《伤寒杂病辨证》中云：“微热亦属里热，微即幽微之微，隐邃而不大显之义，热微如无之谓也。”汤本求真也说：“微热者，无热之谓，有阴有阳，有虚有实，参考其他之证候，始能知其是如何之种类焉。”（《皇汉医学》）

如五苓散证、小柴胡汤证、大承气汤证等的“微热”，便是属于阳证、实证；四逆汤证、苇茎汤证等的“微热”，便是属于阴证、虚证。因而阳证、实证只合用通利法，阴证、虚证只合用回阳法和滋养法。

第二节　辨恶风恶寒

成无己在《伤寒明理论》中云：“恶风则比之恶寒而轻也。恶寒者，啬啬然憎寒也，虽不当风而自然寒也。其恶风者，谓常居密室之中，帏帐之内，则舒缓而无所畏也，一或用扇，一或当风，淅淅然而恶者，此为恶风也。”

其所以发生恶风、恶寒之故，陆渊雷有云：“伤寒因皮肤汗腺及浅层动脉之紧张，热血不得达于肌表，故恶寒而脉紧……中风反之，故恶风而脉缓。恶风由肌腠疏松，不耐风袭之故。”恶寒而脉紧者，称为表实；恶风而脉缓者，称为表虚。临床上恶寒的表实证，往往可一汗而愈，恶风的表虚证而传变綦多，颇值得留意。

第三节 辨 汗

汗的分泌，司于汗腺。《灵枢》中云："腠理开，故汗出。"这"腠理"可能是包括汗腺而言。人体对汗的排泄，每随气候的冷暖、身体的劳逸而不同。气温低，汗少而蒸发快，往往为无汗的感觉；气温高，汗多蒸发不易，便可见汗珠集于皮肤。但受到精神情绪的影响时便不在此限，当生理机能有改变，汗亦可随之改变。所以汗的变化，常为临床上所关注。如太阳病中伤寒证、中风证的辨别，与夫"麻黄汤""桂枝汤"的取舍，其关键都以"汗"之有无而决定。

一、自 汗

不因于药物的发散而自然汗出，叫作"自汗"。陆士谔云："自汗之状，濈濈然润，漐漐然出也。"如"发热、自汗出而不愈"，这是太阳病中风证的自汗；"发热汗出，此为热越，发热汗多者，急下之"，这是阳明证自汗。这些都属于机能亢进的阳性自汗，但有属表、属里的区别，太阳自汗为表证，阳明自汗为里证。临床上若见"汗出""恶风"或"微恶寒"，这是表证的主征；"汗出""发热""不恶寒""反恶热"，常为里证的证候；"汗漏不止""恶风"，或"发汗后恶寒"，多为表虚证；至于"汗出发润，或大如贯珠，着身而不流"，一般叫作出"油汗"，常见于虚弱危急证候。

二、盗 汗

睡眠后不自知的出汗，叫作"盗汗"。往往才一睡去，汗即凑凑然而出，醒觉来时汗便慢慢地消失了。杂病见盗汗，多为阳虚，为发汗中枢虚性兴奋的结果。《金匮要略》中云："男子平人，脉虚弱细微者，喜盗汗也。"便是这一类证候，属于虚证。

热性病亦时有出现盗汗的。如《伤寒论》中云：“头痛发热，微盗汗出，而反恶寒者，表未解也。”又云：“阳明病，脉浮而紧者，必潮热，发作有时，但浮者，必盗汗出也。”这些都常见于热性病的恢复期及产后等，其原因亦为发汗中枢衰弱反应之故。

三、头　　汗

仅是头部出汗，身上没有汗，叫作“头汗”。一般都是由于头部充血的结果。如《伤寒论》中云：“但头微汗出者，大陷胸汤主之。”又云：“今头汗出，故知非少阴也。”又云：“但头出汗者，刺期门，随其实而泻之。”《金匮要略》中云：“大便反坚，但头汗出……孤阳上出，故头汗出。”以上是属于阳证、实证的“头汗”。

针刺“期门”，随其实而泻之，以及使用“大陷胸汤”等，都是降低头部充血的方法。但《金匮要略》中又云：“湿家下之，额上汗出微喘。”这可能是伤津亡阳的阴证，应随证辨别，不可一概而论。

四、手足汗

余处无汗，只手足汗出，叫作“手足汗”。旧说手足汗为阳明证，是“邪聚于胃，则津液旁达”的缘故，并仍分为寒证、热证二种。如《伤寒论》中云“手足漐漐汗出，大便难而谵语者，下之则愈”这是阳明热证的手足汗；又如“阳明病，若中寒者，不能食，小便不利，手足濈然汗出，此欲作痼瘕”这是阳明寒证的手足汗。阳明高热，手足出汗，这是很自然的事，若阳明中寒，便很少有手足出汗的现象。

其实身体汗腺密布，而以手掌、足掌为最多（每平方寸约3000以上），因而手足两处稍为增加热度，即可出汗，这是基于生理的特殊现象。

五、无　　汗

“无汗”亦称“汗闭”。是发汗的缺乏，大半由汗腺代谢的障碍，以及分泌神经的机能异常所引起。汗闭以后，当即影响体温的放散。如《伤寒论》所谓的“发热汗不出”“翕翕发热无汗”“发热身无汗”“发热无汗，表不解”等描述，都是由于汗闭而引起体温的升高，所以要用“麻黄汤”“大青龙汤”“桂枝麻黄各半汤”等来发汗。相反，如“少阴病，但厥无汗”“脉浮而迟，迟为无阳，不能作汗”，以及《金匮要略》所谓“不汗者云何？答曰，若身有疮，被刀斧所伤，亡血故也”等，这是心脏衰弱和贫血病的人所常见的无汗症状。前者为阳证，后者为阴证；前者为表实证，后者为里虚证。

第四节　辨头痛、头眩

“头痛”是神经系统、内脏疾病以及在中毒与传染病中最常见的一种症状。张景岳云：“凡诊头痛者，当先审久暂，次辨表里。盖暂痛者，必因邪气，久病者，必兼元气。以暂病言之，则有表邪者，此风寒外袭于经也，治宜疏散，最忌清降；有里邪者，此三阳之火炽于内也，治宜清降，最忌升散。此治邪之法也。其有久病者，则或发或愈，或以表虚者，微感则发；或以阳胜者，微热则发；或以水亏于下，而虚火乘之则发；或以阳虚于上，而阴寒胜之则发。所以暂病者当重邪气，久病者当重元气，此固其大纲也。”张氏所谓“暂病”是指外感而言，就是“表证”。如“太阳病，头痛发热，汗出恶风”是也。

所谓里邪头痛，即是阳明头痛，多见于高热之伴发症。久病头痛，一般分阴虚和阳虚两种。阴虚头痛，常见烦热内热等症，治宜“玉女煎”“六味地黄丸”之类；阳虚头痛，即张景岳云“其证必戚戚悠悠，或羞明，或畏寒，或倦怠，或饮食不甘，脉必微细，头必沉沉，遇阴则痛，逢寒亦痛”，治宜“补中益气汤”之类。

头眩分虚实两种：如“太阳与少阳并病，则头项强痛眩冒”，这是表实证头眩；“阳明病，但头眩，不恶寒”，这是里实证头眩；《仁斋直指方》云“淫欲过度，肾家不能纳气归元，使诸气逆奔而上，此眩运出于气虚也，宜益气补肾汤”，这是气虚证头眩；又云“吐衄崩漏，肝家不能收摄荣气，使诸血失道妄行，此眩运生于血虚也，宜补肝养营汤”，这是血虚证头眩。实证头眩，可能是神经亢进头部充血的结果；虚证头眩则相反，常见于神经衰弱时。

第五节　辨项强、身痛、骨节疼痛

颈项运动不自然，是谓“项强”。陆渊雷云：“项背何故强，因肌肉神经拘急故也；肌肉神经何故拘急，因津液不达，失于濡养故也。肌肉神经遍于全身，津液不达而失养，何故独见于项背一部，因项背之神经本自稀少，平时津液达于项背者本自不多故也。”“项强”是太阳主症之一，项强之甚者为“几几”。同一太阳病，项背强几几、汗出、恶风，是桂枝加葛根汤证；无汗、恶风，是葛根汤证。

陆士谔云：“体与身有别，头与四肢，胸胁与项背，谓之体，全身谓之身。凡头项强痛，或胸胁痛，或四肢痛，或脊背痛，或一手一足与项背痛，皆名曰体痛。全身无一处不痛，则曰身疼，曰身体疼痛。骨之有节处痛，则曰骨节疼痛，痛之甚者，谓之疼。凡体痛、身体痛、骨节疼痛，皆属太阳经证。”其实身体疼痛与骨节疼痛，无非是疼痛的轻重不同或者部位不同而已，不必如陆氏所说的拘泥。

痛感是机体防御有害作用的信号，但长时间的疼痛却对机体有害。疼痛在最初阶段固然有兴奋的作用，但持续过久的疼痛则反足以引起神经系统衰弱及抑制。前者常见于中医的表证、阳证，后者常见于中医的里证，阴证。

第六节　辨胸胁满、心下满、腹满、少腹满

“胸满”常见于表证，如“太阳病，下之后，脉促胸满者，桂枝去芍药汤主之”“太阳与阳明合病，喘而胸满者，不可下，宜麻黄汤”。陆渊雷释前条“胸满”为胸腔部的充血，后条系热毒壅迫于肺脏。一个用“麻黄汤”，一个用“桂枝汤”，自然是太阳表证无疑。两肋骨弓下为胁，若胸、胁部都胀满，则属于少阳病的范围，如“伤寒五六日，中风，往来寒热，胸胁苦满……小柴胡汤主之”“本太阳病不解，转入少阳者，胁下硬满……与小柴胡汤”。陆渊雷云：“胸胁之所以苦满，不但肝脾膵三脏有关，亦因胸胁部之淋巴系郁滞故也。淋巴系即古书所谓三焦，三焦之经为手少阳，故胸胁苦满为

少阳证，干性胸膜炎，其代表型也。”

关于“心下满”，钱璜云：“心下，心之下，胃脘之分也。”陆渊雷云：“仲景书凡言心下者，皆指胃。”是心下满，即指胃部的胀满而言。“心下满”都属于里证，如“心下满微痛，下利不止者，桂枝去桂加茯苓白术汤主之”“小结胸病，正在心下，按之则痛，脉浮滑者，小陷胸汤主之”。前条是胃部有水饮，后条疑似胃炎。

“腹满”也是里证的常见症状，但有里虚、里实之分。如大承气汤证的“短气，腹满而喘”和“腹满而痛”，小承气汤证的“腹大满不通”，都是里实证的表现。调胃承气汤证的“吐后，腹胀满”，是里实夹虚；桂枝加芍药汤证的“腹满时痛，属太阴也”，栀子厚朴汤证的“心烦腹满，卧起不安”，是虚中夹实。如“腹满时减，复如故，此虚寒从下上也，当以温药和之”“发汗后，腹胀满者，厚朴生姜甘草半夏人参汤主之”，则为里虚的证候了。“腹满”当是胃肠炎一类的疾病常见症状。

脐以下叫作少腹，“少腹满”即是脐下胀满。成无己云：“少腹满者，非止气也，必有物聚于此而为之满。”因此，“少腹满”多属于里实证之症状。如“少腹满，应小便不利，今反利者，为有血也；少腹硬，小便不利者，为无血也”，其意即谓少腹满有蓄血、蓄水两途，前者是“桃核承气汤证”的主症，后者是“桂枝茯苓丸证”的主症。

总之，阳实证之腹满，不似阴虚证之腹满的隐现出没，且按之紧张而有抵抗力，阴虚之腹满，则忽而膨隆，忽而轻减，按之抵抗弱而无底力，是其大较。

第七节　辨虚烦、烦躁、懊侬

心里郁郁而烦，虽能安卧，却不能入睡，这便是“虚烦”。陈无择云：“虚烦，身不觉热，头目昏疼，口干嗌燥，不渴，清清不寐，皆虚烦也。”为什么会发生虚烦呢？陆渊雷云：“虚烦不眠，非因病毒，乃由脑部心脏部之充血，阳证机能亢盛之余波也。何以知是充血，以其用栀豉知之，栀豉皆称苦寒药。”因而，栀子豉汤证的“虚烦不得眠”“烦热胸中窒”，栀子厚朴汤证的“心烦腹满，卧起不安”，小柴胡汤证的“心烦喜呕，或胸中烦而不呕”，都是属于实证性的“虚烦”。至于黄连阿胶汤证的“心中烦，不得卧”，猪肤汤证的“胸满心烦”，小建中汤证的“心中悸而烦”，酸枣汤的“虚烦不得眠”，都是属于虚证的“虚烦”。不过前两证属阴虚，后一证属阳虚。

“烦躁”，是虚烦进一步的症状，虚烦虽不得眠，尚能安席，烦躁不仅不眠，抑且不能安席了。所以陈无择说：“内热曰烦，外热曰躁。”“烦躁”症亦有表里虚实之不同。如大青龙汤证的“当汗不汗，其人烦躁”“脉浮而紧，不汗出而烦躁”，这是表实证的烦躁；阳明证的“病人不大便五六日，绕脐痛，烦躁，发作有时”，这是里实证的烦躁；干姜附子汤证的“昼日烦躁不得眠，夜而安静，脉沉微，身无大热”，茯苓四逆汤证的“发汗若下之，病仍不解，烦躁”，吴茱萸汤证的“手足冷，烦躁欲死”，都是属于里证虚证一类的烦躁。

“懊侬”亦即虚烦之剧者。“懊侬”的辨识与虚烦同，而且以实热证为多见，轻则用“栀子豉汤”，重则用“大承气汤”。“懊侬”轻者，如阳明病的“不结胸，心中懊，饥不能食，但头汗出”证是也；“懊侬”重者如阳明病的“心中懊侬而烦，胃中有燥屎者，可攻”证是也。

第八节　辨咳、喘

“咳嗽”是呼吸器疾病的主要症状之一，在异物侵入呼吸道时，机体反射性地用咳嗽以努力将其排出，是为“咳嗽”。张景岳云：“咳嗽之要，止惟二证，一曰外感，一曰内伤。”外感咳嗽，多属急性发作的咳嗽；内伤咳嗽，常为慢性咳嗽。外感多为实证，内伤常是虚证。

外感咳嗽约分做五种类型。①风咳：症见发热、自汗、恶风、脉浮、鼻塞声重、语未竟而咳；②寒咳：症见发热、无汗、恶寒、脉紧、胸塞声哑；③热咳：症见急喘而咳、面亦潮热、喉干痛、痰嗽而难出；④湿嗽：症见体重、身痛、骨节烦疼、自汗洒淅；⑤时行咳：症见发热、恶寒、气急、头痛、鼻塞，连咳不已，初得病即伏枕，一两日便轻。

内伤咳嗽约分做六种类型。①郁咳：症见面赤、喘急、睡不安、痰少或干咳无痰；②劳咳：症见日晡骨蒸、咽干嗌痛、精神疲惫、痰或浓或淡，常带腥臭；③气嗽：症见上气喘急，痰涎凝结，或如败絮，或如梅核，滞塞咽喉，吐不出，咽不下；④痰嗽：嗽动便有痰声，痰出嗽止，痰涎多，伴有胸膈满；⑤干咳嗽：症见无痰有声，连咳数十声，方有痰出；⑥夜咳：咳声不绝，至晓方缓，涎沫多，伴有不进饮食。

“喘”是呼吸障碍的常见症状之一，是呼吸频度、深度、节律等都出现障碍的综合表现。王肯堂云：“喘者，促促气急，喝喝息数，张口抬肩，摇身撷肚。”张景岳云：“气喘之病，亦有二证，一曰虚喘，一曰实喘也。实喘者有邪，邪气实也；虚喘者无邪，元气虚也。实喘者气长而有余；虚喘者，气短而不续。实喘者，胸胀气粗，声高息涌，膨膨然若不能容，惟呼出为快也；虚喘者，慌张气怯，声低息短，皇皇然若气欲断，提之若不能升，吞之若不相及，劳动则甚，而惟急促似喘，但得引长一息为快也。此其一为真喘，一为似喘。”张氏所谓“真喘”，是指实证之喘；所谓“似喘”，是指虚证之喘。实喘，反映病变机转和生理机转的相互亢进；虚喘，反映出生理机能已经有了某种程度的衰减。属于实喘的，如有表证，宜用“小青龙”“麻黄汤”之类来治疗；如为里热之喘，宜用“桑白皮汤”，兼痰多者宜用“六安煎”“导痰汤”之类。属于虚喘的，一般宜用“真元饮”“大补元煎”；阳虚之喘，宜用“独参汤”；阴虚之喘，宜用六味地黄丸等。

第九节　辨呕吐、哕

“呕吐”是临床最常见的症状之一，常同“恶心”并发，很少的疾病只有“呕吐”而没有“恶心”，如霍乱。《金匮要略》中说：“诸呕吐，谷不得下者，小半夏汤主之。”可见“呕吐”原属一事。李东垣提出“呕者阳明也，故有声有物；吐者，太阳也，故有物无声”反显穿凿。

呕吐一症，最宜辨认虚实。凡呕吐无常，时作时止，食无所停，闻食则呕，气无所逆，闻气则呕，时时恶心，兀兀然，泛泛然，冷咽靡宁，朝食暮吐，食而不化等，概属虚证。如橘皮汤证的“干呕哕，手足厥”，生姜半夏汤证的“似喘不喘，似呕不呕，似哕不哕，彻心中愦愦然无奈”，半夏干姜散证的“干呕吐涎沫”，四逆汤证的“呕而脉弱”，大半夏汤证的“胃反呕吐”，吴茱萸汤证的“呕而吐涎沫头痛”等，无一不是虚证的一类证候。张景岳云：“凡实邪在胃而作呕者，必有所因，必有见证。若因寒滞者，必多疼痛；因食滞者，必多胀满；因气逆者，必痛胀连于胁肋；因火郁者，必烦热燥渴，脉洪而滑；因外感者，必头身发热，脉数而紧。”凡此皆为实证。如半夏泻心汤证的“呕而肠鸣，心下痞”，小半夏汤证的“诸呕吐，谷不得下”，猪苓散证的“呕吐思水”，小柴胡汤证的“呕而发热”，大黄甘草汤证的“食已即吐”，茯苓泽泻汤证的“胃反吐而渴，欲饮水”等都是实证，只是有在表、在里之不同就是了。

“哕”即呃逆，系由于横膈膜的间歇性痉挛，仍当辨识其虚实所在。《医宗金鉴》中云：“哕而不腹满者，为正气虚，吴茱萸汤证也；哕而腹满者为邪气实。”如《金匮要略》中的橘皮汤证和橘皮竹茹汤证的“哕”都是虚证，“哕而腹满，视其前后，知何部不利，利之则愈”便是实证之“哕”。如久病而哕，多属险症，百无一生。

第十节　辨干、渴

凡唾腺分泌发生障碍的时候，便会发生“干渴”，但“干”和“渴”毕竟不同。陆士谔云：“口干时欲润口，而得饮即止者，名曰干；饮水多而饮能解渴者，名曰渴。”“咽干”多属阴证，而阳证绝少见到。如小建中汤证的“手足烦热，咽干口燥”，甘草干姜汤证的“咽中干”，桔梗汤证的“咽干不渴”，都是津液缺乏症，唾腺分泌机能衰减的证候，急宜补充营养，振奋唾腺机能。凡少阴病的咽痛，多半都是“咽干”的进一步发展。“咽干”偶亦有为阳证的，如《伤寒论》中“少阴病，得之二三日，口燥咽干者，急下之，宜大承气汤”“少阴病，自利清水，色纯青，心下必痛，口干燥者，急下之，宜大承气汤”便属于这一类。陆渊雷云：“口燥咽干一证，未可据以急下，必有可下之脉证腹候，兼见口燥咽干，则津液将竭，当急下存阴耳。”可见用“大承气汤”治疗的目的仍然是在保存津液，不过证候不同，方法就各别了。

“渴”虽多为阳证表现，仍须据其不同的情况而予以不同的处理。如五苓散证、猪苓汤证、柴胡桂枝干姜汤证、瓜蒌瞿麦丸证、茵陈蒿汤证等的“渴而小便不利”，是由于体液的代谢发生了障碍，唾腺和口腔黏膜都不分泌的缘故；至于白虎加人参汤证的“大汗后，大烦渴”，则由于高热，汗出脱水，是生理机能的必然需要，这些“口渴”都为阳证和实证。若“少阴病欲吐不吐，心烦但欲寐，自利而渴者，属少阴也，虚故引水自救”，这个“口渴”虽然也是由于体液的缺失造成的，但这属阴属虚，与白虎加人参汤证截然两途了。

第十一节　辨厥逆

《伤寒论》中云：“厥者，手足逆冷是也。”陆渊雷云：“足手逆冷之故，有因体温之生成减少，不能传达四末者；有因体温放散过速，不及补充者；有因血中水分被夺，血液浓厚，循环不利，体温因而不得传达者。此皆寒厥之因。其因仍互相关联，故寒厥多非单纯一因所致。若夫热厥，则因腹里有某种急剧病变，气血内趋，以事救济，血不外行，但见厥冷耳。”“寒厥”为阴证，“热厥”为阳证。如四逆汤证的“手足寒”，通脉四逆汤证的“脉微欲绝，手足厥逆”，都是阴证之寒厥，是体温低落的结果；四逆散证的“泄利下重，四逆”，白虎汤证的“脉滑而厥”，都是阳证的热厥，是循环障碍的里热。但实际上热闭于里的“厥”临床殊不多见，“四肢厥冷”总以阴证为多。

第十二节　辨谵语、郑声

《伤寒论》中云：“夫实则谵语，虚则郑声，郑声者，重语也。”成无己释云：“谵语由邪气盛而神识昏也，郑声由精气夺而声不全也。”《伤寒直解》中云：“实则严语者，阳明燥热甚而神昏气乱，故不避亲疏，妄言骂詈也；虚则郑声者，神气虚而不能自主，故声音不正而语言重复，即《素问》所谓言而微，终日乃复言者是也。”“谵语”为阳证实证的表现，郑声为阴证虚证的表现。但无论“谵语”“郑声”，总不外是大脑的官能性病变。

根据临床经验，阳明证在高烧、便秘、谵语的时候，往往可随便通、热退而谵语即消失，这就是所谓实证；如小承气汤证的“大便必硬，硬则谵语”，大承气汤证的“谵语，有潮热，屎硬”，调胃承气汤证的“胃气不和，谵语”，都属于这一类。《活人书》中云：“郑声由于虚，宜用温药，白通汤主治之。”《伤寒论》里还有“柴胡桂枝汤”治“亡阳谵语”的记载，可能即是虚证的郑声。

陆渊雷云："盖阳明谵语，其声充实有力，常与昏睡之鼾声惧起，呼之难醒，或竟不醒，既醒亦不遽昏；少阴郑声，则低弱无力，断续不成词句，呼之遽醒，可以应答无讹，而转瞬即复昏蒙，此谵语郑声之大概也。然鉴别阳明少阴，总当脉证互参。"是的，"谵语""郑声"同为大脑神经的紊乱现象，究竟为虚为实必不能割裂脉证，而片面的判断，即如三承气汤证的"谵语"，都有其主症存在，并非单凭其谵语而判断虚实的。甚至还有的用虚实来分辨"谵言"（醒而胡言）"独语"（无人自语）"狂语"（大声扬言）"言乱"（语无伦次）"语言不休"（语言不稍休止）等种种，都是徒滋纠缠。

第十三节　辨直视

"直视"常因于视神经、动眼神经、滑车神经等的麻痹引起，其病灶多半都在脑底，且为器质性病变，在临床上是很严重证候表现。《伤寒论》中云："直视谵语，喘满者死。"《伤寒直解》中云："直视者，精不灌目，目系急而不转也。"《伤寒论》又云："伤寒六七日，目中不了了，睛不和，无表里证，大便难，身微热者，此为实也，急下之，宜大承气汤。""不了了""睛不和"，可能就是将发生"直视"的先兆。所以《医宗金鉴》中说："此结热神昏之渐，危恶之候，急以大承气汤下之，泻阳救阴，以全未竭之水可也。"总之，高热常常是造成大脑神经出现严重病变的症状之一，不能不多留意。

第十四节　辨心悸

"心悸"即西医所谓心动过速，即是由于心脏的悸动引起，因此有时叫作"怔忡"。心悸的原因不一。如炙甘草汤证的"脉结代，心动悸"，是由于血液虚少，血压低落之虞，心脏出现代偿性搏动兴奋而感觉心悸亢进；桂枝甘草汤证的"发汗过多，其人叉手自冒心，心下悸，欲得按"，是由于下行之大动脉，因发表过度冲势一往不返的缘故（陆渊雷云：表证为气血上冲，发表剂则借其冲势以取效，故发表过度，则冲势亦剧，气血上冲之唯一方法，为扩张上行大动脉，收缩下行动脉，下行动脉收缩不已，心室输来之血，不能柔和容纳，而与脉管壁撞击，则见动悸）；茯苓桂枝甘草大枣汤证、五苓散证的“心下悸”，是患者素有水饮，水气随冲势上泛，以致脐下筑筑然动悸；小建中汤证的“虚劳里急、悸衄”“心中悸而烦”，只是血脉虚乏的一种感觉，不一定是心脏的悸动。因此，“心悸”在临床上常分为阳虚、阴盛两种情况。上述的炙甘草汤证、桂枝甘草汤证、小建中汤证等属于阳虚，茯苓桂枝甘草大枣汤证、五苓散证属于阴盛。

第十五节　辨　　痰

“痰”是呼吸道黏膜或肺组织的炎症产物。每于黏膜炎症时咯出黏液，或于浆液性及化脓性炎症时排出的或多或少的浆液性及脓性液体，即是“痰”。因此，“痰”是由黏液性、浆液性及脓性分泌物所组成。

浆液性痰为液状，因混有空气故常带泡沫，容易咯出，如甘草干姜汤证的“吐涎沫而不咳”（《金匮要略》），《证治准绳》中所谓的“痰涎清薄，此脾虚挟湿，宜六君子汤或补中益气汤加半夏茯苓”，《丹溪心法》所谓的“有一咳即出痰者，脾湿胜而痰滑也，宜南星半夏皂角灰之属燥其脾”，便属于这一类。

黏液性痰，牵丝结缕，极度胶黏，常稠粘于支气管壁，不易咯出，如《证治准绳》所谓“痰嗽而难出，色黄且浓，不若风寒之咳痰清而白，宜金沸草散去麻黄、半夏，加薄荷、枇杷叶、五味、杏仁、桑根白皮、贝母、茯苓、桔梗，入枣子一个同煎，或以辰砂化痰丸用薄荷煎汤含化”，《丹溪心法》中所谓“有连咳十数不能出痰者，肺燥胜，痰涩也，宜枳壳、紫苏、杏仁之属利其肺，苦燥之剂，当所忌也”，便属于这一类。

脓性痰也呈液状，但纯脓性极少见，通常混有黏液及纤维素，因此或多或少地呈硬块状，如纤维素很多，则呈白硬块状。《金匮要略》所谓的“蓄积痈脓，吐如米粥”，《外台秘要》所谓的“时时浊唾腥臭，久久吐脓如米粥”，都是脓性痰。

从治疗来看，浆液性痰，多为寒症，宜用温药；黏液性痰，多为热证，宜清解；脓性痰有虚有实，实者宜“皂荚丸”“葶苈大枣泻肺汤”，虚者宜

“桔梗汤”“千金苇茎汤”之类。张景岳云：“痰有虚实，不可不辨。但察其形气病气俱属有余者，即实痰也，此则宜行消伐，但去其痰，无不可也；形羸气弱，年及中衰者，即虚痰也，谓其元气已虚也，此则但宜调补。实痰其来也骤，其去亦速，虚痰其来则渐，其去则迟。”这样从整个机体来看，是较正确的。

第十六节　辨腹痛

“腹痛”是临床常见的症状，很多疾病都或多或少有出现腹痛，因此应将“腹痛”这一症状仔细地加以鉴别，从而得到准确的诊断，这对临床是非常重要的。首先要确定腹痛的部位，一般分作九部，从每个部位所包括的脏器来分析，即可初步判断是哪些脏器的疾患；简述如下。

上腹部：主要包括有肝、胃、横行结肠、胰、十二指肠、肾及肾上腺的一部分、主动脉；因此胃溃疡、十二指肠溃疡、胃癌、胰腺炎等都可发生在此区域。

右侧季肋部：主要包括有肝、胆囊、升结肠、横结肠右曲，右肾及肾上腺；所以这部分发生疼痛，可以想到肝阻性充血性疼痛，肝癌、肝脓疡、胆结石、胆管炎、肾结石、膈肌下脓疡等疾患。

左侧季肋部：主要包括有脾、胃、结肠脾曲、胰腺尾、左肾及左肾上腺等；凡肾结石、肾脏病、脾周围粘连、结肠脾曲等疾患，均可于这部分出现疼痛。

脐部：主要包括有胃、十二指肠、横行结肠、小肠、主动脉。

右侧腰部：主要包括有上行结肠、小肠、右肾以及肝的一部分。

左侧腰部：主要包括有下行结肠、小肠、左肾。

下腹部：主要包括有小肠、乙状结肠、膀胱、子宫等。

右鼠蹊部：主要包括有盲肠、阑尾等。

左鼠蹊部：主要包括乙状结肠等。

以上这些都是限于有一定部位的腹痛，还有很多疾患引起的腹痛是非局限性的，是无定位的腹痛，如最常见的有便秘、肠阻塞、阑尾炎早期、铅中毒、结核性腹膜炎，以及消化性溃疡穿孔等。

中医学治疗腹痛是不对“病”的，需在上列部位的基础上辨识虚实、寒热、气血等几种情况。张景岳云：“察其可按者为虚，拒按者为实；久痛者多虚，暴痛者多实；得食稍可者为虚，胀满畏食者为实；痛徐而缓，莫得其处者多虚，痛剧而坚，一定不移者为实；痛在肠脏，中有物有滞者多实，痛在腔胁经络，不干中脏，而牵连腰，无胀无滞者多虚。无形者痛在气分，而痛无常处，气聚则痛而见形，气散则平而无迹；有形者痛在血分，或为食积，必痛而有常所，而胀无休息。不往不来，不离其处者，是有形之痛也，然或食或血，察得所因，乃可攻而去之。寒则凝滞，凝滞则气逆，气逆则痛胀由生，然热者，必有明辨，如内经所言，肠中痛而瘅热焦渴，则坚干不得出，闭而不通者，此因燥结热闭，故能作痛，然必有烦热等证，乃因于火，最易见也。”如附子粳米汤证的“雷鸣切痛”，小建中汤证的“腹中痛”，属于虚证腹痛；大黄牡丹汤证的“少腹肿痞，按之即痛”，枳实芍药散证的“腹痛”，属于实证腹痛；乌头桂枝汤证的“腹中痛”，乌头煎证的“寒疝”，属于寒证腹痛；金铃子散证的“上下诸痛”，丹参饮证的“腹诸疼”，属于热证腹痛；局方五香散证的“郁结胀痛”，百合汤证的“郁气凝痛”，属于气证腹痛；红蓝花酒证的“血气刺腹”，下瘀血汤证的“腹痛”，属于血证腹痛。凡此都是中医学审治“腹痛”的大法。

【本章要点】

1. 辨“热”要点表解：

- 热
  - 发热
    - 阳证
      - 表证
        - 表虚
        - 表实
      - 里证——阳明证
    - 阴证——四逆汤证、真武汤证等
  - 往来寒热——阳证——半表半里证
  - 潮热——阳证——里热——实热
  - 烦热
    - 阳证
    - 阴证
  - 微热
    - 阳证——实证
    - 阴证——虚证

2. 恶寒、恶风辨审要点：“恶寒”多见于表实证；“恶风”多见于表虚证。

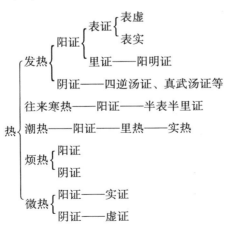

3. 辨“汗”要点表解：

- 汗
  - 自汗
    - 阳证
      - 表证——太阳中风证
      - 里证——阳明证
    - 阴证——险症——油汗
  - 盗汗
    - 阳虚证
    - 热性病恢复期
  - 头汗
    - 阳证——实证
    - 阴证——伤津亡液
  - 手足汗
    - 阳明热证
    - 阳明寒证
  - 无汗
    - 阳证——表实证
    - 阴证——里虚证

4. 头痛辨识要点：辨头痛需辨新病、久病；新病头痛，需辨别表里；久病头痛需辨别阴阳。

5. 头眩辨识要点：辨头眩需辨虚实；实证头眩需辨表里；虚证头眩需辨气血。

6. 项强、身痛辨识要点：项强有两证，即桂枝加葛根汤证、葛根汤证；辨身痛需分阴阳，阳证身痛属实证，阴证身痛属虚证。

7. 胸满、心下满、腹满、少腹满辨识要点：胸满，需辨识太阳证、少阳证；心下满，属于里证；腹满，属于里证，但要辨清虚实，常见的有里实证、里实夹虚证、虚中夹实证、里虚证；少腹满，多属里实证，常见的有蓄血证、蓄水证。

8. 虚烦、烦躁、懊侬辨识要点：虚烦，需辨虚实，实证虚烦属热证，虚证虚烦需分阴阳；烦躁，需辨虚实，实证烦躁需分表里，虚证烦躁属于里证；懊侬，多属实证、热证。

9. 辨“咳嗽”要点表解：

- 咳嗽
  - 外感咳嗽
    - 风咳、寒咳、热咳、湿咳（实证）
    - 时行咳
  - 内伤咳嗽
    - 郁咳、劳咳、气咳、痰咳、干咳（虚证）
    - 夜咳

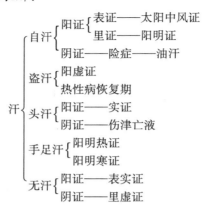

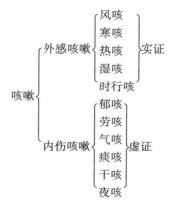

10. “喘”症辨识要点：喘，需辨虚实，实证之喘又需分表里。

11. “呕吐”辨识要点：呕吐，需辨虚实，实证之喘又需分表里。

12. “哕”辨识要点：哕，需辨虚证、实证和险证。

13. “咽干”“口渴”辨识要点：咽干，需辨阴证（多见）、阳证（少见）；口渴，需分虚实。

14. “厥逆”辨识要点：厥逆，需辨寒热，热证厥逆属于阳证，寒证厥逆属于阴证。

15. “谵语”“郑声”辨识要点：谵语，属于阳证实证，郑声属于阴证虚证。

16. “直视”辨识要点：直视，均属不良证候。

17. “心悸”辨识要点：心悸，需辨阳虚证、阴盛证。

18. “痰”辨识要点：痰，需辨浆液性痰、黏液性痰、脓性痰。浆液性痰属寒证，黏液性痰属热证，脓性痰需分虚实。

19. “腹痛”辨识要点：腹痛，需辨虚证、实证、寒证、热证、气证、血证。

【复习题】

1. 根据本章所列各种症状，如何体会中医学在临床上的审辨方法和精神？

2“症状”很少单一出现，假使有几个以上的症状复合出现时将怎样审辨？

3. 你对本章所述各症状的审辨方法，有哪些不同的见解？或有哪些经验？

中医舌诊

1960年

前　言

祖国医学有着数千年的光辉历史，在长时期与疾病做斗争中，积累了非常丰富的经验，对于我国人民的健康与民族的繁衍起了巨大的作用。

中医舌诊，是中医诊断学中的一部分，古今中医工作者对舌诊都是非常重视的。临床实践证明，舌诊在诊断上有很大的作用，尤其是在对温热病的诊断上，更具有重要的意义。

中医文献中关于舌诊的资料也是非常丰富的，很早就有了舌诊的专书，历代医家也都曾经不断整理和总结这方面的经验。然而，有关舌诊的资料大多散见各书，而且文字也比较深奥，至今尚少比较系统全面适合于现代临床医师阅读的专书。为此，我们搜集了有关文献，参合临床体会，通过分析归纳，用通俗语言编写了这本《中医舌诊》。根据祖国医学的理论体系，将有关舌诊的知识加以简明扼要的阐述，既利于初学者学习，也便于临床医师们参考。

关于这本书的编写，我们虽然也尽了一些努力，但由于我们的水平有限，在内容上可能还存在着不少的缺点和错误，尚希读者随时提出宝贵意见，以资改进。

北京中医学院诊断教研组

1960 年元月

第一章　舌诊概说

第一节　舌诊的发展概况

“舌诊”是中医诊断学中望诊的一部分。古今中医工作者对舌诊是非常重视的。早在《内经》中就已提出“心开窍于舌”“心主血”“脾脉系舌本”“肾脉挟舌本”等的理论。这都证明，当时已经认识到，舌的形态和功能与内脏的生理病理情况有着密切的关系，也就是说，舌象能反映人体气血的变化。到了后汉时代，张仲景在《伤寒论》和《金匮要略》中，更有具体的论述，指出“舌上白苔，滑者难治”以及“舌黄未下者，下之黄自去”等，这是根据舌苔的变化来判别疾病的预后和决定治法。其后《备急千金方》中亦记载：“舌主心脏，热即应舌生疮裂破，引唇揭赤。”很明显，这是在《内经》“心主舌”的基础上的进一步认识，即舌的颜色变赤和舌体的生疮破裂等，都是血中有热的表现。自此而下，谈“舌”的文献，历代均有记载，散见各书中，不胜枚举。

至于论舌的专书，现在可以看到的，要算元代杜清碧所编的《敖氏伤寒金镜录》为最早，到了明代薛立斋在该书的基础上增添一些自己的心得，编入了《薛氏丛书》中。薛氏对该书特别重视，他在序文中说：曾见一人，望舌治病，疗效颇高，向其请教，始终秘而不言，不肯传授。后来薛立斋在南雍见到了《敖氏伤寒金镜录》，方知某医看舌治病的方法，是从这本书上来的。由此可以想见，《敖氏伤寒金镜录》之前，未必没有其他论舌之书，只不过受了当时社会条件的限制而未能广为流传罢了。

明代以后，舌诊得到了医界的普遍关注和广泛应用。到了清代更有发展，舌诊专著有张登的《伤寒舌鉴》，接着又有《舌鉴辨正》的问世，对《伤寒舌鉴》添增了不少的内容，并提出了新的认识。其他如《医原》《医碥》《医门棒喝》《伤寒指掌》《通俗伤寒论》等，虽非舌诊专书，但也都对舌诊作了深刻的研究，各有心得和发挥。尤其是叶桂的《温热论》，验舌辨证成为温热病诊断上的重要内容。近贤曹炳章氏又广集前人舌诊资料，编成《辨舌指南》一书，足供学者参考。

从以上这些情况看来，舌诊的由简而繁，逐渐发展，实有赖于历代医家不断总结经验，逐步整理提高。十年来，在党和人民政府的英明领导下，中医学得到了继承和发扬，当然，舌诊的整理亦是当前的重要工作之一。有关这一方面，在广大的中医同志中，有着极为丰富和宝贵的经验，有待我们进一步发掘和推广。

第二节　舌苔诊察的意义

大家知道，中医看病一定要看“舌苔”，对于舌苔的变化有非常深刻的研究。但中医学所说的舌苔，包含着“舌”和“苔”两个内容。“舌”是指舌体本质，“苔”是指舌体上的一层苔垢，两者的诊断意义是不相同的。在临床上，诊断每一个病都必须观察舌苔，这是什么道理呢？概括地说，看舌苔不仅可以了解病情的阴、阳、寒、热、表、里、虚、实，而且还可以了解病情的轻重和进退的趋势，对于每个疾病的诊断，都具有极其重要的意义。但应该说明，强调舌诊的重要性，并不是要舍去其他的诊断方法不用，而只要舌诊。相反的，中医看病是从整体出发的，舌诊必须配合其他诊断方法同时应用，才能更有效地发挥舌诊在诊断上的作用。

我们首先来谈谈为什么要看“舌”？前面已经谈到，“舌”和“苔”是两回事，这里所说的“舌”是指舌体本质。舌的病变，同人体的其他部分变化有一致的关系，如通常体弱者舌薄，体强者舌壮，面白血虚者舌淡，偏枯者舌歪。把全身的情况和舌的变化结合起来观察，可以起到互相印证的作用，这是一个方面；而更重要的一面，在于有些病证的全身症状并不十分明显，而在舌上则有极明显的改变，甚至有些病证不表现其他症状或者表现得很迟，而在舌上却可以显露出来，或者很早就已表现。

比如，一个津液亏损或水湿停留的病人，在一定的时期，体表不一定能明显地表现出干燥或湿润，而在舌的表现呢？则因为舌下有“金津”和“玉液”两穴是分泌津液的孔道，津多则舌润，津少则舌干，这水津之多少，一般和全身的情况是一致的。如果舌面干燥或舌体瘪皱，即表示全身的津液减少；倘若舌面湿润太过，即表示体内有了过剩的水湿潴留。又如以体表的颜色改变来说，阳亢则红，虚寒则白，这是可以作为诊断上的一般依据；但是，由于外界气候的影响、精神的刺激，都可使体表出现红和白的改变，在这种情况下，就很难判别其体内究竟如何；但以舌体来说则不然，不论是真寒假热、一般表热、精神刺激、气候影响等，若不是真正的体内阳亢的病证，舌很少变红，反之，不是虚寒的病证，舌也不会发白。

因此，诊断真寒假热和真热假寒这类病证，除根据其他症状外，舌诊确是一个主要的关键的指标。这是由于舌的表面与体表的肌肤有所不同，舌的表面是极薄的一层膜，关于气血的多少和是否流畅，从舌的表面可以观察得清清楚楚。又如，有些发斑的病人，当斑还没有出现在皮肤之先，往往在舌上已经有了斑点，这样事先可以给你一个信号，这不仅有助于诊断，而且还有利于早期治疗和控制病情发展。

按照前人的经验，舌诊除具有上述一系列的优点外，还可以更具体地反映某一脏器的病变，即根据舌上不同部位的变化，可知内脏的病变。其划分方法，大体分为舌尖、舌中、舌根、舌旁左右等五个部位。舌尖部分，反映上焦心肺的病变；舌中部分，反映中焦脾胃的病变；舌根部分，反映下焦肾的病变；左舌边反映肝的病变，右舌边反映胆的病变。这种划分方法，虽然不是绝对的，但在不少的病证诊断上确有相当重要的意义。

再谈谈为什么要察“苔”？什么是“苔”呢？从字义上来体会，“苔”是描摹其形态，有如地上生长的青苔，这青苔来自地下之湿浊，“舌苔”的生长乃由脾胃之气蒸化体内浊气所形成的。“苔”受人体内部寒热虚实的影响而改变其形色，不会受某些体表和精神上的因素影响而改变。观察苔的有无及变化，首先可以诊断病情的属表或属里。正常人所以有薄苔，即是胃肠在消化过程中的极少浊气，随着脾胃正气上升而产生的。苔的过多和过少，均标志邪正两方的虚实情况。苔少或无苔，可以表示人体内无浊气，或者说邪未入里，同时也表示脾胃之气虚弱，在不同的病情上，具有不同的意义。苔的厚薄，与邪气的多少成正比例，苔愈厚则邪愈重，反之邪气不重则苔不厚。从苔的消退、增长和转化上，又可测知病情的发展趋势。再从苔的颜色改变来说，当体内发生寒热变化时，则使苔转为黄、白、黑等色；而且色的深浅，正标志着寒热的轻重。因此，为了要对病情认识得更清楚，我们必须看“苔”。

从上面看来，可知“舌”和“苔”都可以诊断人体内部的寒热虚实等变化。两者既有密切的关系，又各有重点。大体上，反映在舌上的，以气血的变化为重点；反映在苔上的，以肠胃的变化为重点。所以察舌必察苔、察苔必察舌，可以得到互相印证、相得益彰的效果。

根据以上所说，研究舌和苔的变化，对于诊断疾病均有着重大的意义。那么，是不是任何疾病都可以从舌苔上望而知之呢？应该知道，人体的病变是多种多样的，有些疾病的病理机制比较复杂，或病变局限于某一部分，在舌上并不发生变化，这就不能不借重其他症状做出正确的判断。为此，我们诊断疾病时，舌诊虽属重要的指标，若孤立地以舌诊为唯一依据，而忽视其他方面的诊察，也是不对的。

第三节　怎样诊察舌与苔

1. 舌苔诊察方法

首先请病人大张其口，将舌呈扁平状伸出口外，舌尖略向下弯，使舌面舒张，然后，细致地加以观察。先看舌苔（或先看舌体），从舌尖至舌中、舌根，依次细看，注意苔的有无、厚薄、色泽、润燥等情况；后看舌体，从舌尖沿向舌的两旁，苔不厚时，苔下面也要深入地细致地观察，主要是观察舌的色泽，并结合舌体的瘦瘪、胖大以及运动等情况。但观察舌苔的过程，既要求敏捷迅速，又要全面周到，尽量减少病人张口伸舌的时间，以免口舌疲劳。必要时，可以复察一次。

有时单凭眼望不能满足对病情的了解时，为了进一步明确诊察，可以试行刮苔或揩苔。操作方法：刮苔，即是用清洁的刮舌板，放在舌面上，由舌根向舌尖轻轻推刮，连续三五次（但必须用力适当，如用力过于轻浮，则使可刮去的苔没有刮去，用力太重，则有伤舌体）；揩苔，即是用布一块（古代用青布，纱布亦可），卷在自己的食指上，蘸少许清水（或薄荷煎水），在病人舌上从根至尖，连续揩抹四五次。这两种方法的检查目的，都是为了测验苔能否被刮去或揩去，或观察去苔后舌面和舌体的情况如何？以及苔的复生情况如何？不过这两种方法也有些区别：刮苔，适用于较坚实的厚苔；揩苔，则适用于浮薄的松苔。

2. 察舌苔注意点

（1）**注意光线**：光线的强弱，常会影响我们对颜色的辨认。因此，在观察舌苔时，应尽可能选择光线充足和避免有色的门窗。患者一定要面向光线较强之处，使光线直射口内，使舌尖直至根部，均能看清。若在光线不明或夜晚的时候，用强度的手电筒较为适宜，因为它的光是强而无色的，不宜用其他或较暗的灯光，因为其他灯光对黄白两色不能分辨。若光线过弱，能使白苔类似灰色苔，使红舌类似紫舌；门窗有色，其透光或反光亦有一定颜色，都可影响对舌苔原有颜色的观察，故亦须注意。

（2）**注意饮食**：由于饮食的关系，亦常会改变舌苔的形色。如饮食之时，由于食物的反复磨擦，可能使厚苔转为薄苔；饮后，使舌苔变为湿苔。此外，食物的高温或食品刺激等，可使舌色由淡红变成鲜红，或由红转为绛色。

（3）**注意染苔**：有许多东西，可使舌苔染上杂色，掩盖原有的苔色。如焦黑的食物、橄榄、乌梅以及咖啡糖等，常把苔染成黑色；药中的黄连、果中的枇杷、西药中的阿的平、黄色的菜肴等，常会把苔染成黄色；丹砂制成的丸散，可把苔染成红色。诸如此类，均应注意。

（4）**注意伸舌姿势**：舌伸口外，一定要呈扁平形。倘使舌体作圆柱形，则可使舌的颜色加深，如淡红舌可变为红舌，尤其是舌尖部更易如此。

3. 学习舌诊要求

（1）舌诊是望诊的一部分，贯穿着中医学的理论，因此掌握了中医学的基础理论，才能对舌诊有更深刻的认识。

（2）要能正确运用舌诊于临床，必须领会舌诊的精神实质，否则仅有片面认识，是不能满足临床客观要求的。

（3）要能正确地掌握舌诊的方法，应通过较多的实践，首先必须多看一些正常人的舌与苔，然后方能知常达变而做到一目了然。

（4）诊察舌与苔，必须与全身其他症状相结合，才能获得更准确的诊断结果，这是中医学整体观的基本精神，在舌诊中也毫不例外。

第二章　舌的诊断

舌的变化，主要表现在舌色和舌质两个方面。在舌色的变化上，大体有淡白、正红（或叫鲜红）、深红（又叫绛）、紫等；在舌质的变化上，则包括舌质的改变及运动的失常。下面先谈舌色，后谈舌质，在叙述舌质的改变中，也常结合舌色的不同进行分辨。

第一节　舌色的诊断

正常人的舌，一般呈淡红色，这淡红色是由血色同舌色和合而成的。血液何以能充盈在舌体内呢？必须有阳气的鼓舞，所以正常人血液充足、阳气和畅，舌色皆淡红而光润。只有极少数的人，由于生理的差异，舌色有较红和较淡的不同，但身无病态，此皆与禀赋有关，不能视为病征。至于有病之舌，便可见红、白、青、紫等不同的色泽，由此可辨别气血寒热、阴阳盛衰等病证。

1. 淡白舌

（1）**淡白舌形态和成因：**舌色红少白多，称为淡白（以红色浅淡为多见，也有白而全无红色的），其主要成因是由于虚寒。所谓“虚”，是指血量减少或血色降低，因为血虚则舌色相应的浅淡，乃势所必然；所谓“寒”，指阳气不足或阳气衰微，即血量不减也不能使气血充盈于上，舌色也会现淡白。通常两者同时并存，即以既虚且寒者为多见。

（2）**淡白舌主病：**淡白舌主虚寒证。

（3）**淡白舌治法：**虚寒证需温补。

2. 淡白湿润舌

（1）**淡白湿润舌形态和成因：**舌色淡白，舌上津液较多，好像舌体有过剩的水浸透在内。这种舌为脾阳衰弱所致，因脾阳不振则土不制水，即脾不能正常控制人体的水分，使体内水湿增多，因而使舌上显出过多的水分。同时脾脏不仅有制水功能，还有消化食物和运输的作用，而脾阳不振，便形成了营养不良，以致血虚而出现淡白舌。也就是说，血虚和水湿的成因，均由脾阳不振所致。

（2）**淡白湿润舌主病：**淡白湿润舌，主阳虚血少水湿潴留证。

（3）**淡白湿润舌治法：**阳虚血少水湿潴留证，需温补脾阳、健脾利湿。

3. 淡白少津舌

（1）**淡白少津舌形态和成因：**“少津”是指津液不足，重者则无津，这种现象见于淡白舌者，不是阳虚不能生津，就是阳虚不能布津。津液来自水谷的转化，水谷的所以能转化必须依靠阳气的推动，否则是不会把水谷转化成津液的。再则津液的散布全身，也必经阳气的蒸发，临床上有许多腹中停水的病人，口舌反而干燥，这正是阳虚不能布津的缘故。舌淡白既是阳虚，那么舌淡白而干，除阳不生津或阳不布津外，则很少由其他原因所引起。

（2）**淡白少津舌主病：**淡白少津舌，主阳不生津或阳不布津证。

（3）**淡白少津舌治法：**阳不生津证需补阳养阴，阳不布津证需通阳化气。

4. 淡白光莹舌

（1）**淡白光莹舌形态和成因：**舌色淡白，舌面薄苔全部脱光，好像新剥皮的鸡肉，这种舌苔的形成，不仅由于血虚，而且必然已经病深日久了。初起，每由舌中先见光滑，逐渐向四边扩展，终至全舌皆然，引起这种现象的原因，每由脾胃薄弱所造成。苔的脱落不生，说明脾胃之气衰败，而脾胃薄弱者，必然饮食不振或消化不良或久痢久泻，因而气血皆虚，脾胃之气愈衰，舌苔于是逐渐脱落，不能续生新苔，结果全舌淡白光滑。治疗这种病，非长期补益不可。

(2) 淡白光莹舌主病： 淡白光莹舌，主脾胃薄弱气血皆虚证。

(3) 淡白光莹舌治法： 脾胃薄弱气血皆虚证，需养胃健脾补气生血。

5. 淡红舌

淡红舌形态和成因：淡红舌，是正常人的舌色，不深不浅，红润内充。人在病中，舌色还能如常不变，则对诊断亦有相当意义；如外感病初起时，在出现发热、恶寒、无汗的情况下，可以从此证明血不虚、气不衰，进行发汗解表，不需有任何顾虑；在判断风寒病和风热病的时候，又可以此为鉴别（舌尖红的为风热病，舌尖不红的为风寒病），从而决定采用“辛凉”还是“辛温”的解表方法；其次在外感病的发展过程中，从舌色的淡红，可以确定热未入营、入血，邪犹在表；此外，在杂病中见到舌色淡红而明润，证明阴阳气血尚旺，或者病势轻浅，或是转愈的佳兆。

6. 红（绛）舌

(1) 红（绛）舌形态和成因：“红”指鲜红，“绛”为深红，是红舌的进一步发展。两者都是营血中有热的征象，只不过深红舌所表现的热势更甚，病理是相同的，故并在一起来讨论。

舌色鲜红或深红，表示营血中有热，但热的性质有虚、实之不同。实热是阳有余，乃由外感暑热或风寒燥气化火而成，虽然在病程中热灼伤津，亦有阴液不足状态，但根本原因在于阳气亢盛，故为阳有余的病证；虚热是阴液不足，相对地反呈阳热有余，病的根本原因却在内脏之虚。

两者病情基本不同，却可同样出现红绛的舌色，在这种情况下，必须结合全身症状，加以区别。比如，实热者，必舌绛而口渴，脉洪数有力；虚热者，舌色虽绛而口不甚渴，脉细数无力。至于属于是哪一脏的实热、虚热，一般的分辨方法：在心，则可见心烦、狂妄，或神昏、谵语；在肝，则可见动风抽搐；在肺，则可见气急鼻煽、喘促、鼻煤（鼻孔有黑污之色）；在脾，则可见便血；在肾，则可见齿焦、囊缩，且均伴高热。对虚热的分辨：心虚者，则可见虚烦、失眠；肝虚者，则可见耳鸣、目涩；肺虚者，则可见干咳、咳血；脾虚者，则可见噎膈、反胃；肾虚者，则可见盗汗、潮热。

以上这些，都是在舌红绛的情况下，再结合全身症状而得出的更准确的诊断。

（2）红（绛）舌主病：红（绛）舌，主热邪入营入血证，亦主阴虚阳亢证。

（3）红（绛）舌治法：热邪入营入血证，需清营泄热或凉血；阴虚阳亢证，需养阴抑阳；并可按不同脏腑，使用专经之药物。

7. 淡白夹红舌

（1）淡白夹红舌形态和成因：淡白夹红舌，是指舌色大部分颜色浅淡，有部分为鲜红色的舌象。按其部位不同，分为：红在舌中为脾胃之火；红在舌根为肾火；红在舌尖、边部为心、肝之火。但淡白夹红舌，常以虚火为多见。

（2）淡白夹红舌主病：淡白夹红舌，主阴虚火旺证，有心、肝、脾、胃、肾之分。

（3）淡白夹红舌治法：阴虚火旺证，需养阴抑阳，按不同脏腑使用专经药物。

8. 红（绛）湿润舌

（1）红（绛）湿润舌形态和成因：红而湿润的舌色有二：一是鲜红或深红；一是娇红。两者颜色上的区别是：鲜红、深红都是老红色；娇红是嫩红水滑，娇如鲜花。

这两种舌色，虽然相似，同样湿润多津，但是其的成因则完全不同。红绛舌在外感病中，是热邪入营，湿热内蕴；红绛舌在内伤病中，为阴虚火旺，而素有痰湿；若娇红而水滑，则常为虚阳上浮，真寒假热之象。因此，凡红绛舌见湿润的，最宜细细分辨。

（2）红（绛）湿润舌主病：红（绛）湿润舌，主营热脾湿证，亦主阴虚夹湿证，还主虚阳上浮证。

（3）红（绛）湿润舌治法：营热脾湿证需清营化湿；阴虚夹湿证需养阴健脾；虚阳上浮证需养阳加重镇收摄之品。

9. 红（绛）少津舌

（1）红（绛）少津舌形态和成因：舌色鲜红或深红，舌面欲干或已干，即红（绛）少津舌。这是热邪伤津或素体阴亏的现象。外感病热邪入营之后，津液受劫，常见此舌；内伤阴虚火旺之证，间亦有之。如果仅是舌尖部独红绛而干，其余仍是淡红的，则为心火独旺。

（2）红（绛）少津舌主病：红（绛）少津舌主营热伤津证，主阴虚火旺证，亦主心火独旺证。

（3）红（绛）少津舌治法：营热伤津证需清营养阴；阴虚火旺证需滋阴降火；心火独旺证泻心火或导热下行。

10. 红（绛）光莹舌

（1）红（绛）光莹舌形态和成因：红（绛）光莹舌，舌色或红或绛，平如镜面，望之发光，实际干燥无津，或见于全舌，或见于舌之某一部分。不论见于内伤、外感，均为阴液消亡的现象。红（绛）光莹舌的原因，或由过分汗下，或由应润而用燥药，或病久失治使胃肾的阴液涸竭。见到这种舌色，如并见舌底和咽喉均干者，重点在肾液之竭；舌心较干者，重点在胃津之涸；若伴干呕不止，气逆胸闷，则补阴之中还当清肝泻水。

（2）红（绛）光莹舌主病：红（绛）光莹舌主胃肾阴虚。

（3）红（绛）光莹舌治法：胃肾阴虚证，需大滋肾阴，或滋养胃阴。

11. 红舌红点

（1）红舌红点形态和成因：舌色鲜红，在红色内有散在性的特别鲜红的小点鼓起于舌面，有的甚至竟呈紫黑色。从红点的部位看，一般常见于舌的边尖，也有散在舌中的。红点在舌尖的属心火；红点在舌边为肝胆之火；红点在舌中心的为胃火。均是病情进一步发展的先兆。

从病证上分析，一般热邪入营之后，进一步入血，将发斑疹；或瘟毒证热毒在于血分，都可见此舌色。若伴见神昏、谵语，则为热毒乘心。余如湿热久蕴在血，伴见小便不利、头汗独多，则又为黄疸的预兆。

（2）**红舌红点主病：**红舌红点，主温热或瘟毒入血，主热毒乘心，亦主湿热黄疸。

（3）**红舌红点治法：**温热或瘟毒入血，需清热凉血解毒；热毒乘心，需清热凉血开窍；湿热黄疸，需清热利湿。

12. 红舌白点

（1）**红舌白点形态和成因：**此为舌色鲜红，而在红色内有散在白点，白点有鼓起和陷下之分。如果白点鼓起于舌面，是热毒炽甚，舌将开始糜烂；若点淡白而低陷于舌面，是脾胃气虚的现象。

（2）**红舌白点主病：**红舌白点，主热毒炽甚，亦主脾胃气虚。

（3）**红舌白点治法：**热毒炽甚，需清热败毒；脾胃气虚，需清热养胃。

13. 红舌红（紫）斑

（1）**红舌红（紫）斑形态和成因：**此舌呈红色，上生圆形比红色更深的斑点，或多或少。淡红舌上见红绿色斑者为轻，红绛舌生紫斑者为重。发生的原因，多因血中邪热过盛，气血发生壅滞而成，为热性病发斑的预兆，与皮肤出斑的病理相同，不过舌上较易早期发现。

（2）**红舌红（紫）斑主病：**红舌红（紫）斑，主血中热甚血滞证。

（3）**红舌红（紫）斑治法：**血中热甚之血滞证，需清热凉血和血。

14. 红（绛）芒刺舌

（1）**红（绛）芒刺舌形态和成因：**红（绛）芒刺舌，舌色或红或绛，舌上原来的颗粒，不仅增大，且有尖锋，芒刺多见于舌的边尖部位，或舌面全有。所以形成芒刺的原因，正如叶桂所说："舌上生芒刺者，皆是上焦热极也。"实践证明，此舌多是上焦营分郁热。

（2）**红（绛）芒刺舌主病：**红（绛）芒刺舌，主上焦营分郁热证。

（3）**红（绛）芒刺舌治法：**上焦营分郁热证，需要清泄营热。

15. 绛紫舌

（1）**绛紫舌形态和成因：**舌色深红的进一步加深，则呈绛紫色。绛紫舌的成因乃由于热邪入营、入血引起，标志着病情进一步的加重。初起略紫，逐步转为深紫，绛紫舌虽与绛舌同类，但病情到这一阶段，势必因高热而伤津，正气亦耗，即正气和水液都被高热所耗损。由于血中的水分减少，加以正气不足，因此血液运行失于流畅，于是血滞而见紫色。与此同时，舌上的津液必然会很少。

（2）**绛紫舌主病：**绛紫舌主热邪深重津伤血滞证。

（3）**绛紫舌治法：**热邪深重津伤血滞证，需清热育阴、凉血散血。

16. 青紫舌

（1）**青紫舌形态和成因：**舌色本红，由于青色和红色相混，即变为紫中带有青色。这种青紫与绛紫的病情迥别，切不可稍有混淆。从色泽上辨，绛紫色是从深红色转变而来，紫中带红；青紫色，则由淡白色转变而来，其色青紫而淡；绛紫舌多干，青紫舌常滑润。青紫舌，是因寒邪直中体内，内寒极重，使血行有滞引起。若并寒凝筋缩，可见舌体短强、男子囊缩、女子乳缩，是危重的证候表现，预后多不良。

（2）**青紫舌主病：**青紫舌主阴寒血滞证。

（3）**青紫舌治法：**阴寒血滞证，应急予温中回阳。

17. 暗紫舌

（1）**暗紫舌形态和成因：**舌色绛紫，晦暗无光，似紫色中略带灰色。暗紫舌所以暗晦的原因，约有三端：一是热邪深重，津枯血燥，血行壅滞已甚；二是素有瘀血在胸膈之内，热邪入营，血既热而又不通畅；三是温热夹湿，或素喜饮酒，酒热湿邪，深蕴血中。

这里应该分别的是：若纯是热邪入血，舌当干燥无津，病至此时，多难挽救；有瘀血者，舌多潮湿不干；夹湿者，舌上当兼有秽垢。

（2）**暗紫舌主病**：暗紫舌主热邪入血证，主营热夹瘀证，亦主湿热在血分证。

（3）**暗紫舌治法**：热邪入血证，需清热育阴、凉血散血；营热夹瘀证，需清营破血；湿热在血分证，需清热凉血、利湿化湿。

18. 青色舌

（1）**青色舌形态和成因**：青色舌，好像水牛之舌，或如外伤后体表所出现之青色。青色舌多为血瘀或寒凝所致。属于血瘀者，如瘀在上焦，则病人自觉胸满，外不见胸满的形态，伴有口欲漱水而不欲下咽；瘀在下焦者，如子死腹中，则有腹痛、口臭等症状。属于寒凝者，必由阳衰之极，使气血凝滞不行，虽有烦躁、口渴等症，却不欲饮水，仍为真寒假热。

（2）**青色舌主病**：青色舌主瘀血凝滞证，亦主阳气虚极证。

（3）**青色舌治法**：瘀血凝滞证，需活血行瘀；阳气虚极证，需温经回阳。

附表1　舌色变化辨治简表

类　别	形　态	主　病	治　法
淡白舌	红色浅淡，红少白多，或全无红色	虚寒	温补
淡白湿润舌	舌色同上，水津较多	阳虚血少，水湿潴留	温补脾阳，健脾利湿
淡白少津舌	舌色同上，津液不足或无津	阳不生津	补阳养阴
		阳不布津	通阳化气
淡白光莹舌	舌色同上，如新剥皮鸡肉	脾胃薄弱，气血皆虚	养胃健脾，补气生血
淡红舌	红色不深不浅，光润内充	正常舌色	

续　表

类　别	形　态	主　病	治　法
红（绛）舌	鲜红或深红	热邪入营入血	清营泄热或凉血
		阴虚阳亢	养阴抑阳
淡白夹红舌	舌大部分淡白色，小部分呈鲜红色	尖红：心阴不足	滋心阴
		边红：肝阴虚	养肝阴
		中红：胃阴虚	养胃阴
红（绛）湿润舌	红绛多津	营热脾湿	清营化湿
		阴虚挟湿	养阴健脾
	娇嫩多津	阳虚上浮	养阳加重镇收摄之品
红（绛）少津舌	舌色鲜红或深红，津液不足或无津	营热伤津	清营养阴
		阴虚火旺	滋阴降火
	舌尖独红干	心火独旺	泻心火或导热下行
红（绛）光莹舌	舌色鲜红或深红，望之发光、干燥无津	胃肾阴虚	大滋肾阴或养胃阴
红舌红点	舌色鲜红，上生散在的深红或紫色小点	温热或瘟毒入血	清热凉血解毒
		热毒乘心	清热凉血开窍
		湿热黄疸	清热利湿
红舌白点	舌色鲜红，有散在白点	凸起：热毒炽甚	清热败毒
		凹下：脾胃气虚	清热养胃
红舌红（紫）斑	舌色鲜红或深红，生圆形深红色斑或紫斑	血中热甚血滞	清热凉血和血
芒刺舌	舌色同上，颗粒增大，起尖锋	上焦营分郁热	清泄营热
绛紫舌	舌色深红，带有紫色，少津	热邪深重，津伤血滞	清热育阴，凉血散血
青紫舌	青色淡紫滑润	阴寒血滞	温中回阳
暗紫舌	深紫无光发暗　干	热邪入血	清热育阴，凉血散血
	湿	营热夹瘀	清营加破血之品
	秽	湿热在血	清热凉血，利湿化湿
青色舌	舌青色滞，好像水牛的舌色	瘀血凝滞	活血行瘀
		阳气虚极	温经回阳

第二节　舌质的诊断

“舌质”的诊断，是以舌体的实质和功能的改变并结合颜色的改变为根据的。舌质的病变表现可以反映全身性的和局部性的两种情况。反映全身性者，是病变由于全身性的疾病而使舌体相应改变，如中风病舌偏歪、阴虚病舌瘦瘪等；反映局部性者，即是指舌体的本身有了明显的病变，如舌疔、舌菌等。这两种病变，从表面上看来似乎有了界限，实际上舌体的局部病也是全身性疾病的一种表现，而且两者都可见于比较严重的证候。一般全身的疾病在轻浅的时候，舌质只不过表现于干湿和色泽的改变（当然严重的病证有时也有干湿和色泽的改变）；若舌体发生了胀、瘪、歪、缩等变化时，都表示内脏有了相当严重的病变。至于局部舌病，必与整体有关，例如“舌疔”是一个局部病，其所以成疔的原因，却是内部热毒所致，如果认为舌疔仅是舌的病，那就失去整体观的分析了。“舌”为摄取饮食的重要器官，一旦有了病变，不仅反映了体内情况，而且会绝后天养命之源。因此，凡是这方面的病证，我们都必须予以重视。兹缕述如下。

1. 肿胀舌

（1）**肿胀舌形态和成因：** 舌体胖大，轻则厚大异常，重则胀塞满口，不能掉动。肿胀舌的成因，大体上以“湿”和“毒”两种邪气为主。按颜色的不同可作如下的区别：舌色淡白，舌面水滑，可以看出舌体内好像含蓄了过剩的水湿而肿胖者，这是脾肾阳衰、水湿潴留的证候；舌色鲜红肿大，常由心胃有热而使气血上壅所致，如果伴有神昏不清，更足以证明热入心包心火上炎而气滞血壅；舌紫而肿，每由素善饮酒，又病温热，热夹酒毒上冲，则舌紫而肿大；舌紫而肿，紫色黯而发青，口唇亦肿大而现青紫，这是血液凝滞，其因常由中毒所致；舌色如常，淡红而胖大的，多由脾胃湿热与浊痰相搏，湿热痰饮上溢所致。

（2）**肿胀舌主病：** 肿胀舌主阳虚停湿证，主血热上壅证，主酒毒上冲，主中毒，亦主湿热痰饮上溢证。

(3) **肿胀舌治法：**阳虚停湿证，需通阳利水；血热上壅证，需泻心胃之火，佐以散血；酒毒上冲者，急泻心火，兼解酒毒；中毒者，随因急救；湿热痰饮上溢证，需化湿蠲痰。

2. 瘦瘪舌

(1) **瘦瘪舌形态和成因：**瘦舌是指舌体变得浇薄，瘪舌是指舌体不如正常圆满而较短小，两者可以同时出现，病理是一致的。淡白舌有了这种现象，说明阴阳俱虚、气血不足，不能充盈舌体，久而久之则舌体瘦瘪；若兼见于红绛舌，多为阴虚火旺，阴愈虚火愈旺，阴血大伤血中有燥热，于是舌消瘦、干瘪等接踵而至。凡见到这种舌者，无论新病久病、色白色红，均非轻浅；若更见枯萎无津，或色晦而暗，预后均属不良。

(2) **瘦瘪舌主病：**瘦瘪舌主阴阳气血皆虚，亦主火旺津枯血燥证。

(3) **瘦瘪舌治法：**阴阳气血皆虚者，需滋阴养阳；火旺津枯血燥证，需滋阴降火。

3. 短缩舌

(1) **短缩舌形态和成因：**舌短缩，不能伸出口外，甚则抵齿也难。究其所以短缩的原因，若舌色淡白者，是因长期的沉寒痼冷或突然的外寒侵袭，以致寒凝筋脉，使筋脉收引挛缩，于是舌的筋脉亦缩而不伸；亦有因脾肾衰败，气血俱虚，舌体既失精血的濡养，气虚亦无力运动，舌同样也缩而不伸。若舌色深红者，是因热病伤津，筋脉失去津液的滋润，因热生风，肝风内动，则筋脉拘挛，使舌体短缩拘成一团。更多的是因为，内阻痰湿，又动肝风，风邪夹痰，梗阻舌根，更易造成舌之短缩。总之，凡见舌短卷缩，无论舌色红白、属寒属热、因风因痰，都不是轻浅的病证。

(2) **短缩舌主病：**短缩舌主寒凝筋脉证，主气血俱虚证，主热极动风证，亦主风邪夹痰证。

(3) **短缩舌治法：**寒凝筋脉证，需温经回阳；气血俱虚证，需补气益血；热极动风证，需清热平肝；风邪夹痰证，需清热豁痰、平肝熄风。

4. 强硬舌

（1）**强硬舌形态和成因：**舌强硬，是指舌体既不胖大，亦不短缩，失其柔软灵活而呈强硬状态的一种舌象。与此同时，由于舌体失柔，大多数并见语言謇涩不清，或说话不相连续。造成这种舌的原因，常是温热病热入心包之后，由于热扰神明而神志昏迷，以致舌无主宰而失灵活；或由高热伤津，燥火炽盛，使舌的筋脉失养，因此舌亦强硬失和。以上两种舌色都是深红的，这是外感病中病情深重时常可见的舌象。若杂病舌见强硬，多属内风，常与半身不遂、口眼㖞斜等症；或出现在猝然昏倒之后；亦有在未昏倒前先见者，常为中风的预兆。

（2）**强硬舌主病：**强硬舌主热入心包证，主高热伤津证，亦主内风。

（3）**强硬舌治法：**热入心包证，需清心开窍；高热伤津证，需清热滋阴；内风，需养血驱风。

5. 痿软舌

（1）**痿软舌形态和成因：**舌痿是舌体痿软，不痛不痒，不能自由运动。痿的成因，多由筋脉失养所造成，舌痿亦不例外。有由心脾气血亏少而不足以濡养筋脉者，则兼见舌色淡白：若并见人中平满，唇向外翻，是脾气已绝，预后不良。有因热而造成筋脉失养者，外感病则为热极津伤，内伤病则为阴虚火旺，两者均使胃肾气津两伤，造成舌痿。在舌尚红绛明亮的情况下，病犹未深，治宜急去邪火，或救胃阴、养胃气。若色绛不鲜，干枯而萎，是肾阴已涸，每为无法挽救之证。

（2）**痿软舌主病：**痿软舌主气血双亏，主高热伤津，亦主阴虚火旺。

（3）**痿软舌治法：**气血双亏者，需补气益血；高热伤津者，需去火生津；阴虚火旺者，养阴补气。

6. 舌　　纵

（1）**舌纵形态和成因：**舌伸口外，不能收缩，常兼流涎不止，此为舌纵。在实热证中见舌纵，为实热在内，欲借舌伸出口外以泄热气；并因邪气盘踞在内，舌体不柔，故不能缩入口内；又舌纵不收，兼见神志不清或喜笑等，这是痰热之邪扰乱心神，使苗窍失职；又有舌纵并麻木不仁，多为气虚所致。如舌纵而偏在口角的一侧，则可参看下条偏歪舌。

（2）**舌纵主病：**舌纵主实热内踞证，主痰热入心证，亦主气虚证。

（3）**舌纵治法：**实热内踞证，需荡除实热；痰热入心证，需清心化痰；气虚证，需补中益气。

7. 偏歪舌

（1）**偏歪舌形态和成因：**舌伸出时舌尖偏向一侧，或舌伸口外偏在一边不能缩入，均为偏歪舌。偏歪舌或左或右，常与口眼㖞斜或四肢偏瘫同时并见，也可以单独出现。病在左者，舌偏向右；病在右者，舌偏向左。实际上是因舌的一侧肌肉发生弛缓所致，是风邪中络的证候。

（2）**偏歪舌主病：**偏歪舌主风邪中络。

（3）**偏歪舌治法：**风邪中络者，需养血熄风或滋肾平肝。

8. 麻痹舌

（1）**麻痹舌形态和成因：**《内经》说："营气虚则不仁。"这句话乃泛指人体各部而言，当然，舌体亦不例外。舌体麻痹不仁，也多由营血虚所致，血不荣舌则舌觉迟钝，舌即麻痹。有由血虚生风，血不荣舌，又加肝风上扰而使舌麻的；有内风夹痰，阻滞气血上行，使唇舌头面皆麻的。但归根到底，无论有痰、有风，总必因气血先亏而后邪气乘之，故治舌麻必以养正为主，祛邪为佐。

（2）**麻痹舌主病：**麻痹舌主血虚证，主血虚生风证，主内风夹痰证。

（3）**麻痹舌治法：**血虚证，需养血；血虚生风证，需养血熄风，内风夹痰证，需养血熄风，佐祛痰之品。

9. 弄　　舌

（1）弄舌形态和成因：舌在口中动如蛇舐，上下左右跳动不停，此为弄舌。要知其所以如此，每因口中干涩，舌体紧缩不舒，加以内风欲动，筋脉有动摇之势，所以频频摆动以求缓解。引起干涩和动风的原因，常由于心经或脾经热盛所致。二者虽同为热证，但证情不同，必须分经论治。也就是说，不要用治脾热之法治心热，亦不要用治心热之法治脾热。心脾两经热证的区分：心经有热，则并见心烦、面红、口渴喜凉饮；脾经有热，则伴身面色黄、腹满、大便如酱，可作为判别两证的依据。

（2）弄舌主病：弄舌主心经热盛津伤风动，亦主脾经有热。

（3）弄舌治法：心经热盛津伤风动者，需泻心之火、养阴熄风；脾经有热者，轻剂消导，忌清忌下。

10. 颤抖舌

（1）颤抖舌形态和成因：舌体发生颤抖，有的在伸缩时方抖，有的不动也抖。从舌的颜色上来区别：舌淡白而颤抖者，出现于汗多亡阳证中，与筋惕肉瞤同一机理，为筋脉失去阳气的温养所致；颤抖舌出现于气血皆虚证中，经络失于滋养，亦可使舌微微颤动；若舌色红绛而抖，则大多是由热极生风，或血燥生风之故。颤抖舌，无论暴病突现或久病常颤，皆当责之于肝。

（2）颤抖舌主病：颤抖舌主阳虚证，主气血俱虚证，主热极生风证，亦主阴虚风动证。

（3）颤抖舌治法：阳虚证，需温经回阳；气血俱虚证，需养血健脾；热极生风证，需清热熄风；阴虚风动证，需滋肾平肝。

11. 重　　舌

（1）重舌形态和成因：舌下肿起，如生一小舌，叫“重舌”，若生三小舌的，就叫“莲花舌”（中央和两侧肿起，形如莲花）。两症在下颏处都可发生浮肿，按之内有硬核，若身无热，是纯属心经之火循经上冲，遂令舌下血脉肿起；若兼有发热恶寒，每为外邪引动心火所致。

（2）**重舌主病：**重舌主心火或兼风寒。

（3）**重舌治法：**泻火清心，导热下行，或佐散风之品（并可用针刺肿处出血，掺上清凉消肿药）。

12. 舌下痰胞

（1）**舌下痰胞形态和成因：**舌下生一圆形囊胞，绵软不硬，色黄、木痛，有碍语言，甚则满口疼痛不安。这种证候乃是痰涎郁热凝注舌下，它与重舌不同，应该加以分辨。

（2）**舌下痰胞主病：**舌下痰胞主痰热凝注舌下。

（3）**舌下痰胞治法：**内服化痰清心之药，外用针刺破核，使流涎勿止，掺以清凉消肿药。

13. 舌　　衄

（1）**舌衄形态和成因：**舌衄，即舌上出血。舌衄，不问有无其他热症，大多数是心热逼血妄行所致。在血少势缓的情况下，热尚不重；若血出如线，或势如涌泉，有不可抑止者，多为心火旺极，血不归经。

（2）**舌衄主病：**舌衄主心火上炎。

（3）**舌衄治法：**出血不多的，宜清心凉血；出血已多的，当加滋阴止血之品；外搽止血剂，可帮助止血。

14. 舌　　痈

（1）**舌痈形态和成因：**舌痈，即舌生痈肿。舌痈，有生在舌上和舌下之分。初起时，在起痈处红肿硬痛，甚则全舌及下颏皆红。一般认为生痈舌上者，属心经热毒；痈生舌下者，属脾肾积热，肾水亏少。

（2）**舌痈主病：**舌痈，主心经热毒证，亦主脾肾积热证。

（3）**舌痈治法：**心经热毒证，需清心凉血败毒；脾肾积热证，需凉血败毒，兼滋肾阴。

15. 舌　疔

（1）**舌疔形态和成因：**舌上生紫疱，形态如豆，或如樱桃，坚硬，此为“舌疔”。舌疔，疼痛剧烈，伴有恶寒、发热，此由心脾热毒所成；“紫”是血毒的表现，紫愈深，毒愈重。

（2）**舌疔主病：**舌疔主心脾热毒证。

（3）**舌疔治法：**用大剂清心凉血解毒，外用银针刺破疔处，以泄其毒，并参用外科疔证治法。

16. 舌　疮

（1）**舌疮形态和成因：**舌上生疮，即舌上有散在的烂点，小如粟，大如豆。疮凸出于舌面者，是心火夹毒上炎而成；疮凹陷在舌面者，为下焦阴虚，虚火上浮，夹毒所致。

（2）**舌疮主病：**舌疮主心经热毒证，亦主虚火上浮证。

（3）**舌疮治法：**心经热毒证，需清心败毒；虚火上浮证，需潜阳解毒。

17. 舌　菌

（1）**舌菌形态和成因：**舌上生出恶肉，初起如豆大，渐渐头大蒂小，形如泛莲，或如鸡冠，此为“舌菌”。舌菌，生长极速，朝夕不同，外表红烂无皮，疼痛甚剧，妨碍言语饮食，常流臭涎不已；甚至病势波及颏颌两腮，木硬而皮色不变，久则破溃穿腮；腹中欲食，舌不能动，且痛难下咽，终至身体日趋消瘦，难以救治。考其病因，每由心绪烦扰，火从内生，思虑不解，郁气内结而成，预后极为不良。

（2）**舌菌主病：**舌菌主心脾郁火证。

（3）**舌菌治法：**清心导热，或疏肝解郁，忌用刀针。

附表 2　舌体病态简表

类　别	形　态	主　病	治　法
肿胀舌	淡白色水滑胖大	阳虚停湿	通阳利水
	淡红色肿大	湿热痰饮上溢	化湿蠲痰
	红绛色肿大	血热上壅	泻心胃之火，佐以散血
	紫绛色肿大	酒毒上冲，或中毒	急泻心火，解毒急救
瘦瘪舌	淡白瘦小干瘪	阴阳气血俱虚	滋阴养阳
	红绛色瘦小干瘪	火旺津枯血燥	滋阴降火
短缩舌	淡白色短缩不伸	寒凝经脉	温经回阳
		气血俱虚	补气益血
	红绛色短缩不伸	热极生风	清热平肝
		肝风挟痰	清热豁痰，平肝熄风
强硬舌	红绛色舌强硬	热入心包	清热开窍
		高热伤津	清热滋阴
	淡白或淡红色舌强硬	风邪入络	养血驱风
痿软舌	淡白色痿软	气血双亏	补气益血
	红绛色痿软	高热伤津	去火生津
		阴虚火旺	养阴补气
舌纵	红绛色舌纵不收	实热内踞	荡除实热
		痰热入心	清心化痰
	舌麻木伸出口外	气虚	补中益气
偏歪舌	舌尖偏向一侧	风邪中络、或中风先兆	养血熄风或滋肾平肝
麻痹舌	舌体麻木不仁	血虚生风	养血祛风
		风邪挟痰	驱风化痰
弄舌	舌上下左右掉动不已	心经热盛，津伤风动	泻心火，养阴熄风
		脾经热盛，津伤风动	轻清消导
颤抖舌	淡白色舌颤抖	阳虚筋脉失养	温经回阳
		气血虚	养血健脾
	红绛色舌颤抖	阴虚风动	滋肾平肝
		热极生风	清热熄风
舌下痰胞	舌下肿，形软色黄	痰热凝注舌下	化痰清心

类 别	形 态	主 病	治 法
舌衄	舌上出血	心火上炎	清心凉血或加滋阴止血
舌痈	舌上红肿硬痛	心经热毒	清心凉血败毒
	舌下红肿硬痛	脾肾积热	凉血败毒滋肾
舌疔	舌上发生紫疱	心脾热毒	大剂清心凉血解毒
舌疮	舌生凸起烂点	心经热毒	清心败毒
	舌生凹陷烂点	虚火上浮	潜阳解毒
舌菌	舌生恶肉，头大蒂小	心脾郁火	清心导热，疏肝解郁

第三章 苔的诊断

舌苔的变化，大致可分为两部分，一是苔质的变化，一是苔色的变化。从苔质的变化上说，大体有：厚、薄、干、滑、腻、黏等区别；从苔色的变化上说，大体有：黄、白、黑等色的不同。苔色和苔质之间的变化是有联系的，且与舌质变化也有不可分割的关系。这里为了便于叙述和理解起见，特分为“苔质”和“苔色”两个部分列述如下。

第一节 苔质的诊断

1. 苔的分布

舌苔分布在舌上，一般多是薄而均匀的，全面周到，或在中根部位稍厚，这都是正常现象，或者说是常见的现象，这就因为中根部位内应肠胃，肠胃的浊气是较盛的，所以中根部的舌苔略厚一些。有病之时，舌中根部位舌苔过厚，则表示肠胃内有浊邪积滞；一般有形浊邪，无非是饮食积滞引起，或糟粕逗留而成，其他如痰湿等，也以积滞胃肠的机会较多，所以舌中根苔厚比较常见。如果舌中根部苔不厚，反见舌边尖部位苔较厚，这是邪在上焦胸膈的部位；若中部无苔，则为邪未入里，而胃气早虚；若苔有部分缺少，舌上出现了不规则的空白无苔之处（俗称“地图舌”），这都是胃肠功能薄弱的现象。

2. 苔的有根与无根

关于苔的有根、无根问题，前人有两种见解，各有一定意义。一种观察方法是：舌与苔如同一体，可以看出苔是从舌里长出来的，如同草生地上根在地下一样，这就是“有根苔”；若舌苔极薄，仅如颜色涂在舌上，或舌苔虽厚，却如堆在舌上一样，看上去，苔为苔，舌为舌，舌与苔之间界限分明，不能合为一体，这就是“无根苔”。这适用于诊断虚证，用来分别胃气的存亡，有根苔为有胃气，无根苔为无胃气。另一种观察方法是：用刮苔的方法来区别有根、无根，便是用清洁的器械试刮舌苔，如苔很难刮去，或竟刮不掉，或能刮去，而仍留垢迹，如糨糊一层，不能显露舌质的，这是“有根苔”；倘使舌苔容易刮掉，刮去后，舌面净洁光滑，全无垢腻，舌质光润，是为“无根苔”。这种适用于辨别邪正的虚实，有根苔多为实证、热证，无根苔的多为虚证、寒证。

3. 苔的增长和消退

舌苔的增长和消退，是邪气益盛和消散的表现。若舌苔由厚而薄，为邪渐消散；由薄而厚，为邪气益盛。舌苔的厚薄转变是有一定规律的：从增长的情况看，一般是薄而厚，由疏松而紧密；从消退的情况看，一般是由紧而松，由松而薄，且由尖边部向中根部逐渐消退。

舌苔的增长和消退的过程，需要时间逐渐转变。通常较厚紧的苔，常需两三天才能退去，不可能今天满舌厚紧苔，明天就一干二净了；反过来说，舌苔也不能今天无苔，明天就是满舌厚苔。倘使出现骤增骤退现象，就是病情暴变的表现。例如，从薄苔突然增厚，则表示正气暴衰，邪气急骤入里，因为在正能抗邪的情况下，一般邪气是不会长驱直入的。

若满舌厚苔，忽然迅速退去，这有两种原因，在现象上也有区别。一种是，舌苔虽退去，但舌面仍留残垢不净，或并有朱砂色的小红点散在舌上，这是脱旧生新的现象，病邪基本没有减去，一二日间，必复生新的厚苔，可以说这是假退；另一种是，舌苔退之后，舌上光亮而干燥，这更不是邪的真退，而是邪留气亏，胃气将绝的表现。

又有一种舌苔，不按照一般的次序逐渐退去，而似划片剥去或划片存留的样式，苔呈斑斑点点，有无之处，界限分明。造成这种苔的原因，每由治非其法，攻之太过，或误补为攻，正气受挫，胃津胃气两败伤残，预后多属不良。

4. 苔的润滑和干涩

正常人的舌苔干湿得中，不滑亦不燥，虽有颗粒不平，但用指触摸并没有涩指的感觉。

滑苔，是苔里含有较多的水分，比正常苔更加湿润，这种现象是寒和湿的见症。停饮积水的病人，体内有着水湿的潴留，因而苔上相应的显得滑润。又寒证病人，一般不会像热证的伤津耗液，因此体内水液不易减少，加以脾阳不足，土不制水，体内会有剩余的水分，所以苔上常常比较滑润。

干涩苔，是望之少津，摸之亦燥而涩滞，且病人亦常自诉口中干涩。见于外感病者，是因热盛伤津，进一步很可能出现糙裂苔；见于内伤病者，则为阴亏液耗的现象。当我们看到干涩舌苔时，必须再用手指轻轻按印一下，如望之似干，但指上仍沾有水迹，这是津液已伤，湿热未退，手指上的水迹是由热的蒸化，使湿气上腾所致。

如上所述，苔的滑与干，是判别寒湿和燥热的关键所在。但是应该知道，这仅是一般的情况，还有相反的情况，就是说热证苔反润，而寒证苔反干。如热邪进入营分之时，因热势盛，血中的水气被蒸腾上达，也使舌苔不燥而反润；又如阳虚之证，由于阳气衰甚，不能使水津上布，体内虽有停饮积水，反见苔燥而不润。在这些情况下，又不可不仔细分辨。

5. 裂纹苔

舌苔上有裂纹，形状多样，有横裂、有纵裂、有斜裂，以及乱裂等。从纹的多少和浅深来分辨，可以得知病情的轻重，一般以纹多纹深的为重，纹少纹浅的为轻。但要识别病证的性质，主要是从舌苔的干润来分辨。如果是因干而裂者，必定是在干燥得比较严重的情况下才会出现，多见于外感病火灼津伤之时；内伤病因干而裂的不多见。倘苔上有津而裂，则裂不是因干所引起，其理甚明，多数是由气虚所致。

6. 腐　　苔

腐苔，是比较厚的一种舌苔，颗粒大而松疏，形状与豆腐渣相似，厚厚地堆铺舌上，极易刮脱，腐苔是因浊邪内聚，经过胃阳蒸发，上升而形成的。所以这种舌苔的出现，虽属浊邪内聚，仍是胃阳有余。腐苔的颜色有白、有黄，一般都认为白苔属寒证，但白腐苔大多属热证，是腐苔的特点。

7. 腻　　苔

腻苔的形状，一般都在舌的中根部，较厚，边尖部分就较薄，颗粒细小致密，且紧贴舌上，即使有颗粒略显松疏，但疏密的程度与腐苔迥然不同。腻苔是体内有痰饮、湿浊停留之症，故寒湿病和湿热病中多见腻苔。

8. 黏　　苔

黏苔，乃是苔上敷布一层浑浊而胶稠的黏液，是体内有痰湿水饮的表现。黏液之下，常衬有白苔或黄苔，苔色不同，所主病证亦异，具体详见苔色诊断部分。黏苔如与腻苔同时出现，也就是腻苔之上，又敷上一层黏液，称为“黏腻苔”，这不仅表现有痰涎水湿，而且有浊邪停滞。

第二节　苔色的诊断

一、白色苔

根据历来医籍的记载，一般认为白苔属肺、主表、主寒。也就是说，白苔能反应肺经的病变，既为表病之征亦为寒病之征。这是因为白色苔是一般的舌苔，体内若有邪热的熏蒸，苔色才会转黄、转黑，若体内无热，白苔是很少变色的。肺主皮毛，其病以外感居多，故多见白苔；表病也是指外感风寒之病，当病邪在表尚未化热入里，舌苔的白色是不变的；至于寒证，为阳虚之病，体内更不会有实热存在。所以这三类病中常见白苔，前人根据临床经验，就把白苔主肺、主表、主寒的认识确定下来了。

不过这种说法，仅能作一般参考，是不能概括全面的。其实白苔也有属热的时候，肺病也有苔黄的时候，切不可拘泥固执。这里还要附带说明的，不仅白苔如此，其他苔色亦是如此。如黄苔属胃、黑苔属肾等，前人每用五色分属五脏，我们都应该灵活看待。兹将常见的几种白苔，简述如下

1. 薄白苔

（1）**薄白苔形态和成因：**白苔薄薄平铺舌上，颗粒均匀，干润得中，舌色淡红，清清爽爽，这可以说是正常舌象。但也可见于风寒、风湿、寒湿等病在表的病证中，因为病在表时，脾胃无病，内无热邪积滞，舌苔都不受到影响。可见“薄白苔”在诊断意义上，可以用来证实：表证尚未传里，内无浊邪，胃肠不实。

（2）**薄白苔主病：**薄白苔主风、寒、湿在表之证。

（3）**薄白苔治法：**风、寒、湿在表之证，需辛温发散。

2. 薄白滑苔

（1）**薄白滑苔形态和成因：**舌苔薄白与上相同，但苔上显得津液较多，浸淫滑润，好像舌上敷有米汤，此即“薄白滑苔”。苔上津多，表示体内有过多的水湿；水湿的来源，或由外感寒湿之邪，从表渐趋于里，或因体内素有寒痰宿饮，自内而洋溢于上。但从苔尚薄白来看，多数是湿邪新入，或水湿未与胃肠之浊垢相合的表现。

（2）**薄白滑苔主病：**薄白滑苔，主寒湿入里或素有停饮。

（3）**薄白滑苔治法：**寒湿入里或素有停饮者，需辛温微汗，或通阳

淡渗。

3. 薄白干苔

（1）**薄白干苔形态和成因：**薄白苔如上述，但津液较少，甚至没有津液，此即“薄白干苔”。这种现象，多见于外感燥气，或肺阴素虚的人。薄白干苔表示，病邪在肺，尚未深入，而津伤的现象已经毕露。由于燥气易伤津液，人感燥气之后，不必内有邪热，也会口干舌燥，故燥伤之病，苔多白薄而干，不同于其他因热伤津之病，苔多色黄而干。至于肺阴素虚的人，本已阳气有余，津液不足，感受外邪之后，更易化热化燥，因此邪虽在表，苔已干燥。

由此可知，燥气与阴亏之病，都是造成薄白干苔的常因。凡病当初发，邪未深入之时，若发现舌苔白薄而干，津伤的现象已经毕露，即可预诊不是阴亏之体，定是被燥气所伤。

（2）**薄白干苔主病：**薄白干苔主肺燥证。

（3）**薄白干苔治法：**肺燥证，需辛凉甘寒，透表润肺。

4. 白润略厚苔

（1）**白润略厚苔形态和成因：**白润略厚苔，白苔稍厚，平布舌面，颗粒均匀，润泽如常。这种苔在外感病中以邪在少阳者为多见，因为苔由薄而厚，说明邪已逐渐入里；但此时尚未进入阳明，内无大热，又无积滞，所以苔厚不甚，苔色白而不黄。间有邪在太阳，亦可见到这种舌苔，这是因为病邪在表，初有向里发展之势，苔还基本上保持原有状态。正因如此，所以在外感病中观察到这种苔时，提示邪未入里，不能固执地认定邪在何经；杂病中见到这样的苔，大多数为寒湿证。

（2）**白润略厚苔主病：**白润略厚苔，主风寒表证，亦主寒湿证。

（3）**白润略厚苔治法：**风寒表证，需辛温发汗、和解少阳；寒湿证，需温中燥湿。

5. 白厚腻苔

（1）**白厚腻苔形态和成因：**舌苔白厚，颗粒坚紧或疏松，一般如水调米粉敷在舌上，满布全舌，或边尖较薄，中根部分略厚，不燥不滑，干润得中，此即“白厚腻苔”。白厚腻苔是中阳不振，肠胃有饮食停滞，或为有形湿浊之症。如病人自觉口中黏腻，证明内有湿热交蒸，液已浓稠；如口中渴而喜饮，这是热已较甚，阴液已伤。津伤本应苔干的，而白厚腻苔所以能保持原有的湿润，这是因为水湿较多的原因。

（2）**白厚腻苔主病：**白厚腻苔，主饮食或湿浊停滞。

（3）**白厚腻苔治法：**饮食或湿浊停滞者，需泄湿导滞。

6. 白厚腻滑苔

（1）**白厚腻滑苔形态和成因：**苔白而厚腻，苔上津液较多，如厚豆腐浆敷在舌上，此为“白厚腻滑苔”。苔白为寒，合滑则为寒湿，舌苔白滑而又厚腻，当为有形寒湿痰饮停聚，多由脾阳不振、水饮停留所致。患痰饮的病人，常见此种舌苔。

（2）**白厚腻滑苔主病：**白厚腻滑苔主寒痰湿浊证。

（3）**白厚腻滑苔治法：**寒痰湿浊证，需温中健脾利湿。

7. 白厚腻干苔

（1）**白厚腻干苔形态和成因：**大体上如上所述的厚腻白苔，但苔上津少，甚至无津，既不起砂，也不糙裂。这种苔形成的原因，大约有下列几种原因：一是，胃燥津伤，又有浊邪停滞；二是，胃气衰弱，内有积滞；三是，湿郁于中；四是，停滞在内，热被寒遏。综上四证的共同点是内有积滞，故舌苔厚腻。

在苔白而干的情况下，却有“有热”和“无热”之分。无热之苔干，不是素质阴亏，就是胃气虚弱，或气化受阻，津液不能上布；有热而苔干者，苔本应当发黄，现不黄而干，这是内热为外寒所遏，内热伤津，热不上达，所以苔虽干而色白。

（2）**白厚腻干苔主病：**白厚腻干苔主胃津伤而夹滞证，主胃虚夹滞证，主湿郁于中证，亦主热被寒遏证。

（3）**白厚腻干苔治法：**胃津伤而夹滞证，虚养阴导滞；胃虚夹滞证，需健脾消导；湿郁于中证，需芳香化湿；热被寒遏证，需辛凉透表，清热化滞。

8. 白糙或裂苔

（1）**白糙或裂苔形态和成因：**舌上白苔，或薄或厚，颗粒粗松，干而且硬，望之如砂石，摸之则糙手，这是“白糙苔”；若颗粒较细，质地板硬，布有裂纹，则为“白裂苔”。这两种苔可以同时出现，因为两种苔形成的原因基本相同，都是由于内热暴起，津液暴伤，在苔白之时由于津液骤干，形成板滞之苔，既不脱落亦不能变色，就形成了这种白色而糙裂之苔。

此外，还有一种白裂苔，苔并不太干，上有裂纹，常见于暑温证中，是由于气虚有热，加以内夹秽浊之湿而成。

（2）**白糙或裂苔主病：**白糙或裂苔主热病伤津，亦主暑证。

（3）**白糙或裂苔治法：**热病伤津，需生津泄热；暑证需清暑益气。

9. 白黏腻苔

（1）**白黏腻苔形态和成因：**白黏腻苔，是白厚腻苔上罩了一层浑浊的黏液，如鸡蛋清样敷罩在苔面，使舌上颗粒相互粘连而合成一片。白黏腻苔，提示体内不仅有湿而且有痰；白黏腻苔一般多属见于寒证；如果口中黏腻而带甜味，伴涎沫浓稠、胸脘痞闷，则为脾热湿聚之证。

（2）**白黏腻苔主病：**白黏腻苔主痰湿证；亦主脾热湿聚证。

（3）**白黏腻苔治法：**痰湿证，需燥湿化痰；脾热湿聚证淡渗化湿。

10. 白如积粉苔

（1）**白如积粉苔形态和成因：**舌上满布白苔，颗粒松疏，好像白粉厚厚地铺堆舌上，涩而不燥，此即“白如积粉苔”。白如积粉苔可见于几种病证：一是，斑疹初期，热毒内蕴；二是，痈肿初期，邪毒开始郁结；三是，外感风寒，内有食积。

白如积粉苔，从苔堆积的现象看，体内必有郁毒积滞。但因这种苔是白腐苔的一种，是由邪气旺盛经胃阳蒸腾方能出现，不得因其色白就断为寒证，这是应该注意的。

（2）**白如积粉苔主病：**白如积粉苔主郁毒证，亦主风寒夹食滞证。

（3）**白如积粉苔治法：**郁毒证，需清解败毒；风寒夹食滞证，需解表化积。

11. 雪花苔

（1）**雪花苔形态和成因：**苔色洁白，津少光亮，其形如片片雪花布散舌上，比一般白苔之色更白。产生这种苔的原因，是脾阳衰极，寒湿凝中，既不能运化湿邪，又无阳以输布津液，预后多为不良。

（2）**雪花苔主病：**雪花苔主脾阳衰败证。

（3）**雪花苔治法：**脾阳衰败证，需甘温养阳。

12. 霉　　苔

（1）**霉苔形态和成因：**舌上罩着一层夹有黏液的灰白色垢腻，颜色晦暗，或夹杂较白色的小点，轻者仅见于舌上的某一部分，重者满舌皆是，此即“霉苔”。霉苔，多因胃肾阴虚，湿邪内踞，虚热与湿毒蕴郁熏蒸而成，病属正虚邪盛，须急治之。如霉苔已发展严重，满口生白衣，或生糜点如米粒状，此津液悉化为浊腐，预后多属不良。

（2）**霉苔主病：**霉苔主胃肾阴虚、湿热熏蒸证。

（3）**霉苔治法：**胃肾阴虚、湿热熏蒸证，需养阴清热解毒。

13. 偏白苔

（1）**偏白苔形态和成因：**舌苔纵分成两半，一半是薄白苔，一半是厚白苔，此即“偏白苔”。薄白之苔，同于正常之苔；厚白之苔，是邪气偏重之征，或为邪入少阳，或为水积肋下，或因肝气偏盛，当结合全身症状分别处理。

（2）**偏白苔主病：**偏白苔主邪入少阳证，主水积肋下证，亦主脾虚肝盛证。

（3）**偏白苔治法：**邪入少阳证，需和解少阳；水积肋下证，需通阳利水；脾虚肝盛证，需抑木培土。

14. 半截白苔

（1）**半截白苔形态和成因：**半截白苔即舌根有苔，尖部无苔，这是常见的舌象。“无苔”者，亦应有薄薄一层，若见到前半无苔部分，颗粒全无、色红光莹，这是胃阴亏损之象；反之，如果舌前半有苔，后半部完全无苔，有苔与无苔的分界处齐如刀切，且无苔处舌淡而不荣，这是胃肾之气已衰，病情如果继续发展，前部之苔也会渐渐消失，终成全舌无苔，是为预后不良之症。

（2）**半截白苔主病：**半截白苔主胃肾亏损证。

（3）**半截白苔治法：**胃肾亏损证，需甘温滋补。

附表3　白苔类主病简表

类　别	形　态	主　病	治　法
薄白苔	色白，薄薄均匀，干润得中	风、寒、湿在表	辛温发散
薄白滑苔	色白，质薄，津液较多	寒湿入里	辛温微汗
		素有停饮	通阳淡渗
薄白干苔	色白，质薄，津少或无津	肺燥	透表润肺
白润较厚苔	色白，质较厚，润泽如常	风寒在表	辛温发散
		邪在少阳	和解少阳
		寒湿	温中燥湿
白厚腻苔	色白，质厚，如水调米粉敷舌上	湿浊停滞	泄湿导滞

类 别	形 态	主 病	治 法
白厚腻滑苔	色白，质厚，如厚豆腐浆敷舌上	寒痰湿浊	温中健脾利湿
白厚腻干苔	色白，质厚，少津或无津	胃津伤而夹滞	养阴导滞
		胃虚夹滞	健脾消导
		湿郁	芳香化湿
		热被寒遏	清热透表，辛凉化滞
白糙、裂苔	色白，质干硬起砂或裂纹，或不干而裂纹	热病伤津	生津泄热
		暑证	清暑益气
白黏腻苔	色白，质厚，苔上罩敷一层浑浊黏液	痰湿	燥湿化痰
		脾热湿聚	淡渗化湿
积粉苔	色白，质厚，如白粉堆铺舌上	郁毒	清解败毒
		风寒外感，夹有食积	解表化滞
雪花苔	苔色洁白，如雪花布舌上	脾阳衰败	甘温养阳
霉苔	舌生霉点，灰白晦暗，质如垢腻	胃肾阴虚，湿热熏蒸	养阴清热解毒
偏白苔	白苔，半边薄白如常，半边较厚	邪入少阳	和解
		水积胁下	通阳利水
		脾虚肝盛	抑木培土
半截白苔	前半部或后半部有白苔，余处无苔，颗粒全无	胃肾阴亏	甘温滋补

二、黄色苔

苔见黄色，多因体内阳亢热盛，特别是以脾胃之热为多见。因为邪热在内，不论盛于何脏何腑，都会间接或直接地影响脾胃的运化功能，若脾胃本身存在邪热，其影响就更大了。脾胃之运化功能失常，自会引起浊气停留，邪热与浊气蒸腾上升，则白苔便转为黄色苔。所以五脏六腑有了邪热侵扰，皆能使苔色转黄，尤其是脾胃有热，更易出现黄苔。因此，内热愈甚，苔之黄色愈老。故凡体内有热之病，常见黄苔，就是这个道理。而前人认为，黄色属于脾胃，却是经验之谈，但从临床情况来分析，内热为黄苔之主要成因，因此不能仅将黄苔作为脾胃病之特征。

1. 淡黄苔

（1）**淡黄苔形态和成因：**苔薄白或稍厚，白中带有黄色，颗粒分明，润泽如常，正常人亦有此“淡黄苔”。淡黄苔出现于外感病时，多是由白薄苔转化而来，苔色从白转黄，说明病将化热入里；若“恶寒”已经消失，症见“口渴”“高热”，是邪已入里，表证全无；若“恶寒”尚未消失，是表证未罢，内已化热；若淡黄而苔较厚，并见脘闷不畅，为热中夹湿、邪入胸脘、气滞不宣的现象。

（2）**淡黄苔主病：**淡黄苔主风寒化热证，亦主胸脘湿热证。

（3）**淡黄苔治法：**风寒化热证，需辛凉清透；胸脘湿热证，需透表宣湿证。

2. 黄滑苔

（1）**黄滑苔形态和成因：**黄滑苔，苔呈黄色如黄元纸，或厚或薄，颗粒分明，津液充足，湿润光滑。黄滑苔，常见于外感之邪初入于里之时。虽然苔现黄色，证明体内有热，但苔上湿润未干，证明津液未伤，足见体内虽热，热尚未炽；即使其苔较厚，邪热亦仍在聚而未结的阶段，仍可透泄。此外，在黄疸病中也常见此苔，乃湿热熏蒸所致，但与上病情略有不同。

（2）**黄滑苔主病：**黄滑苔主表邪初入于里，亦主黄疸。

（3）**黄滑苔治法：**表邪初入于里者，需清热透表；黄疸者，需清利湿热。

3. 黄浊苔

（1）**黄浊苔形态和成因：**黄浊苔，苔黄不仅颗粒不清，且口津也似浑浊，就像颗粒与津液胶结在一起不能分开，颜色亦不鲜泽，提示湿热秽浊之邪已盛于里。且从黄浊苔的形色变化，还可以区别内部的病情。若苔虽浊而不厚，并苔面带有光滑现象，为邪未聚积，尚在散漫状态；若苔色黄如土碱粉铺在舌上，暗黄而厚，为湿热秽浊之邪已与胃肠中陈腐宿垢相结，法宜通降。

（2）**黄浊苔主病：**黄浊苔主湿热秽浊证，亦主湿热秽浊垢结证。

（3）**黄浊苔治法：**湿热秽浊证，需芳香化浊；湿热秽浊垢结证，需辛开苦降。

4. 黄黏腻苔

（1）**黄黏腻苔形态和成因：**黄苔黏腻，其颗粒紧而厚，如黄色面粉调敷舌上，或如鸡蛋黄涂罩舌上。黄黏腻苔，表示内有热邪与痰涎湿浊为患；若要分辨湿热的轻重，当以黄色的深浅，黏腻的厚薄、稠稀为依据。

（2）**黄黏腻苔主病：**黄黏腻苔主湿热痰涎证。

（3）**黄黏腻苔治法：**湿热痰涎证，清热祛痰化湿。

5. 黄干苔

（1）**黄干苔形态和成因：**苔黄而干，厚苔和薄苔均可见到。苔薄黄干者，又有均匀铺开与中根较厚的两种形态，多见于初病或病后；由白转黄、由润而干者，是外感化热初入于里热伤津液之征；由厚而薄、由深至浅者，是邪去津伤之故。至于苔厚而干者，虽无芒刺、糙裂之象，不论见于外感、杂病，均为内有实热的病证。

（2）**黄干苔主病：**黄干苔主热入津伤证，主内有实热证（土燥水竭）。

（3）**黄干苔治法：**热入津伤证，需泄热养阴；土燥水竭之实热证，需苦寒攻下。

6. 根黄尖白苔

（1）**根黄尖白苔形态和成因：**根黄尖白苔，舌前半部苔薄而白，后半部则淡黄或黄厚，或舌中根部为黄苔，边尖部是白苔，这两种苔在黄和白相接处，都可以隐隐看出黄是由白转成。根黄尖白苔，在苔尚润的情况下，为表证未罢，邪已化热入里；倘苔已干涩，就不能拘于有一分白苔就有一分表证之说，如“恶寒”已经消失，只见高热不退，那便可诊断为是里热证，不必有任何迟疑。又有并见舌短不能伸出口外者，则为痰食内积，脾气郁滞，痰湿阻于舌本，但临床上比较少见。

（2）**根黄尖白苔主病：**根黄尖白苔主表证入里，亦主痰食内积。

（3）**根黄尖白苔治法：**表证入里者，需辛凉透表，或苦寒泄热；痰食内积者，需下痰消食。

7. 边黄中白苔

（1）**边黄中白苔形态和成因：**边黄中白苔，即舌中及舌根都是白色的苔，边尖部分苔呈黄色，这种苔与上述的黄白部位恰巧相反。边黄中白苔，可出现于正常人，也可出现于有病之人。一般地说，尖黄为热在上焦；边黄是热在肝胆。

（2）**边黄中白苔主病：**边黄中白苔主上焦有热或肝胆有热。

（3）**边黄中白苔治法：**上焦有热或肝胆有热者，需宣泄或清泄。

8. 双黄苔

（1）**双黄苔形态和成因：**舌中两边各有一条黄苔，由根向尖，在这两条黄苔之外，其余都是白苔，此即“双黄苔”。外感病见双黄苔，提示表邪入里而表证未罢；杂病见双黄苔，是邪热聚于肠胃、肠胃不和之征。

（2）**双黄苔主病：**双黄苔主表邪入里证，亦主里实热证。

（3）**双黄苔治法：**表邪入里证，需清热透表；里实热证，需清热消导。

9. 半黄半白苔

（1）**半黄半白苔形态和成因：**舌苔纵分两色，一边有白色苔，一边有黄色苔，此即“半黄半白苔”。半黄半白苔，不论是浅黄或深黄，苔薄或较厚，都是热邪郁结于肝胆之征。一般认为，左边苔黄属肝热，右侧苔黄为胆经郁火，但事实上肝胆互为表里，治法亦不离清泻。

（2）**半黄半白苔主病**：半黄半白苔主肝胆郁热证。

（3）**半黄半白苔治法**：肝胆郁热证，需清泻肝胆。

附表4　黄苔类主病简表

类　别	形　态	主　病	治　疗
淡黄苔	白薄苔略有黄色，润泽如常	风寒化热	辛凉清透
		胸脘湿热	透表宣湿
黄滑苔	色黄湿润光滑	表邪初入里	清热透表
		黄疸	清利湿热
黄浊苔	黄色不泽，口津液浑浊	湿热秽浊	芳香化浊
			辛开苦降
黄黏腻苔	苔如鸡子黄堆铺	湿热痰涎	清热化湿祛痰
黄干苔	苔黄无津液	热入津伤	泄热养阴
		内有实热	苦寒攻下
根黄尖白苔	前半白薄，后半黄厚	表证入里	辛凉透表
		痰食内积	下痰消积
边黄中白苔	边尖黄色，中根白色	上焦或肝胆有热	宣泄或清泄
双黄苔	舌中两边各有一条黄苔，余为白苔	表邪入里	清热透表
		里实热	清热消导
半黄半白苔	一边黄色苔，一边白色苔	肝胆郁热	清泻肝胆

三、黑（灰）色苔类

黑苔和灰苔只是颜色上有浅深不同，在诊断意义上是一致的，因此合并在一起叙述。一般苔至灰黑，病情都比较严重。依中医理论说，黑为肾色（亦即水色），故寒极见黑苔者，为肾之真脏色现；若热证而见黑苔，是火极似水之征。因此，黑苔是寒证和热证发展到极端的表现。

除此之外，当然也还有其他的诊断意义，但主要是诊断寒、热。这里应该说明，凡证候到了寒极或热极的地步，苔已发黑，则舌质也多有改变，为此配合舌质的观察，是极为重要的。有关这方面，将在舌和苔的综合部分详细说明，学者宜相互参看。

1. 薄灰黑苔

（1）**薄灰黑苔形态和成因：**薄灰黑苔，舌上似乎无苔，实际上有一层极薄的灰黑色苔，如烟煤所熏，隐隐可见。薄灰黑苔，是一种夹阴证的苔。所谓“夹阴证”者，如外感病发热，苔应薄白或黄，如见薄灰黑苔，是阴寒在内，虽有热象，仍以阴寒为主；再有一种，舌四边无苔，仅舌中有薄浮灰黑色苔一层，光滑而润，为寒中太阴、寒湿困脾之征。

（2）**薄灰黑苔主病：**薄灰黑苔主阴寒证。

（3）**薄灰黑苔治法：**阴寒证，需温中。

2. 黑灰滑腻苔

（1）**黑灰滑腻苔形态和成因：**灰黑苔满布舌面，或较厚，在舌的中根部分润而光滑，此即“黑灰滑腻苔”。这是有寒湿浊邪停于胃肠所致。若厚腻而黏，乃痰湿寒饮伏于太阴。中暑一证，也能见到黑灰滑腻苔，但这与一般不同，是湿痰兼有郁热，不可认为是寒湿。

（2）**黑灰滑腻苔主病：**黑灰滑腻苔主寒饮痰湿证，亦主湿痰郁热证。

（3）**黑灰滑腻苔治法：**寒饮痰湿证，需温中燥湿；湿痰郁热证，需芳香清化。

3. 白苔双黑

（1）**白苔双黑形态和成因：**黑（灰）苔两片，分布在舌的左右两侧，其余都是白苔，舌色正常，干润适中，此即“白苔双黑”。白苔双黑，是中焦虚弱，寒邪外袭，入于肠胃，致使饮食停积不运所致，属于寒实证；如果舌冷无津，为阳气衰竭，预后不良。

（2）**白苔双黑主病：**白苔双黑主中焦寒实证。

（3）**白苔双黑治法：**中焦寒实证，需温中消导。

4. 白苔黑点（斑）

（1）**白苔黑点形态和成因：**全舌白苔，在白苔中散布黑色小点，或较黑点稍大的黑斑，此即"白苔黑点"。白苔黑点，可见于湿热病中，也可见于寒湿病中，因为湿病有寒热两类。湿热之病，湿与热同时共存，每易湿遏热伏，体内虽有大热，不得向外发泄，所以苔多白色；但毕竟热郁太甚时，则不得不有所透泄，因此有时在白苔上常会出现黑点或黑斑；病到这种地步时，可以想见其舌色必定是红绛者为多。而寒湿之病，舌苔色白，这是必然的，其理由在前面已经说过，但病至寒极之时也会出现黑苔的；病由寒而至寒极，是逐渐转变的，苔由白而转为黑色，也是逐渐形成的，所以当寒病逐渐向寒极发展而尚未至寒极时，则首先在白苔上出现黑点或黑斑，这是可能的，这时的舌质必定是淡白的。

（2）**白苔黑点主病：**白苔黑点主湿热相合，亦主寒湿为病。

（3）**白苔黑点治法：**湿热相合者，需清热利湿；寒湿为病者，需温中健脾。

5. 白苔黑刺

（1）**白苔黑刺形态和成因：**满舌白苔，在白苔上有黑色的芒刺，这种芒刺即有些颗粒增大，色黑而尖，此即"白苔黑刺"。白苔黑刺，有干、润的分别。因干而生刺的，舌上无津，苔必糙涩，常由郁热在胃，寒邪外束，所以内虽实热，而外现寒象，苔白虽是寒象，但因有干刺则便透露出内热伤津之象；倘苔润而生刺，则其黑刺不是由燥而生可知，那么白苔为寒，则黑刺乃寒盛之象，这种芒刺必然仅是表面相似，如以指抚摸，并不碍手，病人亦无糙刺之感，虽身有大热欲剥衣滚地，但渴不能饮或喜热饮，这仍真寒假热证，切不可误认作热证。

（2）**白苔黑刺主病：**白苔黑刺主外寒郁热证，亦主真寒假热证。

（3）**白苔黑刺治法：**外寒郁热证，需解表清热；真寒假热证，需温中回阳。

6. 中黑边白苔

（1）**中黑边白苔形态和成因：**舌中苔灰黑滑润，边尖等处皆是白滑苔，此即“中黑边白苔”。中黑边白苔，是虚寒夹湿的证候表现，尤多见于脾阳不振，或水饮内停，或饮食不化之证，夏日过食生冷或素体中阳不振，是中黑边白苔的原因。

（2）**中黑边白苔主病：**中黑边白苔主寒湿证。

（3）**中黑边白苔治法：**寒湿证，需温运脾阳。

7. 半白滑半黄黑苔

（1）**半白滑半黄黑苔形态和成因：**舌苔从中部纵分为白黑两色，一边是薄白而润的苔，一边是黑中带黄的苔，此即“半白滑半黄黑苔”。白滑苔者，乃正常的苔色；黑中带黄者，则知黑为黄苔转变而来；苔偏一侧，也是热偏于体内的表现。半白滑半黄黑苔与半黄半白苔同一源流，其主病、治法可以参看。

8. 黄边黑腻苔

（1）**黄边黑腻苔形态和成因：**舌上边尖部分是黄色苔，渐至舌中则苔渐灰黑，润而光泽，此即“黄边黑腻苔”。黄边黑腻苔，是黄腻苔的变色，体内蕴有湿热，且比黄腻苔的湿热尤重；平素嗜酒或爱吃油腻的人，在湿热病中常可见黄边黑腻苔。

（2）**黄边黑腻苔主病：**黄边黑腻苔主湿热证。

（3）**黄边黑腻苔治法：**湿热证，需苦寒泄热，荡涤肠胃。

9. 霉酱苔

（1）**霉酱苔形态和成因：**苔色红中发黑，又带黄色，好似酱油色，颗粒细腻，敷在舌上，此即“霉酱苔”。霉酱苔，不论舌质是淡红、深红，都为湿热郁滞中焦之象。霉酱苔的成因，是由胃肠先有宿垢湿浊，复又感受寒邪，热郁于内，与肠胃湿垢互结，久郁而成。

（2）**霉酱苔主病：**霉酱苔主湿热久郁证。

（3）**霉酱苔治法：**湿热久郁证，需清涤胃肠。

凡黄黑相兼的苔，大都是由黄苔进一步的变色，可与黄色苔互相参阅，这里不再赘述。

附表5　黑苔类辨治简表

类别	形态	主病	治法
白灰黑苔	苔极薄，如烟煤色	阴寒	温中
黑滑腻苔	色黑苔腻滑润	寒饮痰湿	温中燥湿
	色黑苔厚黏腻	湿痰郁热	芳香清化
白苔双黑	舌上两条黑苔分布左右两侧，余为白苔	中焦寒实	温中消导
白苔黑点	全舌白苔，白苔上散布黑点	湿热相合	清热利湿
		寒湿为病	温中健脾
白苔黑刺	白苔黑刺干糙	外寒郁热	解表清热
	白苔黑刺滑润	真寒假热	温中回阳
中黑边白苔	苔中黑，边白滑润	寒湿	温运脾阳
半白半黑苔	一边是白薄滑润，一边是黑中带黄	肝胆郁热证	清泻肝胆
黄边黑腻苔	边尖黄色，中部黑腻	湿热	苦寒攻下
霉酱苔	黄黑带红如酱色	湿热久郁	清涤胃肠

第四章　舌合苔的诊断

前面两章，都是将“舌”与“苔”单独讨论的。在此基础上，本章将“舌”和“苔”结合起来论述。这部分内容，比上述两章更贴近临床，因“舌”与“苔”两者有着不可分割的关系。多数情况，舌一旦有变化，苔也随之有变化；反之，一旦苔有变化，舌亦会有变化。而且不同的舌质，结合不同的舌苔，在主病上更为复杂了。以下，以舌质的不同色泽为纲，结合苔色的变化，分别叙述如下。

第一节　淡白舌合苔的诊断

凡舌见淡白，不论其上的苔有何改变，总是为虚寒之证。因为苔的改变只能反映邪气的轻重，而舌质的改变才能反映阳气的盛衰。故舌见淡白，即表示阳气衰之虚寒证。为此，除有些重点必须叙述外，有关苔的变化，则可参阅第三章第二节苔色的诊断部分，这里不再重复。

1. 淡白舌透明苔

（1）**淡白舌透明苔形态和成因：**全舌红色浅淡，或稍似浮肿，上有一层透明的极薄苔，似苔非苔，似有若无，润泽光滑，此即“淡白舌透明苔”。淡白舌透明苔，不论男女老幼，均为虚寒者。苔薄，乃是胃气薄弱之征；舌色淡白，是血液不足、阳气已衰。人生的气血，全靠饮食生化，胃气薄弱，势必不能很好地消化饮食和运输精微，这样，气血的生源亏少而出现全身虚寒之证。

（2）**淡白舌透明苔主病：**淡白舌透明苔主脾胃薄弱之虚寒证。

（3）**淡白舌透明苔治法：**脾胃薄弱之虚寒证，需温补气血、健运脾胃。

2. 淡白舌薄白苔

参见见第三章第二节第 1 条。

3. 淡白舌熟白苔

（1）**淡白舌熟白苔形态和成因：**舌色淡白，苔色亦白而厚，满布全舌，但苔的白色与一般不同，有如糯米粉做成的煮熟的年糕，明而不透，白而无光，此即“淡白舌熟白苔”。淡白舌熟白苔提示，气血双亏，内脏虚寒已达极端。大量使用温补，舌转淡红，犹可望生，否则预后不良。

（2）**淡白舌熟白苔主病：**淡白舌熟白苔主气血双亏、阳气虚极。

（3）**淡白舌熟白苔治法：**气血双亏、阳气虚极者，需温补阳气，补气生血。

4. 淡白舌白干苔

（1）**淡白舌白干苔形态和成因：**舌色淡白，舌上苔干而无津，颗粒紧者则苔干而板硬，颗粒松者则苔糙如砂石，此即“淡白舌白干苔”。遇到淡白舌白干苔，对舌质的观察甚为重要。如果舌色红甚于正常，便属热证；舌色淡白者，病属虚寒，这正是阳气衰少，津液没有阳气的输布，即使内有停水而舌上依然干燥；又有热伏于内寒遏于外者，舌色也没有显著的改变者。苔白干者，当结合其他症状加以辨别。

（2）**淡白舌白干苔主病：**淡白舌白干苔主阳虚不布津液，亦主外寒遏热证。

（3）**淡白舌白干苔治法：**阳虚不布津液者，需通阳化气；外寒遏热证，需散寒泄热。

5. 淡白舌白腻苔

参阅第三章第二节白腻苔。

6. 舌中淡红边白苔

（1）**舌中淡红边白苔形态和成因：**舌边尖部有薄白苔，舌心无苔，颗粒全无，舌色淡嫩娇艳，此即“舌中淡红边白苔”。舌中淡红边白苔，提示阴分大伤，如虚劳病、久痢、长期的慢性失血症等。由于长期的津血耗损，阳气亦随之散失，不过毕竟阴比阳损失更多，病的起因和重点还在阴亏的一面，治疗应以滋阴为主，又必须助以养阳，否则阴无阳不生，这是应该注意的。

（2）**舌中淡红边白苔主病：**舌中淡红边白苔阴亏阳少证。

（3）**舌中淡红边白苔治法：**阴亏阳少证，需滋阴佐以养阳。

7. 淡白舌黄裂苔

（1）**淡白舌黄裂苔形态和成因：**舌色淡白，上布黄苔（一般是浅黄色），或厚或薄，津液微干或滑润，苔上有裂纹，或多或少，此为“淡白舌黄裂苔”。淡白舌黄裂苔，与火热伤津，因干而裂的舌红黄干苔迥然不同，它是由素体衰弱气虚所致，因为气虚之症，苔亦可见裂纹，因气虚多浮热上扰，故苔色微黄。如果气虚夹湿，苔质则裂而滑；气虚津亏，则苔质显微干。

（2）**淡白舌黄裂苔主病：**淡白舌黄裂苔主气虚夹湿证，亦主气虚津亏证。

（3）**淡白舌黄裂苔治法：**气虚夹湿证，需益气化湿；气虚津亏证，需补气生津。

8. 淡白舌黄滑苔

（1）**淡白舌黄滑苔形态和成因：**舌色淡白，上布浅黄色水滑苔（很少见深黄色苔），色泽光亮，此即“淡白舌黄滑苔”。淡白舌黄滑苔，乃中阳不振，内有停饮的舌象，不可认为黄苔就是热象；纵然有热，也是一种虚热上浮，水湿还是占重要的一面。水湿停留的根本原因，仍是脾阳不振，故都应从寒湿论治。

（2）**淡白舌黄滑苔主病：**淡白舌黄滑苔主寒湿证。

（3）**淡白舌黄滑苔治法：**寒湿证，需温中燥湿或通阳利水。

9. 淡白舌黄黏苔

参阅第三章第二节黄黏苔。

10. 淡白舌黄腻苔

参阅第三章第二节黄腻苔。

11. 淡白舌黑滑苔

（1）**淡白舌黑滑苔形态和成因：**舌色浅淡胖嫩，舌上有一层灰黑浮苔，滑润光泽，此即“淡白舌黑滑苔”。淡白舌黑滑苔，是虚寒极重的证候，或为新感严寒，或为久病阳虚；舌色说明阳衰、气血双亏，苔色说明寒重且深；舌越淡则阳越衰、血越少，苔愈黑则阴愈盛、寒愈重，表示病情更险。

（2）**淡白舌黑滑苔主病：**淡白舌黑滑苔主阳衰寒极、气血双亏。

（3）**淡白舌黑滑苔治法：**阳衰寒极、气血双亏者，需温经逐寒、补气益血。

12. 淡白舌边白中黑苔

（1）**淡白舌边白中黑苔形态和成因：**舌色淡白，边尖白苔，中根部分有灰黑浮苔，苔厚润泽，仔细观察仍可见黑苔下衬白苔，此即“淡白舌边白中黑苔”。淡白舌边白中黑苔的黑色，乃由白苔因寒重转化而来，与上述淡白舌黑滑苔意义相同。

（2）**淡白舌边白中黑苔主病：**淡白舌边白中黑苔，主温经逐寒、补气益血。

（3）**淡白舌边白中黑苔治法：**阳衰寒极、气血双亏者，需温经逐寒、补气益血。

13. 淡白舌黑燥苔

（1）**淡白舌黑燥苔形态和成因：**舌色浅淡，苔色灰黑，望之干燥，此即“淡白舌黑燥苔”。淡白舌黑燥苔，时或颗粒增大如生芒刺，不可就认为干，即使有烦渴的热象，亦必须使用刮苔法来诊断。如随刮而去，淡白舌底清晰可见，仍当考虑是真寒假热证。淡白舌黑燥苔，所以干燥的原因，与本节上述淡白舌白干苔的原因相同，亦由阳虚不布津液所引起，但较白干苔所主的阴寒证更为严重。

（2）**淡白舌黑燥苔主病：**淡白舌黑燥苔主阳虚极寒证。

（3）**淡白舌黑燥苔治法：**阳虚极寒证，需温经通阳。

附表6　淡白舌合苔主病简表

类别		形态	主病	治法
合白苔类	淡白舌透明苔	红色浅淡，苔极薄，透明滑润	脾胃薄弱，全身虚寒	温补气血，注重健运脾胃
	淡白舌薄白苔	舌色比较浅淡，苔薄白正常	风寒在表	辛温解表
	淡白舌熟白苔	舌色白，苔亦白，如煮熟年糕	气血双亏，阳衰寒极	温补阳气，益气生血
	淡白舌白干苔	苔或坚紧如板，舌色淡白，或松粗如砂	阳虚不布津液	通阳化气
			（淡红）外寒遏热	散寒泄热
	舌中红边白苔	舌中无苔，红色娇艳，四边有薄白苔	阴虚阳少	滋阴养阳
合黄苔类	淡白舌黄裂苔	舌色淡白，浅黄裂纹	（滑润）气虚挟湿	补气化湿
			（微干）气虚津亏	益气生津
	淡白舌黄滑苔	舌色浅淡，苔微黄水滑	寒湿	温中燥湿，或通阳利水
	淡白舌黄腻苔	舌色同上，苔黄厚		
	淡白舌黄黏苔	舌色同上，苔如鸡子黄		
合灰黑苔类	淡白舌黑滑苔	舌色同上，苔灰黑浮滑	阳虚寒极，气血双亏	温经逐寒，补气益血
	淡白舌边白中黑苔	舌色同上，边光白苔，中根灰里白底	同上	同上
	淡白舌黑燥苔	舌色同上，苔灰黑，望之干，刮之即净	阳虚寒极	温经通阳

第二节　红（绛）舌合苔的诊断

上面已经说过，红色和绛色都是热象，为了免于繁冗，故这里合并在一起叙述。

1. 红（绛）舌薄白苔

（1）红（绛）舌薄白苔形态和成因：舌质鲜红或深红，苔薄白，均匀铺在舌面，不燥不滑，此即“红（绛）舌薄白苔”。红（绛）舌薄白苔，可见于阴虚火旺之人，与第二章第一节红（绛）舌的意义相同；也可见于外感病中，是风寒在表、体内有热，且提示热在营分。倘外感初起，舌色淡红，其后逐渐转变为红绛而苔仍薄白，为外感之邪，渐次化热入营，但表证未罢。倘病初就见红（绛）舌薄白苔，是风寒在外而内有伏热。

（2）红（绛）舌薄白苔主病：红（绛）舌薄白苔主阴虚火旺证，亦主表证未罢热邪入营。

（3）红（绛）舌薄白苔治法：阴虚火旺证，需养阴抑阳；表证未罢热邪入营者，需清营透表。

2. 红舌白滑苔

（1）红舌白滑苔形态和成因：舌色鲜红，苔色白而不厚，水津甚多，此即“红舌白滑苔”。红舌白滑苔应该细细分辨：如确为质坚色老的红舌（以下凡不加注释，皆指此色），这是热象，水滑苔为体内蕴藏湿邪所致；如果色虽红，而舌体带有浮胖现象，红中有娇艳之势，虽然较红仍是寒证，如阳虚之极、虚阳上越与中阳不振、水湿内停者，均可见此红舌白滑苔。

（2）红舌白滑苔主病：红舌白滑苔主营热夹湿证，亦主阳虚上浮、水湿内停。

（3）红舌白滑苔治法：营热夹湿证，需清营化湿；阳虚上浮、水湿内停者，需温补脾肾之阳。

3. 红舌浮垢苔

（1）红舌浮垢苔形态和成因：舌色较红，颗粒不见，上有一层浮苔，白色晦暗如污垢一样，此即“红舌浮垢苔”。红舌浮垢苔，常见于热性病后期，为邪热初退而湿浊未净之象，是脾胃之气大虚，体内浊气随余热上升所致。

（2）红舌浮垢苔主病：红舌浮垢苔主正虚湿热未净。

（3）红舌浮垢苔治法：正虚湿热未净者，需养胃健脾、清除湿热。

4. 红（绛）舌白黏苔

（1）红（绛）舌白黏苔形态和成因：舌色鲜红或深红，舌上罩敷一层黏液，透明而光滑，此即“红（绛）舌白黏苔”。红（绛）舌白黏苔，提示热已入营，痰饮积聚体内，或为阴虚火旺、痰湿严重的表现。在这种情况下，每多口黏而不渴，黏液稠厚而苔有些干象。此乃痰湿内聚，阻遏气化，津液不能上承之故，不可疑“不渴非热”，间有因热而渴者亦不可疑“有渴无湿”。红（绛）舌白黏苔，一般黏液内面多衬有一层薄白苔，倘黏液内又有厚白苔，即“黏腻苔”，提示不仅有痰涎水饮，而且夹有食滞，应与以下白腻苔合看。

（2）红（绛）舌白黏苔主病：红（绛）舌白黏苔主营热并夹痰湿证，亦主阴虚痰湿素重。

（3）红（绛）舌白黏苔治法：营热并夹痰湿证，需清营宣化痰湿；阴虚痰湿素重者，需养阴化痰。

5. 红（绛）舌白腻苔

（1）红（绛）舌白腻苔形态和成因：舌质鲜红或深红，苔白而厚，或满铺舌上，或中根厚而边尖薄，光滑不干，此即“红（绛）舌白腻苔”。红（绛）舌白腻苔，是营分有热而气分有湿，湿遏热伏所致。另外，阴虚火旺，胃肠夹有湿邪，或饮食停滞，亦可见到红（绛）舌白腻苔。

（2）红（绛）舌白腻苔主病：红（绛）舌白腻苔主湿遏热伏证，亦主阴虚夹湿或夹食滞。

（3）红（绛）舌白腻苔治法：湿遏热伏证，需清泄营热、宣化湿邪；阴虚夹湿或夹食滞者，需养阴化湿或佐消导。

6. 红（绛）舌粉白苔

（1）红（绛）舌粉白苔形态和成因：舌质鲜红或深红，甚则紫绛，满布白色厚苔，颗粒疏松，如白粉堆铺舌上，润而光泽，此即“红（绛）舌粉白苔”。红（绛）舌粉白苔，可见于秽浊重盛的湿温证，尤多见于瘟疫病或斑疹营热较重的病证，多因秽浊或疫毒上泛所致。

（2）红（绛）舌粉白苔主病：红（绛）舌粉白苔主疫毒营热或湿温秽浊。

（3）红（绛）舌粉白苔治法：疫毒营热或湿温秽浊，需解毒清营，芳香化浊。

7. 红（绛）舌白干苔

（1）红（绛）舌白干苔形态和成因：舌色鲜红或深红，苔白或厚或薄，望之干燥，摸之糙手，此即“红（绛）舌白干苔”。红（绛）舌白干苔，为邪热入营、津液大伤之候。红（绛）舌白干苔常见于外感病的两种情况下：一是阴虚火旺之体，或营分素有伏热，加以外感风燥或风寒之邪；一是外感风燥，化火之后，随即入营。

总之，干燥苔的形成，不是体内本来津少，就是外来的燥气伤津。无论哪种原因，在外感病程中，都比较容易化火，而且化火之后，病程进展迅速，耗津劫液，颇为严重，所以红（绛）舌白干苔与一般干苔不同。常见的热性病，亦多干苔，但多数苔黄而干，因热邪伤津而成，而此舌苔，为什么舌已红而苔白干呢？是因为燥气的存在，不待苔色转黄，邪已入营，津液已经大伤了。

（2）红（绛）舌白干苔主病：红（绛）舌白干苔主燥热伤津劫液证。

（3）红（绛）舌白干苔治法：燥热伤津劫液证，需清热养阴。

8. 红（绛）舌类干苔

（1）红（绛）舌类干苔形态和成因：红（绛）舌类干苔，舌色鲜红或深红，上布或厚或薄白苔，望之好似干燥无津，若用手指轻摸苔上，指上却沾有水迹，这种似干非干之苔，可以特称为“类干苔”。红（绛）舌类干苔有两种诊断意义：一是提示，湿热伤津，津液已亏，而湿气上承；二是提示，气虚夹湿，气不布津，而湿气尚盛。如何分辨呢？这里仅从舌诊方面来分析。湿热证，舌呈绛红而苔较厚腻；气虚证，舌常呈淡红，而苔较薄。除此之外，当然还可以参合其他症状加以区别。

（2）红（绛）舌类干苔主病：红（绛）舌类干苔主湿热伤津证，亦主气虚夹湿证。

（3）红（绛）舌类干苔治法：湿热伤津证，需清营养阴化湿；气虚夹湿证需补气健脾。

9. 舌边红苔白中干

（1）舌边红苔白中干形态和成因：舌的边尖部呈鲜红或深红，中根部仍是正常淡红色，薄白苔平铺舌上，四边不干，惟中心部分干燥无津，此即“舌边红苔白中干”。舌边红苔白中干，在杂病中几乎不可见到，只有在外感风热或风燥的病中见到，当外邪初步化火之时，常可见到。从苔的薄白来看，说明外邪不曾与胃肠宿垢结合，体内无积；从舌红仅限于边尖部分来看，说明热在上焦；苔中干燥，是津液已伤的表现。所以，舌边红苔白中干综合起来分析，乃因无形之火热，在上焦消烁津液，这是外感化火灼津的开始，病势向前发展，很快就会热势鸱张而津液耗竭，那就有可能舌边尖红转为全舌皆红，苔也由中干变为全干了。

（2）舌边红苔白中干主病：舌边红苔白中干主热在上焦消烁津液证。

（3）舌边红苔白中干治法：热在上焦消烁津液证，需轻清宣泄、透热清热。

10. 舌尖红苔白

（1）舌尖红苔白形态和成因：全舌皆淡红色（正常），惟舌尖独红，苔色纯白，苔质或厚或薄，一般不滑不燥，此即“舌尖红苔白”。舌尖红苔白，苔薄者见于杂病中，为心火独旺，见于外感病中为风热在表；温病与伤寒初起，虽同是薄白苔，但舌尖的鲜红与淡红，则是鉴别诊断的依据之一。舌尖红苔白，若苔白厚者，除风热在表外，尤多为风热夹湿，或风湿渐渐化热的现象。

（2）**舌尖红苔白主病：**舌尖红苔白主心火独旺证，主风热在表证，亦主风热夹湿或风湿化热证。

（3）**舌尖红苔白治法：**心火独旺证，需清心导热下行；风热在表证，需辛凉解表；风热夹湿或风湿化热证，需解表宣湿渗湿。

11. 舌边红苔白

（1）**舌边红苔白形态和成因：**舌的边尖为鲜红色，其余仍是淡红色，白苔或薄或厚，此即“舌边红苔白”。在外感初起，舌边红苔白与上述舌尖红苔白同一意义，亦是风热在表或湿邪化热；但舌边红苔白以邪热夹湿内闭胸膈者为多见；倘白苔厚堆在舌根部，这提示表邪不解，郁热在里，水停下焦之象。杂病中见舌边红苔白者，为热在肝胆。

（2）**舌边红苔白主病：**舌边红苔白主风热在表或湿渐化热，主邪在胸胁证，主表邪郁热、下焦停水，亦主肝胆有热。

（3）**舌边红苔白治法：**风热在表或湿渐化热者，需解表或宣湿；邪在胸胁证，或表邪郁热下焦停水者，需开上、宣中、导下；肝胆有热者，需清泻肝胆。

12. 舌根红尖白苔

（1）**舌根红尖白苔形态和成因：**薄白苔布于舌的前半部，舌后半无苔，色泽鲜红发光，此即“舌根红尖白苔”。舌根红尖白苔，但见于津亏血少尚有外感表证之人；且以邪在少阳，郁热不解，既不外出太阳，又未深入阳明的这一阶段为多见。

（2）**舌根红尖白苔主病：**舌根红尖白苔主阴亏邪在少阳。

（3）**舌根红尖白苔治法：**阴亏邪在少阳者，需和解少阳，但要慎用燥药。

13. 舌中红绛边白苔

（1）**舌中红绛边白苔形态和成因：**舌上四边皆有白苔，惟舌心完全无苔，色红绛光亮，此即“舌中红绛边白苔”。舌中红绛边白苔，不论无苔部分的面积大小，均是元气津液内亏、邪在太阳或少阳的见证；倘红绛部分更干而起皱纹，甚至舌体亦有干瘪之势，则为生机欲竭，预后不良。

（2）**舌中红绛边白苔主病：**舌中红绛边白苔主外感病津气内亏证。

（3）**舌中红绛边白苔治法：**外感病津气内亏证，需补气生津，或解太阳，或和少阳。

14. 半红舌半白苔

（1）**半红舌半白苔形态和成因：**舌的一边是深红而光亮，一边则有白色厚苔且滑润光亮，此即“半红舌半白苔”。半红舌半白苔，无论偏在哪一边，深红舌在外感为营热阴液被劫，在内伤则是阴亏火旺；厚白苔说明胃肠之中有湿浊宿垢的停滞。

（2）**半红舌半白苔主病：**半红舌半白苔主热伤营阴、胃停宿垢，主阴虚火旺、宿垢停胃。

（3）**半红舌半白苔治法：**热伤营阴、胃停宿垢者，需清热养阴，佐以化湿消导；阴虚火旺、宿垢停胃者，需滋阴降火，佐以化湿消导。

15. 红（绛）舌白苔红点

（1）**红（绛）舌白苔红点形态和成因：**舌质鲜红或深红，上布白色薄苔，白苔又见有散在如朱砂色的小红点，此即“红（绛）舌白苔红点”。红（绛）舌白苔红点，常见于暑热病或瘟疫斑疹等病，多由表邪失解，热入营血所致；所以苔生红点，乃因热毒较重之故。但红点散见于白苔中，则提示热毒虽重，尚有表证存在，表证失解，热毒不得外泄，势必郁遏鸱张，这是生成红点的重要原因，也可以说是造成热势更重的主要原因。

（2）红（绛）舌白苔红点主病：红（绛）舌白苔红点主表证失解，营热或瘟毒被遏。

（3）红（绛）舌白苔红点治法：表证失解，营热或瘟毒被遏者，需泄热清营，或泄热败毒。

16. 红（绛）舌黄白苔

（1）红（绛）舌黄白苔形态和成因：舌色鲜红或深红，苔有黄白两色，此即“红（绛）舌黄白苔”。红（绛）舌黄白苔常见的有两种形态：一种是，全部苔色淡黄，而黄色中夹有白色颗粒，还有些白苔尚未完全转黄；一种是，舌中根部黄苔，边尖部仍是白苔。这两种舌苔的诊断意义大体一致，都是表证未罢里热已甚之证。从苔的厚薄提示两种病情：苔薄者，为表证未罢，营中有热；苔厚者，为表证未罢，肠胃有实热积滞，将进一步形成里实证。

（2）红（绛）舌黄白苔主病：红（绛）舌黄白苔主表证未罢、营中有热，亦主表证化热入里营热胃实。

（3）红（绛）舌黄白苔治法：表证未罢、营中有热者，需辛凉透表、泄热清营；表证化热入里营热胃实者，需清营导滞。

17. 红（绛）舌黄润苔

（1）红（绛）舌黄润苔形态和成因：舌色鲜红或深红，上铺黄苔，色如黄元纸，润而光亮，此即“红（绛）舌黄润苔”。舌红苔黄，均为热象，这是容易理解的；但热当伤津，苔应黄干，其所以“润”的原因，不外乎津液未伤或热中夹湿，或热逼津液上潮。如阴虚火旺之体，肠胃积有湿热；或经常饮酒的人，积久生湿，湿郁生热，热蕴于血，湿遍肠胃；或外感病，邪热入营，胃肠湿重于热；这些都是使苔黄而润的原因，因为湿邪得热，常因热蒸而上潮。热中有湿，在一定的程度上可以缓和津液的耗损，这是一般的情况；另外，在没有湿的热性病中，舌苔也会黄润，这多出现于热邪由气分初入营分的阶段。常有原来舌上津液不足，但当热入营后，舌上反而潮润起来了，其实这不是津多了，也不是病退了，而正是热邪进一步入营，将血中的水分蒸腾上达所致。

（2）红（绛）舌黄润苔主病： 红（绛）舌黄润苔主阴虚夹湿证，主血热夹湿证，亦主邪热入营或夹湿证。

（3）红（绛）舌黄润苔治法： 阴虚夹湿证，需养阴化湿；血热夹湿证，需凉血燥湿；邪热入营或夹湿证，需清泄营热或加化湿之品。

18. 红（绛）舌黄黏苔

（1）红（绛）舌黄黏苔形态和成因： 舌鲜红或深红，上敷一层黄色黏液如鸡蛋黄相似，此即“红（绛）舌黄黏苔”。红（绛）舌黄黏苔与上述白黏苔证情相类，亦属于阴虚或营热，并有痰饮停积之证。惟白黏苔则痰湿中未必有热，即有亦微；红（绛）舌黄黏苔，必痰湿与热互郁，否则是不能发黄的。

（2）红（绛）舌黄黏苔主病： 红（绛）舌黄黏苔主湿热夹痰证，亦主阴虚痰热证。

（3）红（绛）舌黄黏苔治法： 湿热夹痰证，需清热化痰；阴虚痰热证，需滋阴清热化痰。

19. 红（绛）舌黄腻苔

（1）红（绛）舌黄腻苔形态和成因： 舌色鲜红或深红，苔中厚边稍薄，质紧而细腻，色深黄或浅黄，一般舌根部之苔色比边尖部较深，津液多处于欲干未干状态，此即“红（绛）舌黄腻苔”。红（绛）舌黄腻苔，为外邪化火入里，虽与胃肠糟粕相结，仍在结而不实、干而不坚的阶段。至于舌色，必须细细看红绛的深浅程度，如果舌色鲜红，是由胃肠实热波及营分所致，病的中心仍在于胃肠实热；若舌色深绛发紫，那便是营热也深重了；杂病中见红（绛）舌黄腻苔，是阴虚火旺，宿垢久积肠胃。

（2）红（绛）舌黄腻苔主病： 红（绛）舌黄腻苔主肠胃实热证，主胃实血热证，亦主阴虚积滞证。

（3）红（绛）舌黄腻苔治法：肠胃实热证，需小剂攻下；胃实血热证，需攻下中并佐清热凉血，或先攻后清；阴虚积滞证，虚养阴攻滞（宜润下法）。

20. 红（绛）舌焦黄糙裂苔

（1）红（绛）舌焦黄糙裂苔形态和成因：舌色鲜红或深红，苔厚或黄如炒枳壳或如焦黄饭粑，干而糙刺，或生裂纹，此即“红（绛）舌焦黄糙、裂苔”。红（绛）舌焦黄糙裂苔，多是由外感风寒或风热化火入里，汗出热蒸，津被损耗，邪热更炽，胃肠失去水分，邪热与糟粕结聚在内，燥热之实不去，热势有增无减，津液日益枯竭，因而苔由黄到深黄、焦黄、干燥糙刺、生裂等，接踵而至；这时舌色往往绛紫，所以绛紫的原因，固然是有部分热已经入血入营，更重要的是胃肠实热壅滞不通，气血亦被壅滞。无论其舌质是绛、是紫，皆当急下实热，以存阴液，倘火灼津枯，虽进大剂养阴，亦如杯水车薪，无济于事了。

（2）红（绛）舌焦黄糙裂苔主病：红（绛）舌焦黄糙裂苔主实热重证。

（3）红（绛）舌焦黄糙裂苔治法：实热重证，需急急重剂攻下。

21. 舌尖红黄苔

（1）舌尖红黄苔形态和成因：舌尖独呈鲜红，其余部分仍是淡红，上铺黄苔，津液不足，此即“舌尖红黄苔”。舌尖红黄苔，为外感化火，心胃两燔；或胃肠素热，心火独旺；又有肠胃有热，熏灼上焦，以致肺胃俱热，亦可见此舌象。

（2）舌尖红黄苔主病：舌尖红黄苔主胃热心火证，亦主肺胃俱热证。

（3）舌尖红黄苔治法：胃热心火证，需清胃热、泻心火；肺胃俱热证，需清胃热、泻肺火。

22. 舌边红黄苔中干

（1）舌边红黄苔中干形态和成因：舌边尖部鲜红，其余部分正常，苔黄不厚，四边皆润，惟中心独干，此即“舌边红黄苔中干”。舌边红黄苔中干，与本节“红（绛）舌白干苔”的意义相同，可以参阅。

23. 红（绛）舌黄瓣苔

（1）红（绛）舌黄瓣苔形态和成因：黄苔满布舌上，干涩而厚，由于苔中裂纹，将苔隔为大小不等、形状不一的小块，从舌边及裂纹中都可以看到红绛色的舌体，此即“红（绛）舌黄瓣苔”。红（绛）舌黄瓣苔，是胃肠燥结证，与本节焦黄糙裂苔意义相同，为裂纹苔的一种，可以互看。

（2）红（绛）舌黄瓣苔主病：红（绛）舌黄瓣苔主胃肠实热证。

（3）红（绛）舌黄瓣苔治法：胃肠实热证，需急急攻下。

24. 红（绛）舌黄黑苔

主病和治法同上“红（绛）舌黄瓣苔”。

25. 红（绛）舌苔黄黑生刺

主病和治法同上“红（绛）舌黄瓣苔”。

26. 红（绛）舌苔黄黑生斑（点）

参看第二章第一节“红舌红点”及“红舌红（紫）斑”两条。

27. 红（绛）舌灰夹黑苔

（1）红（绛）舌灰夹黑苔形态和成因：舌色红绛，上布灰色苔，在灰苔上又布有黑晕，迭积成两三层不等，此即“红（绛）舌灰夹黑苔”。红（绛）舌灰夹黑苔，这是瘟毒或热邪深入下焦的表现。其所以起层层黑晕的原因，是由于邪气几次传里之故，传入一次，则黑晕增加一层。

（2）红（绛）舌灰夹黑苔主病：红（绛）舌灰夹黑苔，主热毒再次传入。

（3）红（绛）舌灰夹黑苔治法：热毒传入者，需清热解毒，或攻下泄热解毒。

28. 红舌黑（灰）滑苔

（1）红舌黑（灰）滑苔形态和成因：舌色红而质浮胖，苔色灰黑中带有白色，滑润多津，容易刮去，此即“红舌黑（灰）滑苔”。红舌黑（灰）滑苔，很易使人误为实热证或湿热证，此种舌苔实则是寒极之证。因为寒极之证，虚阳上越，而舌亦可见红色，但红中必带娇艳，且舌体亦多呈浮胖；同时寒证的黑苔或灰苔，是由白苔转来，所以黑中不显黄色而带白色；加以苔易刮去，舌苔滑润，亦是诊断为寒证的关键。

（2）红舌黑（灰）滑苔主病：红舌黑（灰）滑苔主阳虚寒极证。

（3）红舌黑（灰）滑苔治法：红舌黑（灰）滑苔，温经祛寒。

29. 舌边红中黑（灰）润苔

（1）舌边红中黑（灰）润苔形态和成因：舌边红中黑（灰）润苔，舌的边尖鲜红或深红，中心部分有黑润苔。舌边红中黑（灰）润苔，提示寒热相混。如表证不解，过食生冷，表热外郁，寒湿内积；又如夏受暑热，继为瓜果生冷所伤；或肝胆有火，而胃肠寒湿；凡是寒热混淆的证候，均可出现舌边红中黑（灰）润苔。总之，边红是有热之征，黑滑则又属寒象；如果边红不是真正的老红，仍与上一黑滑苔证同，必须细心分辨。

（2）舌边红中黑（灰）润苔主病：舌边红中黑（灰）润苔主里寒外热证，主外感暑热、内停生冷，亦主肝胆有热、胃肠有寒。

（3）舌边红中黑（灰）润苔治法：里寒外热证，需温中解表；外感暑热、内停生冷者，清暑温脾；肝胆有热、胃肠有寒者，需清泻肝胆、温健脾胃。

30. 舌边红中黑（灰）干苔

（1）舌边红中黑（灰）干苔形态和成因：舌边尖部色红或绛，黑苔中厚而干，此即“舌边红中黑（灰）干苔”。舌边红中黑（灰）干苔，是外感化火或瘟疫热毒深入之征，内脏皆热，而肠胃尤重。

（2）舌边红中黑（灰）干苔主病：舌边红中黑（灰）干苔主热毒积聚肠胃证。

（3）舌边红中黑（灰）干苔治法：热毒积聚肠胃证，需攻下佐以败毒清热。

31. 舌尖红根黑苔

（1）舌尖红根黑苔形态和成因：舌前半部色鲜红或绛，后半部上布黑苔，缺少津液，此即“舌尖红根黑苔”。舌尖红根黑苔，与“舌边红中黑（灰）干苔”意义相同，提示肠胃燥实，热毒重在下焦。

（2）舌边红中黑（灰）干苔主病：舌边红中黑（灰）干苔主热毒聚积下焦证。

（3）舌边红中黑（灰）干苔治法：毒聚积下焦证，需攻下佐以败毒清热。

32. 舌根红尖黑苔

（1）舌根红尖黑苔形态和成因：舌尖部布有黑苔，中根部无苔而色红，此即“舌根红尖黑苔”。舌根红尖黑苔，与上述证候虽同属于实热，但以心经之热为尤盛。

（2）舌根红尖黑苔主病：舌根红尖黑苔主心经极热证。

（3）舌根红尖黑苔治法：心经极热证，需攻下并泻心火。

33. 红瘦舌黑苔

（1）**红瘦舌黑苔形态和成因**：舌色红而不荣润，舌体瘦而皱瘪，上有一层薄黑苔，此即“红瘦舌黑苔”。红瘦舌黑苔，是因热盛伤津或阴虚火旺，使血燥津枯所致；不同于一般津伤证，因津伤到了舌体瘦瘪，说明生源已竭，预后不良。

（2）**红瘦舌黑苔主病**：红瘦舌黑苔主津枯血燥证。

（3）**红瘦舌黑苔治法**：津枯血燥证，需大滋肾阴。

附表7　红（绛）舌合苔主病简表

类别		形态	主病	治法
白苔类	红（绛）舌薄白苔	舌色鲜红或深红，苔薄色白，均匀润泽	风寒在表，热邪在营	辛凉透表，清泄营热
			阴虚火旺	养阴抑阳
	红舌白滑苔	舌色娇红胖嫩，苔白水滑	营热夹湿	清营化湿
			虚阳上浮，水湿内停	温补脾肾之阳
	红舌浮垢苔	舌色鲜红，上布晦暗浮垢苔	正虚湿热未净	养胃健脾，清除湿热
	红（绛）舌白黏苔	舌色鲜红或深红，上敷一层光滑黏液	营热并痰湿	清营宣化痰湿
			阴虚痰湿素重	养阴化痰
	红（绛）舌白腻苔	舌色同上，苔白厚光滑	湿遏热伏	清泄营热，化湿宣湿
			阴虚夹湿食滞	养阴化湿消导
	红（绛）舌粉白苔	舌色同上，或更深，苔如粉，厚铺舌上	疫毒营热，湿温秽浊	解毒清营，芳香化浊
	红（绛）舌白干苔	舌红同上，舌干糙色白	燥热伤津劫液	清热养阴
	红（绛）舌类干苔	舌色同上，望之已干，摸之指上有水迹	湿热伤津	清热养阴化湿
			气虚夹湿	补气健脾
	舌边红苔白中干	舌边尖皆鲜红，苔薄白中心干燥	热在上焦，消烁津液	轻清宣泄，透热清热
	舌尖红苔白	舌尖独红，薄白，苔色白，较厚	心火独旺	清心导热下利
			风热在表	辛凉解表
			风热夹湿，风湿化热	解表宣湿渗湿

续 表

类别		形态		主病	治法
白苔类	舌边红苔白	舌边尖鲜红苔白	如常	风热在表	辛凉解表
			稍厚	湿邪化热	开上宣中导下
			根厚	邪郁表热，水停下焦	
	舌根红尖白苔	舌前半薄白苔，后半部舌光红		阴亏邪在少阳	和解（忌用燥药）
	舌中红绛边白苔	四边白苔，舌中无苔，色红绛		外感病津气内亏	补气生津，或解太阳，或和少阳
	半红舌半白苔	半边无苔，色红光亮，一边有白厚苔		热营伤津，宿垢在胃	清营养阴，化湿消导
				阴亏火旺，宿垢在胃	阴降火，化湿消导
	红(绛)舌白苔红点	舌色鲜红或深红，白苔中有散在红点		表邪失解，营热或瘟毒被郁	泄热透营或泄热败毒
黄苔类	红(绛)舌黄白苔	舌色同上，苔色白中黄或中根黄边尖白		风热化火，营中有热	辛凉透表，泄热清营
				表证将成里结，营中有热	辛凉透表，清营导滞
	红（绛）舌黄润苔	舌色同上，上布黄色润苔		阴虚夹湿	养阴化湿
				血热夹湿	燥湿清热
				热邪入营	泄热清营
				营热夹湿	泄热清营　宣湿化湿
	红（绛）舌黄黏苔	舌色同上，黄色苔黏，如鸡子黄		湿热夹痰	清热化痰
				阴虚痰热	养阴清热化痰
	红（绛）舌黄腻苔	舌色同上，苔色黄紧厚		肠胃实热	小剂攻下
				胃实血热	攻下并清热凉血
				阴虚积滞	养阴攻滞
	红(绛)舌焦黄糙裂苔	舌色同上，苔色焦如米粑，干糙裂纹		实热重证	急投大剂攻下
	舌尖红黄苔	舌尖独红，苔色黄欠津		胃热心火 胃热乘心	清胃热，泻心火
	舌边红黄苔中干	舌边鲜红，苔薄色黄，中心干燥		热在上焦气分消烁津液	轻清泄热

续 表

类别		形态	主病	治法
黄苔类	红（绛）舌黄瓣苔	舌色深红，苔裂分为若干小块，色深黄	胃肠燥结	攻泻结热
黄黑苔类	红（绛）舌黄黑苔	舌色深红，苔裂分为若干小块，色深黄	胃肠燥结	攻泻结热
	红（绛）舌苔黄黑生刺	舌色深红，苔裂分为若干小块，色深黄	胃肠燥结	攻泻结热
	红(绛)舌苔黄中生点（斑）	见第二章第一节第 11、13 两条		
黑苔类	红（绛）舌灰夹黑苔	舌色深红，上布灰苔，灰苔又有黑晕起层	热毒里实	清热解毒或攻下泄热败毒
	红(绛)舌黑(灰)滑苔	舌色鲜红，质浮胖，苔灰黑微带白色，润滑	阳虚寒极	温经祛寒 扶阳散寒
	舌边红中黑（灰）滑苔	舌边鲜红或深红，中有黑滑（润）苔	里寒外热	温中解表
			外感暑热，内停生冷	清暑温脾
			肝胆有热，胃肠有寒	清泻肝胆，温健脾胃
	舌边红中黑（灰）干苔	舌边鲜红或深红，苔黑，中厚且干	热毒聚积肠胃热毒内实	攻下败毒清热
	舌尖红根黑苔	舌前半无苔色红，后半部苔黑而干	三焦热盛热或毒聚积下焦	攻下败毒清热急下存阴
	舌根红尖黑苔	舌尖部有苔色黑，中根部无苔色红	内脏实热，心经尤甚	清心泻火
	红瘦舌黑苔	色红不荣，舌体皱瘪，上布黑苔	津枯血燥	大滋肾阴

第三节　紫青舌合苔的诊断

1. 紫舌薄白苔

（1）紫舌薄白苔形态和成因： 舌色发紫，上布一层薄白苔，不燥不滑，此即“紫舌薄白苔”。上面已经说过，薄白苔是一种正常苔，常见于各种轻浅病中；紫色舌的发生，多为热邪深重，或酒毒所伤。热邪深重的苔色必黄，与此是不相符的，因此这种舌苔只有经常嗜酒的人，年深日久，因酒而舌色变紫，外感初起，舌不改旧容；或由醉饮之后，感受风寒，亦可出现这样舌苔。紫舌薄白苔，与正常舌薄白苔同一治法，不必因紫色有所疑问。

（2）紫舌薄白苔主病： 紫舌薄白苔主酒客外感风寒。

（3）紫舌薄白苔治法： 酒客外感风寒者，需解表为主，或加解酲药物。

2. 紫舌白腻苔

（1）紫舌白腻苔形态和成因： 舌色紫绛，上铺白色厚苔，不燥不滑，此即“紫舌白腻苔”。紫舌白腻苔，也是酒客病中所常见的舌象，可以来自上述的薄白苔，也可以初病即现此苔，苔厚的成因，或由表邪入里，或由酒积生湿，湿自内生。临床上必须结合其他症状来进行判别表证的有无，从而决定解表或治里的方法。

（2）紫舌白腻苔主病： 紫舌白腻苔主风寒入里证，亦主酒湿内积证。

（3）紫舌白腻苔治法： 风寒入里证，需辛温解表；酒湿内积证，需温燥健脾。

3. 青紫舌黄滑苔

（1）青紫舌黄滑苔形态和成因： 舌色紫中带青，中有黄厚苔，湿润光滑，此即“青紫舌黄滑苔”。见到这种舌象必须仔细分析，黄厚苔积于紫色舌上，极似肠胃实热的表现；但此舌象紫中带青，常是寒邪凝滞、血流不畅的表现；再加滑润苔，可以断为寒证而非热证；苔之所以黄厚，每为寒食停滞中焦的表现。

（2）**青紫舌黄滑苔主病：**青紫舌黄滑苔主寒凝血脉、食滞肠胃。

（3）**青紫舌黄滑苔治法：**寒凝血脉、食滞肠胃者，需温养阳气、和血健脾。

4. 紫舌黄燥苔

（1）**紫舌黄燥苔形态和成因：**舌色绛紫，中铺黄厚干苔，此即“紫舌黄燥苔”。这种紫红舌的来由，是红绛舌的进一步发展，提示热已深入血分，或为酒毒蕴积，脏腑素热所致；在并见黄色干燥苔的情况下，说明肠胃亦有实热积滞。

（2）**紫舌黄燥苔主病：**紫舌黄燥苔主血热深重、肠胃实热。

（3）**紫舌黄燥苔治法：**血热深重、肠胃实热者，需清营凉血，荡涤肠胃。

5. 淡紫舌灰苔

（1）**淡紫舌灰苔形态和成因：**淡紫舌灰苔，即舌见淡紫色，上铺灰苔。此有两种形态：一种是，舌边尖部淡紫，中心铺灰色苔；另一种是，灰苔在边尖部，舌中部见淡紫色。两者都是热邪侵入营血的现象，以瘟疫病为多见；一般外感到深重阶段亦有此舌象，但皆属危险重证。所谓“淡紫”，意思即没有一般紫色之深浓，是由淡白色转变而来。素体虚弱的人，患瘟疫病或热性病，病至深重的程度，常出现此舌象。用药时，即应攻下，也须多方考虑。

（2）**淡紫舌灰苔主病：**淡紫舌灰苔主虚热深入血分。

（3）**淡紫舌灰苔治法：**虚热深入血分者，需清热凉血。

6. 紫舌焦苔

（1）**紫舌焦苔形态和成因：**舌色深紫，苔干焦或起刺，此即“紫舌焦苔”。紫舌焦苔，是热极化火，至重至深的病证之候，比红绛舌焦老黄苔之病更重，常是该病证的进一步发展。若以伤寒六经分证法而论，紫舌焦苔为热毒深入厥阴；若按温病以三焦、卫气营血分证而论，紫舌焦苔为热毒深入下焦血分。病到这一地步，常常难以挽救。

（2）**紫舌焦苔主病：**紫舌焦苔主热毒深重。

（3）**紫舌焦苔治法：**热毒深重者，需大剂清热凉血和血。

7. 青舌白厚苔

（1）**青舌白厚苔形态和成因：**舌色淡白中带青色，上布白色厚苔，此即“青舌白厚苔”。青舌白厚苔，为气血皆寒，阳气不充，气血不畅，肠胃水谷因寒而滞之候。

（2）**青舌白厚苔主病：**青舌白厚苔主阴寒夹食证。

（3）**青舌白厚苔治法：**阴寒夹食证，需温中消导。

8. 青舌黄苔

（1）**青舌黄苔形态和成因：**舌淡白中带青色，上布淡黄色苔，此即“青舌黄苔”。这种“黄苔”不可断为热象：有因外界气候的影响，如夏日感受炎热；有因恣食生冷，结果成为中寒霍乱；或因阴盛于内，逼热上浮，内实寒极。

（2）**青舌黄苔主病：**青舌黄苔主真寒假热证。

（3）**青舌黄苔治法：**真寒假热证，需理中回阳或佐通阳之品。

9. 青舌黑苔

（1）**青舌黑苔形态和成因：**舌淡白中带青色，上布黑色苔，此即“青舌黑苔”。青舌黑苔，是寒极的表现。因为寒盛则苔由白转黑，血因寒则凝滞舌质发青。

（2）**青舌黑苔主病：**青舌黑苔主寒凝血滞证。

（3）**青舌黑苔治法：**寒凝血滞证，需温经回阳。

10. 葡萄疫舌

（1）**葡萄疫舌形态和成因：**舌质青一块、紫一块，苔色黄一块、黑一块，舌上起泡，形如葡萄，圆而含水，或蓝或紫，在口腔其他部分亦可发现，此即“葡萄疫舌”。葡萄疫舌者，多伴有咽痛、唇肿、口秽喷人，这是热毒遏伏，秽浊郁结，熏蒸上涌所致。

（2）**葡萄疫舌主病：**葡萄疫舌主热毒秽浊郁伏证。

（3）**葡萄疫舌治法：**热毒秽浊郁伏证，需清热败毒。

附表8　青紫舌合苔辨治简表

类　别	形　态	主　病	治　法
青舌薄白苔	舌紫，苔色白如常	酒客外感	解表或佐解醒药物
紫舌白腻苔	舌紫，苔白厚润	风寒入里	解表宣湿
		酒湿内蕴	温燥健脾
青紫舌黄滑苔	舌紫中夹青色，苔黄厚湿润	寒凝血脉，食滞肠胃	温养阳气，和血健脾
紫舌黄燥苔	舌色紫绛，苔黄厚干燥	肠胃实热，血热深重	清营凉血，荡涤肠胃
淡紫舌灰苔	舌边尖淡紫，中布灰苔，舌边尖灰苔，舌中淡紫	热深入血，火热逼心	清热凉血
紫舌焦苔	舌色绛紫苔黑干焦	热毒深重	大剂清营，凉血解毒
青舌白厚苔	舌色淡白中发青，苔白厚	阴寒夹食	温中消导
青舌黄苔	舌色同上，苔淡黄色	内寒外热	温中通阳
青舌黑苔	舌色同上，苔色灰黑	寒凝血滞	温经回阳
葡萄疫舌	舌色青一块、紫一块，苔黄一块、黑一块，舌起小水疱或蓝或紫	热毒秽浊郁结	清热败毒

结　语

中医学舌诊的内容是很丰富的，积累了很多宝贵的经验，成为中医诊断学中不可缺少的一部分。但是要纯熟地掌握舌诊的技能，还要靠不断地从实践中来体验，为了便于理解和掌握上述各种舌苔的变化，归纳出以下几个要点。

第一，各种舌象都是从淡红舌、薄白苔转变而来，其变化是有规律可循的。

如以外感来说，风寒在表时舌苔不变化，逐渐内传以后则苔由薄而厚；“白润较厚苔”“偏白苔”“半白苔”都可因体内不同的情况而出现；外邪进一步化热，苔便由白而黄，可见“半黄半白苔”；到表邪已全部化热入里，如胃肠无宿谷相合，则“苔黄而干”（不厚腻），如有宿谷相结，则成“黄腻苔”；邪热不解，病情加深，则苔可由黄而黑，此时多影响营血，因此舌色红绛，一般多为“红绛舌黄黑苔”。若风热为病，苔的转变过程大体和以上相同，所异者，在病初起时，常见舌尖或边尖红（绛），继则病情化热较快，舌的转红转绛也快，每每出现“红（绛）舌黄干苔”，由黄干而变为“红绛舌黄黑苔”，或“红（绛）舌焦黄糙裂苔”等。如感风寒夹燥或纯感风燥，初则舌淡红而干，成为“薄白干苔”，继则化热化火，每因入营较快，而苔不及转黄，成为“红（绛）舌白干苔”，其特点是最易造成伤津劫液。如为湿邪为病，与寒合则成“白润较厚苔”，加食滞则腻；与热合则成“黄滑苔”，并有营热则成“红（绛）舌黄滑苔”，加食滞则成“红（绛）舌黄腻苔”；由于湿在热性病中，可以缓和热的伤津，所以舌苔多湿润；但在一定程度上，湿热也可伤津，津伤之后，湿邪仍然存在，则舌望之若干，而扪之仍湿，则成为“类干苔”。其他如痰涎秽浊为病，亦属于湿的一种，病程中若有此种邪的存在，则有“白黏苔”“黄黏苔”“黄浊苔”等的形成。

如以内伤来说，舌象的变化也有一定的规律。如阴虚为病，当初起时，不过舌色稍红而已；至渐久津伤火旺，则红逐渐加深而成“红绛舌”；久久不愈，津液将竭，则见“红（绛）而光莹”的舌象，初则为部分光莹，继则全舌光莹，甚则整个舌体瘦瘪。如果夹湿夹积为病，由于邪在不同部位，便将反映出不同的舌象，如“舌中红（绛）边白苔”“舌根红尖白苔”“半红舌半白苔”等。又如阳虚为病，初则“淡白舌薄白苔”；若阳虚停水，则成“淡白舌透明苔”；若阴阳并伤，则形成“淡白舌熟白苔”；若津气并虚，则成“淡白舌黄裂苔”；如果寒甚则舌质由白转青，舌苔由白变黑，如“青舌白苔”“淡白舌黑苔”“青舌黑苔”等，都是由“淡白舌薄白苔”发展而来的。

根据以上所述，可以说每一种舌质或舌苔，都有着内在联系，而且彼此交叉出现，因此在临床上要联系起来辨别，这是应该注意的一方面。

第二，应该注意疾病的性质是内伤还是外感。同一种舌或苔，在不同的疾病中往往有不同的临床意义，应该分别看待。因为外感多实，内伤常虚。以“红（绛）舌”为例，在外感中多为热邪入营，而在内伤病中则为阴虚火旺；又如“淡白舌白干苔”，在内伤病中多为阳虚不能化气，在外感病中就可能是外寒遏热。诸如此类，应该谨慎区别。这是必须注意的第二方面。

第三，从临床辨证来分析，必须要有一分为二的认识观。如苔厚、苔多，虽然是邪气之实，但也提示正气不衰，因为脾胃之阳能蒸化浊气；无苔，虽属无邪，但有时也属正气亏损，体内有邪，因正衰不能蒸化所致；滑苔，不一定属寒湿，有时是由热蒸气液上腾所致；干苔，不一定属燥热，有时是因阳不化气而成。此外，舌红尚有嫩老之分，嫩红为阳虚，老红才是真热；例如“红舌白滑苔”，如果是老红舌，则是真热而夹湿之象；若是嫩红舌，便要考虑是阳虚停水的寒湿病证。这是应提请注意的第三方面。

总之，在辨舌象之先，必须先清楚正常的舌与苔，然后方能分辨各种病证中的舌与苔的变化。常人之舌质，舌色红活，不浅不深，红润内充，柔和润泽；若见舌质燥涩，提示是津液已耗；有神之舌，舌有光彩，红活鲜明，灵动清爽，荣润津足，预后大多良好；无神之舌，舌无光彩，暗无血色，萎弱不灵，枯燥乏津，预后大多不良；凡舌质坚敛苍老，或深红厚干，病多属实、属热；舌质浮胖娇嫩，或淡白薄润，病多属虚、属寒。我们如果能够掌握舌诊的这些基本原理，又能多方结合其他诊断信息，灵活辨证，是可以掌握关键得其要领的。

舌象所反映的疾病情况是非常复杂的，本书所列的100余种舌象，虽不能尽述其所有的变化，但已足以供一般临床参考运用了。

中医舌诊

1976年

前　言

祖国医学有着数千年的光辉历史，在长时期与疾病做斗争中，积累了非常丰富的经验，对于我国人民的健康与民族的繁衍起了巨大的作用。

中医舌诊，是中医诊断学中的一部分，古今中医工作者对舌诊都是非常重视的。临床实践证明，舌诊在诊断上有很大的作用，尤其是在对温热病的诊断上，更具有重要的意义。

中医文献中关于舌诊的资料也是非常丰富的，很早就有了舌诊的专书，历代医家也都曾经不断整理和总结这方面的经验。然而，有关舌诊的资料大多散见各书，而且文字也比较深奥，至今尚少比较系统全面适合于现代临床医师阅读的专书。为此，我们搜集了有关文献，参合临床体会，通过分析归纳，用通俗语言编写了这本《中医舌诊》。根据祖国医学的理论体系，将有关舌诊的知识加以简明扼要的阐述，既利于初学者学习，也便于临床医师们参考。

关于这本书的编写，我们虽然也尽了一些努力，但由于我们的水平有限，在内容上可能还存在着不少的缺点和错误，尚希读者随时提出宝贵意见，以资改进。

北京中医学院诊断教研组

1960 年元月

（编者按：在整理《中医舌诊》1960 年版与 1976 年版时发现，两个版本有显著不同，从语言表述、内容分类上，都显示出任应秋先生对舌诊的认识有了进一步提升。故将两个版本一起收录，以供读者全面了解任应秋先生的学术思想）

再版修订说明

当前，国家形势一派大好。举国上下，一片欢腾。热烈欢呼华国锋同志任中共中央主席、军委主席，热烈欢呼粉碎“四人帮”的伟大胜利。在此形势下，《中医舌诊》再版了。

舌诊是中医四诊中望诊的一部分，临床上对于各种疾病，都常结合辨舌来决定诊断和治疗，它标志着中医诊病的传统经验和特色，也是中医临床上占重要地位不可缺少的检查常规。

《中医舌诊》，就是根据祖国医学的理论体系，系统地将诊察舌苔的知识加以简明扼要的阐述。此书自1960年出版以来，得到读者的欢迎，认为既有利于初学者学习，也便于临床医师的参考。为了适应当前学习祖国医学的需要，将本书进行修订，再次出版，使它能更好地为社会主义医疗卫生事业服务。

在修订过程中，虽然我们做了一定的努力，但由于水平有限，谬误的地方，肯定是有的。敬请广大读者一一提示出来，以便再度修订，不断提高。

北京中医学院诊断教研组

1976年12月

第一章　舌诊的发展概况

“舌诊”，是中医诊断学中望诊中的重要内容。通过对舌苔、舌质的观察，从而了解病变的所在，据以辨证论治。这一诊断方法是在长时期与疾病做斗争的过程中，不断认识、发展的。远在公元前3世纪到公元5世纪的《内经》中，便有了察舌辨证和治疗的记载。如《灵枢·刺节真邪》说：“内热相搏……舌焦唇槁。”《灵枢·热病》：“舌本烂，热不已者死。”这种由于热邪抟聚于内，津液被伤而致“舌焦”；盛热不已，营血被腐，以致舌本糜烂，都是临床常有的见症。《灵枢·寒热病》还说：“舌纵涎下，烦悗，取足少阴。”说明舌弛疭不能收束，以致流涎而烦闷，这是肾阴不足，不能收摄的病变，取足少阴经而补之。他如舌卷、舌干、舌强、舌痛、舌痿、舌短等舌体的病变，已有描述，只是还没有提到舌色和舌苔的变化。直到公元1~2世纪，对舌的观察才有所提高，这在《伤寒论》和《金匮要略方论》中都有介绍。《金匮要略·腹满寒疝宿食病篇》说：“病者腹满……舌黄，未下者，下之黄自去。”《金匮要略·惊悸吐衄下血胸满瘀血病篇》说：“病人胸满，唇痿舌青……为有瘀血。”舌黄为热，腹满而舌黄，是邪实热盛；一经泻下，热涤邪去，当然舌上的黄色自会消退。舌现青紫色或呈紫斑，为舌静脉瘀血而胀大的象征，所以诊断为有瘀血，这种对不同舌色的诊断，确比《内经》所记载的有所提高。这时不仅已经留意到舌色的变化，并对舌苔的观察亦第一次提出来了。《伤寒论》230条说：“阳明病，胁下硬满，不大便而呕，舌上白胎者，可与小柴胡汤。”221条说：“阳明病……心中懊侬，舌上胎者，栀子豉汤主之。”130条说：“脏结无阳证……舌上胎滑者，不可攻也。”张石顽在《伤寒绪论》中说：“舌胎之名，始于长沙，以其邪气结里，如有所怀，故谓之胎。”周学海注云：“一谓之苔，如地之生苔者。”（见周氏著《形色外诊简摩》卷下）张仲景在《伤寒论》里，固然没有谈到舌上生苔的原因，但他却看出舌上苔的变化，是和内在的病变有着密切关系，并据以确定其治疗方法。如230条根据白苔使用小柴胡汤，因白苔象征着邪虽未必全在于表，却还不曾尽入于里，实为半表半里证，故用小柴胡汤以和解半表里。221条据舌苔而用栀子豉汤，究竟是什么样的苔呢？钱潢在《伤寒溯源集》里解释说：“舌上胎，当是邪初入里，胃邪未实，其色犹未至于黄黑焦紫，必是白中微黄。”所以用栀子豉汤来边清里边解表。130条的“舌上胎滑”，《巢氏诸病源候论》作“舌上不苔”，也就是舌苔呈光滑的虚象；柯韵伯在《伤寒论注》里解释为“舌无黄黑芒刺之苔，虽有硬满之证，慎不可攻。”仅从以上条文的分析，看出《伤寒论》的观察舌苔，已经比较成熟了。

隋唐时期，在《巢氏诸病源候论》《千金方》两书中，对于察舌辨证方面也有记载。《巢氏诸病源候论》对于舌体的观察，已经提出舌肿、舌强、舌烂、拖舌、舌胀、弄舌、舌出血等。其中所谓“心脾俱热，气发于口，故舌肿”（见卷四《虚劳舌肿候》及卷五十《舌肿候》），则为临床上经常验证的。对于舌色的观察，有“皮蒸……舌上白”（卷四《虚劳骨蒸候》），“䘌病之候，齿无色，舌上尽白”（卷八《伤寒湿䘌候》），“肺热病者……舌上黄，身热……舌焦黑者死”（卷九《热病候》），“瘀血……舌青口燥”（卷三十六《卒被损瘀血候》），“胎动不安……候其母面赤舌青者，儿死母活；母面青舌赤，口中沫出，母死子活”（卷四十一《妊娠胎动候》）等记录。对于舌苔的观察，有“少阴受之，口热舌干而渴”（卷七《伤寒候》），“脏结病，舌上白苔者滑，难治；……舌上不苔者，不可攻之”（卷七《坏伤寒候》），“妇舌青黑及苔上冷者，子已死也”（卷四十三《产难子死腹中候》）。这些记述，都是从临床实践中积累的宝贵经验。《千金方》中记述舌色资料，更为全面，如“妇人难产……面青舌赤……母死子活”（卷二《子死腹中第六》），“小儿胎寒嗄啼，腹中痛，舌上黑，青涎下”（卷五《癖结胀满第七》），“下利舌黄燥而不渴，胸中实”（卷十五《热利第七》），“伤寒……齿断无色，舌上尽白”（卷八《九虫第七》）。至于“舌上苔滑，此为浮寒”（卷十七《肺痈第七》），“渴则咽路焦，焦故舌干”（卷二十六《序论第一》）等，对于舌苔的分辨，都是有见地的。在观察舌体的变化方面，《千金方》认为“舌强不能言，并在脏腑”（卷八《论杂风状》），“筋虚极……舌卷”（卷十一《筋极第四》），“心脏实，舌破”（卷十三《心脏脉论第一》），“脏热则舌生疮……腑寒则舌本卷”（卷十四《舌论第三》），“舌本卷缩……邪热伤脾”（卷十五《脾脏脉论第一》），“胃绝……舌肿”（卷十六《胃府脉论第一》）等。托名华佗的《中藏经》记述有：“心脾俱中风，则舌强不能言”

（《风中有五生死论》），“肝中寒……舌本燥”（《论肝》），“胆胀则舌下痛”（《论胆》），“心脉搏坚而长，主舌强不能语”（《论心》），“肾生病则口热舌干”（《论肾》），“肝风入心，舌缩”（《内照法》）等。以上都是从脏腑病机来分析舌体的变化，说明舌部内应脏腑的理论。

到了宋金时期，舌诊更引起一些医家的注意，并各有其独特的心得。朱肱在《活人书》里说：“背恶寒有两证，三阳合病背恶寒者，口中不仁，口燥舌干也。少阴病背恶寒者，口中和也，以此别之。”前者为邪热，属阳证；后者属于正虚，为阴证。根据口燥舌干之有无，从而分辨证候的阴阳虚实。钱乙的《小儿药证直诀》指出：“脾脏微热，令舌络微紧，时时舒舌，治之勿用冷药及下之……大病未已，弄舌者凶。”弄舌有两种情况，属于心经热盛的，可用寒凉以泻心火；脾经微热，只宜渐服泻黄散之类，以轻清疏解。大病未已，又出现弄舌，说明脾胃衰败，所以主凶。这都是钱氏经验之谈。郭雍著《伤寒补亡论》说：“胸中烦躁，心中懊侬，舌上燥渴，脉沉滑者，皆热证也。”“病人口燥，舌干而渴，其脉尺寸俱沉者，少阴受病也。”“厥阴经紧则引舌与卵，故舌卷而囊缩；若缓则舌萎，声不得前。”这种辨认舌苔的变化，是对《内经》《伤寒论》均有所发挥。李东垣在《脾胃论》中一再提到舌干而咽干的，多为饮食不节，劳役所伤；舌干而胸胁痛的，多为肝木妄行；舌干而口苦食无味的，则为阳气不伸；如舌上白苔滑的，是胸中有寒等。同样的舌干，由于出现了不同的其他症状，而测知其内在的变化有所不同。

元代，舌诊成为一个研究的专题。元正元年间（1341）杜清碧得到一个姓敖的所著《金镜录》一书，内载辨伤寒舌法十二首，这可说是祖国医学第一部舌诊专著。原书已佚，但在杜清碧所编《敖氏伤寒金镜录》保留了一些基本内容。列有十四个舌名，共三十六种舌。明清以后，主要的验舌专书有：申斗垣《伤寒观舌心法》，在《金镜录》的基础上，发展至一百三十七舌。张诞先的《伤寒舌鉴》，又在《心法》的基础上，增损为一百二十图。傅松元的《舌苔统志》，又是在《金镜录》《心法》《舌鉴》的基础上，概括伤寒、温病、杂病各种验舌法，专以舌色分门，共分枯白、淡白、淡红、正红、绛、紫、青、黑八个部分，插入其他各苔而成。梁特岩的《舌鉴辨正》，是据蜀人王文选所科《活人心法》中的《舌鉴》，增损为一百四十九舌，卷首冠以全舌分经图。曹炳章的《辨舌指南》，采集中西有关舌苔的书报杂志编辑而成，并绘彩图一百二十二幅，墨图六幅，为近代研究舌诊较好的参考书。

另外，虽非验舌专书，而有讨论舌苔的专篇文字，并颇有发挥的，在明清两代，亦有不少的代表作。张介宾《景岳全书》有《舌色辨》一篇，以舌色为主题，结合辨证论治来说明不同舌色变化的性质，极其简明扼要。陈士铎《石室秘录》的《伤寒辨舌秘法》，主要是分辨邪热病变在舌苔上的种种变化进行观察。胡玉海的《伤寒一书》中《伤寒舌苔辨》专篇，首列六经舌苔三十五法，次配合脉证阐述三阴、三阳不同传变时期的舌苔变化，足以补《伤寒论》的不足。张石顽著《伤寒绪论》，特从白苔、黄苔、黑苔、灰黑舌、红色、紫色、霉酱色苔、蓝苔色舌七个方面阐明其变化的机理，及其疑似分辨的要领，不但可运用于伤寒，亦可推验于杂病。叶天士《温热论》，验舌辨证的有十七条，对温热舌苔的真假虚实变化，分析很精。石芾南《医原》有《杂病舌苔辨证篇》，从舌之所以生苔的机理，以及风、寒、暑、湿、燥、火诸病变于舌苔的反映，做了分析。周学海于《伤寒补例》《诊家直诀》《形色外诊简摩》中，都于舌诊有所发挥。其中《舌质舌苔辨》《舌苔有根无根辨》两篇论述较详，尤其对于黑色苔的分析，确有独到处。他如李梴的《医学入门》，王肯堂的《证治准绳》，吴坤安的《伤寒指掌》，何梦瑶的《医碥》，章楠的《伤寒论本旨》，所论舌苔部分，都有一定的参考价值。说明祖国医学的舌诊，经过长时期的医疗实践，不断总结提高，形成一种独特的诊断方法。今后，在中西医共同努力下，走中西医结合的道路，中医舌诊经过进一步整理提高，一定能更好地为社会主义医疗卫生事业服务。

第二章　舌的构造及其与脏腑的联系

舌是口腔中主要器官之一，附着于口腔底、下颌骨和舌骨，它是由许多横纹肌组成的一个肌性器官。分上下两面，上面叫舌背，中医习惯称之为舌面；下面叫舌底。舌的表面有舌黏膜，在舌黏膜上有三种舌乳头：丝状乳头、菌状乳头和轮廓乳头。在后两种乳头内有味蕾，所以它的运动灵活，有感受味觉、调节声音、拌合食物等功能。《灵枢·经脉》说："唇舌者，肌肉之本也。"《忧恚无言》说："舌者，声音之机也。……横骨者，神气所使，主发舌者也。"《中藏经·论小肠》说："舌之官也，和则能言而机关利健，善别其味也。"这几段资料综合起来，总的说明了舌是肌肉组织、横骨（即舌骨)；舌的主要作用是辨滋味、调声音、拌食物。舌上的三种乳头，前人概括为红粒和软刺，《形色外诊简摩·舌质舌苔辨》说："其尖上红粒细于粟者，心气夹命门真火而鼓起者也；其正面白色软刺如毫毛者，肺气夹命门真火而生出者也。"所谓细于粟的红粒，或指蕈状乳头而言；所谓如毫毛的白色软刺，当是丝状乳头了。

舌和内脏的联系，主要是通过经络和经筋的循行联系起来的。《灵枢·经脉》曰："手少阴之别……循经入于心中，系舌本。"又云："肝者，筋之合也，筋者，聚于阴气，而脉络于舌本也。"《经别》云："足太阴之正……上结于咽，贯舌中。"《素问·奇病论》云"少阴之脉，贯肾系舌本。"这是说心、肝、脾、肾四脏的经脉和经别、经筋与舌直接联系着。《灵枢·营卫生会》曰："上焦出于胃上口……上至舌，下足阳明。"《灵枢·经筋》云："足太阳之筋……其支者，别入结于舌本。"又云："手少阳之筋……其支者，当曲颊入系舌本。"这是说胃、膀胱、三焦几个腑的经脉和经筋与舌直接联系，其中尤以心和舌的联系更为密切，所以《素问·阴阳应象大论》说："心主舌……在窍为舌。"《灵枢·脉度》说："心气通于舌，心和则舌能知五味矣。"又《五阅五使》说："舌者，心之官也。"其他肺脏和小肠、大肠、胆腑虽没有经脉或经筋与舌联系，但肺与脾经相配，胃与大肠经相配，膀胱与小肠经相配，胆与三焦经相配，则其经气亦可以间接地通于舌，而舌为外候。《形色外诊简摩·舌质舌苔辨》云："苔乃胃气之所熏蒸，五脏皆禀气于胃，故可借以诊五脏之寒热虚实也。"这在《灵枢·营卫生会》也已提到"人受气于谷，谷入于胃，以传于肺，五脏六腑皆以受气。"即是说，五脏六腑均与胃气相通，因而五脏六腑通过胃气的上蒸于舌，便与舌发生了联系。不仅此也，《素问·上古天真论》还说："肾者主水，受五脏六腑之精而藏之。"是五脏六腑即与肾气相通，又可以通过肾经的上系于舌，而与舌联系了。据此，也可以说五脏六腑通过先天肾脏和后天脾胃与舌的联系而联系着。

由于五脏六腑直接或间接与舌相联，因而从生理上说，脏腑精气可以上营于舌；从病理而言，脏或腑的病变亦可以反映于舌，所以江笔花的《笔花医镜》说："凡病俱见于舌……舌尖主心，舌中主脾胃，舌边主肝胆，舌根主肾。"脏腑在舌面分主的部位，大致如此。再细分之，《舌鉴辨正》则谓："舌根主肾、命门、大肠（应小肠、膀胱），舌中左主胃，右主脾，舌前面中间属肺，舌尖主心、心包络、小肠、膀胱（应大肠命门），舌边左主肝，右主胆。"舌面所分脏腑部位，总起来说，舌尖统应上焦，舌中应中焦，舌根应下焦，这和寸口切脉"上以候上，中以候中，下以候下"的脏腑分部，是一样的（如图）。

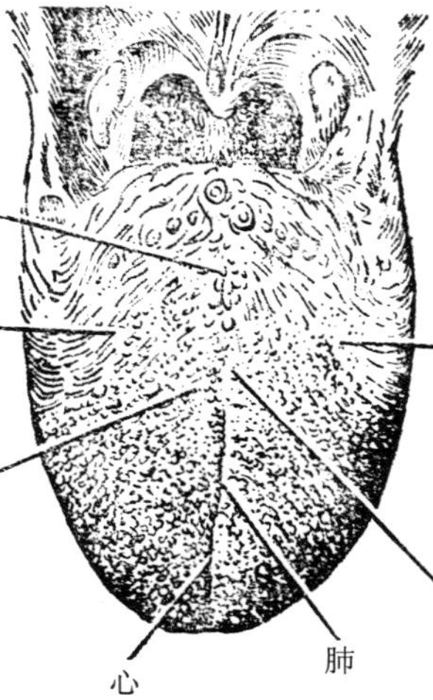

第三章　舌诊的临床意义

祖国医学的望、闻、问、切几种诊断方法，都是为辨证论治服务的。舌诊是望诊之一，通过对舌与苔的观察，可从中获得脏、腑、气、血各种病理变化的部分情况，而为辨证与论治的一种凭证。所以舌诊之余临床，确是较重要的诊察手段。如前所述，由于脏腑与舌相联，无论生理或病变，都能影响到舌，所以说舌是脏腑的外候器官。《临症验舌法》说："核诸经络，考手足阴阳，无脉不通于舌，则知经络脏腑之病，不独伤寒发热有苔可验，即凡内外杂证，也无一不呈其形，著其色于舌……据舌以分虚实，而虚实不爽焉；据舌以分阴阳，而阴阳不谬焉；据舌以分脏腑、配主方，而脏腑不差、主方不误焉。危急疑难之顷，往往证无可参，脉无可按，而惟以舌为凭；妇女幼稚之病，往往闻之无息，问之无声，而惟有舌可验。”辨证论治，主要从表、里、寒、热、虚、实几个方面来确定的，因此，不论舌苔的变化如何复杂，在临床观察时，首先要明确以下几个概念。

一、表证和里证的舌苔分辨

大凡外感风寒，表证初起，舌上多半是润而无苔；即或有一点苔，亦极薄而微带白色，或呈淡白色。这种舌苔，一般具有白、浮、滑薄的特点，试行刮去，旋即还生。如果全舌白苔，浮涨浮腻，渐积而干，微厚而刮不脱的，这是寒邪有化火的机势；如果初起即白薄而燥刺，往往是温病因感寒而发，肺津先伤之象；白薄而黏腻，是湿邪在于气分。同一属于表证的白苔，而其不同的分辨如此。凡属于里实证，舌苔多呈黄色，但亦有种种分辨：黄犹带白的，是表邪未尽；微黄而苔薄的，说明病邪尚浅；黄而糙涩的，是邪已入腑的征候；如浅黄而薄腻，胃热尚轻；深黄而厚腻，胃热已重。如果老黄焦黄，甚至夹灰黑色，或起芒刺，这是胃热已极的反映。黄而兼滑，多为痰火；黄而带腻，多为湿热；黄而垢腻，是既有湿热，还有食滞；黄起黑点，多属于温毒邪秽；黄厚不燥，舌色青紫，常见伤于冷酒、冷食之人；黄而晦黯，则多属于痰饮、寒凝的患者。凡属半表半里证，而见苔色白滑，或舌尖苔白，或一边白，或两边白的，均是偏于半表。舌多红而苔白，间或现杂色，或者舌尖白舌中红，或者舌边白舌中红，或者尖红中白，或者尖白根黑，或者尖白根灰，都是偏于半里。如果白苔多而滑，少带黄灰苔的，是半表证多。红舌多而白苔少，或杂见黄色、灰色的，是半里证多。如果边白滑润，虽然中心黄黑，仍属于半表半里的范围。惟有白苔如积粉，两边色红或色紫的，是温疫伏于膜原之候；苔白如碱的，则为膜原伏有浊秽。

二、寒证和热证的舌苔分辨

舌上无刺而津润，或者舌青黑无刺而津润，都是中寒证。舌无苔而冷滑，为少阴寒证，阳气大虚之候。舌黑少神而润滑，为虚寒证所常见。舌灰黑无苔而脉沉的，多为寒中三阴之象。舌黑无苔而现燥的，每见于津液受伤、虚阳上越的时候。如果舌白无苔而润，甚至连口唇面色俱现痿白的，是脾胃阳虚，多见于泄泻之后。这是一般寒证常见的舌苔。至于热证的舌苔，舌中苔黄而薄，脾热；舌尖赤，甚至起芒刺，心热；舌边赤，亦间有芒刺的，肝热；黄苔而浮薄色淡，肺热；苔厚而黄，胃热，其热轻；苔厚而黑燥，胃热，其热重；舌黑燥而中心特厚，常为胃中浊热干结之证。总之，浅黄腻白为微热，干涩深黄厚腻为大热，芒刺老黄折裂，甚至满舌黑苔而生大刺，干燥底红的，统属于热极的证候。

三、虚证和实证的舌苔分辨

舌呈深赤色是邪气实，舌呈淡红色是正气虚。舌色深赤，苔薄而滑的，是正气能够胜邪的表现：舌色淡红，苔厚而涩的，是邪气日益胜正的反映。舌坚敛而苍老的，病多属实；舌浮胖而娇嫩的，病多属虚。舌苔娇嫩而薄，无论为淡红色或微白色，统属正气虚；若见苔黄而厚，或白而腻，总是内邪未清。全舌苔呈黄黑色，甚至干焦、罅裂、芒刺，多为实热之证；全舌绛色无苔，纵然有横直罅纹，而舌却瘦小的，多为阴虚之证。如果全舌无苔，却有津湿而光滑，或白色苔与舌为一，刮之不起垢腻，口唇亦润泽无缝，淡白透明，其为虚寒证无疑。苔色黑而有芒刺的为实；苔色黑如烟煤隐隐光滑的为虚。

运用舌诊对某些疾病做鉴别诊断，近年来不断有所报道，而且都极有临床价值。例如：钩虫病患者的舌苔，一般都见苔白无华而扪之有津（《江苏中医》1960 年第 5 期《观察舌苔辅助诊断钩虫病之介绍》）。蛔虫病患者多见于舌两侧蘑菇状乳头及舌尖部肥大充血，呈圆形红色小点，小点四周又分布有灰白色略圆而边缘不齐的小点（《广东中医》1960 年第四期《舌诊对蛔虫病诊断的意义》）。原发性肝癌患者，在舌的左右两侧边缘，呈现紫或青色，呈条纹状或不规则形状的斑块黑点，称之为“肝瘿线”（《福建中医》1962 年第 7 期《原发性肝癌舌诊特征的发现》）等等。

由此可见，病证的表、里、寒、热、虚、实的变化，在舌苔上都有着不同的表现。兹结合中西医临床见证与舌苔的关系，列表如下（表 1），供参考。

表1　中西医临床见证与舌苔的关系

舌诊	表现	中医的认识和临床意义	西医的认识和临床意义
舌色	浅红舌	气血两虚	营养不良Ⅱ度、Ⅲ度，贫血
	淡红舌	正常舌色，温邪初起，表证，三阳经证。但里证、虚证、实证、热证亦有，寒证则无	正常舌色，疾病初起，或慢性病不甚严重，一般疾病均常见淡红舌
	红舌	温邪入营分，心包络热，脏腑热极	感染引起之毒血症，脓毒血症，化脓性感染，高热，重症肺炎，急性传染病的严重情况
	绛舌	温邪入营分血分，心包络热，心火上炎	高热败血症及上述情况之更加严重者
	紫舌	热极，瘀血郁积，心经热，肺脏伏毒，上焦痰火，为表里实热证	严重感染，呼吸系统衰竭
	蓝舌	瘟疫湿温，痰饮内郁，热入血分，为寒邪直中肾肝之候，深蓝者死，肺气伤也	呼吸循环衰竭，缺氧症，病情严重
舌形态	缩舌	心虚血微，内热消肉	疾病晚期，极度衰弱消瘦，或有严重感染，舌肌萎缩
	肿舌	水浸，痰溢，湿热，心火	水肿，舌炎充血，巨舌症等
	木舌	脉络失养，风痰，心火	肿舌之严重者，舌瘫痪
	重舌	风痰，痰火上攻	舌下腺炎，舌下腺囊肿，肿瘤
	伸舌	心有热痰，疫毒攻心，正气绝	高热，毒血症，伸舌样痴愚
	舌生芒刺	热毒内伏，邪气实	高热，猩红热，重症肺炎等
	舌有裂纹	热伤胃液，阴虚血枯	高热，脱水，营养缺乏或营养不良
	舌光滑	汗下太过，元津内耗，胃气绝	营养不良，贫血（巨细胞性）
	舌溃疡	上焦热逼	溃疡性舌炎，口炎
	舌剥蚀	湿痰蕴积	地图舌，渗出性体质，营养不良
	舌歪斜、震颤、痿软、弄舌	肝风，热伤阴亏，中风。弄舌为痫候，心脾热，或脾脏虚热	神经系统损害（因各种原因使神经系统受激惹，或舌神经功能丧失）

舌诊	表现	中医的认识和临床意义	西医的认识和临床意义
舌苔色	白苔	表证，太阳证，温邪在卫分（外感实热），但虚证、寒证亦有	疾病初起，轻症，一般感染，或慢性疾病不太严重者
	黄苔	里证，阳明证，温邪在营卫之间，属实热证，邪将传里	疾病较重时常有，消化不良易见
	灰苔	里证，三阴证，温邪入血分，为实热证，时疫流行，郁结停胸，蓄血如狂	疾病重，消化系统疾病为时较久，脱水及酸中毒
	黑苔	里证，伤寒邪热传里（三阴证），温邪入血分	较上述灰苔表现更严重之疾病
舌苔性质	薄苔	表证，风寒轻，正常	正常，疾病初期，轻症
	厚苔	里证，病邪正盛，伤食便秘	病重，消化不良（中毒性）
	润苔	津液未伤，病轻，正常	正常，或轻症
	干苔	津液已耗，温邪盛，邪入血分	高热，毒血症，脱水，酸中毒
	腻苔	病邪轻，秽浊未化	轻病，消化不良
	松苔	正气化邪，痈症	严重感染，消化不良

（本表见《中医杂志》1961 年第 1 号《对舌诊的认识及 1000 病例的观察分析》）

第四章　舌苔的诊察方法

患者取正坐姿势，口大张，将舌自然地吐出口外，舌尖略向下，使舌面舒张，然后，细致地进行观察。先观察舌苔，从舌的尖端，以至舌的中部、根部，依次细看。首先注意苔的有无、厚薄、色泽、润燥等情况的分辨；再观察其舌，从舌尖沿向舌的两旁到舌根，苔不厚时，苔下面也要进行深入和细致地观察，主要是观察舌的色泽，以及舌体的瘦瘪、胖大以及运动情况等。但在观察的过程中，既要求敏捷迅速，又要全面周到，尽量减少病人张口伸舌的时间，以免口舌疲劳。必要时，可以复察一次。如果单凭眼看不能满足对病情的了解时，为了进一步明确诊察，可以进行刮舌或揩舌。刮舌的操作方法是：用经过消毒的刮舌板（其他类似器械亦可），在舌面上，由舌根向舌尖轻轻推刮，连续三五次（但必须用力适当，过于轻浮，则使可以刮去的苔，没有刮去；用力太重，则有伤损舌体之虞）。揩舌的操作方法是：用经过消毒的纱布一小块，卷在食指上，蘸少许清洁水（用薄荷煎的水更好），使其湿润，在病人舌面，从根至尖，连续揩抹四五次。这两种方法的检查目的，都是为了测验苔能否被刮去或揩去，也可以观察去苔后舌面和舌体的情况，以及苔的再生情况。这两种方法的运用，可视苔的具体情况来决定，较坚实和厚腻的苔，可以考虑用刮法；较薄而浮松的苔，则可以选用揩法。

在诊察舌苔时，还必须注意以下几个方面。

一、注意光线

光线的强弱，常常会使我们对颜色发生错误的认识。因此，在观察舌苔时，应尽可能选择光线充足和避免面对有色的门窗。患者一定要面向光线较强之处，使光线直射到口腔里面，则舌尖及舌根部均能看清。若在光线不明或夜晚的时候，以用强度的手电筒照射较为适宜。若在其他暗淡的灯光下，没使舌苔的黄、白二色不易分辨，尤其光线过弱，能使白苔类似灰色苔，使红舌类似紫舌。有色的门窗，其透过的光线，也有一定颜色，往往改变了舌苔原有色泽，故须加注意为是。

二、注意饮食

由于饮食的关系，也常改变舌苔的形色。如饮食之时，由于食物的反复摩擦，可能使厚苔转为薄苔；饮后，可使干苔变为湿润。又如由于食物的高温以及吃刺激品等，可使舌色由淡红变成鲜红，或由红转为绛色。

三、注意染苔

食物色素，尤以富有脂肪的种子类或有色药物等，均可使舌苔染上杂色，而掩盖了原有的苔色。如乳儿因乳汁关系，大都附有薄白苔；饮牛乳的成人，在饮后一两小时内，往往亦能见到薄白苔。食花生、瓜子、豆类、核桃、杏仁等富含脂肪的食物，在短时间内舌面也附有黄白层物。吃杨梅浆、咖啡、茶、葡萄汁、葡萄酒、陈皮梅、盐橄榄或含铁的补品等，每在舌面呈现黑褐色或茶褐色。食蛋黄、橘子、柿子、苹果、有色糖果及服用黄连粉、阿的平等等，每使苔呈黄色。丹砂制成的丸散，可把舌苔染成红色。诸如此类，都属于一时性的外物沾染，与病理殊无关系，均应注意，慎勿误认。

四、注意伸舌姿势

舌伸口外，一定要呈扁平形，使舌体放松，毫不用力。倘使舌体作圆柱形，便可使舌的颜色加深，如淡红舌可变为红舌，尤其是舌的尖部，更易如此。此外，在临床还有以下的经验：若病人伸舌过分用力，时间久后，可使舌质渐呈青紫色，竟至发生了错误的辨证。

第五章　舌质的诊察

舌质，即指舌的肌肉组织而言，包括舌黏膜、内肌群、外肌群这些舌的主要组成部分。一般人的舌质，呈淡红色，并显得十分润泽，干湿得中，不滑不燥。但个别人由于禀赋不同，舌质的表现亦略有差异。《辨舌指南》引《利济外乘》说：“无病之舌，形色各有不同，有常清洁者，有稍生苔层者，有鲜红者，有淡白者，或为紧而尖，或为松而软，并有牙印者……此因无病时各有禀赋之不同，故舌质亦异也。”所以，诊察舌质，首先要辨明正常舌质，然后才能分辨各种病证的舌质。

第一节　诊察舌色

舌的色彩，最能表达舌质的生理和病变的情况。正常人的舌质一般呈淡红色而润泽，正如《舌胎统治·舌胎新例》所描写的：“舌为心之苗，其色当红，红不娇艳，其质当泽，泽非光滑，其象当毛，毛无芒刺；必得淡红上有薄白之胎气，才是无邪之舌。”由于正常人血液充足、阳气和畅，阳气鼓动血液在体内正常的运行，所以舌质的颜色便表现出皆淡红而活泼润泽。只有极少数的人，由于生理的差异，舌质的颜色略有偏红偏淡的不同，这是由于禀赋各殊，不为病征（表2）。至于既发生了病变，便当从红、白、青、紫等几种不同的色泽，来辨别其为气、血、寒、热、阴、阳、盛、衰的变化了。前人积累观察舌质色泽的经验，大体上分作死色、活色两种类型，也就是分辨红、白、青、紫色的纲领。《形色外诊简摩》说："舌质既变，即当察其色之死活。活者，细察柢里（根部的意思），隐隐犹见红活，此不过血气之有阻滞，非脏气之败坏也；死者，柢里全变干晦枯痿，毫无生气，是脏气不至矣，所谓真脏之色也。故治病必察舌苔，而察病之吉凶，则关乎舌质也"。所谓"活色"，言其病轻；所谓"死色"，言其病重。虽不能遽以此辨生死，而"隐隐红活"和"干晦枯痿"这两种病变轻重不同的征候，确是辨舌色的经验之谈，值得注意。（表3）

表2　正常舌象

正常舌	舌　象	生理机理
色淡红	不深不浅，红活润泽	心主血脉而色赤，经脉直通于舌，胃中甘淡的津气亦上荣于舌，故舌质表现为淡红

表3　舌色变化辨治简表

类　别	舌　象	主　病	治　法
淡白舌	红色浅淡，红少白多，或全无红色	虚寒	温补
淡白湿润舌	色淡白而水津较多	脾阳虚损，水湿潴留	温补脾阳，健脾利湿
淡白少津舌	色淡白而津液缺少	阳气虚损，津液不足	扶阳益气，生津润燥
淡白光莹舌	色淡白而光滑洁净	气血两虚	养胃健脾，补气生血
红（绛）舌	鲜红加深而成绛色	营血邪热，阴虚阳亢	清营凉血，养阴清火
淡白夹红舌	舌大部分均为淡白色，个别部分呈鲜红色	阴虚火动	滋阴降火
红（绛）湿润舌	老绛而湿润多津	营热湿蕴，阴虚火旺夹湿	清营化湿，养阴渗湿
	舌色嫩红而湿润水滑	虚阳上浮，真寒假热	温养镇摄

续　表

<table>
<tr><th>类　别</th><th colspan="2">舌　象</th><th>主　病</th><th>治　法</th></tr>
<tr><td rowspan="2">红（绛）少津舌</td><td colspan="2">舌色鲜红或深红，涸而少津</td><td>营热伤津，阴虚火旺</td><td>清营养阴，滋阴降火</td></tr>
<tr><td colspan="2">舌尖红绛而干，余均淡红</td><td>心火独旺</td><td>泻心火导热下行</td></tr>
<tr><td>红（绛）光莹舌</td><td colspan="2">舌色红绛，平如镜面，似有光泽，干而无津</td><td>胃肾阴虚</td><td>滋肾养胃</td></tr>
<tr><td>红舌红点</td><td colspan="2">舌色鲜红，并有深红或紫黑色小点</td><td>温热或瘟毒入血，热毒乘心，湿热郁于血分</td><td>清热凉血解毒，凉血清心，清热利湿</td></tr>
<tr><td rowspan="2">红舌白点</td><td colspan="2" rowspan="2">舌色鲜红，有散在性的白点</td><td>凸起：热毒炽甚</td><td>清热败毒</td></tr>
<tr><td>凹下：脾胃气虚</td><td>清热养胃</td></tr>
<tr><td>红舌红（紫）斑</td><td colspan="2">舌色红，并有深红色的圆形小斑点</td><td>血中热甚而气血壅滞</td><td>清热凉血行滞</td></tr>
<tr><td>红（绛）芒刺舌</td><td colspan="2">舌色红绛，舌上颗粒增大，呈尖锋形芒刺</td><td>营分郁热</td><td>清营泄热</td></tr>
<tr><td>绛紫舌</td><td colspan="2">舌色深绛而带有紫色，少津</td><td>热盛伤津，气血壅滞</td><td>清热育阴，导滞决壅</td></tr>
<tr><td>青紫舌</td><td colspan="2">舌色紫中带青而淡且滑润</td><td>寒滞血瘀</td><td>化瘀散寒</td></tr>
<tr><td rowspan="3">暗紫舌</td><td rowspan="3">舌色绛紫晦暗</td><td>干燥无津</td><td>热邪入血</td><td>凉血散血</td></tr>
<tr><td>润湿</td><td>营热夹瘀</td><td>清营破瘀</td></tr>
<tr><td>有秽垢</td><td>热深夹湿</td><td>清营利湿</td></tr>
<tr><td>青色舌</td><td colspan="2">舌色青如水牛舌</td><td>寒凝阳郁，瘀血</td><td>温阳散寒，活血行瘀</td></tr>
</table>

一、淡红舌（即正常舌）

【舌象及成因】淡红舌，是正常人的舌色，不深不浅，红活润泽。所以出现淡红色的原因，《舌胎统志》认为："红者心之气，淡者胃之气。"这是因为舌是心脏的苗窍，心主血脉而色赤，经脉直通于舌；胃中甘淡的津气亦上营于舌，故正常舌质的颜色便表现为淡红。《舌诊研究》根据舌的生理做进一步的解释说："由于舌黏膜下层的血管十分丰富，舌又为一长条肌肉组织组成的肌性器官，肌肉内的血运也十分丰富，使舌肌呈红色，但由于红色之舌肌尚需透过一层白色半透明带有角化的黏膜面，因而构成了正常淡红的舌质。"

二、淡白舌

【舌象及成因】 舌色红少白多，称为淡白（以红色浅淡为多见，也有白而全无红色的）。它的成因，主要由于虚寒。即由于阳气衰少，化生阴血的功能既弱，推动学液运行的力量亦差，因而使血液不能充分营运于舌质之中，以致舌质显现浅淡不红，而成白色。虚寒的"寒"，只是阳气不足之意，不是指外感寒邪。所以《辨舌指南》说："若全舌无苔，有津湿而光滑，或其苔白色与舌为一，刮之不起垢腻，口唇比润泽无缝，淡白透明（舌质全部明净无苔的意思），是虚寒也。"

【主病】 虚寒证。

【治法】 温补。

三、淡白湿润舌

【舌象及成因】 舌色淡白，舌上水津较多，好像有过剩的水分浸渗于舌质之中似的。这是脾阳不振，水湿不能完全运化的表现。因体内水分的运化，清的升而为津，浊的降而外渗，其中主要靠脾脏的阳气为之运化，脾阳亏损，运化的机能减弱，使体内水湿增多，因而使舌上相应地显出湿润的现象。也正因为脾阳不足，不能充分推行血液，以致营养不良，故舌呈淡白色。

【主病】 脾阳虚损，水湿潴留。

【治法】 温补脾阳，健脾利湿。

四、淡白少津舌

【舌象及成因】 舌上津液不足，甚至没有津液，都属于少津的范围。总是由于阳气虚损不能生化津液，或者不能敷布津液所造成的。津液的来源，是由于水谷精微经过阳气的温煦而化生，复经过阳气的运行而散发到全身各个组织中去。若是中、上焦脾和肺脏的阳气虚弱，则脾阳不能生津，肺气无以布津，反应于舌上，必然是色淡白而津液缺少。临床常见腹中停水的患者，口舌反而干燥，就是由于阳虚，既不能化水成津，仅有的津液，亦无以散布的缘故。

【主病】阳气虚损，津液不足。

【治法】扶阳益气，生津润燥。

五、淡白光莹舌

【舌象及成因】舌色淡白，舌面薄苔全部脱光，好像新剥皮的鸡肉，故叫作“光莹”，即光滑洁净的意思。这种舌象的形成，主要是由于脾胃损伤，气血两虚，久久不能恢复所致。《舌鉴辨正》称为“纯熟白舌”，并说：“乃气血两虚，脏腑皆寒极（即虚极的意思）也，宜十全甘温救补汤（即十全大补汤去桂加鹿茸）。”初起，每由舌的中心先见光滑，逐渐向四边发展，终至全舌光滑无苔。因为脾胃亏虚，食欲不振，时间久了，必然导致气血两虚，营养不良，舌质得不到足够的营养，以致舌苔逐渐脱落，又不能续生新苔，结果便呈现全舌淡白而光滑了。

【主病】气血两虚。

【治法】养胃健脾，补气生血。

六、红（绛）舌

【舌象及成因】舌的正常色为淡红，若变而正赤，则为鲜红；红色再加深，则为绛红。因此，在绛红出现之前，往往都是经过鲜红阶段的。但无论鲜红或绛红，都是营血中有热的反映，只是绛红色的热势更甚而已。同样是营血中有热，但还有实热和虚弱的区分。《舌胎统志》：“绛色者，火赤也；深红也，为温热之气蒸腾于膻中之候。故绛色者，神必不清，气必不正，为壮火食气，气乱则神昏是也。”这种热型的红绛舌，大多在热病亢盛时出现，往往见口渴饮冷，脉洪数有力。由于热灼伤津，这时虽也有阴液不足的存在，但根本原因却在于阳热亢盛，所以为实热证。至于《舌鉴辨正》所说的："色灼红无苔无点而胶干者，阴虚水涸也。……或无津液，而咽干带涩不等，红光不活，绛色难名，水涸火炎，阴虚已极也。"这是属于虚热型的红绛舌。主要是由于阴虚而致火炎，所以舌虽红绛而口不渴，或虽渴而不欲饮，或漱水不欲咽，脉亦细数无力，所以为虚热证。

【主病】营血邪热，阴虚阳亢。

【治法】清营凉血；养阴清火。

七、淡白夹红舌

【舌象及成因】舌色大部分均为淡白，却有个别部分呈鲜红色，叫作淡白夹红舌，多属于虚火内动的表现。如红色出现于舌的中部，为脾胃虚火；出现于舌的根部，为肾中虚火；出现于舌尖，为心的虚火；出现于舌边两侧，为肝胆虚火。

【主病】阴虚火动。

【治法】滋阴降火。

八、红（绛）湿润舌

【舌象及成因】舌色红而湿润，一般是指嫩红色而言；舌色绛而湿润，一般是指老红色而言。舌色老绛而湿润多津，在外感病中，属于邪热入营，湿热内蕴；在内伤病中，则为阴虚火旺，素有痰湿的病证。舌色红而娇嫩，且湿润水滑，这是虚阳上浮，真寒假热的表现。两者的病变性质是截然不同的。

【主病】营热湿蕴；阴虚火旺夹湿；虚阳上浮。

【治法】清营化湿；养阴渗湿；温养镇摄。

九、红（绛）少津舌

【舌象及成因】舌色鲜红或深红，舌面亦涸而少津，这是热邪伤津，或素体阴亏的反映。《舌鉴辨正》说："红嫩无津舌，全舌鲜红，柔嫩而无津液，望之似润而实燥涸者，乃阴虚火旺也。"在外感病中，每于热邪侵入营分以后，津液被劫时，出现这种舌像。在内伤病中，阴虚火旺时，亦常见到。如果仅是在舌尖部红绛而干，其余都是淡红色，便属于心火独旺的征候了。

【主病】营热伤津；阴虚火旺；心火独旺。

【治法】清营养阴；滋阴降火；泻心火导热下行。

十、红（绛）光莹舌

【舌象及成因】舌色或红或绛，平如镜面，望之似有光泽，实际干燥无津，是为红（绛）光莹舌。或全舌皆然，或仅出现于舌之某一部分，无论内伤外感，一见这种舌象，便是阴液消亡的征候。《舌鉴辨正》说："色绛红，无苔无点，光亮如镜……水涸火炎，阴虚已极也。"它的成因，或由不恰当地过用燥药，或由于病久失治，以致胃肾的阴液涸竭使然。如同时并见舌底和咽喉干燥，是为肾液的枯竭；如果只是舌心较干的，则为胃津之涸，临证不可不辨。

【主病】胃肾阴虚。

【治法】滋肾养胃。

十一、红舌红点

【舌象及成因】舌色鲜红，并有散在的深红色小点鼓起于舌面，有的甚至紫黑色，统为邪热深入血分的征象。《舌鉴辨正》叫作"红星舌"。并说"红星舌，全舌纯红，而有深红星（即星点），乃脏腑血分皆热也。中燥火者，中疫毒者，实热人误服温补者皆有之。"所以凡热邪侵入血分，快要发生斑疹的时候，或者瘟毒证热毒深入血分的时候，都可能出现这种舌象。若伴见神昏谵语，则为热毒乘心。他如湿热久蕴在血，小便不利，头汗独多，而见这个舌象，往往是发黄疸的先兆。另有种"红绛舌苔黄黑生斑"的，与此相同。

【主病】温热或瘟毒入血；热毒乘心；湿热蕴于血分。

【治法】清热凉血解毒；凉血清心；清热利湿。

十二、红舌白点

【舌象及成因】舌色鲜红，有散在的白色小点鼓起于舌面，这是热毒炽甚，舌将糜烂的先驱。有散在的白色小点却凹陷而低于舌面，这是由于脾胃气虚，不堪热毒攻冲的反映。

【主病】热毒炽盛；脾胃气虚而热毒攻冲。

【治法】清热败毒；养胃清热。

十三、红舌红（紫）斑

【舌象及成因】舌呈红色，并有圆形比红色更深的小斑点，多少不一，统为血中邪热过盛，气血壅滞而成。《舌鉴辨正》称为“生斑舌”。并谓：“生斑舌，全舌纯红而有小黑点者，脏腑皆热也。”这种出现在舌上的斑点，与出现在皮肤上的斑点机理相同，所以，热病见此舌象，往往为全身发斑的先兆。临床所见，凡舌色淡红，而见红绛色斑点的为轻；舌色红绛，而见紫黑色斑点的为重。

【主病】血中热盛而气血壅滞。

【治法】清热凉血行滞。

十四、红（绛）芒刺舌

【舌象及成因】舌色或红或绛，舌上原来的颗粒，不仅增大，并渐形成尖锋似的，多见于舌的边尖部位，或全舌皆有，这叫芒刺。形成芒刺的原因，正如《温热论》所说：“不拘何色，舌上生芒刺者，皆是上焦热极也。”而《伤寒论本旨》又说：“凡舌生芒刺者，苔必焦黄或黑；无苔者，舌必深绛；其苔白或淡黄者，胃无大热，必无芒刺。”是中焦有热亦能生芒刺。临床所见，邪热一经入于营分，无论在上焦在中焦，都可以出现芒刺。

【主病】营分郁热。

【**治法**】清营泄热。

十五、绛紫舌

【**舌象及成因**】绛红色进一步加深，则呈绛紫色，仍为邪热入营入血，在不断发展传变的标志。《舌鉴辨正》说：“紫见全舌，脏腑皆热极也。”《舌胎统志》说：“紫舌干裂纹者，热极不治。”《察舌辨证新法》说：“质紫无苔，热在阴分也。”以上所叙述的紫色，都是指绛紫而言，所以都为热盛的病变。热盛之所以使舌色由绛红而变为绛紫，主要是因为热邪不断地亢盛，则津气两尚，津伤的结果，血液便失去滋润；气伤的结果，血液亦难以运行。于是血气壅滞不畅，而呈绛紫色。因此，这时舌上的津液也是缺少的，所以《舌胎统志》而有“舌干裂”的记载。

【**主病**】热盛伤津；气血壅滞。

【**治法**】清热育阴；导滞决壅。

十六、青紫舌

【**舌象及成因**】舌色紫中带青而淡，并见润滑，叫作青紫舌。多由淡白色转变而成，与深红变为绛紫舌的，迥然不同。凡寒邪直中，经血瘀滞，多见这种舌象。《舌鉴辨正》说：“淡紫带青舌，青紫无苔，多水滑润而瘦小，为伤寒直中肝肾阴证。”《通俗伤寒论·秀按》：“舌色见紫，总属肝脏络瘀。……因寒而瘀者，舌多淡紫带青，或滑或暗。”可见寒凝血瘀，是出现青紫舌的主要原因。

【**主病**】寒滞血瘀。

【**治法**】化瘀散寒。

十七、暗紫舌

【**舌象及成因**】舌色绛紫，晦暗而不润泽，好像紫色中略带灰色的，称为暗紫舌。这种舌象的成因有三：一是热邪深重，津枯血燥，血行壅滞；二是素有瘀血，今又邪热入于营分，血热瘀蕴，经脉阻滞；三是温热夹湿，湿与热并，蕴结不解。所以叶天士《温热论》说："热传营血，其人素有瘀伤宿血在胸膈中，夹热而抟，其舌色必紫而暗，扪之湿。"在临床上要分辨的，若仅是热邪入血，应是暗紫而干燥无津；有瘀血的，则暗紫而润湿；夹湿的，则暗紫而兼有秽垢。

【主病】热邪入血；营热夹瘀；血蕴湿热。

【治法】凉血散血；清营破瘀；清营利湿。

十八、青色舌

【舌象及成因】舌色发青，古医书形容如水牛之舌，多见于阴寒证和瘀血证。《舌胎统志》说："青色舌……乃寒邪直中肝肾之候，竟无一舌属热之因。"这是阴寒邪胜，阳气郁而不宣之故。《辨舌指南》说："舌边色青者，有瘀血郁阻也……舌青口燥，漱水不欲咽……内有瘀血也。"有瘀血而舌色青，这和体表受跌仆伤而发青，同一理由。

【主病】寒凝阳郁；瘀血。

【治法】温阳散寒；活血行瘀。

第二节　诊察舌体

舌体的病变，也就是舌组织本身发生了病理的改变。前人都把它列入疾病之中，作为一种病症来处理，而不作为诊察病证的方法。所以许多讨论杂病的典籍中，从《千金方》以下都有"口舌"这个门类；相反，在各种专门讲舌诊的书籍中，都不列"舌体"这个项目。只有《辨舌指南》专列有一章《辨舌之形容》，其中谈到了舌体的软、硬、胀、瘪、战、痿、舒、缩、歪斜、吐弄等病变。因为舌体的病变，并不是孤立的问题，同样是由于内在脏腑气血发生寒、热、虚、实病理变化的反映。例如《灵枢·经脉》篇说："足太阴气绝……则舌萎；足厥阴气绝……故唇青舌卷。"同时，观察舌体的变化，仍须结合舌色、舌苔来进行，故将临床常见的舌体变化汇集起来，加以分析，无论于辨证、与治疗，都是大有裨益的。（表4）

表4　舌体病态简表

类　别	形　态	主　病	治　法
肿胀舌	肿胀而舌色淡白、水滑	阳虚停湿	通阳利水
	肿胀而舌色鲜红	血热上壅	泻心胃之火，佐以散血
	肿胀而舌紫	酒毒冲逆	泻心火兼解酒毒
	肿胀而紫暗发青	中毒	随因解救
	肿胀而舌色淡红	湿热痰饮上溢	化湿蠲痰
瘦瘪舌	瘦瘪舌色淡白	气血两虚	两补气血
	瘦瘪舌色红绛	阴虚火旺	滋阴降火
短缩舌	短缩舌色淡血	寒凝筋脉	温经散寒
	短缩舌色淡白	气血俱虚	补气益血
	短缩舌色深红	燥热生风	清热熄风
		风邪夹痰	豁痰宁风
强硬舌	强硬舌色深红	热入心包	清心开窍
		高热伤津	清热滋阴
	强硬舌色淡白或淡红色	中风	养血驱风
痿软舌	痿软舌色淡白	气血两亏	补气益血
	痿软舌色红绛	高热伤津	泄热生津
		阴虚火旺	滋阴降火
裂纹舌	横裂纹	素体阴虚	滋补阴精
	呈冰片形裂纹	老年阴虚	益气生津
	发形裂纹，舌色淡白	脾虚湿侵	补脾渗湿
	短小横直罅纹，色绛	阴虚液涸	补阴泻火
	撕裂纹如人字、川字、爻字形	胃燥液涸，实热内逼	清热润燥
舌纵	纵而舌体坚干	实热内踞	涤除实热
	纵而舌色深红胀满	痰热扰心	清心化痰
	纵而麻木	气虚	补中益气
偏歪舌	舌体不正，斜偏一侧	风邪中络	养血熄风或滋肾平肝
麻痹舌	无故舌麻	血虚	温补营血
	舌麻头晕目眩颤动	肝风内动	平肝熄风
	口角头面俱麻	风气夹痰	祛风化痰

续 表

类别	形态	主病	治法
弄舌	弄舌面赤，烦躁咬牙	心经热盛，引动内风	清火熄风
	弄舌，身面黄，大便干	脾经燥热，津液大伤	导热生津
颤抖舌	颤抖舌色淡白	伤津亡阳	温经回阳
	颤抖舌色淡红	气血两虚	气血两补
	颤抖舌色鲜红少津	伤津风动	柔润熄风
	颤抖舌色红绛	热极生风	泻肝清营
重舌	重舌即舌下血脉肿起	心火，外邪引动内热	清心泻火，解表清理
舌衄	舌上无故出血如线	心热	清泻心火
	舌上出血，血色干黄	胃热	清热降气
	血多出于舌下	肝热	泻肝解郁
舌痈	舌上生痈，色红肿大	心火亢盛	清心泻火
	痈生于舌下	脾肾积热	泄热滋阴
舌疔	舌生紫疱，坚硬剧痛	心脾火毒	泻心清脾，凉血解毒
舌疮	舌上疮疡凸起	心经热毒	清心败毒
	舌上疮疡凹陷	虚火上浮	滋阴降火
舌菌	舌生恶肉、头大蒂小	心脾郁火	清热解毒，散郁和营

一、肿胀舌

【舌象及成因】 舌体肿大，轻则胖厚增加，重则胀塞满口，其成因有：一是舌色淡白，舌面水滑，舌体内好像潴留不少水分而肿胖的，这是脾肾阳虚，水湿上泛所致。二是舌色鲜红肿大，常由心胃有热，而致气血上壅之故。如果神昏不清，更证明是热入心包，心火上炎，气滞血壅使然。《诸病源候论·虚劳舌肿候》："心脾有热，故令舌肿。"当属于这一类。三是舌紫而肿的，每见于素善饮酒，又病温热，邪热夹酒毒上冲的患者。四是舌肿色紫暗而发青，口唇亦肿大并现青紫色的，多见于因中毒而引起血液凝滞的病证。五是舌色如常，淡红而胖大，皆因于脾胃湿热与浊痰相搏，湿热痰饮上溢所致。《千金方·胃府脉论》所谓"胃绝舌肿"，也就是胃中湿热盛，而胃气阻绝的意思。

【主病】阳虚停湿，血热上壅证；酒毒冲逆，中毒；湿热痰饮上溢。

【治法】通阳利水，泻心胃之火佐以散血；泻心火兼解酒毒，随因急救；化湿蠲痰。

二、瘦瘪舌

【舌象及成因】瘪，音必，枯瘦的意思。舌体变得枯瘦浇薄，叫作瘦瘪舌。总由于灼血消肉所造成。舌色淡白而瘦瘪者，为阴阳两虚，气血不足，不能充盈舌体，久久失其濡养而成。舌色红绛而瘦瘪的，则为阴虚火旺之故。阴愈虚，火愈旺，血中燥热有增无已，于是发生枯瘪、消瘦等变化。无论新病、久病，见此舌，均非轻浅。若更见枯萎无津，或色晦而暗，预后尤多不良。

【主病】气血两虚；阴虚火旺。

【治法】两补气血；滋阴降火。

三、短缩舌

【舌象及成因】舌体短缩，缩而不能伸，不仅不能伸出口外，甚则难于抵齿。短缩而舌色淡白，多见于长期的沉寒痼冷患者，今又遭寒邪内袭，以致寒凝筋脉，收引挛缩而成。《素问·诊要经终论》云："厥阴者……甚则舌卷。"筋属厥阴，寒凝于筋，厥阴之气终绝不能营，所以舌挛缩而卷短，亦有脾肾衰败，气血俱虚，血虚既不能濡养舌体，气虚亦不能温煦助其运动，因而舌也短缩不伸。如短缩舌色深红，则多为热盛伤津，筋脉失去津液的滋润而燥，燥热生风，筋脉拘挛，舌亦因之卷缩。《中藏经·内照法》说："肝风入心……舌缩。"《千金方·脾脏脉论》说："舌体卷缩……邪热伤脾。"都属于这一类。临床所见的，内阻痰湿，又动肝风，风邪夹痰，梗阻舌根，因而舌短缩的，亦复不少。《舌辨指南》云："凡舌短由于生就者，无关寿夭，若因病缩短，不能伸长者，皆危证。"病而至于舌短缩，无论、属虚、属实，病情都是较重笃的。

【主病】寒凝筋脉；气血俱虚；燥热生风；风邪夹痰。

【**治法**】温经散寒；补益气血；清热熄风；豁痰宁风。

四、强硬舌

【**舌象及成因**】强硬舌，是舌体失其柔和而灵活的运动，变得板硬强直，以致语言謇涩不清。临床常见的是：温热病，热入心包之后，由于热扰神明，神志不清，以致舌无主宰，失其灵活而强硬。或由高热伤津，燥火炽盛，舌的筋脉失养，失其柔和而强硬。《中藏经·论心》说："心脉搏坚而长，主舌强不能语。"由于心经邪热炽盛，所以脉来搏坚而长。凡因热盛而舌强硬的，舌色多见深红，故《舌辨指南》说："凡红舌强硬，为脏腑实热以极。"此外，舌强硬尤多见于中风证，常与半身不遂、口眼㖞斜等症同时出现。有时出现在猝然昏倒之后，有的出现于未中之前，常为中风的预兆。《素问·至真要大论》："风邪所胜……舌本强。"《中藏经·风中有五论》说："心脾俱中风，则舌强不能言也。"其舌色多见淡白或淡红。总之，舌强硬，绝不是局部的病变，而关系于脏腑，所以《千金方·杂风状》强调说："舌强不能言，病在脏腑。"

【**主病**】热入心包；高热伤津；中风。

【**治法**】清心开窍；清热滋阴；养血驱风。

五、痿软舌

【**舌象及成因**】舌体软弱痿废而不能运动自如，叫作痿软。《灵枢·经脉》说："肌肉软，则舌痿。"人体任何部分痿软，原因虽多，其为肌肉中的筋脉失养而废弛则是其中的一个原因。痿软而舌色淡白，多由心脾气血亏损，不足以濡养筋脉而成。如见"人中"平满，唇向外翻，是脾气已绝，预后不良。痿软而见舌色红绛，则为有热极津伤；或者阴虚火旺，而使胃肾气津两亏，筋脉失养所致。痿软而舌色干绛无津，是肾阴已涸之候，病属危殆。

【**主病**】气血两亏；高热伤津；阴虚火旺。

【**治法**】补气益血；泄热生津；滋阴降火。

六、裂纹舌

【舌象及成因】舌上裂纹，可出现于全舌面，尤以舌前半部及舌尖两侧缘最多见，深者宛如刀割、剪碎。裂纹可呈纵形、横形、井字形、爻字形，以及脑回状或鹅卵石状不等。《千金方·心脏脉论》说："心脏实……肉热口开舌破。"即指舌裂而言。多见于阴虚热盛之证。在临床上的分辨，则如《辨舌指南》所说："平人之舌无纹也，有纹者，血衰也。纹少、纹浅者，衰之微；纹多、纹深者，衰之甚。舌生横裂者，素体阴亏也；舌生裂纹如冰片纹者，老年阴虚常见之象也。淡白色有发纹满布者，乃脾虚湿侵也；……全舌绛色无苔，或有横直罅纹而短小者，阴虚液涸也。……凡舌见裂纹、断纹如人字、川字、爻字及裂如直槽之类，虽多属胃燥液涸，而实热内逼者亦有之。"

【主病】素体阴虚，老年阴虚，脾虚湿侵，阴虚液涸；胃燥热实。

【治法】滋补阴精，益气生津，补脾渗湿，补阴泻火；清热润燥。

七、舌　纵

【舌象及成因】舌常伸出口外，内收困难，或者不能收缩，流涎不止，叫作舌纵。《灵枢·寒热病》："舌纵涎下。"就是指这个病变。《诸病源候论》又称为"拖舌"，它说："拖舌，语而不出。"也就是舌体弛纵，拖引不能收缩之意。纵而舌形坚干，为实热内踞，常不自觉地将舌伸出口外，以泄热气；复因其舌体不柔，内收而有困难。纵而舌色深红，舌体胀满，兼见神志不清，或喜笑不常等，这是由于痰热之邪扰乱心神所致。纵而麻木，多为气虚所致。

【主病】实热内踞，痰热扰心；气虚。

【治法】涤除实热，清心化痰；补中益气。

八、偏歪舌

【舌象及成因】舌体不正，斜偏一侧，当张口或伸舌时，舌体的前半部特别明显地斜歪一边，或左或右，常与口眼㖞斜或四肢偏瘫同时出现。舌偏向左的左瘫，舌偏向右的右痪，统为风邪中络，舌的一侧肌肉发生迟缓所致。《辨舌指南》说：“若色紫红势急者，由肝风发痉，宜熄风镇痉；色淡红势缓者，由中风偏枯；若舌偏歪语蹇，口眼㖞斜，半身不遂者，偏风也。”病在左者，偏向右；病在右者，偏向左。临床验证，往往如此。

【主病】风邪中络。

【治法】养血熄风，或滋肾平肝。

九、麻痹舌

【舌象及成因】舌上有麻木的感觉，叫作舌麻；舌强直不灵而麻木的，叫作痹。《素问·逆调论》说：“营气虚则不仁。”不仁，就是麻痹感。无论什么原因，只要营血不能上荣于舌，舌便会产生麻木异样的感觉。临床常见的，无故而舌麻，时作时止，这是心血虚的表现。舌麻而有头晕目眩，时发颤动，或有其他中风症状的，这是肝风内动之候。不仅舌麻痹，甚至延及口角、头面，痰涎多者，这是风气夹痰的证候。

【主病】血虚，肝风内动，风气夹痰。

【治法】温补营血，平肝熄风，祛风化痰。

十、弄　舌

【舌象及成因】舌在口中，动如蛇舐，上下左右，掉动不停，微露出口，立即内收，叫作弄舌。因其舌干肿涩，舌体紧缩不舒，便频频摆动，以求缓解。其病因则在于津被热灼，引动内风，筋脉动摇，不能自已。《小儿卫生总微论》说：“弄舌者，其证有二：一者心热，心系舌本，热则舌本干涩而紧，故时时吐弄舒缓之。二者脾热，脚络连舌，热则舌亦干涩而紧，故时时吐弄舒缓之，皆欲饮水。心热则发渴，脾热则津液耗，皆引饮。二证相似，宜加审别。心热者面赤，睡即口中气热，时时烦躁，喜就其冷，切牙上窜，治宜退热，脾热者大便稠硬，赤黄色，面黄身亦微黄，治宜微导之。”无论心热或脾热，都有伤津或动风的病变。动风多见于心热，伤津多见于脾热。

【主病】心经热盛，引动内风；脾经燥热，津液大伤。

【治法】清火熄风；导热生津。

十一、舌颤抖

【舌象及成因】舌体颤抖，动摇不宁，有的在伸缩时颤动，有的不在伸缩时亦抖颤难安。颤抖而舌色淡白的，每出现于汗多亡阳证中，这与《伤寒论》38 条的“筋惕肉瞤”同一道理，是由于伤津亡阳，筋脉失去阳气的温养与津液的濡润所致。颤抖而舌色淡红，仅见舌体的蠕蠕微动者，是气血两虚证。颤抖而舌色鲜红而少津，为血中燥热，津伤风动之候。舌体习习煽动，舌色红绛的，是肝脏热毒盛极，风气内动使然。

【主病】伤津亡阳，气血两虚，津伤风动，热极生风。

【治法】温经回阳，两补气血，柔润熄风，泻肝清营。

十二、重　舌

【舌象及成因】舌下血脉肿起，好像另生一小舌似的，叫作重舌；如有两三处血脉肿起，连贯而生，俗又呼为“莲花舌”。凡患重舌的，在下颏处都可以见到浮肿，按之内有硬核，这是由于心经火热，循经上冲，遂令舌下血脉肿起的缘故。若兼见发热恶寒的表证，又当属于外邪引动心火。

【主病】心火；外邪引动内热。

【治法】清心泻火；解表清里。

十三、舌　衄

【舌象及成因】舌上出血舌衄，名舌衄。多由心经热甚，逼血妄行所致。《辨舌指南》云：“若舌上无故出血如线不止，乃血热上溢心苗……大抵病心经热极者，多舌出血，有病愈而血仍不止者。”《血证论》说：“口乃胃之门户，舌在口中，胃火熏之，亦能出血。……舌本乃肝脉所络，舌下渗血，肝之邪热。”心热舌衄，多见舌肿胀，舌色鲜红，甚至可见心烦神昏。胃热舌衄，舌色干黄，口渴，大便秘结。肝热舌衄，血多出于舌下，并常见头晕，胁痛诸症。

【主病】心热；胃热；肝热。

【治法】清泻心火；清热降气；泻肝解郁。

十四、舌　　痈

【舌象及成因】舌痈，即舌上生痈，色红肿大，延及下颏亦红肿硬痛。一般都是由于心经火热亢盛所致。《中藏经》云："痈疽，发于咽舌者，心之毒也。"便是指心的火毒而言。间亦有痈生于舌下的，则为脾肾积热，消津灼液而成。

【主病】心火亢盛；脾肾积热。

【治法】清心泻火；泄热滋阴。

十五、舌　　疔

【舌象及成因】舌上生如豆粒大的紫色疱，坚硬而剧痛，多由心脾火毒所致。《疫证一得》云："若舌上发疔，或红或紫，大如马乳，小如樱桃，三五不等，流脓出血，宜甘露饮增石膏、犀角、连翘，加银花、金汁水，重清心火。"但疔亦有生于舌下的，《中藏经·论五疔》说："赤疔在舌下，根头俱赤，发痛，舌本硬，不能言。"无论疔生舌上、舌下，其因于心脾经的火毒而发，并无二致。

【主病】心脾火毒。

【治法】泻心清脾，凉血解毒。

十六、舌　　疮

【舌象及成因】舌上生疮，有如粟米大，散在舌的四周上下，或痛或不痛。《丹溪心法》说："舌上生疮，皆上焦热壅所致。"尤以属于上焦心经的热毒为多，故《石室秘录云》："口舌生疮，乃心火郁热。"凡属于心火夹毒上炎而成的，疮多凸于舌面而痛。也有下焦阴虚，虚火上浮而成的，疮则凹陷不起，亦不痛。

【主病】心经热毒，虚火上浮。

【治法】清心败毒，滋阴降火。

十七、舌　菌

【舌象及成因】舌上生出恶肉，初起如豆大，渐渐头大蒂小，好像“泛莲”和“鸡冠”似的，蔓延极快，朝夕不同，外表红烂无皮，疼痛甚剧，流涎极臭，妨碍语言饮食；甚至病势波及颏颔两腮，初则木硬而皮色不变，久则破溃穿腮，欲食舌不能动，欲咽痛而难忍，终至身体日趋消瘦，渐感不支。病由心脾烦扰，抑郁不舒，气结火炎而成。《灵枢·热病》说：“舌本烂，热不已者死。”临床所见，舌本溃烂无已，预后多不良。

【主病】心脾郁火。

【治法】清热解毒，散郁和营。

第六章　舌苔的诊察

现代医学认为，舌面上之所以形成一层薄润的苔，主要是由于丝状乳头的分化而来。丝状乳头的末梢经分化成完全角化或角化不全的角化树，在角化树各个分枝的空隙中，填充着脱落的角化上皮、唾液、细菌、食物碎屑及渗出的白色细胞等，这就是组成舌苔的生理状况。但是舌上为什么必须形成这薄苔？现代医学还没有进一步说明；而祖国医学则认为由于胃中生气所表现。如《伤寒论本旨·辨舌苔》说：“舌苔由胃中生气所现，而胃气由心脾发生，故无病之人常有薄苔，是胃中之生气，如地上之微草也，若不毛之地，则土无生气矣。”所谓“胃中生气”，即胃的生理功能。脾胃的生理功能正常，舌上即呈现一层薄润的苔；如果脾胃的生理功能发生病变，种种病变的苔亦由之而生。因此，在诊察疾病的时候，不仅要察舌，而且还要察苔。《形色外诊简摩·舌质舌苔辨》说：“苔乃胃气之所熏蒸，五脏皆禀气于胃，故可借以诊五脏之寒热虚实也。”

诊察舌苔，大致可分为两个部分进行，一是苔质，一是苔色。苔质有厚、薄、干、滑、腻、黏等的区分；苔色有黄、白、黑、灰等的不同。

第一节　诊察苔质

苔质，即如前所述，为舌上丝状乳头的角化物，前人亦称之为苔垢。盖以病变而生的苔，乃由病邪秽垢之气上溢于舌而成者，是以名之。因此，临证察苔的主要目的，是用以分析病邪传变的表、里、寒、热关系。所以《明理论》说："伤寒三四日已后，舌上有膜，白滑如胎，甚者或燥、或涩、或黄、或黑，是数者，热气浅深之谓也。邪气在表者，舌上则无胎，及邪气传里，津液结抟，则舌上生胎也。"故苔的有无、厚薄，即病变深浅轻重的征候。所以验舌察苔成为临床不可缺少的诊察疾病方法之一。

一、苔的分布

苔分布于舌面，一般是薄而均匀的；或者在舌的中部和根部稍厚，这是正常现象。由于中根部内应胃肠，苔本是胃气湿热之所熏蒸，其于中根部略厚一些，这是很自然的。相反，如果中根部无苔，或者极少，这便是"胃阳不能上蒸，肾阴不能上濡"的表现。如果中根部的苔特厚，又常常是胃肠内有浊邪积滞，如饮食痰湿之类。《辨舌指南》说："苔垢薄者，形气不足；苔垢厚者，病气有余。苔薄者，表邪初见；苔厚者，里滞已深。"另外，苔由薄转厚，为病邪渐次增加，或潜伏之邪，开始暴露；苔由厚变薄，则为正气来复，或者是里蕴之邪逐渐外达。当然，在临证时要配合其他诊断方法来分辨，不过苔的薄厚变化则是征兆之一。

苔布于舌，还有"偏"和"全"的分别。苔布满舌的全部，这叫作"全"，多见于中焦痰湿阻滞之证。故《辨舌指南》说："全者，苔铺满地也，为湿痰滞中。"苔仅布于舌的某一局部，或偏布于左，或偏布于右，或偏布于前，或偏布于后，这叫作"偏"。由于其偏布各异，主证亦各有不同。《辨舌指南》说："偏者，其苔半布也，有偏内、偏外、偏左、偏右之分。凡偏外者，外有苔而内无也，邪虽入里而犹未深也，而胃气先匮；偏内者，内有苔而外无也，里邪虽减，胃滞依然。而肠积尚存，及素有痰饮者，亦多此苔。偏左滑苔，为脏结证，邪并入脏，最为难治；偏右滑苔，为病在肌肉，为邪在半表半里。”（舌尖为外，舌根为内《察舌指南》的内外之分，在临证时颇有参考价值）按偏左、偏右，仍属于肝胆及半表里的病变为多，《察舌指南》认为偏左是否即可断为脏结症，是否即可断为最难治，尚缺乏临床的验证来说明。

二、苔的有根与无根

苔既是由舌上丝状乳头末梢的角化而成，更是由于脾胃中的生发之气的熏蒸所致，说明苔的生长是有其根蒂的，苔之与舌是有其密切的联系而不可分的。但在某些病变过程中，确是看到苔与舌是相互脱离的时候，这种苔便是没有根蒂似的。因此，诊察苔便提出了有根无根的问题来了。有根的苔和无根的苔，在病理变化方面究竟有怎样的区分呢？《形色外诊简摩》曾有较详的描述：“脉有有根无根之辨，舌苔亦何独不然。前人只论有地无地，此只可以辨热之浮沉虚实，而非所以辨中气之存亡也。地者，苔之里一层也；根者，舌苔与舌质之交际也。……至于苔之有根者，其薄苔必匀匀铺开，紧贴舌面之上；其厚苔必四围有薄苔辅之，亦紧贴舌上，似从舌里生出，方为有根。若厚苔一片，四围洁净如截，颇似别以一物涂在舌上，不是舌上所自生者，是无根也。此必久病，先有胃气而生苔，继乃胃气告匮，不能接生新苔，而旧苔仅浮于舌面，不能与舌中之气相通，即胃肾之气不能上潮以通于舌也。”其实，苔生舌上，舌是苔的根；脾胃生发之气上蒸与舌而为苔，则脾胃又是舌和苔的根。上面所说的无根的苔，并不是说苔不自舌生，不自脾胃之气上蒸而成，而是说苔既生之后，因“胃气告匮”，不能接生新苔，已生之苔便渐渐脱离舌面，以致舌面洁净光滑而已。因此，辨别苔的有根无根，其重要意义有三：第一，有根的薄苔，匀铺舌面，是属于正常苔。第二，有根的厚苔，虽代表邪气盛的一面，但脏腑生气并未告竭。第三，无根的苔，不问其厚薄，只要是舌面洁净光滑，没有再生苔的迹象，便足以说明脾、胃、肾之气不能上潮，便属于正气衰竭的范畴。

另外，还有一种说法：苔不易刮去的，为有根，属实证；苔容易刮去的，为无根，属虚证。我们认为，尽管苔不易刮去，但它只是一般正常匀铺的薄苔，不能表现为实证；尽管苔容易刮去，但它旋刮旋生，舌面并不洁净光滑，亦不能称为虚证。所以苔的易刮不易刮，不能完全说明有根无根的问题，亦不能完全据以辨证的虚实。再如《伤寒论本旨》说："无根者，表分浊气所聚，其病浅；有根者，里之邪气所结，其病深。有根之苔，又当分其厚薄松实，厚者邪重，薄者邪轻；……松者胃气犹尚疏通，实者胃气已经闭结也。"以上所说，只是从邪气一方面来说的，没有考虑到正气的问题。不过把有根的苔分作厚薄松实几个方面来分辨，这是有临床意义的。舌质松，便易于刮去；舌质实，便不易刮去。实际说来，这并不关系到有根无根的问题。

三、苔的润滑与干涩

正常舌苔由于口腔内唾液腺的不断分泌，故常滋润有津，使口适然，而没有任何异样感。如果唾液的分泌发生了不足或太过的变化，舌苔便会因之而出现润滑与干燥两种不同的情况。《辨舌指南》说："滋润者其常，燥涩者其变。滋润者为津液未伤，燥涩者为津液已耗。"又《察舌辨证新法》说："湿症舌润，热症舌燥，此理之常也。"苔薄而滋润，这是正常的苔。但滋润与润滑是有所分别的，滋润是津液适度，不多不少，徒见其润，不见其滑；滑为水湿，是唾液的分泌太多，徒见其苔上水湿溱溱，常有一层半透明或透明唾液黏附于苔上，手扪之则滑利而有水湿，故《辨舌指南》说："滑者津足，扪之而湿。"这种滑苔，一般是有寒、有湿的反映。凡上、中、下三焦阳气衰少，不能运化水湿，因之水湿潴留，而为饮为痰，痰饮随经脉而上溢于苔，便见到水湿过剩的滑苔了。《辨舌指南》又云："滑苔者，主寒主湿也，有因外寒而滑者，有因内寒而滑者，如邪初入里，全舌白滑而浮腻者，寒滞中宫，胃阳衰也。滑而腻者，湿与痰也；滑腻而厚者，湿痰与寒也。"卫阳虚于表，则外寒乘虚而入；胃阳虚于里，则内湿因虚而留。这就是滑苔的主要病机。

唾液分泌不足或舌面蒸发过快，以致舌面缺乏津液，望之枯涸，扪之涩手，这种干燥的苔，总是由于热盛津伤所致。正如《伤寒论本旨》所说："干燥者，邪热伤津也。"但就临床所见，亦略有区分：太干燥而色黄，多为胃里热极；苔干燥而色黑，多为热极而阴竭，或为痰热结胸；苔干燥色黑而中心特厚，属于脾燥肾竭；如果舌苔全部干燥而黄黑积滞，甚至干焦罅裂芒刺，总属实热证。但是亦有苔干燥而并非热证的，乃属于阳虚范围，所以《伤寒论本旨》又说：“干燥者，阳气虚，不能化津上润也。”这种燥苔的见症是：口虽干而不渴，或者渴而不欲饮，细察其舌质，多呈淡白，而不红绛。

四、苔的腐腻

腐苔是比较厚的一种苔，颗粒大而松疏，形状颇与豆腐渣相似，厚厚地堆铺舌上，极易刮脱，多为阳热有余，蒸发胃中腐浊邪气上升而成，所谓“厚腐之苔无寒证”是也。临证诊察腐苔，大体上有三种情况：首先是正气胜邪的苔象。《医原》说：“风寒风温……渐次传里，与胃腑糟粕相为抟结，苔方由薄而厚，由白而黄而黑而燥，其象皆板滞不宣，迨下后，苔始化腐；腐者，宣松而不板实之象，由腐而退，渐生浮薄新苔一层，乃为病邪解尽。”其次，是常见于内痈诸证的脓腐苔，苔色白带淡红，舌上黏厚一层，有似疮脓。如肺痈及下疳结毒，苔多为白色的脓腐；胃痈多为黄色的脓腐；肝痈多为灰紫色的脓腐等。再次为霉腐苔，有的舌上生一层白色膜，有的出现饭粒样的糜点，叫作口糜。每因于胃脘腐败，津液悉化为浊腐蒸腾而上，循食道上泛咽喉，继则满口，直至唇齿、上下腭都是糜点。《医原》说：“因其人胃肾阴虚，中无砥柱，湿热用事，混合蒸腾，证属难治。”总之，脓腐苔与霉腐苔的病变，都不是轻浅的。

腻苔，一般都在舌的中根部较厚，边尖部较薄，颗粒细小致密，紧贴舌上，揩之不去，刮之不脱，舌面罩着一层呈油腻状的黏液。《舌诊研究》谓：“如以放大镜观察，可见腻苔之丝状乳头数目及其分枝增加，其中包埋者很多黏液及食物颗粒。”多见于湿浊、痰饮、食积、顽痰等阳气被阴邪所抑的病变。凡苔厚腻而色黄，为痰热、为湿热、为暑温、为湿温、为食滞、为湿痰内结，腑气不利；苔滑腻而色白，为湿浊、为寒湿；苔厚腻不滑，粗如积粉，为时邪夹湿，自里而发；苔白腻不燥，自觉闷极，属脾湿重；苔白厚黏腻，口发甜，吐浊涎沫，为脾瘅，乃脾胃湿热气聚，与谷气相抟，满而溢上之候。

要之，苔腐多为邪热有余，苔腻每属阳气被抑。

五、苔的消长

苔的消退和增长，是正气和病邪互为消长的表现。凡舌苔由无而有，由薄而厚，一般都是说明病变的进展；相反，由厚而薄，由多而变少，一般都是说明正气的渐次恢复，病邪的逐渐消退。不过，无论苔的增长和消退，都以逐渐转变为良，倘使出现骤增退现象，多为病情暴变的征候。例如，薄苔在短时间内突然增厚，则表示正气暴衰，邪气的急遽入里；若若满舌厚苔，突然迅速消退，又往往为胃气暴绝的反映。《察舌辨证新法》云："苔之真退真化……真退必由化而退，假如苔由厚而退薄，由板而生孔，由密而渐疏，由有而渐无，由舌根外达至舌尖，由尖而渐变疏薄，乃里滞减少，是为真退。由退而后生薄白新苔，乃胃气渐复，谷气渐进的吉兆。"如果不是真退，临证时要注意几种情况：一种是苔骤然退去，不再生新的苔，以致舌面光洁如镜，这是脾胃津气衰竭的现象。一种是苔呈多块剥落，而舌面上仍斑斑驳驳地存留，有如豆腐屑铺在舌面一般，东一点，西一点地散乱存在，仍为胃气胃液两被伤残之候。一种是满舌厚苔突然退去，但舌面仍留腻涩污质，或者残留朱点，或者残留着发纹状的东西，都属于假退，稍隔一两天便要继续生长厚苔的。一种是满舌厚苔，只有舌中部剥落一瓣，有的呈现罅纹，有的呈现凹点，舌面色红而燥，这便要慎防其津液脱失，中气衰竭。一种是厚苔忽然退去，舌面光而燥，每见于胃气渐绝的时候。凡此种种，都是苔的假退，而不是真正的消失；都属于病变的增进，而不是病变的好转。

第二节　诊察苔色

苔质既由病变邪气而生，苔色亦由病变邪气而着，不同的病邪，既可以见到不同的苔质，也可以出现不同的苔色。《伤寒指掌》说："白苔肺经，绛苔心经，黄苔胃经，鲜红胆经，黑苔脾经，紫色肾经，焦紫起刺肝经，青滑肝经。"这是从脏腑不同的性质，而分辨其不同病变的苔色。这种分法，有较大的局限性，临证所见，不一定如此。《辨舌指南》引马良伯云："外淫内伤，脏腑失和，则舌上生苔，故白苔者，病在表；黄苔者，病在里；灰黑苔者，病在肾。苔色由白而黄，由黄而黑者，病日进；苔色由黑而黄，由黄而白者，病日退。”这是根据病变的性质来分析苔色，颇有实践意义的。风寒外感，病在表分，往往见白色苔；病在于里，热邪内作，往往见黄色苔；黑色之浅者便是灰，苔色灰黑而有津，多为肾经的寒湿；苔色灰黑而无津，多为肾经的热邪。随着病变的发展，苔色由白而黄，由黄而黑，常验证于热性病的进行期；苔色由黑而黄，由黄而白，常验证于热性病的消退期。临床上根据苔色的转变来辨证，是有很大价值的。

一、白色苔类

苔现白色，主要可以从以下三个方面来观察：①主肺与大肠。《临证验舌法》云：“舌苔白色，肺与大肠病也，不拘所见何症，但看白而坚敛苍老者，肺与大肠气盛也；白而浮胖娇嫩者，肺与大肠精气虚也；白而干燥者，非大肠血虚火盛，即肺脏阴虚火盛也。”②主表证。《重订通俗伤寒论·六经舌胎》廉勘说：“白苔主表……但看舌苔带一分白，病亦带一分表。”③主寒证。《伤寒论本旨》说：“凡苔垢，色白者为寒，白甚者，寒甚也。”这是白苔在病变中所主的基本性质。但于临证时还当根据脉症来具体分析，如《舌鉴辨正》说：“白舌为寒，表证有之，里证有之，而虚者、热者、实者亦有之。……若白苔夹变别色见于某经，即是某经病重，凡表里寒热虚实皆同。辨舌者，宜于望闻问切四事参考之，庶几不差。”兹将临证常见的几种不同白苔，分述如下。（表5）

表5　白苔类主病简表

类　别	舌　象	主　病	治　法
薄白苔	色白苔薄均匀，干润得中	风寒湿邪在表	辛温解表
薄白滑苔	色白而薄，水滑湿润	外感寒湿	辛温解表
		水气上溢	温中渗湿
薄白干苔	色白而薄，津少干涸	气虚津少	益气生津
		燥气伤肺	清润化燥
白润略厚苔	色白而厚，润泽如常	风寒邪盛	辛温散寒
		邪传半里	和解少阳
		中焦寒湿	温中燥湿

续表

类别	舌象	主病	治法
白厚腻苔	色白而厚腻，如涂米粉状	饮食或湿浊停滞	泻湿导滞
白厚腻滑苔	色白而厚腻，如涂豆腐浆	寒湿痰饮停聚	温中渗湿蠲痰
白厚腻干苔	色白质厚，干燥异常	胃津湿滞	生津导滞
		湿盛热郁	清热化湿
白糙、裂苔	色白质干而粗，或有裂纹	暴热伤津	生津泄热
		暑热伤气	清暑益气
白黏腻苔	色白而厚腻，苔上罩一层浑浊黏液	痰湿	燥湿化痰
		中焦湿热	芳香化浊
		湿滞气分	解肌祛湿
白如积粉苔	色白，颗粒疏松，如堆铺白粉	邪热浮经	疏利热邪
		邪毒内盛	清解化毒
		热聚三焦	清凉泄热
雪花苔	苔色洁白如雪花散布	脾阳衰败	甘温扶阳
霉苔	苔垢色暗，有白色小霉点	胃肾阴虚，湿毒熏蒸	养阴清热解毒
偏白滑苔	右半白滑苔	邪入半表里	疏解少阳
	左半白滑苔	脏结	温中散寒
半截白滑苔	外半截白滑	寒湿在表	辛温解表
	内半截白滑	下焦寒湿	温里散寒

1. 薄白苔

【舌象及成因】白色苔薄薄地平铺于舌上，颗粒均匀，干润得中，舌色淡红而清爽，这本是正常舌象。诸如风寒、风湿、寒湿等六淫之邪，病犹在表，尚未传里的时候，舌苔往往不起什么变化，而仅见此正常的薄白苔。所以，《伤寒论》说：“伤寒，邪在表，则胎不生，邪热传里，则苔渐生，自白而黄。”因为病邪仅在表的部位，脏腑之气无伤，舌苔自然受不到任何影响而生变化。故这种薄白正常苔，在临证意义上，可用以做病邪在表而未入里之旁证。

【主病】风寒湿邪在表。

【治法】辛温解表。

2. 薄白滑苔

【舌象及成因】 白色苔薄薄地平铺于舌上，但苔却显得特别润滑，好像被涂上一层米汤似的，这叫作薄白滑苔。苔之所以出现这样的水滑状态，主要是由于寒湿邪盛所致。《通俗伤寒论·六经舌胎》廉勘说："苔色白而薄者，寒邪在表，固已；然必白浮滑薄，其胎刮去即还者，太阳经表受寒邪也。"这是就外感的寒湿邪气而言。外感寒湿，苔之所以现白滑，《伤寒论本旨》解释说："夫卫气出于肺胃，外邪在卫分，舌现白苔，以胃中水谷之气被郁不化，而为寒为痰也。"至于内伤寒湿，水气上溢，苔色亦呈白滑，惟于脉证与外感有所不同而已。

【主病】 外感寒湿，水气上溢。

【治法】 辛温解表，温中渗湿。

3. 薄白干苔

【舌象及成因】 白色苔薄薄地平铺于舌上，但津液较少，显得苔非常干燥，这是肺脏津气两伤的反映，气虚无以化津，津少无以润舌，则苔势必失其濡养而干涸。《伤寒论本旨》说："干燥者，阳气虚不能化津上润也……若其白而干者，津液已枯，虽有表证，不能作汗。"气虚津少是纯虚证，与热盛伤津的病变迥然不同，故苔色薄白而不黄，苔虽干燥而不渴，或者渴而不欲饮，气虚津涸，肺燥已甚，所以这时纵有表证，亦不能采用发汗解表的方法，再损失其津液。故《伤寒论本旨》又说："则于升散药中须助津液，如仲景用桂枝汤啜稀粥之例。"临床上常见有外感燥气，而见薄白干苔的，只有用清润化燥的方法，最为合适。

【主病】 气虚津少，燥气伤肺。

【治法】 益气生津，清润化燥。

4. 白润略厚苔

【舌象及成因】 白苔稍厚，平布舌面，颗粒均匀，润泽如常。这种苔在外感病中以邪在少阳经为多见。苔由薄而变厚，是表邪渐入于半里之征。以其仅及于半里，未全入里，所以虽厚而不甚；邪犹属风寒，并未化热，所以仍白而不黄；甚至风寒邪盛，病在太阳之表，同样可以见到这种白润略厚苔。因为白苔的厚与薄，适足以辨风寒邪气的轻与重；白苔的干和润，适足以辨津液的伤与未伤。于杂病中见到这样的苔，多数为寒湿的病变。《舌鉴辨正》说："中厚白，尖边无异色，此脾胃有寒湿也，表里证皆有之。"所谓表证，即前面所说的太少阳病；所谓里证，即寒湿滞于中。

【主病】风寒邪盛，邪传半里，中焦寒湿。

【治法】辛温散寒，和解少阳，温中燥湿。

5. 白厚腻苔

【舌象及成因】苔色白而厚，颗粒坚紧或疏松，有如水调米粉状涂布舌上，布满全舌，或者边尖较薄，中部和根部略厚。这是中焦脾胃的阳气不振，以致饮食停滞，或为湿浊瘀积之候。《辨舌指南》说："舌苔白腻，胸膈闷痛，心烦干呕，时欲饮水，水入则吐，此热因饮郁，宜辛淡化饮。"热因饮郁，水饮湿浊之邪盛于外，上溢于舌，使苔仍白而厚腻，并不出现黄苔。同时中郁有热邪，所以心烦干呕，时欲饮水，这种病变，并不同于湿热郁蒸，因而苔不呈黄色。

【主病】饮食或湿浊停滞。

【治法】泻湿导滞。

6. 白厚腻滑苔

【舌象及成因】苔色白而厚腻，苔上水湿较多，有如稠豆腐浆涂抹舌上一般，是为白厚腻滑苔。凡脾阳不振，水饮停留，甚至寒湿痰饮停聚，多能见到这种舌苔。《舌鉴辨正》说："苔白厚粉湿滑腻，刮稍净，而又积如面粉发水形者，里寒湿滞也。用草果以醒脾阳，则地气上蒸，天气之白苔可除。"所谓"地气上蒸"，是指脾的阳气，有运化水湿，蒸发津液的作用。水湿下走，津液上布，则停聚于中的寒湿消散，泛溢于上的白厚腻滑苔亦随之化退，而还原其薄白的常苔。

【主病】寒湿痰饮停聚。

【治法】温中渗湿蠲痰。

7. 白厚腻干苔

【舌象及成因】苔色白而厚腻，但水津甚少，干燥异常，是为白厚腻干苔。其主要成因有二：首先是由于胃中津气不足所致。如《温热论》云："舌胎白厚而干燥者，此胃燥气伤也。"但是这种苔不一定见到腻，色白厚腻而干，既是胃燥津伤，尤有湿浊内滞，湿滞不化，就是所以见腻的由来。其次是热内郁而湿不化。《舌鉴辨正》说："干厚白苔，舌中干厚白，尖边无异色，脾胃热滞也。"所谓"热滞"，实际是热郁，热邪郁滞于里，因而苔干少津；湿浊停畜于中，因而苔白厚腻。湿郁热滞，所以尽管苔干少津，而苔却不见黄色。

【主病】津伤湿滞，湿盛热郁。

【治法】生津导滞，清热化湿。

8. 白糙、裂苔

【舌象及成因】苔色白，或薄或厚，颗粒粗松，干而且硬，望之似砂石，扪之则糙手，这叫白糙苔。若颗粒较细，质地板硬，布有纵横裂纹，这叫白裂苔。但这两种舌象，是可以同时出现的。因为两者的成因基本相同，都是由于内热暴起，津液暴伤所致。《舌鉴辨正》说："白苔燥裂舌，乃因误服温补，灼伤真阴，无黄黑色者，真阴将枯竭，舌上无津，苔已干燥，故不能变显他色。脏腑有逼坏处，故舌形罅裂也，治宜大承气汤急下，以救真阴。"另有一种白裂苔，虽满舌裂纹，而苔却不甚干，常见于暑温证中，这是由于气虚有热，兼以内夹秽浊之湿。

【主病】暴热伤津，暑热伤气。

【治法】生津泄热，清暑益气。

9. 白黏腻苔

【舌象及成因】 白黏腻苔，就是白厚腻苔上罩一层浑浊黏液，有如鸡子清样涂抹在苔面，使舌上颗粒相互粘连，合成一片，多为有湿、有痰的征兆。《温热论》说："舌上白苔黏腻，吐出浊厚涎沫，口必甜味也，为脾瘅病。乃湿热气聚，与谷气相抟，土有余也，盈满则上泛。"脾瘅病，见《素问·奇病论》，主要症状是口中泛甜味，由于脾胃湿热交蒸，浊气上溢而成。所谓"土有余"，就是指脾土中的湿浊有余。若于外感病见到这种舌苔，为湿邪滞于气分之征，《辨舌指南》说："舌白而黏腻者，湿邪在于气分也，外症必发热、头重、身痛，而口不渴。"这种黏腻白苔，往往都较薄，而不如痰湿病苔的厚腻。

【主病】 痰湿，中焦湿热，湿滞气分。

【治法】 燥湿化痰，芳香化浊，解肌去湿。

10. 白如积粉苔

【舌象及成因】 舌上满布白色苔，颗粒疏松，有如白粉厚厚地铺堆舌上，扪之涩而不燥。以下几种情况可以见到这积粉苔：①时疫初起，邪热浮越于经的阶段。如《温热论》所说："时疫初起，舌上白苔如积粉者，达原饮解之。"②邪毒内盛时期。《舌鉴辨正》说："邪毒既盛，苔如积粉满布，此时未敢遽下，而苔色不变，口渴喜饮冷者，服三消饮。"③邪热弥漫三焦的病证。《辨舌指南》引马良伯说："舌厚腻如积粉者，为粉色舌苔，旧说并以为白苔，其实粉之与白，一寒一热，殆水火之不同道。温病、热病、瘟疫、时行，并外感秽恶不正之气，内蓄伏寒伏热之势，邪热弥漫，三焦充满，每见此舌，治宜清凉泄热。粉白干燥者，则急宜大黄黄连泻心汤等，甚或硝黄下之，切忌拘执旧说，视为白苔，则大误矣。"总之，白如积粉苔，是属于温热病苔，与以上所述各种白苔都大不相同。

【主病】 邪热浮经，邪毒内盛，热聚三焦。

【治法】 疏利邪热，清解化毒，清凉泄热。

11. 雪花苔

【舌象及成因】 苔色洁白，津少光亮，其形有如片片雪花布散舌上，其色比一般白色苔的色还要白。产生这种苔的主要原因，是由于脾阳衰竭，寒湿凝闭于中焦，衰竭的脾阳，处于既不能运化水湿，又无以输布津液的状态。《辨舌指南》云："舌起白苔如雪花片者，此俗名雪花苔，为脾冷而闭也。"所谓"脾冷"，即是脾阳的衰败；所谓"闭"，就是指脾不能运不能化的虚衰现象。这种病证的预后，往往是不良的。

【主病】 脾阳衰败。

【治法】 甘温扶阳。

12. 霉　　苔

【舌象及成因】 舌上罩着一层夹有黏液的灰白色垢腻，颜色晦暗，或杂有较白色的小点，轻的仅见于舌上某一部分，重则满舌皆是。多因胃肾阴虚，湿邪内踞，虚热与湿毒蕴郁熏蒸而成。《辨舌指南》谓："舌与满口生白衣如霉苔，或生糜点者，胃体腐败也，多死。"这类病变，虽未必期其必死，究属正虚邪盛之候。如发展至满口生白衣，或生糜点如米粒状，是津液悉化为腐浊，病变确是发展到了严重的阶段，预后多是不良的。

【主病】 胃肾阴虚，湿毒熏蒸。

【治法】 养阴清热解毒。

13. 偏白滑苔

【舌象及成因】 舌苔纵分成左右两半，一半是正常的薄白苔，一半却是苔色白而滑，左右偏见，病情不一。《舌鉴辨正》说："右白苔滑舌，病在肌肉，邪在半表半里，必往来寒热；左白苔滑舌，此脏结之证，邪并入脏，最难疗治。"右半属气，左半属血。气主表，故邪气浅，而在肌肉或半表里；血入脏，其病深，故为"脏结"之证。脏结证初见于《伤寒论》，129 条说：

"脏结，如结胸状，饮食如故，时时下利，寸脉浮，关脉小细沉紧，名曰脏结，舌上白胎滑者，难治。"130条说："脏结无阳证，不往来寒热，其人反静，舌上苔滑者，不可攻也。"167条说："病胁下素有痞，连在脐旁，痛引少腹，入阴筋，此名脏结。"根据以上三条所载，前两条为胃脏机能衰减的阴寒证，后一条颇似绞窄性肠阻塞证，也属于寒凝气滞的病变。

【主病】邪入半表里；脏结。

【治法】疏解少阳；温中散寒。

14. 半截白滑苔

【舌象及成因】舌苔横分为前后两半，一半有白滑苔，一半则无，是为半截白苔。《辨舌指南》说："凡偏外者，外有苔而内无也，邪虽入里而尤未深也，而胃气先匮；偏内者，内有苔而外无也，里邪虽减，胃滞依然，而肠积尚存。及素有痰饮者，亦多此苔。"所谓有苔，即指有白滑苔；所谓无苔，即指苔色基本是正常的。白滑苔仅在外半截，是寒湿邪气尚未去表，至于胃气是否先匮，尚须结合脉证来确定。白滑苔仅在内半截，只说明寒湿邪气在里，或者滞于下焦，这都是临床上所常见的。

【主病】寒湿在表；下焦寒湿。

【治法】辛温解表；温里散寒。

二、黄色苔类

苔现黄色，临床常见者有三：首先是由于脾胃的病变。《临症验舌法》说：舌见黄色，脾胃病也，不拘所见何症，但看黄而坚敛苍老者，脾胃两经邪气盛也。"前人言舌诊，往往舌与苔混称，实际舌质色黄者甚少，苔色红者绝无，这里所谓"舌见黄色"，实为苔的黄色，而非舌色，所以《伤寒指掌》径称"黄胎胃经"。其次主里证。《伤寒指掌》说："白胎主表，黄胎主里，太阳主表，阳明主里，故黄胎专主阳明里症而言。辨证之法，但看舌胎带一分白，病亦带一分表，必纯黄无白，邪方离表而入里。"再次主热证。《舌鉴辨正》说："黄苔舌，表里实热证有之，表里虚寒证则无。黄苔见于全舌，为脏腑俱热，见于某经，即某经之热，表里证均如此辨，乃不易之理也。”凡风、火、暑、燥诸邪在表，都可以出现黄苔，但一般都是薄而不厚，因此说，黄苔主里，是基本的；但不能像《舌鉴辨正》所说的表证不见黄苔。（表6）

表6　黄苔类主病简表

类　别	舌　象	主　病	治　法
淡黄苔	苔薄白而带浅黄色	风热在表或风寒化热	辛凉解表
	苔色淡黄而较厚	胸脘湿热	宣湿透表
黄滑苔	苔色正黄，湿润光滑	表邪初入里初期	清热透表
		黄疸	渗利湿热
	水黄苔	湿温病，温热病兼水饮	清温化湿
黄浊苔	苔色深黄，垢浊胶结	湿热秽浊之邪内盛	芳香化浊
			辛开苦降
黄黏腻苔	苔色黄而黏腻	湿热痰涎胶结为患	清热，化湿，祛痰
黄干苔	苔由白转黄，由润而干	邪热传里	泄热清里
	苔由厚而薄，黄由深而浅	热退津未生	甘寒生津
	苔色干黄，满舌厚积	实热里证	苦寒攻下
根黄尖白苔	舌尖薄白，后半黄厚	表邪入里化热	辛凉透表，清里泄热
尖黄根白苔	后半薄白，舌尖部黄	热在上焦	清热解邪
双黄苔	舌两傍各呈一长条形黄苔，余皆薄白	表邪入里，表犹未罢	清热透表
		热聚胃肠	清涤胃肠热邪
半黄半白苔	一边白色苔，一边黄色苔	肝胆郁热	清泻肝胆

1. 淡黄苔

【舌象及成因】苔薄白中而带有浅黄色，是为淡黄。往往是由薄白苔转变而来，证明病变已开始有由寒化热，由表入里。《伤寒论本旨》说：“凡现黄苔浮薄色淡者，其热在肺，尚未入胃。”肺，指肺气所主的卫分而言，即是病犹在表；胃，代表里证。如表证的恶寒、发热、自汗等，便属于肺卫的症状。因此苔色淡黄，常为风热在表，或风寒在表化热的反映。若苔色淡黄而较厚，并见脘闷不畅的，常为邪入胸脘，热中夹湿，气滞不宣所致。

【主病】风热在表或风寒化热；胸脘湿热。

【治法】辛凉解表；宣湿透表。

2. 黄滑苔

【舌象及成因】苔呈正黄色而略厚，颗粒分明，湿润光滑，常见于热邪入里的初期。《温热论》说："黄苔不甚厚而滑者，热未伤津，犹可清热透表。"另有一种黄滑苔，其黄而润滑，好像涂抹一层鸡子黄似的，又叫作水黄苔，每见于湿温病，或温热病而兼有水饮的患者。他如在黄疸病中，也有见这种黄滑苔的，同样是为湿热熏蒸所致。

【主病】热邪入里初期；湿温病；黄疸。

【治法】清热透表；清温化湿；渗利湿热。

3. 黄浊苔

【舌象及成因】苔色深黄，颗粒不清，垢浊胶结，浑成一片，是为黄浊苔。多见于湿热秽浊内盛的患者。《察色辨证新法》说："老黄色，厚腐堆起，此胃中腐浊之气上达之候。"在临床上有以下两种情况的分辨：①苔黄浊而不甚厚，苔面略呈光滑的，为邪热散漫，尚未积聚之征。②苔黄浊，有如土碱粉铺在舌上，色黄暗而厚的，是湿热秽浊之邪已与肠中陈腐宿垢相结的表现。

【主病】湿热秽浊之邪内盛。

【治法】芳香化浊、辛开苦降。

4. 黄黏腻苔

【舌象及成因】苔色黄而黏腻，颗粒紧密胶黏，有如黄色粉末调涂舌上，主邪热与痰涎湿浊胶结为患。《察舌辨证新法》说："黄如蜡敷舌上，湿温痰滞之候，故苔无孔而腻。"如果黄色深，黏腻程度极稠厚的，是热重于湿，痰涎之邪亦甚；如果黄色浅，黏腻程度较稀薄的，是湿重于热，痰涎之邪亦轻。

【主病】湿热痰涎胶结为患。

【治法】清热化湿祛痰。

5. 黄干苔

【舌象及成因】苔色黄，干而少津，总属邪热伤津的病变。临证出现这种苔，有两种情况应当分辨：一种是见于疾病的初期，苔由白转黄，由润而干，这是外邪化热，初入于里，邪热伤津的现象。一种是见于疾病的后期，苔由厚而薄，色由深而浅，这是邪热虽退，津犹未生的反映。这两种黄干苔，都是比较薄的。至于苔干色黄，满舌厚积，则为实热里证无疑。正如《舌鉴辨正》所说："黄干舌，全舌干黄，脏腑均大热，有病皆属里证，不论伤寒杂病，见此舌即为实热。"

【主病】邪热传里；热退津伤；实热里证。

【治法】泄热清里；甘寒生津；苦寒攻下。

6. 根黄尖白苔

【舌象及成因】舌尖部苔薄而白，中部以至后半部苔为黄色而较厚；所呈黄色部分，一般都是由白而变黄，由薄而变厚的，为表邪逐渐化热入里之征。《伤寒舌鉴》说："舌尖白根黄，乃表邪少而里邪多也。"临床所见，表邪未全入里而见到这种舌象时，一般苔不甚干，犹带几分润泽；如果苔已干而无津，又毫不见恶寒等表证，仍应诊为里热证。

【主病】表邪化热入里。

【治法】辛凉透表，清里泄热。

7. 尖黄根白苔

【舌象及成因】舌中及根部均为薄白色苔，惟舌尖则呈黄色，为热在上焦之征。但《伤寒舌鉴》《医略六书舌鉴图》《舌鉴辨正》等书均认为见此苔是"少阳经传阳明腑病"。据我们临床实践，没有得到验证。热盛于上的多见此苔。

【主病】热在上焦。

【治法】清解热邪。

8. 双黄苔

【舌象及成因】舌的两旁各呈一长条形的黄色苔，其余都是薄白苔，是为双黄苔。外感病而见此苔，是表邪入里，表犹未罢之候；杂病而见此苔，是邪热聚于肠胃，肠胃不和之征。而《舌胎统志》则谓："白胎两傍黄色，嫩者主寒湿，老者主温热。"是于临床辨证时，尤当注意黄色的深浅，而确认其病变之所在。

【主病】表邪入里，表犹未罢；热聚胃肠。

【治法】清热透表；清涤胃肠。

9. 半黄半白苔

【舌象及成因】舌苔纵分两色，一边苔色白，一边苔色黄，无论黄色的深浅，或苔的厚薄，多为邪热郁于肝胆之候。

【主病】肝胆郁热。

【治法】清泻肝胆。

三、黑（灰）色苔类

苔色呈浅黑时即为灰，苔色呈深灰时即见黑，因而黑灰色苔可以并列而论。病至苔色见灰或黑色，均属里证，更不是轻浅的病证。虽然如此，黑色和灰色在病变的性质上，仍是略有区分的。灰色多为实证、热证的反映，故《舌鉴辨正》说："灰见舌色，有实热证，无虚寒证。"如邪热传里、时疫、郁积、蓄血等，都可以见到灰色苔。黑色则寒、热、虚、实的病变都可以出现。寒邪传里化火，或者实热伤里，都可见到黑色苔；多由中部黑起，延及根、尖部，热甚的苔黑而干焦罅裂，往往有由白而黄、而黑这样的变化过程。

这种黑苔，刮之不脱，湿之不润，是由于热极伤阴的缘故。若寒湿证而见黑色苔，苔必湿滑；虚寒证而见黑色苔，苔必甚薄；真寒假热证而见黑色苔，苔全黑而不分经，由淡白突然变黑，多无变黄的过程。因此，临证时灰黑色与淡黑色必须分辨：灰黑色是黑中带紫，淡黑色是黑中带白。灰黑色为邪热在三阴经；淡黑色则多属寒湿在里的表现。（表7）

表7 黑苔类主病简表

类别	舌象	主病	治法
薄灰黑苔	苔薄，呈灰黑烟煤色	中焦阴寒	温中散寒
黑灰滑腻苔	苔色灰黑，腻而光滑	寒饮痰湿	温中燥湿
	苔色灰黑，厚腻而黏	湿痰郁热	芳香清化
白苔双黑	灰黑苔两片，分布于舌的左右两侧，余为白苔，舌色正常，干润适中	中焦寒湿	温中散寒
		脾胃实热	清里泄热
白苔黑点	白苔中散布黑色小点	表邪入里化热	清里热，微解表
	苔色白而腻，黑色成斑	湿热内盛	苦寒泄热
白苔黑刺	白苔中有黑色芒刺，润而不碍手，易剥脱	真寒假热	甘温除热
	白苔黑刺，苔和刺均粗糙，刺手	寒邪化热	苦寒泄热
中黑边白滑苔	舌中部苔灰黑润滑，边尖苔白滑	阳虚寒湿	温中散寒
半白滑半黄黑苔	一边苔白滑，一边苔黄黑	肝胆热结	清泄肝胆热邪
黄边黑腻苔	边尖部苔呈黄色，中心苔呈灰黑色	脾胃湿热	燥湿清热
霉酱苔	苔色红中发黑，又带黄色，有如霉绛色	湿热久郁	清涤胃肠湿热

1. 薄灰黑苔

【舌象及成因】舌上苔极薄，呈灰黑色，如烟煤所熏，隐隐可见，这是属于夹阴证的反映。《温热论》说："若舌无苔，而有如烟煤隐隐者，不渴肢寒，知夹阴病。"所谓"若舌无苔"，实际是"舌若无苔"，即是苔甚薄，乍看如无的意思。这是属于阴寒的浅黑色苔；所以它往往有口不渴而四肢发寒的症状。有的则见舌的四周无苔，仅舌的中部有薄浮灰黑色苔一层，光滑而润，为寒中太阴，寒湿困脾的征象。

【主病】中焦阴寒。

【治法】温中散寒。

2. 黑灰滑腻苔

【舌象及成因】灰黑色苔，满布舌面，或较厚，在舌的中部和根部润而光滑，这是寒湿浊邪停于胃肠的反映。《温热论》说："舌黑而滑者，水来克火，为阴证，当温之。"所谓"水来克火"，即寒湿邪气内盛，阳气虚弱，不能宣化的病变。如果色灰黑，苔厚腻而黏，更是痰湿夹热伏于中焦的见证。所以《舌鉴辨正》说："若黑苔微厚粗腻，虽滑而刮之不净，外无寒证，脉非迟弱者，则是实热，宜用清凉脾胃药。"这种舌苔的外证，多见口苦唇燥，脉来沉滑。如中暑见到这种苔，同样是湿痰兼有郁热的征兆。

【主病】寒饮痰湿；湿痰郁热。

【治法】温中燥湿；芳香清化。

3. 白苔双黑

【舌象及成因】灰黑色苔两片，分布于舌的左右两侧，其余都是白苔，舌色正常，干润适中，这是中焦虚弱，外袭之寒邪，入于胃腑，致使饮食停积不运之故，属于寒实证。《伤寒舌鉴》说："白胎中见黑色两条，乃太阳少阳之邪入于胃，因土气衰绝，故手足厥冷，胸中结痛也。"亦有实热病变而见这种舌象的，如《舌鉴辨正》说："白苔双黑舌，乃寒邪入里化火，热逼脾胃也。"其鉴别是：脉沉实有力，并不见手足厥冷诸症。

【主病】中焦寒湿；脾胃实热。

【治法】温中散寒；清里泄热。

4. 白苔黑点（斑）

【舌象及成因】全舌白苔，在白苔中散布黑色小点，或较黑点稍大的黑斑，多为邪热在里的征候。《舌鉴辨正》说："伤寒，白苔中黑小点乱生，尚有表证者，其病来之虽恶，宜用凉膈散微表之；表退即当下，用调胃承气汤。"据此，当是表邪入里化热的舌苔。正因为有表邪，所以苔色白；正因为邪气逐渐化热，所以白色苔零星地渐次变黑，这种苔往往是黑色苔的先驱。如果不是表邪入里化热的问题，亦可见于里湿化热之证，不过苔尤带腻，黑点成斑。故《舌鉴辨正》又说："白苔黑斑舌，如刮之即净者，微湿热也，宜泻湿清热。若不净，底子腻涩粗燥者，十二经皆实热，阳火烧阴将竭也。皆里证，无表证。"这完全是属于湿热内盛的病变了。

【主病】表邪入里化热；湿热内盛。

【治法】清里热微解表；苦寒泄热。

5. 白苔黑刺

【舌象及成因】白色苔之中满生干黑芒刺，有两种情况应当分辨：一种是苔刺均润，以指抚摸，并不碍手，病人亦没有糙刺的感觉，而且剥之即净，这往往是真寒假热的表现。《舌鉴辨正》说："白苔满黑干刺舌，如刮之黑刺即净，光润不干，口渴而消水不多，身灼热，欲剥衣滚地者，在杂病为真寒假热之里证。"另一种是舌上无津，苔刺均甚粗糙，摸之刺手，多为寒邪化热以后的象征。所以《舌鉴辨正》又说："白苔满黑干刺舌，若刮之不净，干燥粗涩，乃十二经皆热极，不独伤寒传阳明里证，始有此舌也。"这种苔的病人多有但恶热，不恶寒，脉来实诸证，应当急泄其热。

【主病】真寒假热；寒邪化热。

【治法】甘温除热；苦寒泄热。

6. 中黑边白滑苔

【舌象及成因】舌中部苔灰黑滑润，边尖等处都是白滑苔，为虚寒夹湿；尤多见于脾阳不振，或水饮内停的病变。《伤寒舌鉴》说："舌见中黑边白而滑，表里俱虚寒也。脉必微弱，证必畏寒，附子理中温之。夏月过食生冷而见此舌，则宜大顺、冷香选用。"大顺散的主要药为肉桂、干姜；冷香散的主要药物为附片、草果、生姜，都具有温中散寒的作用，其为脾阳衰微，寒湿内停的病变可知。

【主病】阳虚寒湿。

【治法】温中散寒。

7. 半白滑半黄黑苔

【舌象及成因】舌的左半或右半，一边是白滑苔，一边却是黄黑色苔，为热邪内结的象征，旧称为“脏结白滑舌”。《舌鉴辨正》对这舌象颇有较深刻的分析，认为：“白滑无苔舌，虚寒体也，感寒邪者，色亦如此，若半边有黄黑苔，则寒邪已传里，郁结在脏，久而化火矣。当舍其白滑，急治其标，看某边色见老黄或黑者，即从黄黑边治，左黄黑者，邪火逼肝也；……右黄黑者，邪火逼胆也。”可见这舌象所反映的病变，主要在黄黑苔方面。

【主病】肝胆热结。

【治法】清泄肝胆热邪。

8. 黄边黑腻苔

【舌象及成因】舌的边尖部分都是黄色苔，惟舌的中心部则苔呈灰黑色，是湿热内蕴的征象，嗜酒人尤多见这个苔色。《舌鉴辨正》说：“黄苔黑滑舌，其黑滑在中者，均阳明胃里证。”即湿热郁于阳明胃中的里证。所以《舌鉴辨正》还说：“若黄苔中心黑腻，是胃热蒸动脾湿，蕴结中宫。”这是经验之谈。

【主病】脾胃湿热。

【治法】燥湿清热。

9. 霉酱苔

【舌象及成因】苔色红中发黑，又带黄色，类似霉酱的颜色，故名。苔的颗粒细腻，匀敷舌上，不论舌质是淡红、深红，都为湿热郁滞中焦，而又有宿食不化的表现。往往是由于胃肠先有宿垢湿浊，积久化热而成。所以

《舌鉴辨正》说：“霉酱色舌者，有黄赤兼黑之状，乃脏腑本热，而夹有宿食也。凡内热久郁者，夹食中暑者，夹食伤寒传太阴者皆有之。”湿浊热邪胶结不分，故成此苔。

【主病】湿热久郁。

【治法】清涤胃肠。

第七章　舌合苔的诊察

前面第五、第六两章已经谈到从舌质与舌苔两个方面，可以诊察人体脏腑气血的病变，但舌质与舌苔毕竟是有所不同，故《伤寒论本旨》说：“观舌本，可验其阴阳虚实；审苔垢，即知其邪之寒热浅深也。”舌本，指舌的本质而言，舌质有所变化，即反映了人体正气的阴阳虚实变化；如果舌上增生了种种不同的苔垢，则又为寒热病邪或深或浅的征兆。《形色外诊简摩·舌质舌苔辨》说：“前人之论舌诊详矣，而只论舌苔，不论舌质。非不论舌质也，混苔与质而不分也。”临床进行舌诊，舌质与舌苔既要分看，又要合看。因每一病变对舌的影响，有的影响舌质而发生变化，有的影响舌苔而发生变化，有的则舌质与舌苔都有影响。《形色外诊简摩》说：“若推其专义，必当以舌苔主六腑，以舌质主五脏。舌苔可刮而去者，气分之事，属于六腑；不可刮，即渐侵血分，内连于脏矣。”这就是从根本上说舌质和舌苔的反映，是各有区分的。但临床所见，又往往有不可分的一面，不仅不可分，而且必须将舌质与舌苔配合起来看，才可能认识到病变的实质。如《伤寒指掌》说：“风热无湿者，舌质白润无苔，或有苔亦薄；热兼湿者，必有浊苔而多痰，此邪在卫分；如舌苔白厚而干，邪在气分；白而兼黄，仍属气分之热；白苔边红，此温邪入肺，灼干肺津。”说明舌质与舌苔的关系，如影随形，是非常密切的。诊察的时候，必须从两个方面，详为分析，才能得其病情。《舌鉴辨正》所谓：“凡辨舌，无苔则论舌之本色，有苔则凭苔之见色、参之望闻问切，以判表里寒热虚实之真假，虽不中，不远矣。”其实，只要有一点舌色和舌质、苔色和苔质可凭的时候，都得考虑进去，才能全面。本章的重点，就是把不同的舌和不同苔结合起来分析，并以不同的舌为主，结合苔的变化，分别叙述如次。

第一节　淡白舌合苔的诊察

舌色淡白，常见于虚寒证的病变。尤其是中焦阳气衰微，失其温煦作用的时候，多见这种舌象。《舌胎统志》说：“淡白者，病后之常舌也，较平人舌色略淡，比枯白之舌色略红润也。须分其舌本之厚薄大小。其舌色之淡者，中脏虚也，故淡白色为脏气虚寒，治宜温补。”舌质淡白的基本病变，固然如此，但舌上若增生了不同的苔垢，则又说明有不同的兼证，就不能认为单纯是虚寒。下面介绍几种临床常见的兼苔。（表8）

表8　淡白舌合苔主病简表

类别		舌象	主病	治法
合白苔类	淡白舌透明苔	舌色浅红淡白，苔薄而透明	脾胃虚寒	温补脾胃
	淡白舌熟白苔	舌色淡白，白苔厚积，有似煮熟	气血双亏，阳气虚极	温经扶阳
	淡白舌白干苔	舌色淡白，苔干而板硬	脾胃热滞	泄热生津
		舌色淡白，苔粗糙如砂石	热结津伤	急下存津
合黄苔类	淡白舌黄裂苔	舌色淡白苔浅有黄裂纹，津少或润滑	气虚津少	补气生津
			气虚津少夹湿	两益津气，兼化湿浊
	淡白舌黄滑苔	舌色淡白，苔色浅黄水滑	中虚寒湿	温中燥湿或通阳渗湿
合黑苔类	淡白舌黑滑苔	舌色浅淡胖嫩，苔灰黑浮滑	阳衰寒盛	扶阳逐寒
	淡白舌边白中黑苔	舌色淡白，边尖部苔白，中根苔呈灰黑色	虚寒	温中扶阳
	淡白舌黑燥苔	舌色淡白，苔色灰黑，干燥如刺，刮之即净	阳虚寒极	温经通阳

1. 淡白舌透明苔

【舌象及成因】 舌质浅红而呈淡白色，上面被覆着极薄的一层透明苔，好像浮胖似的，这叫作淡白舌透明苔。《舌鉴辨正》说：“淡白透明舌……全舌明净无苔，而淡白湿亮，间或稍有白浮涨，似苔却非苔也。”这种舌象的成因，主要是由于中焦阳气不足，不能很好地运化水谷精微，水湿之气反而时或上显，出现透明的薄苔。所以《伤寒舌鉴》说：“年高胃弱，或伤其胃气，故无苔而舌淡白通明也。”正因其苔极薄而且透明，骤视之有似无苔，前人对此舌苔都主张用补中益气汤，甚至加姜、桂、附，以温补脾胃之阳，而升其轻清之气，则阳气复，水气散，透明苔自消失，舌色渐转红润了。

【主病】脾胃虚寒。

【治法】温补脾胃。

2. 淡白舌熟白苔

【舌象及成因】舌色淡白，苔色白而却厚积，满布舌上好像煮熟似的，明而不透，白而无光。即《伤寒舌鉴》所谓：“白胎老极，如煮熟相似者。”舌质淡白，本属阳虚，仅有的微阳亦不能升发于上，便会出现这种熟白苔。故《舌鉴辨正》又说：“心气绝而肺色乘于上也。始因食瓜果冰水等物，阳气不得发越所致。”这种舌苔，虽然是阳气极度虚衰，不能蒸化水谷的表现，但不一定便是肺色上乘。临床所见，多为气血两虚，而阳气尤为微弱的征候。

【主病】气血双亏，阳气虚极。

【治法】温经扶阳。

3. 淡白舌白干苔

【舌象及成因】舌色淡白，舌上苔干而无津，颗粒紧的，则苔干而板硬，旧称“干厚白苔”。《舌鉴辨正》说：“干厚白苔舌，中干厚白，尖边无异色，脾胃热滞也。”说明这是阳气既虚，邪热又滞于中焦的原故。颗粒松的，则苔糙如砂石，旧称“白苔干硬”。《舌鉴辨正》又说：“白苔干硬舌，有似砂皮（一名水晶苔），凡厚白苔，本能变黄色，若此苔当其白时，津液已干燥，邪虽入胃，不能变黄。”可见这是由于津液枯涸，邪热内结之故。

【主病】脾胃热滞；热结津伤。

【治法】泄热生津；急下存津。

4. 淡白舌黄裂苔

【舌象及成因】舌色淡白，舌上满布浅黄色苔，或厚或薄，津液微干，亦偶有见滑润的，但苔总呈多或少的裂纹。这是由于素体衰弱，气虚津少所致，它与火热伤津所出现的“红舌干黄苔”迥然不同。因气虚津少，不能润泽，所以苔有裂纹；气虚而津不化，常有浮热上扰的现象，所以苔仅呈浅黄色。如果气虚而夹湿的，湿浊上溢，故偶有见滑润的时候。《舌鉴辨正》说：“血不能上荣于舌，故满舌无津燥裂，胃无实结上熏，故舌不黄黑也。”但这仅说到了津血不足的一面，其实这种舌苔的病变，主要在于气虚，气虚而不能化津，或者气虚而不能布津，都可能出现这种舌苔。

【主病】气虚津少；气虚津少夹湿。

【治法】补气生津；两益津气，兼化湿浊。

5. 淡白舌黄滑苔

【舌象及成因】舌色淡白，上布浅黄色水滑苔（很少见深黄色），色泽光亮，多见于中焦阳气不振，内有停饮的患者。苔所以呈浅黄色，是由于水饮内停，积久不化的结果。不可以苔色呈浅黄便认为都是有热。所以《伤寒绪论》说：“黄滑而湿者，为热未盛，结当未定，不可便攻。”而且这个浅黄滑苔，是布于淡白舌之上的，不仅不属于热结的范畴，其根本的病变，由于脾阳不振可知。

【主病】中虚寒湿。

【治法】温中燥湿或通阳渗湿。

6. 淡白舌黑滑苔

【舌象及成因】舌色浅淡胖嫩，舌上却有一层灰黑色浮苔，滑润光泽，常为久病阳衰，虚寒极重的反映。由于阳衰而导致气血双亏，故舌色浅淡而胖嫩；复由于阳虚而导致阴寒内盛，故苔色呈黑滑。《伤寒绪论》说：“黑而滑润，或边白者，必夹寒、食。”无论夹寒夹食，都是以阳气虚衰为其致病之本。阳气不衰，则食可消而寒可散，便不致产生黑滑苔了。

【主病】阳衰寒盛。

【治法】扶阳逐寒。

7. 淡白舌边白中黑苔

【舌象及成因】舌色淡白，边尖部有白苔，中部及根部却为灰黑色浮苔，苔不甚厚而色润泽，常为脾胃虚弱、寒湿滞于中焦的征候。《伤寒舌鉴》说："舌见中黑边白而滑，表里俱虚寒也，脉必微弱，证必畏寒，附子理中汤温之。"所谓"表里俱虚寒"，即卫气不煦于表，元阳不温于里，因此脉微弱而畏寒，即《素问》所谓"寒从中生"也。

【主病】虚寒。

【治法】温中扶阳。

8. 淡白舌黑燥苔

【舌象及成因】舌色淡白，苔色灰黑，望之干燥，或颗粒增大，如生芒刺，但刮之即净，淡白舌底，清晰可见。常为阳虚不能输布津液的结果。热极伤津之证，亦可以见到黑燥苔；但苔必厚，刮不去，舌色红，是两者不同之处。这种黑燥苔与白干苔的形成，颇有相同之处，不过黑燥苔的阴寒病变，更为严重。《舌鉴辨正》说："虚寒而色黑者，刮之明净，如水浸猪腰，有淡淡瀜瀜之形。"临床疑似难决的时候，这个说法，值得参考。

【主病】阳虚寒极。

【治法】温经通阳。

第二节　红（绛）舌合苔的诊察

舌见红或绛色，总属热象，绝没有寒证而舌色见红或绛的，但随其色的深、浅、枯、润不同，又当分辨其不同病变。《舌鉴辨正》说："全舌无苔，色浅红者，气血虚也；色深红者，气血热也；色赤红者，脏腑俱热也；色紫红、淤红者，脏腑热极也；……色鲜红无苔、无点、无津、无液者，阴虚火炎也；色灼红无苔、无点而胶干者，阴虚水涸也；色绛红无苔、无点，光亮如钱，或半舌薄小而有直纹，或有泛涨而似胶非胶，或无津液而咽干带涩不等，红光不活，绛色难名者，水涸火炎，阴虚已极也。”这就是从热邪病变的深浅，以及损伤津液的轻重来分辨的。至于红绛舌中又出现各种不同的苔，其病变的表里虚实，又必须结合具体的苔来进行分析了。（表9）

表9　红（绛）舌合苔主病简表

类别		舌象	主病	治法
白苔类	红（绛）舌薄白苔	舌色鲜红或深红，苔薄白，不燥不滑	阴虚外感	滋润解表
			表邪未解，热入营血	清营透表
	红舌白滑苔	舌色鲜红，或质坚色老者，或娇艳浮胖，苔白，水津多	营热夹湿	清营利湿
			阳虚湿盛	扶阳化湿
	红舌浮垢苔	舌色较红，舌面有晦暗浮垢苔	正气虚，湿热未净	健脾胃，清湿热
	红（绛）舌白黏苔	舌色鲜红或深红，舌面罩一层透明光滑黏液	营热夹痰湿	清营化痰
			阴虚兼痰湿	养阴化痰
	红（绛）舌白腻苔	舌色鲜红或深红，苔白厚光滑，根厚边尖薄	湿遏营热	泄湿透热
			阴虚夹湿	养阴化湿
	红（绛）舌粉白苔	舌质鲜红或深红，苔白而厚，颗粒疏松如堆粉	秽浊疫毒蕴积	透达膜原，清营化浊
	红（绛）舌白干苔	舌质鲜红或深红，苔白干而糙手	燥热伤津劫液	清燥养阴
	红（绛）舌类干苔	舌质鲜红或深红，苔白，望之干燥，摸之湿润	湿热伤津	清营化湿
			气虚夹湿	健脾益气
	舌边红苔白中干	舌边尖部呈鲜红深红色，薄白苔，中部干燥无津	上焦热邪伤津	轻宣透热
	舌尖红苔白	舌尖深红，苔色纯白，不滑不燥，或厚或薄	心火独旺	清心导热
			风热在表	辛凉解表
			风热夹湿或风湿化热	解表、宣湿、泄热
	舌边红苔白	舌边沿呈鲜红色，白苔或厚或薄	湿闭胸膈	宣湿开闭
			风热在表，或湿渐化热	解表、宣湿泄热
			表邪热郁，下焦水停	开上、宣中、导下
			肝胆邪热	清泻肝胆

类别		舌象	主病	治法
白苔类	舌根红尖白苔	舌前半薄白苔，后半无苔，色鲜红	阴亏热郁，邪在少阳	养阴和解
	舌中红绛边白苔	四边白苔，舌中无苔，色红绛	津气内亏，又伤外邪	益气生津，疏解外邪
	半红舌半白苔	半边无苔，色红光亮，半边有厚白苔，光滑而润	热伤营阴，胃停宿垢	清热养阴，佐以化湿导滞
			阴虚火旺，胃停宿垢	滋阴降火，佐以化湿导滞
	红（绛）舌白苔红点	舌色鲜红或深红，白苔有散在红点	表邪失解，营热或瘟毒被郁	泄热清营，或泄热败毒
黄苔类	红（绛）舌黄白苔	舌色鲜红或深红，苔色淡黄，夹有白色颗粒，苔薄	表证未罢，营中有热	辛凉透表，泄热清营
		舌色同上，中根部有黄色苔，边尖部是白色苔，苔厚	表证化热入里，营热胃实	清营导滞
	红（绛）舌黄润苔	舌色鲜红或深红，苔色如黄元纸，滑而光亮	阴虚夹湿	养阴化湿
			血热夹湿	凉血渗湿
			营热夹湿	清营化湿
			热初入营	透气清营
	红（绛）舌黄黏苔	舌色鲜红或深红，黄色黏苔如鸡子黄	阴虚痰热	滋阴清热化痰
	红（绛）舌黄腻苔	舌色鲜红或深红，苔质紧，呈浅黄或深黄色	胃肠实热	攻热泻实
			胃实血热	清血攻实
			阴虚火旺有积滞	养阴导滞
	红（绛）舌焦黄糙裂苔	舌色鲜红或深红，苔黄厚干糙裂纹	实热重证	急下存津
	舌尖红黄苔	舌尖鲜红，苔色黄，少津	心胃两燔	两清心胃
			胃热心火	泻胃清心
			肺胃俱热	两清肺胃
	舌边红黄苔中干	舌边尖红，苔黄，四边润，中心干	肝胆邪热，蒸灼脾胃	泻肝胆，清脾胃
	红（绛）舌黄瓣苔	舌色深红，苔色深黄，并干裂分为若干小块	胃肠结热	攻泻结热

续　表

类　别		舌　象	主　病	治　法
黑苔类	红（绛）舌灰夹黑苔	舌色红绛，上布灰色苔，苔上布黑晕两三层不等	瘟热里实	清热泻实
	红舌黑（灰）滑苔	舌边尖鲜红或深红，中部有灰滑苔	虚寒证	扶阳散寒
	舌边红中黑（灰）滑苔	舌边尖红或绛，中有黑润苔	里寒外热	温中解表
			外感暑热，内停生冷	清暑温脾
			肝胆热，胃肠寒	泻肝胆，温脾胃
	舌边红中黑（灰）干苔	舌边尖红或绛，黑苔，中厚而干	热毒内实	清热攻里
	舌尖红根黑苔	舌尖部鲜红或绛，后半部干黑苔	三焦热盛	急下存阴
	舌根红尖黑苔	舌尖黑苔，中根部无苔，色红	心内积热	清心泻热
	红瘦舌黑苔	舌红不润，舌体瘦皱瘪，上布薄黑苔	津枯血燥	大滋肾阴

1. 红（绛）舌薄白苔

【舌象及成因】舌质鲜红或深红，苔薄白，均匀地铺在舌面，不燥不滑，多见于素体阴虚火旺，而又有风寒在表的患者；也可见于风寒在表，体内有热，而且热已入于营分的时期。前者舌色的红绛，在未有表证前，便是如此；后者舌色的红绛，是逐渐变化而成，即是由浅红而变为深红的。《舌鉴辨正》说："紫上白滑舌，此脏腑本热，或因感冒时邪，身热恶寒头痛者，宜紫苏、薄荷、荆芥、甘草等轻表之。"就是指前一种病变而言。

【主病】阴虚外感；表邪未解，热入营分。

【治法】滋润解表；清营透表。

2. 红舌白滑苔

【舌象及成因】舌色鲜红，苔色白而不厚，水津甚多。这种舌苔，临床上有两种情况应当分辨：鲜红而质坚色老的，这是热在营分，而兼有水湿之邪的病变；如果色红而娇艳，舌体且现浮胖的，这是虚阳上露，水湿内停的征候。前一种属于邪热内蕴，湿浊胶结；后一种则为阳气衰惫，不能化津之故。

【主病】营热夹湿；阳虚湿盛。

【治法】清营利湿；扶阳化湿。

3. 红舌浮垢苔

【舌象及成因】舌色较红，颗粒不见，舌面却有一层浮苔，色白而晦暗，如同污垢一般。每见于热性病后期的患者。因邪热虽渐退，而中焦脾胃之气尚未恢复，以致秽浊湿邪随余热而上升所致。

【主病】正气虚，湿热未净。

【治法】健脾胃、清湿热。

4. 红（绛）舌白黏苔

【舌象及成因】舌色鲜红或深红，舌面罩着薄薄一层透明而光滑的黏液。凡热邪入营，痰饮内聚；或阴虚火旺，痰湿蕴结的病变，都可以见到这种舌苔。《温热论》说："舌色绛而上有黏腻，似苔非苔者，中夹秽浊之气，芳香逐之。"所谓"似苔非苔"，即因黏液透明而薄的原故；所谓"秽浊"，即指痰湿而言。有时亦可以见到黏液略为稠厚，而苔有些现干象的，这是痰湿内聚，阻遏气化，津液不能上承的缘故，如果黏液内又有厚白苔，这叫作黏腻苔，不仅是有痰涎水湿，而且还夹有食滞了。

【主病】营热夹痰湿；阴虚兼痰湿。

【治法】清营化痰；养阴化痰。

5. 红（绛）舌白腻苔

【舌象及成因】舌质鲜红或深红，苔白而厚，或满铺舌上，或中部及根部略厚而边尖部薄，光滑不干。临床上有两种情况可以见到这种舌苔：一种是营分有热而气分有湿，湿气蕴结，以致热邪内伏而不得宣泄的时候；另一种是阴虚火旺，而胃肠中有湿邪，或者饮食停滞，以致火热内结的病变。《温热论》说："若白苔绛底者，湿遏热伏也。"就是指的这种病变而言。

【主病】 湿遏营热；阴虚夹湿。

【治法】 泄湿透热；养阴化湿。

6. 红（绛）舌粉白苔

【舌象及成因】 舌质鲜红或深红，甚则紫绛，满布白色厚苔，颗粒疏松，有如白粉堆铺舌上，润而光泽，每为秽浊或疫毒蕴积而成，故多见于瘟疫或斑疹营热较重的一类病证。《伤寒指掌》说："凡时疫初起，苔形粉白而厚，四边红绛者，此疫症初入膜原，未归胃腑，其势最雄。"《伤寒论本旨》亦谓："瘟疫白苔如积粉之厚，其秽浊重也。若舌本红绛，则邪热为浊所闭，故当急急透解。"说明这种舌苔的秽浊和疫毒蕴积既深，病势亦重，故总以透达为急务。

【主病】 秽浊疫毒蕴积。

【治法】 透达膜原，清营化浊。

7. 红（绛）舌白干苔

【舌象及成因】 舌色鲜红或深红，苔白或厚或薄，望之干燥，摸之糙手。为邪热入营，津液大伤的病变而成。常见于外感病中的两种情况：一是素为阴虚火旺之体，或营分素有伏热，加以外感风燥或风寒之邪的患者；二是外感风燥，化火之后，随即入营的患者。《温热论》说："白厚而干者，此胃燥气伤也；若白干薄者，肺津伤也。"前一种患者，其伤多在胃；后一种患者，其伤多在肺。无论属于哪一种，关键都在燥热伤津。由于燥气化火迅速，病程的发展亦较快，耗津劫液的程度亦较严重，因而苔色还未转黄，燥热便已入营，津液便已大受伤了。这是它和一般热病多见苔黄而干，有所不同的地方。

【主病】 燥热伤津劫液。

【**治法**】清燥养阴。

8. 红（绛）舌类干苔

【**舌象及成因**】舌色鲜红或深红，舌面满白苔或厚或薄的白苔，望之好似干燥无津，若用手指轻摸苔上，却是湿润的。这种似干而实不干的苔，便称之为类干苔。出现这种舌苔的病变有二：一是湿热伤津，津液虽受伤，而湿邪却不断上溢；二是气虚夹湿，气虽不能布津，而湿气却源源上渗。前者为湿热证，舌呈绛红而苔较厚腻；后者是气虚证，舌呈淡红而苔亦较薄，两者便显然可以分辨了。

【**主病**】湿热伤津；气虚夹湿。

【**治法**】清营化湿；健脾益气。

9. 舌边红苔白中干

【**舌象及成因**】舌的边尖部呈鲜红或深红色，惟中根部仍是淡红色，薄白苔匀铺舌上，四边不干，惟中部干燥无津。在外感风热或风燥的病证中，当其开始化火的时候，往往能见到这种舌苔。苔见薄白，说明外邪尚未入里，还不曾与胃肠宿垢交结，是中焦无邪之征；舌红仅见于边尖部分，则知其邪热只在上焦；苔形干燥，是津液已经受伤的表现。因此，这种舌苔的病变，主要是外邪开始化火，上焦津液渐次受伤。《舌鉴辨正》说："若舌边尖红，中心燥白，乃上焦气分无形之热。"是病邪虽不重，亦未曾深入，但病势确有向前发展之机，不能不引起注意。

【**主病**】上焦邪热伤津。

【**治法**】轻宣透热

10. 舌尖红苔白

【**舌象及成因**】舌色基本正常，惟舌尖独见深红，苔色纯白，苔质或厚或薄不等，一般既不见滑，也不见燥。苔薄的，在杂病中常为心火独旺的反映。《舌鉴辨正》说："中薄白，尖深红，此脾胃微寒，而心经热也。"在外感病中，常见于风热在表的阶段。若苔白厚，则多见于风热夹湿，或风湿渐次化热的时期。

【主病】心火独旺；风热在表；风热夹湿或风湿化热。

【治法】清心导热；辛凉解表；解表宣湿泄热。

11. 舌边红苔白

【舌象及成因】舌的边沿呈鲜红色，余仍为淡红，舌面有一层或厚或薄的白苔。凡邪热夹湿，内闭于胸膈的，多见这种舌苔。若外感病见到这一舌象，仍属于风热在表，或湿邪化热的象征；如果白苔厚堆于舌根部，则为表邪不解，郁热在里，水停下焦之象；倘使在杂病中见到这样的舌苔，又往往是热邪蕴于肝胆的表现。

【主病】湿闭胸膈；风热在表或湿渐化热；表邪热郁，下焦水停；肝胆邪热。

【治法】宣湿开闭；解表宣湿泄热；开上宣中导下；清泻肝胆。

12. 舌根红尖白苔

【舌象及成因】薄白苔布于舌的前半部，舌的后半部却无苔，色泽鲜红发光。多见于津亏血少的外感病患者，而且每每是邪在少阳，郁热不解的征候，所以《伤寒舌鉴》认为是"阳邪热传腑"。阴亏血少的人，肝胆最易动热，这是临床习见的。

【主病】阴亏热郁，邪在少阳。

【治法】养阴和解。

13. 舌中红绛边白苔

【舌象及成因】舌面的四边均布有白苔，独舌的中心部完全无苔，色泽红绛光亮。不论无苔部分的面积大小，均是元气津液内亏，外感之邪在太阳经或少阳经的见证；如果红绛部分干燥而起皱纹，甚至舌体亦有干瘪之势的，则为生机衰竭，预后多属不良。

【主病】 津气内亏，又伤外邪。

【治法】 益气生津，疏解外邪。

14. 半红舌半白苔

【舌象及成因】 舌的一边色深红而光亮，另一边则被有白色厚苔，光滑而润。无论偏在任何一边，舌的深红部分，在外感为邪热入营，阴液被劫；在内伤则属于阴虚火旺的病变。厚白苔的一半，多为胃肠中有湿浊宿垢停滞的表现。

【主病】 热伤营阴，胃停宿垢；阴虚火旺，胃停宿垢。

【治法】 清热养阴，佐以化湿消导；滋阴降火，佐以化湿消导。

15. 红（绛）舌白苔红点

【舌象及成因】 舌质鲜红或深红，舌面布白色薄苔，白苔之中又见有散在如朱砂色的小红点。常见于暑热病或瘟疫、斑疹等病的患者，多由表邪失解，热入营血而成。《伤寒舌鉴》说："此暑疫失解，抑郁心阳，故见此舌。"它之所以出现这种红点，实为热毒较重的表现。不过红点散见于白苔之中，说明热毒虽重，尚有表证的存在。由于表证失解，热毒不得外泄，势必由郁遏而鸱张，这是出现红点的重要因素。《舌鉴辨正》所谓"抑郁心阳"，实指抑郁心营之阳热而言也。

【主病】 表证失解，营热或瘟毒被遏。

【治法】 泄热清营，或泄热败毒。

16. 红（绛）舌黄白苔

【舌象及成因】 舌色鲜红或深红，苔却呈黄、白两色。临床较为多见的有以下两种情况：一种是全部苔色淡黄，而淡黄中夹有白色颗粒，这些白颗粒就是还没有转变成黄色的苔；另一种是舌中根部有黄色苔，边尖部却是白色苔。两种都是属于表证未罢，里热已甚的表现。故《伤寒舌鉴》说：“凡尖白根黄，乃表邪将解，而里热甚也。”不过从苔的厚薄，还可以察知两种不同的病变：苔薄的为表证未罢，营中有热；苔厚的也是表证未罢，但却为肠胃中有实热积滞，将会演变成阳明里实证的征候。

【主病】表证未罢，营中有热；表证化热入里，营热胃实。

【治法】辛凉透表，泄热清营；清营导滞。

17. 红（绛）舌黄润苔

【舌象及成因】舌色鲜红或深红，舌面被黄苔，色如“黄元纸”，润而光亮。临床上有以下几种病变，都可以见到这样的舌苔：①阴虚火旺，而胃肠中又积有湿热者；②经常有饮酒的嗜好，积久生湿，湿郁化热，热蕴于血，湿遍胃肠者；③外感病中，邪热入营，胃肠湿重于热者；④热性病中，热邪由气分初入营分的阶段。舌色红绛而苔黄，都是热象，热邪本是容易伤津的，苔应见黄而干，今不干而反润者，实由热中夹湿，热逼水湿上潮的缘故。《伤寒绪论》说：“黄湿而滑者，为热未盛，结当未定，不可便攻。”说明黄润苔，只能清热渗湿，它还不同于热实证。临床上亦有见到本来舌上津液不足，但当热入营后，舌上反而潮润起来了，这是热入营中，将营血里的津液蒸腾上达所致，长此演变下去，必然会出现伤津的舌象，不过这种情况的苔一般是比较薄的。

【主病】阴虚夹湿；血热夹湿；营热湿重；热初入营。

【治法】养阴化湿；凉血渗湿；清营化湿；透气清营。

18. 红（绛）舌黄黏苔

【舌象及成因】舌色鲜红或深红，舌面铺一层黄色黏液，颇与鸡子黄相似。这是阴虚营热，并有痰饮停积，胶结难分，因痰湿与热互郁的征候。

【主病】阴虚痰热。

【治法】滋阴清热化痰。

19. 红（绛）舌黄腻苔

【舌象及成因】舌色鲜红或深红，苔中部厚，边稍薄，质紧而细腻，色深黄或浅黄，一般舌根部的苔色比边尖部较深，舌上津液多呈似干未干的状态。这是外邪化火入里，虽已与胃肠糟粕相结，但仍在结而未实、干而未坚的阶段。对于舌色红绛的深浅程度，尤当细辨。如果舌色鲜红，这是胃肠实热波及于营分，主要病变在于胃肠；若舌色深绛发紫，说明营分热邪也较深重了。阴虚火旺，宿垢久积胃肠的，亦可以见到这种舌苔。

【主病】肠胃实热；胃实血热；阴虚火旺有积滞。

【治法】攻热泻实；清血攻实；养阴清热导滞。

20. 红（绛）舌焦黄糙裂苔

【舌象及成因】舌色鲜红或深红，苔厚或黄如炒枳壳，或如焦黄饭粑，干而糙刺，或生裂纹。多由外感风寒或风热化火入里，汗出热蒸，津被损耗，邪热更炽，胃肠失去水分，邪热与糟粕结聚于里，燥积之实不去，热势却有增无减，津液日益枯竭，苔则由黄色变为深黄色、焦黄色，以致干燥、糙刺、生裂等，接踵而至。这时舌色往往绛紫。所以变为绛紫的原因，主要是由于热邪既入于营血，胃肠实热固结不通，气血亦为之壅滞之故。《伤寒指掌》说："舌苔老黄燥裂，为阳明实满。"《伤寒舌鉴》说："舌见干黄，里热已极，急下勿缓。"所以这时无论其舌质是绛、是紫，都应急下其实热，才能保存其未涸的津液。

【主病】实热重证。

【治法】急下存津。

21. 舌尖红黄苔

【舌象及成因】舌尖独呈鲜红色，其他部分虽是淡红，但上铺黄苔，津液不足。此为外感化火，心胃之火两燔；或胃肠素热，心火又炽；或胃肠热盛，熏灼上焦，以致肺胃俱热之候。

【主病】心胃两燔；胃热心火；肺胃俱热。

【治法】两清心胃；泻胃清心；两清肺胃。

22. 舌边红黄苔中干

【舌象及成因】舌边尖部鲜红，其他部分正常，苔黄不厚，四边皆润，惟中心独干。为肝胆邪热，蒸灼中焦，以致胃中津液被劫的征候。

【主病】肝胆邪热，蒸灼脾胃。

【治法】泻肝胆、清脾胃。

23. 红（绛）舌黄瓣苔

【舌象及成因】黄苔满布舌上，干涩而厚，由于苔中裂纹，将苔隔为大小不等、形状不一的小块，从舌边及裂纹中都可以看到舌色的红绛，这是胃肠燥热内结的反映。《伤寒舌鉴》说："舌黄干涩而有隔瓣者，乃邪热入胃，毒结已深。"他如"红绛舌黄黑苔""红绛舌黄黑苔生刺"两种舌象，都与这个舌苔是同样的病变，就不另述了。

【主病】胃肠热结。

【治法】攻泻结热。

24. 红（绛）舌灰夹黑苔

【舌象及成因】舌色红绛，上布灰色苔，在灰苔上又布有黑晕，迭积成两三层不等，这是瘟毒或热邪深入下焦的表现。其所以起层层黑晕的原因，主要是由于邪气一而再地传里，每传入一次，即增添黑晕一层的缘故。所以《舌鉴辨正》说："灰色重晕舌，此瘟病热毒传遍三阴也。热毒传内一次，舌增灰晕一层……一晕尚轻，二晕为重，三晕更笃……用十全苦寒救补汤（生石膏、知母、黄芩、黄连、黄柏、大黄、芒硝、厚朴、枳实、犀角）四倍加生石膏，不次急投，服至灰晕退净为止，虽见二三层晕均能救。"可见这是比较重笃的热实病变。

【主病】 瘟热里实。

【治法】 清热泻里

25. 红舌黑（灰）滑苔

【舌象及成因】 舌色红而质浮胖，苔色灰黑中微带白色，滑润多津，容易剥去。这是属于虚寒证的表现。寒极之时，虚阳上越，故舌色红而带娇艳，舌体亦多呈浮胖。这种黑灰苔，多是由白苔转变而来，所以还微带一点白色，苔又滑润，易于剥去，更足以说明这是无形的虚寒，而非有形寒湿郁积于内之可比。《伤寒舌鉴》主用附子理中汤，正是扶阳散寒之义。

【主病】 虚寒证。

【治法】 扶阳散寒。

26. 舌边红中黑（灰）润苔

【舌象及成因】 舌的边尖鲜红或深红，中心部分有黑润苔，这往往见于寒热兼夹的病变。如表证不解，过食生冷，表热外郁，寒湿内积；或夏受暑热，又为瓜果生冷所伤；或肝胆有热，而胃肠寒湿之类。舌色边尖见红，是有热的象征；而中部苔却黑润，又属于寒象了。所以《伤寒舌鉴》说："红边中黑滑舌，必表热里寒。"《舌鉴辨正》说："红边中黑滑舌，是脾胃肝胆俱热，而夹有湿邪也。"如果色非深红、鲜红，只是浅红、淡红，那又无热之可言了。

【主病】 里寒外热；外感暑热，内停生冷；肝胆热，胃肠寒。

【治法】 温中解表；清暑温胃；泻肝胆，温脾胃。

27. 舌边红中黑（灰）干苔

【舌象及成因】 舌边尖部色红或绛，黑苔中厚而干，这是外感化火，或瘟疫热毒深入于里的征候。《舌鉴辨正》说："边红通尖黑干舌，脏腑实热，而心肺脾胃尤亟也。伤寒传少阴证，燥暑中少阴证，瘟疫症杂病实热皆有之。”所以这种舌象常见于中上焦的热实证。

【主病】热毒内实。

【治法】清热攻里。

28. 舌尖红根黑苔

【舌象及成因】舌前半部色鲜红或绛，后半部布满黑苔，缺少津液，为三焦邪热炽盛的表现。《舌鉴辨正》说：“红尖黑根舌，心肾火炽，脾胃受困也。伤寒邪入阴分，瘟疫毒中阴经、实热郁伤阴分皆有之。”热证而见此舌，仍宜用“急下存阴”的方法。

【主病】三焦热盛。

【治法】急下存阴。

29. 舌根红尖黑苔

【舌象及成因】舌尖部布满黑苔，中根部无苔而色红，为里热内炽，心热最重的表现。《舌鉴辨正》说：“红内黑尖舌，为脏腑皆热，而心经尤热也。”无论伤寒、温病，见此种舌象，急应清心泻热。

【主病】心热内炽。

【治法】清心泻热。

30. 红瘦舌黑苔

【舌象及成因】舌色红而不荣润，舌体瘦而皱瘪，上有一层薄黑苔，这是热盛伤津或阴虚火旺，以致血燥津枯的结果。《伤寒绪论》说：“色虽黑而中无积苔，舌形枯瘦，舌质亦不甚赤，此为津枯血燥之候。”伤津到了舌体瘦瘪的程度，是生化之源将绝，最要注意。

【主病】津枯血燥。

【治法】大滋肾阴。

第三节　紫青舌合苔的诊察

舌色青紫，有几种情况应当分辨。大抵深紫而赤的，多见于阳热酒毒的患者；淡紫而带青滑的，每见于肝肾阴寒的病变；青紫而略带灰黑，不燥不湿，则又恒见于热邪伤于血分的时候；若全紫而干，好像熟煮的肝脏似的，凡血脉瘀阻，阳郁不达，常有这种舌象。因此，以青紫舌属热属寒，都不是确论，必须参合脉症所见，才能辨其寒热虚实。《伤寒舌鉴》说："紫色苔者，酒后伤寒也。"这只是紫舌见证的一种，不能概其全。反之，紫舌而为营血有所凝滞，这是肯定的。所以《温热论》说："素有瘀伤宿血，夹热而搏，舌色必紫而暗。"至于究系因于寒而紫，还是因于热而紫，又须具体分析。至于紫舌又兼见他种苔，其病变更有所不同，分析如下。（表10）

表10　青紫舌合苔主病简表

类　别	舌　象	主　病	治　法
紫舌薄白苔	舌紫，苔薄白，不燥不滑	酒客外感风寒	解表兼解醒
紫舌白腻苔	舌紫苔白厚腻	酒毒内积，风寒入里	温散寒湿，兼解酒毒
		热湿内盛	泄热渗湿
青紫舌黄滑苔	舌色紫中带青，苔黄厚湿润	寒凝血脉	温经散寒
		食滞脾胃	健脾导滞
紫舌黄燥苔	舌色紫绛，苔黄厚干燥	血热深重，胃肠实热	清营凉血，荡涤胃肠
淡紫舌灰苔	舌边尖淡紫，中布灰苔；舌边尖灰苔，舌中淡紫	虚弱病体，热入血分	清热凉血
紫舌焦苔	舌色深紫，苔干焦或起刺	热毒深重	清热凉血
青舌白厚苔	舌色淡白中发青，苔白厚	阴寒夹食	温中导滞
青舌黄苔	舌色淡白中带青，苔淡黄色	寒湿内盛	温中散寒
青舌黑苔	舌色淡白中带青，苔色灰黑	寒凝血滞	温经散寒
葡萄疫舌	舌色青一块紫一块，苔黄一块、黑一块，舌起小水疱，或蓝或紫	邪热秽浊之气郁伏	清热败毒

一、紫舌薄白苔

【舌象及成因】舌色发紫，上布一层薄白苔，不燥不滑。多见于有饮酒嗜好的外感初期患者。因经常嗜酒，日积月累，以致舌色变紫，外感初起，病变较轻，所以舌仍不改旧容。或由醉饮之后，感受风寒，亦可以见到这种舌苔。《伤寒舌鉴》说："舌紫而中心见白滑苔者，此醉后伤寒，或误饮冷酒，停积不散，亦令人头痛、身热、恶寒。"苔见白滑，所受外感寒邪，要比薄白苔重多了。

【主病】酒客外感风寒。

【治法】解表兼解醒。

二、紫舌白腻苔

【舌象及成因】舌色紫绛，上铺白色厚苔，不燥不滑。这也是有饮酒嗜好患者所常见的舌苔，它可以来自前述的薄白苔，也可以初病即见。其苔厚的成因，或由表邪入里，或由酒积化生湿热，临床时必须结合其他脉症进行分辨。《舌鉴辨正》说："紫上白滑苔，此脏腑本热，或因感冒时邪；……若白苔不滑而厚腻，则实热内蓄也。"可知热与湿盛于内的，尽管不是酒客，亦可以见到这样的舌苔。

【主病】酒毒内积，风寒入里；热湿内盛。

【治法】温散寒湿兼解酒毒；泄热渗湿。

三、青紫舌黄滑苔

【舌象及成因】舌色紫中带青，中有黄厚苔，湿润光滑。这是寒邪凝滞，血流不畅，甚至还有饮食停滞于中焦的表现。寒滞血瘀，所以舌见青紫；饮食内停，热犹未盛，所以苔虽黄而滑润。故《舌鉴辨正》说："紫上黄苔湿润舌，外淡青紫，而中有黄苔湿滑润泽、食伤太阴也。"

【主病】寒凝血脉；食滞脾胃。

【治法】温经散寒；健脾导滞。

四、紫舌黄燥苔

【舌象及成因】舌色绛紫，中铺黄厚干苔。这种紫绛舌的由来，多为红绛舌的进一步发展，表示热已深入血分，或为酒毒蕴结，脏腑素热所致。苔复黄而干燥，是胃肠亦有实热积滞之征。《舌鉴辨正》说："紫上黄苔干燥舌，乃脏腑素热，脾胃尤甚，或嗜酒积热，或燥火入里，或误服温补所致，皆实热里证。"就是说明这一舌苔的基本病变。

【主病】血热深重，胃肠实热。

【治法】清营凉血，荡涤胃肠。

五、淡紫舌灰苔

【舌象及成因】舌见淡紫色，上铺灰苔。有的是舌边尖部淡紫，中心铺灰色苔；有的是灰苔在边尖部，舌中心却为淡紫色，两者都是热邪侵入营分的表现，尤以瘟疫证为多见。所谓淡紫，即紫色没有一般的深浓，它是由淡白色转变而来，也就是素来体质虚弱的人，又患了瘟疫或热性重病，多能见到这种舌苔。《伤寒舌鉴》说："淡紫舌，中心生薄青紫苔，或略带灰黑，而不燥不湿，此湿中生热，热伤血分也。"一般说来，临床上绝少见紫苔，如果说有，一定是由于舌面的腐烂，或者苔色微黑，与紫红色相映时可以出现。

【主病】虚弱病体，热入血分。

【治法】清热凉血。

六、紫舌焦苔

【舌象及成因】舌色深紫，苔干焦或起刺，这是热极化火，至重至深的病变反映，它比红绛舌焦老黄苔的病变还要重笃一些。若见于伤寒，这是热毒深入厥阴；若见于温病，这是热毒深入下焦血分。

【主病】热毒深重。

【治法】清热凉血。

七、青舌白厚苔

【舌象及成因】舌色淡白中带青色，上布白色厚苔，为气血皆寒，阳气不充，气血不畅，胃肠水谷因寒而滞的反映。《辨舌指南》说：“舌苔青滑，乃阴寒之象。”今舌青而苔厚，其为寒湿内滞可知。

【主病】阴寒夹食。

【治法】温中导滞。

八、青舌黄苔

【舌象及成因】舌淡白中带青色，上布淡黄舌苔。这种黄苔，不作热证。有因于外界气候的影响，如夏日感受炎热，又恣食生冷，结果成为中寒吐泻证；或因阴盛于内，逼热上浮，而成为真寒假热证。所以《伤寒绪论》说：“舌色青紫，而苔却黄厚，甚则纹裂，但觉口燥，舌仍不干者，此阴证夹食也。”这是寒湿蕴积，深陷于血分的病变。

【主病】寒湿内盛。

【治法】温中散寒。

九、青舌黑苔

【舌象及成因】舌淡白中带青色，上布灰黑色苔，这是寒极病变的表现。血中寒甚，则凝滞而发青；寒邪深入，则苔由灰而转黑。

【主病】寒凝血滞。

【治法】温经散寒。

十、葡萄疫舌

【舌象及成因】舌质青一块，紫一块，苔色黄一块，里一块，舌上起疱，形如葡萄，疱内含水，或蓝、或紫，在口腔内其他部分亦可出现，并有咽痛、唇肿、口秽喷人等症状。这是由于热毒遏伏，秽浊郁结，熏蒸上涌所致。《伤寒舌鉴》说：“葡萄瘟疫，乃瘟病中之一，原杂病气、尸气与杂气蕴酿而成，其舌或青、或紫、或酱、或黄、或蓝。”所谓葡萄疫，即因舌上起葡萄形水疱而得名。

【主病】热毒秽浊之气郁伏。

【治法】清热败毒。